中医外感热病
经典方药

总　主　编　彭　欣　张　诏

副总主编　孙敬昌　秦　林

编　　　委　（以姓氏笔画为序）

刘　芳　刘　武　刘　巍　孙敬昌

李明蕾　杨　嫚　宋素花　张　诏

张　艳　张　萌　张魁星　季秀丽

侯敬喆　秦　林　彭　欣　蔡青杰

全国百佳图书出版单位

中国中医药出版社

·北京·

图书在版编目（CIP）数据

中医外感热病经典方药 / 彭欣，张诏总主编 .—北京：中国中医药出版社，2021.3
ISBN 978-7-5132-6490-7

Ⅰ.①中… Ⅱ.①彭… ②张… Ⅲ.①外感病—中医疗法
Ⅳ.① R254

中国版本图书馆 CIP 数据核字（2020）第 207036 号

中国中医药出版社出版
北京经济技术开发区科创十三街 31 号院二区 8 号楼
邮政编码 100176
传真 010-64405721
廊坊市祥丰印刷有限公司印刷
各地新华书店经销

开本 710×1000 1/16 印张 23.5 字数 407 千字
2021 年 3 月第 1 版 2021 年 3 月第 1 次印刷
书号 ISBN 978-7-5132-6490-7

定价 89.00 元
网址 www.cptcm.com

社 长 热 线 010-64405720
购 书 热 线 010-89535836
维 权 打 假 010-64405753

微信服务号 zgzyycbs
微商城网址 https://kdt.im/LldUGr
官 方 微 博 http://e.weibo.com/cptcm
天猫旗舰店网址 https://zgzyycbs.tmall.com

编写说明

　　《中医外感热病经典方药》的编撰，是结合近年来中医药在防治流行性感染性疾病中所显示出的良好临床疗效，系统整理历代中医名家名著治疗外感热病的处方用药规律，选择代表性经典方药所进行的深入挖掘与全面阐释。书中以热病经典名著《伤寒论》为源头，纵贯历代至明清温病学派，选择使用频率高、临床疗效好、应用范围广、研究意义大的代表方剂与核心药物，重点论述各方各药在外感热病中的历代应用主治和现代研究成果，以期展现中医热病传统方药的临床价值与时代生命力。

　　本书分为《外感热病经典名方》与《外感热病经典良药》两部分。按照中医"理法方药"的思维体系，《外感热病经典名方》首先列"中医外感热病概论"一章，简要论述中医外感热病的理论源流、治则治法与处方概要；其后，以重点选择的30首热病经典方剂为全书主体内容，各方方首冠小标题以标明其在热病中的应用特点。方后列【组成】【用法】【功用】【适应证】【方解】【综合评述】【后世演变】等主要条目。其中，【方解】体现原方创制者的学术思想与理法方药特色，并参以现代《方剂学》与《方剂大辞典》的通识性注解，部分方剂参考《温病学》中的方解内容，使其更加突显在温热病中的处方意义。【综合评述】为各首方剂的重点论述内容，全面阐释该方的组方特点和历代医家认识，以及应用沿革，并突出其在现代热性病中的应用与研究成果。【后世演变】意在体现以主方为首的历代演化类方，简要写出其组方、功用与主治等重点条目；对于相同时代、相同著作中或早于主方的相似方剂，则以【类方】进行归纳体现。

　　《外感热病经典良药》在挖掘整理历代热病医家与代表方剂的高频用药基础上，选择30余味代表药物，从【药性功效】【主治病证】【热病应用】【综合评述】【名医经验】等方面逐一阐释。其中，以【热病应用】和【综合评述】为重点，分别论述各味药物在热病治疗中的历代应用，并"以药类方"分析其作为主要药物的配伍组方源流；综合展示历代本草著作的药性分析与应用规律，以及现代研究成果与临床主治病证等。部分药物附以【名医经验】，选择古今名家的用药案例和临床心得，为后学者提供启迪和借鉴。

为体现热病方药的传统应用特点，书中所列方药用量及用法等以原著古代剂量为主。方药的功用主治等适当参照现代《方剂学》《中药学》《温病学》等统编教材；相关内容也参考了《中华本草》《中华人民共和国药典（2015年）》《方剂大辞典》等权威书籍。对于所引用的古籍文献与工具书、教科书等公知性资料，不再另外标注参考文献；对于古代方药的现代临床应用和药理药效研究等，尽量选择针对性强、资料翔实、内容可靠的较新研究报道，并标注引用文献出处，以便于读者查阅。

传统中医药在热性病和传染病、流行病的防治中，发挥了巨大的无以替代的历史作用。即使在西医学飞速发展的今天，中医热病理论和治疗方法，也以其内容丰富、疗效显著，一直有效指导着外感热病的预防和治疗。特别是近半个世纪以来，中医药防治急性外感热病取得了突出的成就。从防治乙脑、流脑、麻疹、肺炎、白喉、菌痢、肠伤寒、钩端螺旋体病、流行性出血热和败血症，到抗休克、抗多脏器衰竭等，中医药都发挥了重要的作用；在当代对艾滋病、SARS、高致病性禽流感、埃博拉出血热等新致病源、新疾病谱的有效防治研究中，中医药也显示出良好的应用前景。以屠呦呦为代表的中国科学家应用中药防治疟疾的现代成果，更是把热性病的中医药研究与应用，推向了新的高峰。

因此，我们编写此书的目的也在于弘扬中医瑰宝，坚定文化自信，强化历史担当。使传统方药面对新的临床实践，发挥出新的时代价值。希望本书能为中医外感热病以及更多的传染性、感染性疾病，提供临床治疗借鉴，提供处方用药素材。不足之处也殷切期盼各位学者与同道多提宝贵意见。

编者

己亥初夏于长清扁鹊故里

总目录

外感热病经典名方

第一章　中医外感热病概论 ………………………………………… 7

　　一、外感热病学说的理论源流 ……………………………… 7

　　二、外感热病治法与处方概要 ……………………………… 11

第二章　外感热病经典名方 ……………………………………… 38

　　一、解肌表和营卫之总方——桂枝汤 …………………… 38

　　二、"少阳百病"之主方——小柴胡汤 ………………… 46

　　三、气分热盛之"辛凉重剂"——白虎汤 ……………… 52

　　四、阳明实热"釜底抽薪"之利器——调胃承气汤 …… 58

　　五、热病后期和胃首方——竹叶石膏汤 ………………… 64

　　六、治"阳明协热下利"之名方——葛根黄芩黄连汤 … 70

　　七、"肺热咳喘"第一名方——麻黄杏仁甘草石膏汤 … 76

　　八、"温经解表"经典首方——麻黄细辛附子汤 ……… 80

　　九、风温初起之"辛凉平剂"——银翘散 ……………… 84

　　十、风温咳证之"辛凉轻剂"——桑菊饮 ……………… 89

　　十一、瘟疫初觉之辛凉苦寒神剂——神解散 …………… 92

　　十二、温燥咳嗽"辛凉轻润"剂——桑杏汤 …………… 96

　　十三、热病肠燥增水行舟代表方——增液承气汤 ……… 99

　　十四、凉营养阴透热名方——清营汤 …………………… 101

　　十五、凉血解毒之千年第一方——犀角地黄汤 ………… 104

　　十六、大剂清解首方——清瘟败毒饮 …………………… 110

　　十七、湿温初起芳化淡渗之剂——藿朴夏苓汤 ………… 113

十八、暑湿弥漫三焦主方——三石汤 ………………………………… 116

十九、透达膜原解毒化浊专剂——达原饮 ……………………………… 119

二十、湿温时疫之主方——甘露消毒丹 ………………………………… 124

二十一、清润肺胃名方——沙参麦冬汤 ………………………………… 127

二十二、热病神昏之"凉开"首剂——安宫牛黄丸 …………………… 130

二十三、肝热动风专药——羚角钩藤汤 ………………………………… 135

二十四、"风热时毒"名方——普济消毒饮 …………………………… 139

二十五、辛开苦泄清利湿热名方——王氏连朴饮 ……………………… 143

二十六、"暑湿外感"效方——新加香薷饮 …………………………… 146

二十七、"暑热气阴两伤"主方——王氏清暑益气汤 ………………… 149

二十八、温病下焦阴伤主方——加减复脉汤 …………………………… 155

二十九、甘苦合化养阴清利之新法——冬地三黄汤 …………………… 159

三十、滋阴透邪退热名方——青蒿鳖甲汤 ……………………………… 162

外感热病经典良药

药物各论 ……………………………………………………………… 173

一、肺经专品发表首药——麻黄 ………………………………………… 173

二、达营卫祛风寒之圣药——桂枝 ……………………………………… 181

三、疏风热清头目要药——薄荷 ………………………………………… 189

四、甘寒轻润清肺泻肝之良药——桑叶 ………………………………… 195

五、疏风解毒之轻剂清肝平肝之妙品——菊花 ………………………… 201

六、少阳发热之主帅天行温疾之良臣——柴胡 ………………………… 206

七、疏达阳明清热生津之圣药——葛根 ………………………………… 213

八、清虚善蜕之奇药疏风止痉之独圣——蝉蜕 ………………………… 218

九、清泻阳明火热圣药——石膏 ………………………………………… 222

十、泻阳明火热之要药，滋金水阴液之神品——知母 ………………… 232

十一、清泻肺胃生津止渴之平药——芦根 ……………………………… 237

十二、清心胃除烦渴之轻剂——淡竹叶 ………………………………… 242

十三、清疏肺卫之首药解毒疗疮之正品——金银花 …………………… 247

十四、疏表退热佳品解毒散结圣药——连翘 …………………………… 253

十五、清热解毒凉血消斑要药——大青叶 ……… 259

十六、解毒消肿凉血利咽妙药——板蓝根 ……… 265

十七、解热毒要药治疗痈妙品——蒲公英 ……… 268

十八、清肺退热良药湿温暑温佳品——黄芩 ……… 273

十九、泻火解毒佳品燥湿治痢名药——黄连 ……… 281

二十、凉血之要药养阴之上品——生地黄 ……… 287

二十一、凉血解毒良药滋阴降火佳品——玄参 ……… 295

二十二、凉营血泻肝火之良药——赤芍 ……… 303

二十三、凉营散瘀清透伏热之良药——牡丹皮 ……… 308

二十四、阴虚发热良药截疟解暑佳品——青蒿 ……… 313

二十五、荡涤积垢之猛将泻火解毒之善品——大黄 ……… 319

二十六、甘寒清热滑利通淋之要药——滑石 ……… 326

二十七、理霍乱正脾胃妙品——广藿香 ……… 332

二十八、退热解毒凉肝止痉灵药——羚羊角 ……… 339

二十九、息风定惊清热平肝要药——钩藤 ……… 347

三十、清肺胃润土金之妙品——沙参 ……… 352

三十一、养阴生津清心除烦良药——麦冬 ……… 359

外感热病经典名方

主　编　张　诏　季秀丽

副主编　宋素花　张魁星

编　委　（以姓氏笔画为序）

　　　　刘　芳　刘　武　宋素花

　　　　张　诏　张魁星　季秀丽

　　　　彭　欣

主　审　彭　欣

外感热病，简称"热病"，是指感受外邪而引起的、以发热为主症的一类疾病。其作为临床常见病、多发病，无论年龄、性别、地域等，一年四季均可罹患。中医外感热病包括历代所论述的"伤寒""温病""疫病"等，其概念涵盖了西医学的感染及传染性疾病。这些疾病自古至今一直是严重威胁人类健康的重大疾病。

中医学所蕴含的热病理论和治疗方法极为丰富，一直有效指导着中医临床预防、治疗外感热病。从现代观点来分析，中医外感热病可以归纳为三大类疾病：一是传染性疾病，如病毒性肝炎、流行性乙型脑炎、流行性脑脊髓膜炎、流行性出血热、流感、高致病性禽流感、SARS、登革热、麻疹、手足口病等；二是感染性疾病，如急性上呼吸道感染、急性扁桃体炎、急性支气管炎、社区获得性肺炎、泌尿系感染等；三是其他发热性疾病，如热射病等。从其所包含的疾病种类的范围来看，不仅涉及内科多个系统的疾病，还涵盖了外科、儿科、妇科、耳鼻喉科等临床多学科的疾病。

外感热病的病因是由感受外邪而发病，其病变过程中可出现不同程度的发热和各种证候类型。感受外邪的种类和性质包括六淫、疫邪、毒邪等；外感热病的发热征象可以出现在病变初期，也可以出现在病变中、后期。而且在疾病变化过程中，可造成人体阴液或阳气的亏虚，以致出现虚衰，甚至亡脱危证。

人类生存发展的历史，可以说是一部与感染传染性疾病做斗争的历史。在与传染性疾病和感染性疾病的不断斗争中，人类对其致病源、发病机制、诊断及治疗方法等方面的认识不断深入。近代，随着微生物学的进展与研究，揭示了病原体是导致这类疾病的病因；抗生素的发明为治疗感染细菌导致的疾病提供了强有力的治疗手段；免疫学的进展使人类能够采取主动及被动免疫方法来预防和治疗传染性疾病。虽然，人类依靠现代科学技术的进步取得了与感染性及传染性疾病斗争的部分胜利，但同时，我们发现抗生素的不合理使用，导致耐药菌的迅速出现及传播，以及"超级细菌"的不断出现；新发传染病不断增多，旧的传染病重新肆虐。据统计，自20世纪70年代以来，发现了40多种新发传染病，平均每年出现1种，其中艾滋病、SARS、高致病性禽流感、埃博拉出血热等疾病危害性尤为巨大。此类疾病的威胁，加之病毒快速变异与抗病毒药物的研发迟滞等，均成为现代社会及医学亟须解决的重大课题。

我国劳动人民对热病的认识并与之斗争的历史相当悠久。如出土甲骨文之中，就发现有十余处"广役（疫）"的有关记载，记录了殷商时代传染性疾病引起流行的情况。东汉许慎《说文解字》也将"疫"解释为"民皆疾也"。古人在漫长的历史进程中，积累了一系列防治外感热病的经验，并由古代的医学家不断研究、总结，逐渐形成了丰富系统的中医学防治外感热病的理论与方法，有效地指导并运用于中医临床，为民族繁衍和人民健康，做出了卓越的历史贡献。医圣张仲景和后世温病学派等，也成为中医发展史中最为突出的代表。

近年来，在几次较大范围的新型传染性与感染性疾病防治过程中，中医药都发挥了重大的作用。特别是在抗病毒的应用与研究方面，更加显现出中医药的特点和优势。为了更好地发掘、研究传统中医热病方药，我们在相关课题的基础上[1]，系统挖掘整理中医历代热病方药，并选择使用频率高、临床疗效好、应用范围广、研究意义大的经典方剂与核心药物，编写此《中医外感热病经典方药》专作。并分别围绕古代医家防治热病的传统名方和经典用药，成书《外感热病经典名方》和《外感热病经典良药》两部分，以期为现代研究和临床应用提供素材，为中医临床工作者选方用药提供借鉴。

[1] 山东省重点研发计划项目：中医热病经典方药大数据平台建设与处方优化研究[No：2016GSF202032]；山东省高校中医药抗病毒协同创新中心项目：基于"数据挖掘技术"的中医疫病经典方药数据库的构建及辨治规律研究[No：XTCX2014A03-03]；济南市中西医结合防治重大呼吸系统疾病临床医学研究中心项目[No：201912011]。

目录

第一章 中医外感热病概论 ······················· 7

 一、外感热病学说的理论源流 ·················· 7

 二、外感热病治法与处方概要 ·················· 11

第二章 外感热病经典名方 ························ 38

 一、解肌表和营卫之总方——桂枝汤 ·············· 38

 二、"少阳百病"之主方——小柴胡汤 ············· 46

 三、气分热盛之"辛凉重剂"——白虎汤 ··········· 52

 四、阳明实热"釜底抽薪"之利器——调胃承气汤 ······ 58

 五、热病后期和胃首方——竹叶石膏汤 ············ 64

 六、治"阳明协热下利"之名方——葛根黄芩黄连汤 ····· 70

 七、"肺热咳喘"第一名方——麻黄杏仁甘草石膏汤 ····· 76

 八、"温经解表"经典首方——麻黄细辛附子汤 ······· 80

 九、风温初起之"辛凉平剂"——银翘散 ··········· 84

 十、风温咳证之"辛凉轻剂"——桑菊饮 ··········· 89

 十一、瘟疫初觉之辛凉苦寒神剂——神解散 ········· 92

 十二、温燥咳嗽"辛凉轻润"剂——桑杏汤 ········· 96

 十三、热病肠燥增水行舟代表方——增液承气汤 ······ 99

 十四、凉营养阴透热名方——清营汤 ············· 101

 十五、凉血解毒之千年第一方——犀角地黄汤 ······· 104

 十六、大剂清解首方——清瘟败毒饮 ············· 110

 十七、湿温初起芳化淡渗之剂——藿朴夏苓汤 ······· 113

 十八、暑湿弥漫三焦主方——三石汤 ············· 116

十九、透达膜原解毒化浊专剂——达原饮 ………………………… 119

二十、湿温时疫之主方——甘露消毒丹 …………………………… 124

二十一、清润肺胃名方——沙参麦冬汤 …………………………… 127

二十二、热病神昏之"凉开"首剂——安宫牛黄丸 ……………… 130

二十三、肝热动风专药——羚角钩藤汤 …………………………… 135

二十四、"风热时毒"名方——普济消毒饮 ……………………… 139

二十五、辛开苦泄清利湿热名方——王氏连朴饮 ………………… 143

二十六、"暑湿外感"效方——新加香薷饮 ……………………… 146

二十七、"暑热气阴两伤"主方——王氏清暑益气汤 …………… 149

二十八、温病下焦阴伤主方——加减复脉汤 ……………………… 155

二十九、甘苦合化养阴清利之新法——冬地三黄汤 ……………… 159

三十、滋阴透邪退热名方——青蒿鳖甲汤 ………………………… 162

第一章 中医外感热病概论

一、外感热病学说的理论源流

中医外感热病学说的形成经历了一个漫长的历史过程，其发展经历了几个重要的历史阶段。下面简要阐述一下中医外感热病之源流：

中医外感热病学说肇始于《黄帝内经》。在《黄帝内经》中就有许多篇章，如《素问·热论》《素问·刺热论》《素问·评热病论》《灵枢·热病》等，对外感热病有较为集中的论述。

《素问·热论》提出："今夫热病者，皆伤寒之类也。"此处"热病"即指"外感热病"而言；此处"伤寒"是包含一切外感热病的一个概念，即"广义伤寒"，有别于因感受寒邪所致的"狭义伤寒"的概念。《难经》承袭前述说法，将外感热病（广义伤寒）划分中风、（狭义）伤寒、湿温、热病、温病等。在《素问·六元正纪大论》中还有"民乃疠，温病乃作""其病温厉大行，远近咸若"等记载，不仅首次提出温病这一外感病的病名，并且认识到其有传染性和流行性的特征。《黄帝内经》对外感热病发病的认识，既强调了气候反常可以引起外感病的发病和流行，也提出了感邪即病，或感邪当时未病，过时发为温病、暑病的观点。如《素问·生气通天论》曰："冬伤于寒，春必病温。"《素问·热论》云："凡病伤寒而成温者，先夏至日为病温，后夏至日为病暑。"这些论述反映出感受寒邪即病的狭义伤寒与温病是不同的，后世外感病伏气学说亦导源于此。《黄帝内经》对外感热病临床表现及传变规律进行的论述，为后世伤寒、温病理论奠定了重要基础。如《素问·热论》说："伤寒一日，巨阳受之，故头项痛，腰脊强；二日阳明受之，阳明主肉，其脉挟鼻，络于目，故身热，目疼而鼻干，不得卧也；三日少阳受之，少阳主胆，其脉循胁络于耳，故胸胁痛而耳聋。三阳经络皆受其病，而未入于脏者，故可汗而已。四日太阴受之，太阴脉布胃中，络于嗌，故腹痛而嗌干；五日少阴受之，少阴脉贯肾，络于肺，系舌本，故口燥舌干而渴；六日厥阴受之，厥阴脉循阴器而络于肝，故烦满而囊缩。"此处论述为东汉张仲景《伤寒论》六经辨证的理论渊薮。《素问·热论》中把热病按五脏分类的方法，启发了后世温病学说辨证理论的创立。

对于外感热病治则，《素问·热论》云："其未满三日者，可汗而已；其满三日者，可泄而已。"提示病邪在表，当以发汗，如病邪入里，则应用下法为主进行治疗。《素问·至真要大论》中提出的"热者寒之""温者清之"及"热淫于内，治以咸寒，佐以苦甘，以酸收之"等治则为后世所遵从。

东汉末年，张仲景《伤寒杂病论》把所有发热性疾病（包括疫病在内）统归于伤寒。《伤寒杂病论》集东汉及以前的中医热病理论与实践的大成，成为外感热病学史上第一座高峰。《伤寒论》创立中医辨证理论体系，开创了伤寒六经辨证的先河，极大丰富了外感热病学的内容，对中医学的影响也极为深远。《伤寒论》又被称为"方书之祖"，其中记载的方剂，如桂枝汤、小柴胡汤、白虎汤、诸承气汤、竹叶石膏汤等，均成为后世治疗外感热病的重要名方而被沿用至今。此外，《伤寒论》治疗外感热病的理论与方法还对后世温病学说的形成和发展有着深刻的影响。

《伤寒论》嗣后，西晋王叔和在继承《伤寒论》的基础上，又提出了外感"时行之气"的观点。如王叔和在《伤寒例》中云："凡时行者，春时应暖而反大寒，夏时应热而反大凉，秋时应凉而反大热，冬时应寒而反大温，此非其时而有其气。是以一岁之中，长幼之病多相似者，此则时行之气也。"此说对后世温疫学派的发展颇有启发。东晋葛洪在《肘后备急方》中对"伤寒""时行"的概念加以论述，并记载了有关温毒发斑的治疗，为外感热病学发展做出了一定贡献。隋代巢元方等的《诸病源候论》对伤寒、温病的论述较前代更加详尽，但未涉及有关治疗的内容。唐代孙思邈《千金要方》《千金翼方》记载了犀角地黄汤、葳蕤汤、大青汤等治疗温热性疾病的新方，补充前人之不足，丰富了中医外感热病治疗学的内容。

概括地说，在汉到隋唐这一时期，外感热病指的是以下几种病证：①伤寒，即冬时感受寒邪即时发病者；②温病，即冬时感受寒邪不即病，邪伏体内，至春而发病者；③热病，即冬时感受寒邪不即病，邪伏体内，至夏而发，其热势重于温病者；④时行，即不论何时，因气候反常，邪袭人体而发病，并具有一定的传染性者。此外，还提出了温疫、温疟、温毒、风温等病名。可见，当时对外感热病的特点已有较深刻的认识，即由外邪引起，在发病过程中有发热表现，有一部分属于传染性疾病。

时至宋代，仲景六经辨证已成为外感热病的普遍辨治准则，《伤寒论》的方剂广泛地得到运用，当时的医家对仲景《伤寒论》《金匮要略》方剂推崇备至，所载之方与"时方"相对，而被称为"经方"。在《伤寒论》辨治规律指导下，运用伤寒方药通治一切外感热病，在很长一段时期里没有医家对此提出异议。但随着时间的推移，人们对病变的认识不断深入，部分医家逐渐认识到仅仅依靠《伤寒论》的理法方药辨治外感热病已有所不足。如宋代朱肱主张变通伤寒经方以治疗外感热病，朱肱在其著作《类证活人书》中，提出须因人、因地、因时灵活使用伤寒方药，而不可一味用辛温之剂；还将外感热病分为伤寒、中风、热病、中暑等十几种之多，并列其脉因症治。

宋代之后，在外感热病学史上，开始突破"法不离伤寒，方必遵仲景"的桎梏。金代刘河间依据《素问·热论》结合自己临床实践的体会，提出热病"六经传受自浅至深，皆是热证""六气皆从火化"的观点，创制了防风通圣散、双解散、六一散等方治疗外感热病。对热病邪热在表者，提出应用滑石、石膏、黄芩、淡豆豉等；热盛入里，则多主张应用承气汤合黄连解毒汤，泻火攻下。刘河间观点上虽然有一定局限性，但为后世大量应用寒凉药物治疗外感热病奠定了重要的基础，以致后人有"外感宗仲景，热病主河间"之说，可以见其影响之深远。

元末医家王安道在其著作《医经溯洄集》中，对外感热病中伤寒、温病的概念加以区分，并指出伤寒、温病在发病、治疗上的差别，使得温病逐渐从伤寒体系中独立出来，因此，吴鞠通评价王安道"始能脱却伤寒，辨证温病"。

明清两代，特别是清代，中医外感病学体系中的温病学说有了极大的发展。温病学派人才辈出，温病学专著不断涌现，使得温病学日臻完善，发展为一门独立学科，中医外感病学发展又达到一个高峰。明末医家吴又可所著的《温疫论》对外感热病体系中温疫病进行了系统论述，提出了很多创新性的观点，发前人所未发。吴又可首先系统论述"疠气说"（又称"杂气""戾气"），在中医外感病病因学说方面有所突破，并认为感邪途径为"口鼻"而非"皮毛"；在辨证方面，不完全拘泥于伤寒六经传变之说，提出温疫病"九传"学说；而在治疗方面，则提出"客邪贵乎早逐"，对于温疫初起邪伏膜原，主以疏利透达膜原之法，创治疫名方达原饮。吴又可学术观点极富创新性，大大推动了温病乃至外感热病学的发展。

清代叶天士被后人誉为"温热大师"，他继承前人理论，结合自己的丰富治疗外感热病经验，由其口授、经门人整理而成的《温热论》被认为是温病学的奠基之作。《温热论》系统明确阐述了温病的病因、病机、感邪途径、侵犯部位、传变规律和治疗大法等重要内容。叶天士结合温病特点，创立了卫气营血辨证理论体系，为温病学发展开辟了一条新的道路。叶天士门人在《临证指南医案》中记载了叶天士大量治疗温热类疾病的医案，其处方用药为治疗温热病提供了重要范例。与叶天士同时代的医家薛生白所著《湿热病篇》一书，对湿热病的病因、病机、辨证、治疗做了较为全面系统的论述，对湿热诸证的辨证治疗多有阐发，使湿热类温病的辨证体系基本上达到完备。其后，温病学家吴鞠通在继承叶天士学术成就基础上，结合自身临床经验，编著成一部理法方药齐备的温病的专著——《温病条辨》，该书不但创立三焦为核心的辨证论治体系，同时吴鞠通在《临证指南医案》"温""暑""湿"等案立法处方基础上，总结出了较为系统完整的温病治法及方剂，如银翘散、桑菊饮、清营汤、增液汤、沙参麦冬汤等名方。《温病条辨》一书的问世，标志着温病学说理论趋于成熟和完善。清末医家王孟英，则着力汇集了温病学的重要著作，结合个人临床经验，编著成《温热经纬》一书，对温病学说的理论、辨证、治疗及方药做了较全面的整理，并提出了不少独特见解，从而促进了温病学说发展与完善。在清代医家叶天士、薛生白、吴鞠通和王孟英等的努力之下，逐步形成并完善了以卫气营血及三焦辨证为核心的温病学理论体系，这也标志着中医外感病学说体系的成熟与完备。

随着温病学说的兴起与发展，在中医学领域内围绕着对温病学地位的评价及其与《伤寒论》的关系出现了一场激烈的争论，被后世称为"寒温之争"。所谓伤寒学派强调，伤寒为一切外感热病的总称，显然包括温病在内，伤寒的理论与方法可以通治一些外感热病，当然也包括温病在内，故并无再立"温病学说"的必要。持上述观点的代表性医家为清代陆九芝。而温病学派认为，温病与伤寒无论从病因、病机演变规律、临床表现及治法方面都有很大不同，且《伤寒论》虽为治外感热病专书，但毕竟"详于寒，略于温"，其中论及表寒、里虚寒证居多，对于表热、阴伤证论及较少，且用《伤寒论》辛温发汗治疗温病表热，必然引起助热伤阴从而引发变证出现；虽阳明病诸方可治温病，但毕竟不能涵盖所有温病阶段的治疗。正因《伤寒论》治疗外感热病的一定局限性，故更应"跳出伤寒圈子"，创立新论以羽翼伤寒。

从历史角度来看，一种新的理论的提出，往往引发学术界的激烈争论，这是不足为奇的。我们认为，中医外感热病领域的"寒温之争"，是革新派与保守派的冲突。实际上，温病学与《伤寒论》在学术上是一脉相承的，甚至是很难完全割裂的。《伤寒论》成书于东汉末年，由于历史条件所限，对外感热病的治疗，不可能做到尽善尽美，而随着社会的发展，医学实践的不断深入，温病学实为应"医学实践"而生，它的出现绝不是偶然现象。温病学说的形成与繁荣，正说明了中医在治疗外感热病方面的进展，无论在辨证理论还是在具体处方用药方面，都较前代有了很大进步，很好地补充了《伤寒论》之外感热病之不足，提高了外感热病的治疗效果。因此，温病学说也很快得到了多数医家的肯定，温病学派所创立的名方也在临床上得以广泛应用，并取得显著疗效。

近代医家如丁甘仁、张锡纯、时逸人、蒲辅周等，结合临床实践对外感热病学说的理论进行了深入的阐发。这些医家往往能融合外感热病理论中的伤寒、温疫、温病等学说内容，从热病临床特点出发，遣方用药不拘泥于伤寒、温病方，师古而不泥古，取得了显著的临床疗效，对外感热病学的发展起到了承前启后的作用。

中华人民共和国成立以来，中医外感病学理论与方法得到极大发展和应用，取得了巨大成就。无论是发生于20世纪50年代运用外感病热病方法辨治流行性乙脑的成功，还是21世纪之初，运用外感热病治法成功抗击SARS、流感等急性传染病，均取得了令世人瞩目的成就。时至21世纪，现代科学技术不断引入，推动着中医外感热病学这一古老中医学科不断进展和提高。

（张诏）

二、外感热病治法与处方概要

中医学家在与外感热病做斗争的长期临床实践中，积累了大量宝贵经验，并在此基础上升华出外感热病理论，用于指导外感热病的临床实践。经过了两千年的不断发展，形成了较为系统、完整的治疗学体系。外感热病的治疗，是在辨证论治理论指导下，在明确病因病机的基础上，确立相应的治则、治法，再依据治则、方法，选择恰当的处方及药物，从而达到治疗疾病的目的。华岫云在《临证指南医案》中说："立法之所在，即理之所在；不遵其法，则治不循理矣。"由此可见确立治则治法的重要性和严谨性，治则、治法既是遣方用药的前提，也是方药发挥治疗作用的保障。因此，外感热病的治疗原则与方法是外感热病学的关键核心内容之一。下面就外感热病治则与治法分别加以简要论述和阐发。

（一）治疗原则

外感热病证候复杂，变化多端，除应遵循中医学一般性治疗原则之外，还应根据外感热病自身临床特征掌握以下几点重要的治疗原则：

1.审病因

外感热病，根据病因性质的不同，可分为伤寒与温病两类。伤寒是外感寒邪为主所引起的一类急性外感热病，除寒邪之外，还常兼有风邪、湿邪等，其病邪性质有风寒、寒湿等；温病的病因是温邪，温邪的种类很多，由于季节、地域之不同，其病邪性质有风热、温热、温毒、暑热、湿热、燥热等区别，其不同性质的邪气所致温病也各有差异。外感邪气性质的不同，对于治法的确立来说，是首要的、关键性的因素。如风寒袭表，所致太阳表证，其治则当为"寒者热之"，具体治法则为疏风散寒解表；若属风热侵袭于表，病因属温邪范畴，治则当为"热者寒之"，具体治法为疏风泻热解表；若是暑湿在表，或湿热遏表，或燥热在表，其治疗当分别采用清暑化湿解表、宣表化湿、疏表润燥治法。此即所谓"审因论治"。若病因辨别有误，则极易导致误治而出现变证，甚至出现严重后果而危及患者生命。由此可见，审察引起外感热病的病因，对于治则、治法的确立是至关重要的方面。

2.守病机

外感热病的病机是其发生及发展变化的机理。"谨守病机"对于"治病求本"来说，具有特殊重要的意义。在中医外感热病治疗体系中，辨证理论发挥着重要的作用。《素问·热论》就提出："其未满三日者，可汗而已；其满三日者，可泄而已。"即针对表、里病位的不同，应分别运用汗、下之法来加以治疗。对于外感热病的病位，未满三日者，往往病仍在表，故汗之可愈；满三日者，往往病已入里，可通过泄热或攻下而治愈。表里异治，实为是明确辨别不同病位或病变阶段，分别予以治疗的方法。《素问·热论》的内容可视为后世外感热病辨证理论的雏形。东汉张仲景在《伤寒论》中所创六经辨证方法，显然较《内经》表里异治的方法更加完备、复杂。其太阳病属表证，治当发汗解表；少阳病属半表半里证，治疗以和法为主；而阳明病、太阴病、少阴病、厥阴病均属里证范畴，而其中阳明病的治疗，以清、下两法为主；太阴病治疗以温法为主；少阴病治法多端，少阴寒化证治宜温经扶阳；少阴热化治宜育阴清热；厥阴病治法较为复杂，以寒温并用为主。《伤寒论》以六经辨证为纲领，针对六经病病机特点的不同设立相应治疗大法，为后世辨治伤寒这类外感热病提供了重要理论基础，极大提高了当时辨治外感热病的水平。

清代医家叶天士、薛生白、吴鞠通等医家，针对温病发生演变的病机特点，创造性地提出了卫气营血和三焦辨证方法。温病的辨证，实际上就是通过卫气营血和三焦来分析温病发展的阶段性变化，用以概括其不同阶段病机改变，其中包括了病位、层次、病性等，据此确立相应的治疗大法。叶天士在《温热论》中指出："大凡看法，卫之后方言气，营之后方言血。在卫汗之可也；到气才可清气；入营犹可透热转气……入血就恐耗血动血，直须凉血散血。"吴鞠通在叶天士启发之下，为弥补卫气营血辨证之不足，按照温病发展规律首创温病三焦辨证方法，并依据三焦病位的不同，提出"治上焦如羽（非轻不举）""治中焦如衡（非平不安）""治下焦如权（非重不沉）"的三焦治疗大法。

对于外感热病中病情复杂的"合并""并病"等来说，要在上述辨证方法的基础上，灵活运用，不可拘泥于某阶段、某层级、某病位的绝对区分，而应该做到按照各层次、各脏腑病变的轻重缓急，把相应治法酌情配合使用，或分先后而用，或合并而用，方能做到知常达变、灵活确立治法。

由此可见，运用恰当的辨证方法，准确地辨别病机，是"谨守病机""治病求本"的关键。故叶天士强调"否则前后不循缓急之法，虑其动手便错，反致慌张矣"，吴鞠通也提出"治上不犯中""治中不犯下"的原则。均提示明辨病机的重要性。

3. 察邪正

外感热病皆由感受邪气而发病。从总体来看，整个疾病是邪气与机体正气斗争的结果。邪正相争的过程中，会导致人体气血阴阳、脏腑功能的失调，或产生各种病理性产物，从而导致各种病变的出现。由此可见，外感热病过程的主要矛盾在于邪气与正气的相互斗争。因此，其治疗也不外乎"祛邪"与"扶正"两个大的方面。由于外感热病先因外邪侵袭才导致邪正相争，故其治疗应首先重视和强调的治疗措施是"祛邪"之法，在"祛邪"的同时不可忽视的方面是"扶正"。处理好邪正的关系，即恰当施用"祛邪"与"扶正"的方法，对于外感热病来说至关重要。

对于外感热病"祛邪"来说，应遵循的原则是祛邪要务早、务快、务尽。如吴又可在《温疫论》中说："大凡客邪贵乎早逐，乘人气血未乱，肌肉未消，津液未耗，病人不至危殆，投剂不至掣肘，愈后亦易平复。"上述论述强调尽早祛邪，不但可保护机体正气，也为病人后续治疗、康复赢得更多时间和机会。吴又可还结合其个人经验提出对于病势紧急，邪实明显者，可用"急证急攻"方法。而吴鞠通也强调治疗外感热病的特点是："兵贵神速，机圆法活，去邪务尽，善后务细。盖早平一日，则人少受一日之害。"其意大率与吴又可之说相类似，同样强调了祛邪务早、务快、务尽重要原则。现代名中医姜春华教授亦提出"截断扭转"疗法，在中医学界得到一定认可。此法的提出亦是立足祛邪务早原则，以达到防止病邪传变的目的。

治疗外感热病重视祛邪，但并不意味着忽视人体的正气，祛邪从某种意义上讲，也是为了避免正气遭受邪气戕害，即"邪去正自安"。祛邪不可妄用攻伐，以免损伤正气。特别是在运用较强祛邪作用治法时，尤当重视顾护正气，做到中病即止，不可过服。

在外感热病发展过程中，如果出现了机体阴液或阳气损伤较为明显的情况，则应考虑运用扶正的治法。总体来说，包括养阴和温阳两大类。对于素体正气亏虚不足，又感受外邪，病人处于邪实正虚状态，如单纯祛邪，往往效果欠佳，多因正气有所不支，导致病势缠绵，此种情况下应祛邪与扶正同用，做到邪正兼顾，方能有效祛除外邪。对于热病后期，邪热渐却，但往往造成正气亦衰，或为阴亏，或为阳衰，或为气阴两伤，或为阴阳俱损，这时扶正之法就具有了特殊意义，在治疗中甚至占据主要位置。

4. 重视体质，兼夹病邪

外感热病除了具有自身发展规律之外，还常与人体体质、病邪的兼夹等因素相关。因此，在立法遣方用药时，除重视病因、病机及邪正关系外，还要考虑到病人体质因素、有无兼夹病邪及其性质等方面。如叶天士在《温热论》中说："如面色白者，须要顾其阳气，湿胜则阳微也。法应清凉，然到十分之六七，即不可过于寒凉，恐成功反弃。何以故耶？湿热一去，阳亦衰微也。面色苍者，须要顾其津液，清凉到十分之六七，往往热减身寒者，不可就云虚寒而投补剂，恐炉烟虽熄，灰中有火也。"叶天士这段话指出，同样是感受外湿，由于病人阳虚、阴虚体质的不同，在运用寒凉、温里药物时，需要结合病人体质进行治疗，否则易致病情反复。又如叶天士说："或其人肾水素亏，虽未及下焦，先自彷徨矣，必验之于舌，如甘寒之中加入咸寒，务在先安未受邪之地。"考虑病人体质，预先加入咸寒滋肾之品，以充实下焦，防止邪气深入，充分体现"既病防变"的治未病思想。

素体兼有痰饮者，易致湿邪与热邪相合，化生痰热；或素有瘀血者，容易导致瘀热互结。因此，注意把握个体体质及兼夹病邪，对更加精准地确立治则治法具有不可或缺的重要意义。

（二）治法与处方概要

对外感热病的治疗，是以辨证所得到的结果作为依据，在治疗原则的指导下，确立相应的治法，选用适当的方剂和药物。只有确立了正确的治法，才能以法带方，正确地选择方剂，调度药物。如立法不准，就会导致方药运用上的原则性错误。即华岫云所言："苟能会悟其理，则药味、分量或可权衡轻重，至于治法，则不可移易。"外感热病的治法范围很广，以下仅讨论一些主要的、较有代表性的治疗大法。

1.解表法

解表法是通过疏泄腠理、透邪外出，以解除表证，治疗在表之邪的治疗方法。因本法使用后，可以产生一定的"发汗"效果，使"邪从汗出"而解的效果，故又称为"汗法"。

解表法是中医治疗外感热病及其他疾病较早使用的治法之一。早在《黄帝内经》中就有详尽而丰富的论述，后世随之外感热病治疗中对解表法的广泛应用，其适用范围也有所扩大。如《素问·阴阳应象大论》中就指出："其有邪者，渍形以为汗；其在皮者，汗而发之……其实者，散而泄之。"对"汗法"祛除表邪做了原则性论述。又《素问·玉机真脏论》曰："今风寒客于人，使人毫毛毕直，皮肤闭而为热。当是之时，可汗而发也。"明确指出应用"汗法"可以祛除在表风寒之邪，而达到退热的效果。在《素问·热论》中又进一步提出："三阳经络，皆受其病，而未入于脏者，故可汗而已。"指出了"汗法"适用范围，不仅太阳表证可以应用之，对于阳明、少阳有表证，邪未深入脏者，依然应予"汗法"来外解邪气。

东汉张仲景在《内经》"汗法"原则指导下，创制出麻黄汤、桂枝汤等治疗太阳病表证的方剂，为后世使用发汗解表方法奠定了基础。迨至唐宋，随着本草学的演进，对于发汗解表的方法又有所发展。宋代朱肱提出麻黄汤、桂枝汤等辛温解表方，不可一成不变，须因时、因地、因人而异灵活运用。朱氏云："桂枝汤自西北二方居人，四时行之无不应验。自江淮间，唯冬及春初可行，自春及夏至以前，桂枝证可加黄芩半两，夏至后有桂枝证，可加知母一两，石膏二两，或加升麻半两。"强调临床应根据季节、地域不同，在辛温解表基础上，适当加用寒凉药用以治疗外感热病。其后，刘河间提出伤寒六经传受由浅至深皆是热证、六气皆从火热而化等观点，明确指出治外感热病初起不可纯投辛温，应以寒凉清热为主。创制双解散、防风通圣散、六一散等表里双解之剂。

清代叶天士提出温邪"在表初用辛凉轻剂"的治法，辛凉解表亦属"汗法"范畴，不可妄用辛温发汗方法治疗温病初起。而在叶天士之前，所谓辛凉解表只是在辛温解表基础上加用黄芩、黄连、栀子等苦寒药物而已。吴鞠通在《温病条辨》中总结了辛凉平剂银翘散、辛凉轻剂桑菊饮等辛凉解表代表方，标志着辛凉解表法的确立，对于燥热、湿热、暑湿等邪气犯表之证，温病学派创制出疏表润燥、透表清暑化湿治法，使得解表法内容趋于完善。

总体来说，解表法具有开发腠理、透达表邪作用，具体地说有发汗、疏风、透表、散邪，还兼有透疹等其他功效。值得注意的是，辛凉解表法确立以来，打破了解表即发汗的认识，解表法不再等同于发汗，辛凉解表法能够发挥解表功效，但未有明显的发汗作用。该法主要用以治疗外感热病中的各类表证。因为引起各种外感热病表证的邪气性质不同，现将针对不同病邪的解表法分述如下：

（1）辛温解表：运用辛温药物使其药后汗出，在表之风寒、寒湿等随汗而外出，达到治疗、解除表证的效果。本法适用于寒邪、风寒、寒湿之邪客于肌表所引起的表证，症见恶寒重，发热轻，无汗，头项强痛，鼻塞，流清涕，周身、肢体肌肉酸痛，或少汗而恶风，口不渴，苔薄白而润，脉浮紧或浮缓。在临床上，对于无汗、头项强痛而恶寒，脉浮紧之风寒表实证，可用发汗解表峻剂，如麻黄汤等；对发热，汗出恶风，或鼻鸣干呕，脉浮缓之风寒表虚证，可用解肌发汗、调和营卫法，如桂枝汤等。兼见项背强几几者，可用葛根汤。如夏季乘凉饮冷，外感风寒，内伤湿滞，出现恶寒发热，腹痛吐泻，头重，无汗，身形拘急，胸脘痞闷，舌苔薄白腻，脉浮，可用解表散寒、化湿和中法，如香薷散（《太平惠民和剂局方》）。

辛温解表法常用药物有麻黄、桂枝、羌活、独活、荆芥、防风、苏叶、淡豆豉、白芷、藁本、细辛等。一般来说，使用正确方法服用辛温解表剂后，病人可见周身湿润，微有汗出。汗出透彻，但不至于大汗淋漓或过汗。服用辛温发汗之剂后多采用加衣被，饮热水、热米汤等以助阳气，资汗源，另须外慎风寒。如汗出过多，则易耗伤阴液及阳气，甚至造成亡阴、亡阳之危候，故应注意不可过汗。此外，需要注意的是，如春温病初起见风寒表证，同时兼见烦渴、小便短赤、舌红赤等里热证时，忌投麻、桂等峻汗之品，而宜选淡豆豉、荆芥等辛而微温之品，防止加重里热。对于湿邪初起来说，其表现类似寒邪客表，症见无汗、恶寒、身重、苔白腻等，虽可用辛温解表药，但同样不可过于辛温，常在应用辛温解表药的同时，加入少量辛凉药物，即所谓"辛温复辛凉之法"，如薛生白《湿热病篇》的阴湿伤表方（藿香、香薷、羌活、苍术皮、薄荷、牛蒡子）。

（2）辛凉解表：运用辛以散风、凉以泄热之品来疏散卫表风热之邪，以达到解除表证目的的治法，故又称"疏风泄热法"。此类治法以使用辛凉药物为主，多配伍宣肺达邪、利咽消肿之品，适用于温病风温初起之风热表证，即风热之邪客于卫表，卫气被郁，肺气不利之表热证。症见发热，微恶风寒，无汗或少汗，口微渴，咳嗽，或咽喉红肿疼痛，苔薄白欠润，舌边尖红，脉浮数。代表方为银翘散、桑菊饮等。吴鞠通《温病条辨》将上述两方分别冠以"辛凉平剂""辛凉轻剂"的称谓。如表证郁闭较著，发热亦明显者，可用辛凉平剂银翘散；如热不重而肺气不利、上逆而咳者，可用辛凉轻剂桑菊饮。

此法用药多选轻清发散之品，如桑叶、菊花、金银花、薄荷、竹叶、蝉蜕、牛蒡子之类。值得注意的是，若风热表证表气郁闭较甚，在应用辛凉疏散药物为主的前提下，可适当佐以辛而微温之品，以增加开表逐邪之力，如银翘散在大队辛凉药物基础上，加入荆芥、淡豆豉以增解表开宣肺气之功。若表热较重，可配合清热解毒之品，如连翘、栀子、竹叶、黄芩、板蓝根等，但不宜过用苦寒沉降之品。若肺气失宣而咳嗽较重者，可加用宣肺化痰止咳之品，常用如瓜蒌皮、枇杷叶、前胡、浙贝母等；若表证未解，而肺热已盛而喘息、胸痛者，可酌加生石膏、桑白皮、芦根、金荞麦根等；若咽喉肿痛较甚者，可加射干、蒲公英、野菊花、山豆根、马勃等以清热利咽。

（3）透表清暑化湿：运用宣散表寒、化湿清暑之品，以宣散外遏之表寒，清化在里之暑湿的治法。该法适用于夏月暑湿内蕴，又兼寒邪郁闭肌表之证，症见头痛恶寒，发热无汗，身形拘急不舒，心烦，苔白腻微黄等。

透表清暑化湿法代表方为新加香薷饮，本方为吴鞠通从《太平惠民和剂局方》的香薷散化裁而来，将原方扁豆易为扁豆花，更加入金银花、连翘等而成，使得本方可外解表寒、内清暑湿。该证用药不避辛温，一则有寒邪外束，一则有湿邪内蕴，故当用辛温芳香之品。如吴鞠通所论："温病最忌辛温，暑病不忌者，以暑必兼湿，湿为阴邪，非温不解。"但是辛温之品当属温而不燥者，以免有过汗或温燥伤阴之弊，夏月感寒兼暑湿，多选香薷、藿香等类。针对暑热治疗，根据暑热程度，可酌加扁豆花、西瓜翠衣、荷梗、绿豆衣、青蒿等清暑之品；若里湿偏盛，可加滑石、通草、川木通、大豆黄卷等味。临床运用本法时，需注意把握散表寒、清暑热、化湿邪三个方面，针对具体病证中寒、湿、暑孰重孰轻来采用相应药物加以治疗。

（4）宣表祛湿：主要用芳香微温宣透药物来疏通肌表郁闭，化除肌表之湿，以达治疗表证之目的的治法。适用于湿邪困阻肌表之证，本证多见于长夏湿温初起，湿邪侵犯卫气分而致的恶寒头重，身体困重，四肢酸重，微热少汗，胸痞脘闷，苔腻，脉濡数等。其代表方为藿朴夏苓汤。本法多用微温芳香之品，常用药物如藿香、佩兰、厚朴、白豆蔻仁等，其性多祛湿而不燥烈，因本证初起虽热象不著，但因是湿温病，湿邪有渐次化热趋势，初起热邪不明显，故方中清热之品少，一旦湿邪化热，渐次入里，热势渐高，则当配合滑石、竹叶、生石膏等清热之品。

除湿温初起外，临床还可见风湿袭表，症见发热恶寒，畏风头痛，项强腰痛，骨节烦疼，无汗而喘，胸痞呕恶，舌苔薄白而润或滑者，可用解表疏风祛湿法，如清代俞根初《通俗伤寒论》的苏羌达表汤；若属外感风寒湿，内有蕴热所致的恶寒发热，肌表无汗，头项强痛，肢体酸楚疼痛较著，口干口苦或微渴，舌苔白腻或微黄腻，舌质淡红或红，脉浮者，可用发表祛湿兼清里热法，代表方为九味羌活汤（张元素方，录自《此事难知》）；若外感风寒，内伤湿滞，症见恶寒发热、身痛，脘腹疼痛，舌苔白腻者，可用解表祛湿和中法，如藿香正气散。以上三法，均属于宣表化湿法之变法，临床应申明病因病机，予以恰当的治疗。

值得注意的是，治疗湿邪在表的病证，当应用辛温祛湿药物，但应将此类辛温祛湿药分成两类，即温性较强的燥湿药及温而不燥的化湿药，前者辛温燥湿药多兼发汗解表作用，如苍术、羌活、独活、白芷、藁本等，适用于四时外感中风湿或寒湿之证，对湿热在表者则不可轻易使用；后者多为辛而微温芳香化湿，但无明显发汗作用的药物，如藿香、佩兰、白豆蔻仁、厚朴花等，适用于温病湿温初起或湿邪困遏肌表有化热之势者。表湿多兼"里湿"，故宣表化湿同时，临床还常配伍茯苓、滑石、厚朴、半夏等。因为肺主一身之气，气行则湿行，气化则湿亦化，故治表湿还常配伍杏仁、桔梗、大豆黄卷等轻宣开肺之品以辅助之。

（5）疏表润燥：运用辛凉清润或辛而微温润燥之品来疏解肺卫燥邪之治法。本法适用于燥邪侵犯于肺卫之证。此类病证初起时即见有津液干燥之见症，如唇燥口干、鼻干咽燥、目涩、皮肤干燥、舌苔欠润或干燥等。临床多见燥邪与寒或热相兼为患，即形成凉燥（燥与寒凉相兼）和温燥（燥与温热相兼）两类，其表现也分别类似于风寒表证或风热表证表现。因而，本法也可以分为两种：若属温燥致病，症见头痛身热，少汗微恶风寒，咳嗽痰少，咽干口渴、鼻干唇燥，苔薄白欠润、舌边尖红者，应用辛宣凉润法，代表方为桑杏汤；若属凉燥致病，症见寒重热轻，头痛无汗，鼻干唇燥，咽干不利，咳嗽稀痰量少，苔白而干者，可用辛开温润法，代表方为杏苏散。

在临床运用疏表润燥法时，须注意药物的选择与配伍。辛宣凉润法，以辛凉宣透与甘凉濡润之品配合，本法既可疏表，又能润燥，因病位在表在上，用药应主以轻清之品，寒凉而不凝滞，生津不滋腻，故疏表多选轻宣透邪，生津多选甘凉濡润之品，如桑叶、杏仁、菊花、淡豆豉等辛宣药与沙参、玉竹、麦冬、梨皮等生津药相伍；辛开温润法，颇符合《素问·至真要大论》"燥淫于内，平以苦温"之论。凉燥一证，虽有类于风寒袭表，但切不可纯投辛温以防耗津，但它又不同于火热，不可纯予甘润以防恋邪，以辛散温润，解表宣肺为治，其代表方杏苏散。该方具有辛不耗津，润不碍邪之特点，但本方总体毕竟偏于辛温，故吴鞠通说"今世金用杏苏散通治四时咳嗽，不知杏苏散只宜风寒，不宜风温"，由此可见，本法不适用于温燥初起或风热咳嗽等证。此外，又因燥邪易于侵犯肺卫而致肺气失宣，见咳嗽、咳痰，临床多在应用本法时配宣肺止咳、润燥化痰之品，如浙贝母、瓜蒌皮、枳壳、枇杷叶、橘红、桔梗等药。

解表法与其他治法的配合，在运用解表法时必须根据具体病情与其治疗方法相配合，临床上解表法常配合的治法除清热解毒外，还常与益气、滋阴、温里等治法配合使用。具体方剂如加减葳蕤汤、麻黄附子细辛汤、人参败毒散、参苏饮、葱白七味饮、小青龙汤等。

解表法虽可称为"汗法"，但随着解表法内容的扩大和拓展，发汗并非其最终目的，仅为表证无汗疏表透邪之手段。解表是否需要发汗以透邪，常须根据患者表证之无汗、少汗、多汗来确定。表证无汗者每需发汗以使邪从汗出，但应避免过汗伤阴；表证少汗者应发其汗，但宜遵仲景"微发其汗"原则；若风热表证必须禁用辛温发汗法，否则多引起伤阴、邪热入里之变证。如吴鞠通所言："太阴温病不可发汗，发汗而汗不出者，必发斑疹，汗出过多者必神昏谵语。"由此可见，临证时应理解"汗法"与解表法之关系，针对不同病邪、汗之有无、多少来恰当运用，方能取得应有疗效。

2.清热法

清热法是指运用寒凉性质的药物以清泄里热的治法，又称为"清法"。在《内经》中就有大量有关清热法的明确记载，《素问·至真要大论》中不但提出了"热者寒之""温者清之"的基本治则，还指出"诸寒之而热者，取之阴"的虚热证治疗大法，为后世所重视和尊崇。张仲景创制了一系列以清热为主要治法的方剂，如白虎汤、栀子豉汤、竹叶石膏汤、葛根芩连汤、白头翁汤、黄芩汤、黄连阿胶汤等，为后世大量应用清热法治疗外感热病奠定了重要基础。唐代孙思邈《备急千金要方》对清热治法又有了较大发展，书中记载了较多仲景经方中少用到的清热解毒类药物，如大青叶、龙胆草、玄参、犀角、羚羊角等，并记载了苇茎汤、犀角地黄汤、紫雪丹等清热方剂，对后世清热药物、方法的发展和应用具有重要影响。刘河间为寒凉派鼻祖，创制了六一散等清暑热的名方。李东垣创制出普济消毒饮治疗大头瘟，其方具清热解毒、消肿散结之功效，为治疗温毒疾患的名方。元代罗谦甫《卫生宝鉴·泻热门》把清热法归纳为六类：上焦热用凉膈散、龙脑鸡苏丸、洗心散；中焦热用调胃承气汤、泻脾散、贯众散；下焦热用大承气汤、三才封髓丹、滋肾丸；气分热用柴胡饮子、白虎汤；血分热用桃仁承气汤、清凉四顺饮子；通治三焦甚热之气用黄连解毒汤、三黄丸。这种对清热法及清热方的分门别类对温病三焦辨证学说的提出产生了重要影响。

清代温病学派医家对清热法的发展做出了重要贡献，对温病热入上焦气分，属无形气热较轻者，提出主以轻宣气热之法；对热盛于肺、胃，属无形气热较重者，提出以辛寒清气为主；对热入营分，除清营养阴为主之外，犹可佐以轻清宣透之品以透热转气；对热入血分，直须凉血解毒、散瘀为治；对血分后期，热深入下焦，或邪留阴分者，则须以滋阴透热为主。使外感热病清法内容逐渐完备具体，形成较为完整的体系。

清热法对于治疗外感热病来说，具有非常重要的意义。总的来说，本法以寒凉药物清泄里热为主，根据所选辛凉、辛寒、苦寒、咸寒性味之不同，具有轻宣气热、清热泻火（解毒）、清营凉血、清涤暑热、清退虚热等不同功效。通过祛除邪热，还可以达到保阴津、除烦、止渴的作用。结合邪热特点及所在部位之不同，现将不同清热法分述如下：

（1）轻清宣气：轻清宣气法是运用轻清之品（质地轻入上焦兼具寒凉之性的药物）以宣畅气机，透泄热邪的治法。又称"轻宣气热法"。本法清热之力较轻，其药力亦较轻平，如王孟英所云："展气化以轻清，如栀、芩、蒌、苇等味是也。"故仅适用于外感热病热邪初入气分，热势不甚，胸膈气机不畅者或气热渐退，内扰胸膈之证，症见身热，口微渴，心中懊恼不舒，苔薄黄，脉数。代表方为栀子豉汤。本法适应邪热轻浅且病位偏上者，须选择轻清之品，不可妄投苦寒沉降之品，常用药物如栀子、黄芩、瓜蒌皮、淡豆豉、芦根、竹叶等。

本法在运用时还应注意在清透邪热的同时，应宣畅气机以有助于胸膈郁热的解除，常可加入杏仁、桔梗、枳壳等宣郁透邪、调畅气机之品；若邪热虽初入气分而兼表邪未解，舌苔黄白而仍有恶寒者，此时可酌加薄荷、菊花、桑叶、牛蒡子等透泄外邪之品。若邪热较甚，可酌加苦寒之剂，本法忌大剂苦寒，以防有药重病轻、药过病所之弊，但如气热甚而未入阳明者，可酌加气薄苦寒之品以治之，如黄芩、竹叶、连翘、蒲公英等。

（2）辛寒清热：本法是运用味辛性（大）寒之品，大清气分之热，以透达气分无形邪热于外的治法。本法清热力较强，但其作用仍属透达邪热之范畴，用药主以辛寒解肌、退热，兼有生津、止渴、除烦之效。适用于外感热病阳明气分邪热亢盛于肺、胃之证。其中邪热壅于肺经，致肺失宣肃者，症见身热，咳喘，多汗，烦渴，舌红苔黄燥，脉数大，代表方为麻杏石甘汤；气热盛于阳明胃腑者，症见高热，大汗出，烦渴引饮，舌苔黄燥，脉洪大等，代表方为白虎汤。此二证只见苔黄燥而质地不厚未见焦裂起刺，属胃家热而非胃家实，故用清法而不必用下法。

辛寒清热法所用药物以辛寒的石膏为主。如邪热偏盛于肺者，每与麻黄、杏仁等辛散宣肺之品配伍，痰多者再配以浙贝母、瓜蒌、前胡、枇杷叶、天竺黄等；如邪热偏盛于胃腑者，常与知母、黄连相伍。若阳明热盛伤津耗气，症见背部微恶风寒，脉洪大而芤者，可用白虎加人参汤；阳明热盛兼太阴脾湿，症见脘痞身重者，可加苍术，即白虎加苍术汤；如邪热初入阳明胃腑而表犹未解，单用白虎汤有凉遏之弊，可用加味白虎汤（原方加薄荷、荷叶而成，出自俞根初《通俗伤寒论》）俞氏称本方"既有分解热郁之功，又无凉遏冰伏之弊"。

（3）清热泻火：本法是运用苦寒之品达到直清里热，清泄火热（毒）的治法。本法为苦寒直折火热之势，清解热毒，与辛寒清气透热外达有所不同。适用于热蕴气分，郁而化火，火热上炎之证，症见身热不退，烦躁不安，口苦而渴，小便黄赤，舌红苔黄，脉弦数或滑数，代表方为黄连解毒汤。清热泻火法所用药物性质多属苦寒，故又称"苦寒清火法"，常用药物如黄连、黄芩、黄柏、栀子、蒲公英、紫花地丁、苦参、龙胆、大青叶、板蓝根等。对于火热毒邪亢盛于里的病证，必须使用苦寒之品以清热泻火解毒，但不可用之太过，因为苦寒药有燥湿伤阴之弊。若兼见阴伤之象者，苦寒药可与甘寒生津药合用，吴鞠通称为"甘苦合化阴气法"，其代表方为冬地三黄汤。《温病条辨》云："温病燥热，欲解燥者，先滋其干，不可纯用苦寒也，服之反燥甚。"可见苦寒药物可造成伤阴，用之不可太过，须配伍甘寒之品，以收泻火养阴之效。

　　但对于本法应用来说，又须了解苦寒之品与甘寒、辛寒药物应用的区别。如清代何廉臣所编《重订广温热论·验方妙用》中说："凡温热病之宜于苦寒者，切忌早用甘寒，盖因苦寒为清，甘寒为滋。因时医以鲜地、鲜斛、元参、麦冬等之清滋法，认作清泄法，于是热益壮，神益昏，其弊由甘寒清滋之药，得大热煎熬，其膏液即化为胶涎，结于脘中，反致伏火不得从里而清泄，从此为闭、为厥、为痉、为癫，甚则为内闭外脱，变症蜂起者，多由于此。"由此可见，对于热蕴气分，郁而化火之证，不可妄用甘寒之品。本证一般也不宜以辛寒为主，需用苦寒沉降之品以治之。

　　本法因火热之邪所在的部位之不同，须在具体运用时加以区别。若春温病热在胆腑，症见身热，口苦而渴，心烦，小便短赤，或有干呕，舌红苔黄，脉弦数者，可用苦寒清热、宣郁透邪的黄芩汤加豆豉玄参方（清·柳宝诒《温热逢源》）；对身热，下利色黄热臭，肛门灼热，腹不硬痛，苔黄脉数的肠热下利者，可用苦寒清肠止利的葛根黄芩黄连汤。

　　（4）清涤暑热：本法是运用清涤暑热之品以发挥透泄暑热作用的治法。本法适用于暑热内盛而致壮热，烦渴引饮，面赤气促，多汗，舌红苔黄，脉洪数者。代表方为白虎加人参汤或王氏清暑益气汤。清涤暑热法用药注重透泄暑热之邪，故一般较少用苦寒沉降之品，用药与辛寒清气法相近。常用药物可分为两类，一类为辛寒清气药物，如石膏、竹叶、青蒿、金银花等；另一类则为清暑专用之品，如西瓜翠衣、鲜扁豆花、鲜荷叶、绿豆衣等。因暑热所在病位之不同，亦可分为以下几种不同治法：若暑热犯于肺经气分，或暑热之势已减但余邪仍有流连，症见身热减退，口渴不甚，头目不清者，可用解暑清肺法，以清络饮为主方；若暑热盛于阳明，则以辛寒清气药物为主，用白虎汤并酌加西瓜翠衣、荷叶、金银花、连翘、竹叶等以助清暑透热。

　　暑热易夹湿邪，故本法常需与祛湿药配伍使用，若暑湿在表时，本法常加藿香、佩兰、白豆蔻、杏仁、桔梗、厚朴花等芳化宣气祛湿药；若暑湿盛于中焦，可用白虎加苍术汤；若暑热耗伤津气，暑热兼气阴两伤者，常可加人参或西洋参、麦冬、石斛等以益气养阴。

（5）清营泄热：本法是使用清凉透泄药物以清透营分邪热的治法。本法常用凉血养阴配伍轻宣透泄之品，可使营分之热转从气分而解。本法用于治疗温病营分证，即热邪入营而尚未入血分之证，症见身热夜甚，心中烦扰，时有谵语，斑疹隐隐，舌质红绛，脉象细数。代表方为清营汤。清营泄热法是由凉血解毒之品，如犀角、黄连、板蓝根、羚羊角等，辅以玄参、麦冬、生地凉血养阴，并配伍辛凉宣透之品，如金银花、连翘、竹叶、芦根等透达营分之热转从气分而出。清营泄热法侧重于清透邪热于外，故用凉血解毒之品配合辛凉宣透药物，故虽有营阴耗伤，用药却不可以过于滋腻，以免恋邪，如叶天士所云："先清营热，勿得滋腻为稳。"除不可滥投滋腻养阴外，苦寒之品也不宜轻投，以避免其性沉降，且有燥湿伤阴之弊。

（6）凉血散血：本法是运用凉血解毒、散血化瘀之品以清解血分热邪的治法。本法适用于温病热邪深入血分，造成动血耗血之证，症见灼热躁扰，甚则狂乱谵妄，吐血衄血，便血溲血，或肌肤斑疹密布，舌质深绛等。代表方为犀角地黄汤。

凉血散血法是温病血分证阶段的治疗大法。凉血不忘散血，即叶天士所云："入血就恐耗血动血，直须凉血散血。"血分证因血分热毒亢盛而致迫血妄行，治疗时除了要凉血解毒，常用犀角（水牛角代）、羚羊角、生地、板蓝根等外，还应注意配伍赤芍、丹皮、丹参等凉血活血散瘀之品。对血热出血者也不可一味凉血止血，而应注意活血化瘀。因为热入血分，瘀热互结，凉血药物容易留瘀，用之太过则瘀血不去，阻滞常道，又会导致或加重新的出血出现。《温热逢源》中云："每有急求止血，过用清凉，以致血虽止而上则留瘀在络……甚或留瘀化热。"至于迫血妄行者见斑疹密布，也只宜"清化"，不可"提透"，否则必然造成升散动血之弊。

（7）清退虚热：本法是运用滋阴清热药物达到搜剔阴分余热以清退外感热病后期虚热的治法。本法适用于阴液亏虚，邪热留伏阴分，不能外达，致低热日久不退之病证，症见低热，日久不退，形瘦，颧部发红，五心烦热，或夜热早凉，热退无汗，舌红少苔，脉细数等。代表方为《温病条辨·下焦篇》青蒿鳖甲汤。常用药物有青蒿、鳖甲、知母、丹皮、银柴胡、胡黄连、白薇、地骨皮等。

本法在具体运用时，除选用可深入阴分搜剔络脉余邪的青蒿、鳖甲等，还常须配伍滋补阴液药，如生地、天冬、麦冬、乌梅、白芍、玄参、玉竹、北沙参、花粉等，因为余邪能留伏阴分而不去，每与阴液耗损有关。

清热法是祛除热邪的主要治法。但是在外感热病治疗中，不可将清热法简单地等同于退热法，也不是只有清热法可以起到退热作用，此点尤当注意。临床上，对于表证发热来说，解表即可退热；对于阴虚内热发热来说，滋阴即可退热；对于有形热结发热者来说，通腑即可退热。

3.攻下法

攻下法是指运用泻下攻逐药物以祛除里实邪热的治法，又称"下法""通下法""通腑法"。攻下法应用范围较为广泛，此处仅介绍外感热病中常用的攻下法。

攻下法对于治疗外感热病来说具有特殊的意义。早在《素问·热论》中就提出热病"已满三日者，可泄而已"。将通腑泄热法作为外感热病邪热入里的重要治法之一。嗣后《伤寒论》对攻下法有了全面系统的论述和应用，不仅对攻下法使用中的宜、忌等有很深刻的认识，而且创制了一系列沿用至今的攻下法代表性方剂，如大承气汤、小承气汤、调胃承气汤、大陷胸汤、桃核承气汤等，为后世运用攻下法治疗外感热病奠定了重要基础。金元四大家之一的张子和以善用攻下等祛邪方法而著称，他认为"下法即补法"："《内经》之所谓下者，乃所谓补也。陈莝去而肠胃洁，癥瘕尽而营卫昌，不补之中有真补者存焉。"明代温疫学派医家吴又可认为，在外感热病中运用攻下"非专为结粪而设"，而是为了逐除邪热。他在《温疫论》一书中提出"邪为本，热为标，结粪又其标也"，是"邪热致燥结，非燥结而致邪热"。吴又可还提出了"勿拘下不厌迟"，凡"邪未尽可频下"等观点，依据温疫特点创制改进了承气养荣汤、黄龙汤等攻下方。《温热论》对湿温湿热胶结肠腑，提出"此多湿邪内搏，下之宜轻""湿温病大便溏为邪未尽，必大便硬，慎不可再攻也，以粪燥为无湿矣"。《温病条辨》对温病运用下法做了系统全面的总结，创制出新加黄龙汤、宣白承气汤、导赤承气汤、牛黄承气汤、增液承气汤、护胃承气汤等方，扩大了攻下法在外感热病温病当中的使用范围。清代柳宝诒在《温热逢源》中进一步明确指出："盖胃为五脏六腑之海，位居中土，最善容纳。邪热入胃，则不复他传。故温热病热结胃腑，得攻下而解者，十居六七。"柳宝诒强调了攻下法在治疗温热病中的特殊重要的地位。综上所述，中医学自《内经》以来，运用攻下法治疗外感热病的理论和方法不断发展，并逐渐趋于完善，本法早已成为中医临床治疗外感热病的重要手段和方法。

攻下法主要作用是通下大便，攻逐肠中热结，使腑气得以下行。具体作用包含了通导大便、泻下邪热、荡涤积滞、通瘀破结等。大便畅通可使邪热得以下泄，特别是对于外感热病中燥屎内结、积滞内停肠中、瘀血留于下焦，甚至痰饮等有形实邪，均可通过泻下而排出体外，使得机体得以康复。在各类外感热病过程中，均可出现各种性质不同的实邪内结的情况，据此攻下法可以分为以下常用几种：

（1）通腑泄热：本法是指运用苦寒泻下之品攻下肠腑热结的治法，因其用药苦寒为主，故又称"苦寒攻下法"。本法主要适用于邪热内传阳明，里热内结于肠腑的阳明腑实证（即热结肠腑证），症见潮热，谵语，腹部胀满，硬痛拒按，大便秘结数日不行，或热结旁流，纯利稀水，舌苔老黄燥裂，甚则焦黑起刺，脉沉实有力等。代表方为《伤寒论》大承气汤、小承气汤、调胃承气汤。临床应用三方须分清病势轻重缓急。其中，大承气汤为峻下热结法，治疗热结较甚者，以"痞、满、燥、实、坚"俱备，或有目中不了了、睛不和等症状，或因里热内结而发痉、神昏、肢厥者，均可考虑使用峻下之法；小承气汤则为轻下热结法之代表，治疗阳明腑实热结较轻，症见潮热，便秘不甚干硬，谵语，腹部胀满，舌苔黄，脉滑数者，可用轻下之法；而调胃承气汤则为缓下热结法之代表，治疗阳明燥热之邪较重，腑气不通较轻者，症见日晡潮热，时有谵语，便秘或热结旁流，肛门灼热，或兼腹部胀满不甚，苔黄燥或灰黑而燥，脉沉有力者，可用缓下之法。

大黄、芒硝、枳实等为本法常用药物，其中大黄除泻下作用之外，还具有良好的清热解毒、燥湿、凉血、化瘀等功效，历来为医家所重视。如吴又可云："三承气功效俱在大黄，余皆治标之品也。"在临床上，是否应用苦寒攻下法，前人认为常须以苔燥为重要依据。热邪传至阳明，如舌苔黄燥不坚敛，属阳明经无形邪热，不可草率用下法；须视舌苔黄燥坚敛，才是阳明腑实应下之证。

（2）导滞通便：本法是指运用通导湿热积滞药物来泻下肠中湿热积滞的治法。本法适用于湿热积滞胶结肠腑之证，症见胸腹灼热，恶心呕逆，便溏不爽，色黄赤如酱，舌苔黄垢腻，脉濡数或滑数等。本法的泻下之力较通腑泄热法轻缓，多用于温病中湿温或暑湿之邪兼夹积滞阻于肠腑之证，代表方为枳实导滞汤（《通俗伤寒论》）。

本法除包括泻下、消导作用之外，还包括了清化湿热的功效，故适用于湿热与积滞胶结肠道之证。湿热夹滞之证不同于阳明腑实，本证以大便溏滞不爽，色黄臭，肛门灼热，苔垢腻为特征，故治疗不能用承气汤法攻下。若误用承气汤攻下，不但湿热之邪不能速去，且有伤阳损正之弊；再因本证为湿热与肠中积滞相结，湿性黏腻淹滞，非一攻可使邪尽，每每需连续攻下导滞，但攻之不宜过猛，当轻制其剂，方能与病因病机吻合，因势利导，故前人总结为"轻法频下"。临床亦常见下后不久，邪热复聚，下证又再次出现者，此时仍然可以用轻剂导滞，泄热下行，未必拘泥于攻下次数多少，以胃肠通利、"粪燥无湿"为邪气尽的标准。湿热之邪得以尽去的标准，当为大便溏滞不爽转为逐渐成形且排出顺畅。本法中通导积滞的药物多采用枳实、大黄、厚朴、槟榔、神曲、山楂、麦芽等；而清热祛湿药则多选择连翘、黄连、木通等。

（3）通瘀破结：本法为运用活血通瘀、通下破结的药物来破散下焦的瘀热蓄结的治法。适用于外感热病、瘀热互结于下焦的病证，症见发热，少腹硬满急痛，大便秘结，小便自利，或有神志狂乱，但欲漱水不欲咽，舌质紫绛，脉沉实等。代表方为《温病条辨》桃仁承气汤。通瘀破结法在运用时应视瘀血内结的程度而灵活选择药物，常用药物有丹皮、丹参、赤芍、桃仁、土鳖虫、大黄、当归、芒硝等，其中大黄不仅可通下泄热，还可通瘀破结，为本法之首选药物。

在临床上使用化瘀药物时应注意掌握适应证与禁忌证，若非因瘀而致的动血病证，不能轻投本法。本法亦属攻邪法的范畴，使用不当可损伤正气，因而一般不可过用，亦不可久服。

攻下法长期以来一直是中医治疗外感热病的重要方法之一。临床运用攻下法治疗外感热病还需要注意以下几点：一是应当注意掌握攻下法在外感热病中的应用原则，应用得当往往可以"效如桴鼓"，用之不当则"祸不旋踵"，导致耗损正气，邪气留恋不解。因此，掌握好本法的应用原则就显得格外重要。下法应用基本原则是"中病即止"，大便由干硬排出困难转为大便细软易解，次数亦明显增加，说明肠中燥屎、邪热得以下泄，此时宜停用下法，切忌不可过用；对于里未成实或郁热积滞者，不可妄用；平素体虚或病中正气耗伤严重又有里结者，应予攻补兼施之法；下后若邪气复聚又成里实者，可以再度用下法，但应注意中病即止。对于温病应用下法，前人有"下不厌早"之说，吴又可又提出"逐邪勿拘燥屎"，认为攻下燥屎不是目的，下法目的在于逐邪外出，祛除体内邪热。因此，应尽早应用，勿拘泥于"燥屎"形成再用下法，以免贻误病机。

4.和解法

和解法是指通过和解表里（少阳）、分消上下、疏利透达膜原以治疗邪在半表半里的方法，又称为"和法"。其含义有狭义、广义之分。狭义和法，系指和解表里（包括和解少阳、分消上下、疏利透达膜原），治疗半表半里证。广义和法，则包括"表里双解""温凉并用""苦辛分消""平其复症、遗症"等。现在，一般所指和法，多为狭义和法范畴。

和法有关概念，源自《内经》，如《素问·至真要大论》不仅提出："疏其气血，令其条达，而致和平"和法的治疗理念，而且提出了"和者平之"的原则。《伤寒论》提出应用小柴胡汤、大柴胡汤等治疗邪在少阳之病证，应用四逆散治疗外邪传经入里，阳气内郁之证；半夏泻心汤等治疗胃肠不和所致痞证、泄泻等。对于和法的概念，金代成无己在《伤寒明理论》中明确指出："其于不外不内，半表半里，既非发汗之所宜，又非吐下之所对，是当和解则可矣，小柴胡汤为和解表里之剂也。"明代张景岳明在《景岳全书》中将方剂分为八阵，"和法"位列其中，并指出："和方之治，和其不和者也。凡病兼虚者，补而和之；兼滞者，行而和之；兼寒者，温而和之；兼热者，凉而和之，和之为义广矣。"明代吴又可创"邪伏膜原"说，针对邪气伏于膜原之证，创造性地提出应用疏利透达膜原的方法治疗，达原饮为疏利透达膜原湿浊的代表方，疏利透达膜原的治法拓展和丰富了和解之法。叶天士《温热论》中进一步指出："邪留三焦，亦如伤寒中少阳病也。彼则和解表里之半，此则分清上下之势，如近时杏、朴、苓等类，或如温胆汤之走泄。"其后医家戴天章在《广瘟疫论》中写道："寒热并用谓之和，补泻合剂谓之和，表里双解谓之和，平其亢厉谓之和。"何廉臣在补充上述戴天章论述时提出："凡属表里双解，温凉并用，苦辛分消，补泻兼施，平其复遗，调其血气等方，皆谓之和解法。和法者，双方并治，分解其兼症夹症之复方，及调理复症遗症之小方、缓方也。"至此，中医学对"和法"理论与实践的内容得以发展和完善。"和法"已成为治疗外感热病的重要治法之一，本论仅涉及外感热病中和法范畴。

和解法总的作用是和解半表半里之邪，具体包括了和解少阳、分消走泄、开达膜原等作用，能疏通气机、透热外达、祛痰化湿。按和解法的不同作用，可以分为以下几种：

（1）和解少阳：本法是指运用清解少阳邪热的药物来祛除半表半里之邪，疏畅气机的治法。本法用于邪犯少阳，邪正相争于半表半里之证，症见寒热往来，胸胁苦满，口苦咽干，目眩，心烦喜呕，默默不欲饮食，或咳，或悸，或小便不利，或腹中痛，脉弦等。本法代表方为小柴胡汤、大柴胡汤。

本法作为伤寒少阳病主要治法，应用范围广泛，和解少阳法常以柴胡、黄芩为主药，若正气充足者，可去小柴胡汤中扶正的人参、大枣。若兼有阳明结热，除上述往来寒热，胸胁苦满表现外，兼见心下痞硬，按之满痛，大便不通，可在和法基础上，与泻热结之法并用，治以大柴胡汤。

（2）清泄少阳：本法是指运用清泄化痰祛湿之品以治疗邪热夹痰夹湿郁阻少阳胆经的病证的治法。本法适用于热郁少阳兼痰湿、胃失和降之证，症见往来寒热，口苦胁痛，烦渴溲赤，脘痞呕恶，苔黄腻舌红，脉弦数。代表方为蒿芩清胆汤。

本法适应证与小柴胡汤证均为半表半里之证，病位均以少阳胆腑为主，但本证热重而恶寒较轻，寒热起伏，或寒热如疟状，并有痰湿内蕴之表现，如胸脘痞闷、恶心呕吐，苔腻微黄，因此，本法代表方蒿芩清胆汤，以青蒿、黄芩清少阳邪热为主，辅以陈皮、半夏、枳壳、竹茹燥湿化痰，降逆止呕，茯苓、碧玉散之类以清利湿热导热以下行。与小柴胡汤证无痰湿而兼有胃气不足不同，故本方不用人参、大枣以补胃气之虚，并以青蒿易柴胡芳化清透湿浊。本法临床应用时，常须根据湿、热之偏甚而予以适当加减。若痰湿之邪较重，可酌加芳香化湿之品如藿香、佩兰、白豆蔻、厚朴等；若胆热较甚呕吐明显者，可以加左金丸以清热降逆止呕。

（3）分消走泄：本法是指运用宣展气机、泄化痰热之品以上下分消留于三焦气分之湿热的治法。本法适用于温邪留恋气分，影响三焦气化，导致痰湿留于三焦之证，症见寒热起伏，胸闷腹胀，小便不利，苔腻等。本法代表方为温胆汤或杏仁、白豆蔻、陈皮、桔梗、茯苓、猪苓等类药物。

本法重在从三焦分消泄化痰湿之邪，本证病位在三焦气分，属三焦气机郁滞，水道不利而温热夹痰湿内停，故需上、中、下三焦同治方能奏效。但所谓分消三焦之痰（湿）热之邪，仍偏于以中焦气滞痰湿为主，故其用药多为轻苦微辛之品，不可偏凉、偏燥，即叶天士所说："是轻苦微辛，具流动之品可耳。"王孟英亦指出："其所云分消上下之势者，以杏仁开上，厚朴宣中，茯苓导下。"可见用药上以宣气化湿为主。本法清热之力较弱，故对于邪热较甚者，可酌加清热化湿之品，如黄连、黄芩、连翘、绿豆衣等。

（4）开达膜原：本法是指运用疏利透达之品来祛除膜原湿热秽浊之邪的治法。本法适用于外感疫疠邪气，导致湿热秽浊之邪郁闭膜原之证，症见寒甚而热微，脘痞腹胀，苔白腻厚如积粉，舌质红绛。代表方为达原饮、雷氏宣透膜原法。

本法适用于感受疠气所致湿热秽浊郁闭膜原，其病初起，邪气性质为湿浊偏重而热势较轻，属湿遏热伏证范畴，故所用药物偏于温燥，常以厚朴、槟榔、草果、藿香、半夏、干菖蒲为代表，但热为湿遏，故常须配伍黄芩、连翘等清热之品。若属体质虚弱或兼阴虚者，本法燥烈祛湿之品如槟榔、厚朴、草果当忌用或慎用，以免燥烈伤阴而变生他证。

外感热病中，伤寒和法以和解少阳邪热为代表，其特点是邪热犯于少阳，故用柴胡、黄芩和解少阳半表半里邪热，以参、枣、草等补益中焦胃气，防止邪热内陷阳明，其治法体现了扶正祛邪的治疗思想。温病"和法"所治病证以湿热、痰热为病因，故温病和法实为清热与祛湿之法合用。临床应根据热、湿（痰）之轻重，选用清热、化湿（痰）的药物配合使用，并配合疏利肝胆、理气行滞等方法。此外，一般来说，和解法虽然均有一定清热或透热功效，但其清热作用偏弱，故对于里热炽盛或邪热结实者，均非所宜。

5.祛湿法

祛湿法是通过运用芳香宣气化湿、苦温燥湿、淡渗利湿之品以祛除湿邪的治法。在中医学中，祛湿法应用广泛，方法众多，而前文所述宣表化湿、温病和解三法，在本质上也都属于祛湿法范畴。

湿邪也是导致外感热病的重要病因之一，其致病也相当广泛。《素问·至真要大论》指出："湿淫所胜，平以苦热，佐以酸辛，以苦燥之，以淡泄之。"《内经》十三方中，兰草汤、鸡矢醴、泽泻饮和半夏秫米汤均可治疗湿病。《伤寒杂病论》对于水湿痰饮的治疗，不但提出发汗、利尿、逐水等治疗大法，还创制出了一系列有效方剂，如五苓散、猪苓汤、猪苓散、防己黄芪汤、麻杏薏甘汤、苓桂术甘汤等。宋代医家朱肱《类证活人书》中对暑湿的因、证、脉、治有较详的论述，朱肱提出"病人伤于湿，中于暑，湿暑相搏，则为暑湿"，多汗、脉濡为其辨证要点，治疗大法则遵《脉经》之说认为"治在太阴，不可发汗"。金元四大家的刘河间针对湿邪特点不同，提出宣上通下、祛风胜湿、利水治湿等三法。张子和认为湿热多由外感所致，倡导宣上导下、发汗祛湿及导滞泄下等治湿方法。朱丹溪进一步总结和创新治湿方法，他根据湿邪所在部位不同而采取相应治法。朱丹溪提出："上部湿，苍术功烈；下部湿，升麻提之。""外湿宜表散，内湿宜淡渗。""湿在上焦，宜发汗而解表，此疏泄其湿也；湿在中焦，宜宽中顺气，调理脾胃，此渗泄其湿也；湿在下焦，宜利小便，不使水逆上行，此开导其湿也。"朱丹溪的理论与方法对后世温病学治外湿理论的完善起到了重要的启发作用。叶天士在《温热论》中提出"渗湿于热下""分消上下"等治疗外感湿热的方法。薛生白在《湿热病篇》专论湿热类外感病，创立"水湿三焦"的辨证方法，在外感湿热病的辨证及治疗方面达到了新的高度。吴鞠通在《温病条辨》中对外感湿热病的治疗做了全面、系统总结，提出"治湿者，必须审在何经何脏，兼寒兼热，气分血分，而出辛凉、辛温、甘温、苦温、淡渗、苦渗之治"，并依据叶天士、薛生白等医家的理论和经验，总结出治疗外感湿热病证的方剂六十多首，极大地丰富了祛湿治法及处方。

祛湿法总的作用是祛除湿邪，以下仅讨论外感热病治疗中常用的一些祛湿法。湿邪有兼寒兼热之不同，病位又有上、中、下之异，表里之分，本书讨论仅限于以下几种重要祛湿法：

（1）宣气化湿：本法是指运用芳香化湿、苦温燥湿药物来宣畅气机，燥化湿邪的治法。本法适用于寒湿或湿邪渐次化热但热势不盛者，病属中焦气分之证，症见发热不著或身热不扬，午后热甚，胸脘痞闷，汗出不解，或微恶寒，或见恶心呕吐，肠鸣泄泻，小便不利，大便不爽，苔白腻，脉濡缓等。若属寒湿之邪客于中焦脾胃，影响中焦气机运化，代表方为《温病条辨》中五加减正气散，或用藿香正气散，常用药物有藿香、茯苓、白芷、厚朴、大腹皮、苍术、白术等，以宣化湿邪兼散寒为主。若属于湿温初起，湿热之邪阻滞卫气，属湿重热轻者，代表方为三仁汤、雷氏芳香化浊法，以宣气化湿清热为主。

本法在用药上除了用芳香化湿、苦温燥湿等祛湿药外，因肺主一身之气，气行则湿行，气化则湿亦化，故本法还须配伍开宣肺气之品，常用开宣肺气药有杏仁、桔梗、大豆黄卷、陈皮、淡豆豉、枳壳等。此外，亦多佐以淡渗分利之品，以给中焦湿邪以出路，增强祛湿力量，如茯苓、猪苓、通草、滑石等。

（2）清热燥湿：本法是指运用辛开、苦降两类药物配伍来祛除中焦湿热之邪的治法，因为本法主要应用辛开燥湿、苦寒清热两类药物配伍而实现，故又称为"辛开苦降""辛开苦泄""苦辛通降"法。本法适用于湿热伏于中焦，湿热俱盛之证，症见发热，口渴而不多饮，脘痞腹胀，呕恶纳呆，口苦口黏，小便短赤，苔黄腻，脉濡数或滑数等。本法代表方为王氏连朴饮。本法实为辛开（温）药与苦寒泻火药合用之法，常用辛开性温之品有陈皮、厚朴、半夏、干姜等，具有燥湿、理气、运脾、温中之效；常用苦寒泻火兼能燥湿之品有黄芩、黄连、栀子等，具有清热解毒、泻火燥湿之功。

若属中焦湿热氤氲不解，化火成毒，或见湿热蕴蒸而发黄者，症见发热口渴、胸痞腹胀、肢酸倦怠、咽部肿痛，或身目发黄、尿赤口苦，苔黄腻者，可在本法基础上加入解毒、利湿之品，可用甘露消毒丹治之；如中焦湿热虽已化热，湿邪仍胶着不解，则可用黄芩滑石汤。若属气分湿热，酝酿成痰，蒙蔽心包者，症见身热不退，朝轻暮重，神识昏蒙，时清时昧，时有谵语，舌苔黄腻，脉濡滑而数者，可用菖蒲郁金汤。

（3）利水渗湿：本法是指运用淡渗分利水湿药物使湿邪从小便而去的治法。即《内经》中所谓"洁净府"，适用于一切湿邪为患之病证，特别是湿邪或湿热之邪阻于下焦膀胱之证，症见热蒸头胀，小便不利，甚则不通，小腹胀满，苔白腻等。代表方为五苓散、茯苓皮汤。常用药物有茯苓、泽泻、猪苓、薏苡仁、车前子、通草、滑石、萆薢等。对于水湿之邪停于下焦膀胱之证，可用五苓散通阳化气以行水利小便，湿从小便去；若湿邪阻于下而邪热蒸于上，见小便短少，甚或不通，热蒸头胀，苔白不渴者，在利水渗湿方中加入清利之品以泄热，代表方为《温病条辨》茯苓皮汤；若属水热互结下焦，又兼有阴伤者，症见小便不利，发热，口渴者，在利水渗湿方中加入清热养阴之品，代表方为猪苓汤。

本法应用广泛，不仅用于下焦湿邪偏盛，对于中焦、上焦及在表之湿亦可施用，故淡渗利湿实为治湿通用之法，正如刘完素所云："治湿之法，不利小便非其治也。"故本法的适应证中以小便短少、不利为辨证之关键，但须注意的是，外感热病中出现小便短少的原因较多，若属于热盛伤津，化源不足，而导致的小便不利，切不可投以分利之法，诚如吴鞠通所说"温病小便不利者，淡渗不可与也，忌五苓、八正辈"，治疗此类小便不利，吴鞠通提出用"苦甘合化阴气"法治疗。亦有瘀热互结下焦而致小便不利者，也不可以予淡渗利湿法。

祛湿法是治疗湿邪为患的大法，在临床运用时必须注意"随其所得而攻之"，湿邪多夹热、暑、寒、风等病因，湿邪兼有寒邪时，当以温化或温散寒湿为治；而对于湿、热相合而为病者，应权衡湿与热之轻重，以便用药有所侧重，单纯清热或祛湿都不能奏效，如吴鞠通所说："徒清热则湿不退，徒祛湿则热愈炽。"

6.息风法

息风法是指通过运用凉肝平肝、滋阴潜阳药物以达平息肝风治疗动风痉厥的治法。《素问·至真要大论》说："诸风掉眩，皆属于肝。""诸暴强直，皆属于风。"指出了动风与肝的关系密切，还提出"惊者平之"的治疗大法。张仲景《金匮要略》论述了外感风寒致痉、里实热致痉的脉证，并提出用葛根汤、栝楼桂枝汤、大承气汤来治疗。其后医家多将动风痉厥病因从外风立论，常以祛外风之剂治之，或投以泄热之品，但尚无系统的治疗方法。至明清医家才逐渐将动风痉厥视为肝风内动所致，从"内风"立论的治法逐渐兴起。清代医家何梦瑶在《医碥》中指出："内生之风，则多属热，所谓热极生风。"凉肝息风治法在治疗热盛动风证方面才得到广泛使用。俞根初《通俗伤寒论》的羚角钩藤汤、吴鞠通《温病条辨》的大定风珠等，分别为治疗温病热盛动风、阴虚风动的代表性方剂，这标志着外感热病动风一证治疗方法体系的完善。

息风法总的作用为平息肝风，常用具体方法可以分为凉肝息风和滋阴息风两法，分别适用于热甚动风之实证和阴虚风动之虚证。

（1）凉肝息风：本法是指运用清热凉肝、平抑肝阳的药物以息风定痉厥的治法。适用于外感热病中热邪亢盛或热入厥阴而引动肝风的病证，症见壮热，或四肢厥冷，四肢抽搐，甚则角弓反张，口噤不开，神昏，舌红绛，脉弦数有力。本法代表方为羚角钩藤汤。

凉肝息风法主要使用清热凉肝之品，本法亦属清热法之范畴，常用药物羚羊角、钩藤、桑叶、菊花、石决明、玳瑁等。临床应用时常须配合通络之品，如地龙、僵蚕、全蝎、丝瓜络、威灵仙、海风藤等。本法除直接凉肝、平肝止痉外，还需注意清除气分热盛、阳明腑实、营血热盛等原因。若气分无形热盛，多加石膏、知母；若阳明腑实不通，宜加大黄、芒硝；若营血分热盛，宜合用清营汤或犀角地黄汤。此外，肝经热盛动风常兼痰涎上涌，症见喉中痰声辘辘，此时须加较强的化痰药，如竹沥达痰丸、猴枣散等。若痉厥与神昏窍闭并见，须本法与开窍法联用，如安宫牛黄丸、紫雪丹、至宝丹等。

（2）滋阴息风：本法是指运用滋阴养血、潜阳平肝药物来治疗水不涵木所致痉厥的治法。本法适用于外感热病下焦肝肾阴亏，不能涵养肝阳从而引起的虚风内动之证，每多见于温病后期，如何秀山说："血虚生风者，非真风也，实因血不养筋，筋脉拘急，伸缩不能自如，故手足瘈疭，类似风动，故名曰内虚暗风，通称肝风，温热病末路多见此者，以热伤血液故也。"故治疗以滋养阴血为主，阴血得充，其风得息。症见低热或无热，手足蠕动，甚或瘈疭、肢厥神倦，舌干绛而痿，脉虚细。代表方为大定风珠、三甲复脉汤。

本法主要应用滋阴、潜镇之品。所谓虚风之由来责之下焦肝肾真阴亏耗，故主用滋补肝肾、填补真阴之品，以《温病条辨》加减复脉汤为主治其本，并合用介类潜镇之品以标本兼顾。如生牡蛎、生龟板、生鳖甲；并适当配合收敛固涩之品，如五味子等。若兼见心中憺憺大动、时时欲脱者，可加生晒参；若见汗出淋漓者，更加黄芪、煅龙骨、浮小麦、乌梅以益气收敛固脱。

临床上不可"见风治风"，引起动风痉厥的原因很多，如肺经气分热盛、阳明经热盛、阳明腑实证、营分热盛、血热亢盛、气血两燔、真阴亏耗等，因此不可见痉厥就只用平肝息风，还要针对引起动风的原因进行审因论治，才能达到息风的效果。

7.开窍法

开窍法是运用芳香走窜之品开通心包机窍闭阻而促使神志苏醒的治法。

《内经》提出"心主神明"理论，为"心窍闭阻""热闭心包"等病理证候的提出奠定重要基础。《备急千金要方》载紫雪、《太平惠民和剂局方》集至宝丹、苏合香丸等，确立了清心开窍、化痰醒神的治疗大法及方剂。李东垣则提出"神昏"是"热邪传手少阴心经"所致。《丹溪心法》则提出"痰迷心窍"的病机以及"下痰宁志"的治法，朱丹溪"痰迷心窍"说，推动了后世医家对窍闭及开窍法理论与方法的发展。叶天士在《临证指南医案》中记载其应用牛黄丸、至宝丹治疗春温、风温案例，而吴鞠通根据前代经验，创制出安宫牛黄丸，载于《温病条辨》，可以治疗热闭心包证，标志着开窍法治疗外感热病热闭心包证理论和方法的日臻完善。

开窍法总体功效是通过芳香走窜药物开通心窍闭阻，达到通关启闭的效果。具体包括清心化痰、芳香透络、开通窍闭等。开窍法按其所用方药性质可以分为凉开与温开两类：凉开具有清热解毒、安神镇痉等作用，用于温热之邪内闭心包证；温开具有化痰辟秽、宣窍醒神等作用，用于痰浊或湿浊内闭心包证。邪犯心包而出现神昏可分为两类：温热内闭心包者为热闭心包，湿热痰浊蒙蔽心包为痰蒙心包，针对这两类心包闭阻证，分别主以下两法：

（1）清心开窍：本法是指运用芳香开窍、清心解毒药物以清泄心包邪热，开通心包闭阻，促使神志清醒的治法。本法属于"凉开"范畴，适用于温病热邪内闭心包证，症见身灼热，神昏谵语，或昏愦不语，舌蹇肢厥，舌质红绛或纯绛鲜泽，脉细数或滑数等。代表方为安宫牛黄丸、紫雪丹、至宝丹，统称"凉开三宝"。常用药物有犀角（水牛角代）、牛黄、麝香、玳瑁、羚羊角、琥珀、朱砂等。"凉开三宝"均可清心开窍，治疗热闭心包证；但其中安宫牛黄丸清心解毒之力较强，适用于热甚窍闭者；紫雪丹清热定惊兼通下，适用于窍闭神昏兼动风便秘者；至宝丹安神镇痉之力较好，适用于热较轻而闭甚动风者。

热闭心包容易出现炼液为痰的情况，导致痰热交阻闭塞心窍，故清心开窍的同时，常佐以化痰、透络之品，如石菖蒲、郁金、天竺黄、竹沥等；若痰热甚者，喉间痰声辘辘，苔黄腻浊，治疗时可酌加鲜竹沥。

（2）豁痰开窍：本法是指运用微温芳香合清热豁痰之品来开宣窍闭，以促使神志清醒的治法。本法亦属"凉开"，适用于外感热病中湿热酿痰、蒙蔽心包的病证，症见身热不退，神识昏蒙，时清时昧，兼有清晰言词，时有谵语，两目似开不开，舌红苔黄浊黏腻或白腻，脉濡滑而数。代表方为菖蒲郁金汤。

在使用豁痰开窍法时，应针对湿与热之偏重而灵活组方用药。如热邪偏重，主用金银花、连翘、竹叶、栀子等轻清泄热之品；如痰湿偏重，主用石菖蒲、竹沥、姜半夏、滑石、藿香、佩兰等祛湿药。

外感热病过程中，常见有神昏表现，但引起病人神昏的原因有很多，除了因为热闭心包之外，还可因胃肠实热、瘀蓄下焦等证致热邪上扰心神而见神昏者，对其应针对引起神昏的证候而治。若属阳明热结者，可予以清热通腑，腑气一通，邪热得泄，则神昏自然得清；又如瘀热结于下焦，可予清热化瘀。但邪热内闭心包与阳明热结相兼者，又须通腑开窍同用，吴鞠通曰："邪在心包、阳明两处，不先开心包，徒攻阳明，下后依然昏惑谵语。"此外，一般情况下，外感热病中患者未至昏闭程度，不宜早用开窍；对于病人神志已经苏醒，又不宜过用本法，因本法药多辛香走窜之品，过用易伤散正气。因此，病人神志苏醒后，即当停用本法。

8.滋阴法

滋阴法是指通过运用滋补阴液之品以补机体阴液不足的治法，又称"养阴法"，属于"补法"范畴。《内经》中即提出了滋阴、养阴的基本治疗原则。如《素问·至真要大论》的"燥者濡之"，《灵枢·热病》的"实其阴以补其不足"等论述，均为后世广泛应用本法治疗外感热病奠定了基础。仲景《伤寒论》非常重视养阴法在治疗外感热病中的重要作用，创制出了一系列疗效卓著、配伍严谨的养阴方剂，如清热兼有滋阴生津作用的白虎加人参汤、竹叶石膏汤、黄连阿胶汤，可应用于热病伤津或热病后期的治疗，仲景的这些学术贡献对后世养阴法的发展产生了较大影响。明代吴又可针对疫病特点提出"疫乃热病也，邪气内郁，阳气不得宣布，积阳为火，阴血每为热搏"，并强调温疫病"解后宜养阴"，创萎贝养荣汤、六成汤等养阴方剂。清代叶天士指出温热病"热邪不燥胃津，必耗肾液"的重要病机，从而奠定了甘寒救胃津、咸寒救肾液的温热病养阴治疗大法。吴鞠通认为："温为阳邪……最善发泄，阳胜必伤阴。""其耗之未尽则生，尽则阳无以恋，必脱而死也。"温病治法应"始终以救阴精为主"，创立了沙参麦冬汤、养胃汤、增液汤、加减复脉汤等滋阴方剂，使外感热病的滋阴法臻于完备。

滋阴法直接的作用主要是补充阴液之不足，同时还兼有补阴制火、养阴透邪、养阴以润下、补阴以敛阳等重要作用。在外感热病中，阴液的盛衰存亡对病情的传变和预后有重大影响，因此，本法具有特殊的意义。如吴鞠通说："若留得一分津液，便有一分生机。"王孟英亦云："耗之未尽者，尚有一线之生机可望，若耗尽而阴竭，如旱苗之根已枯，沛然下雨，亦曷济耶？"由此可见本法在外感热病治疗中的特殊地位，故叶霖说："温热存阴，最为紧要。"本处仅着重讨论滋养肺胃、大肠及肝肾阴液的治法。

（1）滋养肺胃：本法是指运用甘寒、甘凉濡润之品以滋养肺胃津液的治法，本法又称"甘寒生津法"。主要用于外感热病过程中肺胃津液耗伤，即热病后期热势渐解，而肺阴或胃阴或肺胃阴伤者，症见身低热，唇口、咽部干燥而渴，干咳少痰或呕而不欲食，舌苔干燥少津或舌光红少苔，脉细或细数。代表方为沙参麦冬汤，五汁饮、益胃汤。

胃主受纳水谷，通过脾之运化，转输于肺，故胃津与肺津密切相关，一般来说，通过充养胃津就可以达到滋养肺之阴津的作用，如北沙参、麦冬、天花粉、玉竹、石斛、生地黄。近代曹炳章说："燥伤胃阴与燥伤肺阴同法。"但需注意的是，若肺胃津伤而邪热仍盛者，不可单投本法，须配合辛寒清肺、胃之热的药物，如清燥救肺汤、竹叶石膏汤之属。宜甘寒者忌用苦寒，本法适用于虚多邪少之证，若用苦寒之品反而易化燥伤阴，如吴鞠通所言："温病燥热，欲解燥热，先滋其干，不可纯用苦寒也，服之反燥甚。"本法所治为肺胃津伤，用药不可重浊滋腻，而应选择清润之品，滋润之中，须佐调畅气机、平补脾气之法。屡进滋阴药不效，此为气不化液、无阳则阴无以化之故，可于甘寒药物之中少佐砂仁、白扁豆等。

（2）增液润肠：本法是指运用咸寒配伍甘寒之品滋养肠液以达润肠通便目的的治法，又称为"增水行舟法"，属下法中"润下"范畴。适用于外感热病中邪热渐退，肠中阴液被伤而致肠液干涸之证，症见身无热或低热，大便干结，数日不行，无明显腹胀，咽干口燥，舌红而干等。代表方为增液汤，常用药物有玄参、生地、麦冬、火麻仁等。

本法适用于大便闭结为主证的病证，临床需要与阳明腑实证相鉴别，也需要注意有无兼有阳明腑实证。吴鞠通指出本法特点是"以补药之体作泻药之用"，用药量宜大，否则将难以达到通便的效果。如津亏便秘而兼阳明腑实，症见腹满而痛，舌苔灰黑而干燥者，须与攻下法合用，此即为滋阴攻下法，如增液承气汤。

（3）填补真阴：本法是指运用咸寒为主，辅以酸、甘寒等滋补阴液之品以达到填补肝、肾之阴效果的治法，又称为"咸寒滋肾法"。本法适用于外感热病后期，因热邪久留，深入下焦，灼伤肝肾真阴而造成的虚多邪少之证，即肝肾阴伤证，症见低热或无热，颧红，手足心热甚于手足背，口干咽燥，神倦欲眠，或心中震震，舌干绛少苔，脉虚细或细结代。代表方为加减复脉汤。常用药物有生地、白芍、玄参、麦冬、鳖甲、龟板、阿胶、鸡子黄等。

本法用药多味厚质重，主以咸寒，常辅以酸寒、甘寒药物，符合吴鞠通所提"治下焦如权"的用药特点。本法针对热病后期，病入下焦，肝肾阴亏之证而设，用药多浊腻味厚之品，虽滋、填之效优，但易有泥膈碍胃之弊。故临床见素有脾胃虚弱，或兼有湿邪者，应有时尤当注意。若兼余热留恋，又须与清法适当配合之，起到"清而不伤阴，滋阴不恋邪"的效果。

9.温阳法

温阳法是指通过温补阳气以治疗各种虚寒病证的方法，又称为"温补法"，属于补法。《素问·阴阳应象大论》的"形不足者，温之以气"，确立了温补大法。《伤寒论》中太阴和少阴病证大多属虚寒证，所以治疗也多从温补入手，如治太阴虚寒证的理中丸、治少阴虚寒证的四逆汤等，为后世在外感热病中运用温阳法奠定了基础。温病学派虽然对养阴法有所强调，但仍然重视顾护阳气。如叶天士对感受湿热病邪而素体阳气不足者提出"须要顾其阳气"；薛生白在《湿热条辨》中提出湿热病后期可以出现"湿中少阴亡阳"，"乌得妄用寒凉耶"，并认为"湿邪伤阳，理应扶阳逐湿"，列"人参、白术、附子、茯苓、益智等味"（后世称该方为"薛氏扶阳逐湿汤"）加以治疗。吴鞠通则提出"间有阳气素虚之体质，热病一退，即露旧亏，又不可固执养阴之说而灭其阳火"，所以在《温病条辨》中又列入桂枝汤、小建中汤等调补阳气的方剂。这样，在外感热病的治疗中运用温阳法的内容更加丰富而趋于完备。

温阳法总的作用是温补扶助阳气，外感热病中常应用的是温运脾阳、温补肾阳。

（1）温补脾阳：本法是指运用辛热温里通阳与健脾补气之品以温脾助运、祛寒化湿的治法。本法适用于中焦虚寒病证，症见手足不温，脘腹痞满，呕吐，泄泻，口淡不渴，苔白润，舌质淡，脉细弱等。代表方为理中汤、小建中汤。

临床依据中虚寒邪内生、中焦阳气虚弱之不同，本法在应用时可以具体分为以下两种方法加以治疗。若属热病后期邪热已退，而中焦阳气大伤的太阴病证，或湿热病寒湿盛伤阳，或寒湿困于中焦者，症见身冷，腹中拘急，或腹满不食，畏寒肢冷，口淡不渴，呕吐泄泻，或见汗泄，舌淡苔白滑，脉沉细或沉弱，治宜理中汤、薛氏扶阳逐湿汤等温中祛寒或温中祛湿为治；若外感热病中见中焦阳气受伤而未复，症见面色萎黄，食少，倦怠，四肢酸疼，或腹中时痛，而喜温喜按，舌质淡，脉迟而弦或缓者，宜用小建中汤温中补虚为治。

温补脾阳法多用于外感热病后期或恢复期治疗，亦可用于寒湿等邪所致的中阳大伤、虚寒内生之病证。常用温中散寒药物有干姜、桂枝、肉豆蔻、高良姜、生姜等，还常须与健脾补气药相配，如中焦虚寒较甚，可酌加温肾、散寒温里之品以温中阳，如附子、益智仁、吴茱萸、川椒等。

（2）温补肾阳：本法是指主要用辛热温补肾阳的药物治疗肾阳衰微而造成的各种阴寒病证的治法，症见四肢逆冷、精神萎靡、舌淡、脉微细等。代表方是四逆汤。

温补肾阳常用药物有附子、干姜、肉桂等。如肾阳衰微而水气外泛，见小便不利、心时悸动、面目肢体浮肿者，当用温阳利水法，以真武汤为主；如见冷汗不止、面色苍白、呼吸微弱者，为元阳外脱之象，当投用固脱法，如参附汤、参附龙牡汤等方。

外感热病一般以邪热亢盛为主，温阳法如用之不当就可助长邪热，因而在邪热未退或退而未尽时不可妄投；对素体阴虚火旺者，即使热减身寒，也不可轻率投用温阳法，即叶天士所告诫的"恐炉烟虽熄，灰中有火"。同时，温阳法一般只宜暂用，中病即止，如过用不仅易助邪热，也易耗伤阴液。

（张诏）

第二章　外感热病经典名方

一、解肌表和营卫之总方——桂枝汤

【出处】《伤寒论·辨太阳病脉证并治》。

【组成】桂枝三两（去皮），芍药三两，生姜三两（切），大枣十二枚（擘），甘草二两（炙）。

【用法】上五味，㕮咀三味，以水七升，微火煮取三升，去滓，适寒温，服一升。服已须臾，啜热稀粥一升余，以助药力。温服令一时许，遍身漐漐微似有汗者益佳，不可令如水流漓，病必不除。若一服汗出病差，停后服，不必尽剂；若不汗，更服，依前法；又不汗，后服小促其间，半日许，令三服尽；若病重者，一日一夜服，周时观之。服一剂尽，病证犹在者，更作服；若汗不出，乃服至二三剂。

【功用】解肌发表，调和营卫。

【适应证】外感风寒表虚证。恶风发热，汗出头痛，鼻鸣干呕，苔白不渴，脉浮缓或浮弱。

【随证加减】如恶风较甚者，宜加防风、荆芥、淡豆豉以疏散风邪；体质素虚者，可加黄芪益气扶正；兼见咳喘，宜加杏仁、苏子、桔梗宣肺止咳平喘；项背拘急强痛，加葛根、桑枝以舒筋活络。

【方解】《伤寒论·辨太阳病脉证并治》第12条述："太阳中风，阳浮而阴弱。阳浮者，热自发，阴弱者，汗自出。啬啬恶寒，淅淅恶风，翕翕发热，鼻鸣干呕者，桂枝汤主之。"风寒邪气伤人肌表，本应恶寒发热而无汗，今人汗自出而发热，且多以恶风为主，兼见鼻鸣、干呕，是腠理不固，卫气外泄，营阴不得内守，故称表虚证。其病机为外感风寒而致营卫失和，卫强抗邪于外，营弱汗泄而出，即《伤寒论》所言："以卫气不共营气谐和故尔。"

风寒在表，当用辛温发散之品以解表，但本方证属卫强营弱，腠理不固之表虚，所以用桂枝为君药，解肌发表，散风寒，又以芍药酸收为臣，益阴敛营，防过汗。桂、芍相合，一治卫强，一治营弱，共同调和营卫，相须为用。生姜辛温，可助桂枝辛散表邪，同时又兼和胃止呕之功。大枣甘平，既能益气补中，又能滋脾生津。姜、枣相合，可以增助脾胃之气，调和营卫，所以并为佐药。炙甘草一为佐药，可益气和中，合桂枝以解肌，合芍药以益阴；一为使药，调和诸药。

本方药味精少，但配伍严谨，散中有收，汗不伤正，助阳益阴，营卫并调。被后世医家称为"群方之魁"。

【注意事项】

1.若伴见发热口渴、咽痛脉数或胸闷、苔黄腻、脉滑数，证属温病初起，或湿温，本方当禁用。

2.汗出恶风，若并见倦怠乏力、气短懒言等症，为肺卫气虚失固之证，可用玉屏风散，不宜用本方。

3.素来有咳血伤阴病史，如肺结核、支气管扩张等，应慎用本方，或适时加减。

4.重视本方的服用方法，如"啜热稀粥一升余，以助药力。温服令一时许，遍身漐漐微似有汗者益佳，不可令如水流漓……若一服汗出病差，停后服，不必尽剂……"等要求。

5.服药期间禁食生冷、黏滑、肉面、五辛、酒酪、臭恶等物。

【综合评述】桂枝汤方自张仲景创立以来，对后世影响深远。诸多医家对此方有较多阐述，如柯韵伯在《伤寒来苏集·伤寒附翼》云："桂枝汤为伤寒、中风、杂病解外之总方。"金·成无己《注解伤寒论·辨太阳病脉证并治上》云："《内经》曰：辛甘发散为阳。桂枝汤，辛甘之剂也，所以发散风邪。《内经》曰：风淫所胜，平以辛，佐以苦甘，以甘缓之，以酸收之。是以桂枝为主，芍药甘草为佐也。《内经》曰风淫于内，以甘缓之，以辛散之。是以生姜大枣为使也。"《医宗金鉴·订正仲景全书》曰："此为仲景群方之冠，乃解肌发汗，调和营卫第一方也。"

桂枝汤为辛温解表轻剂，以调和营卫为主，被广泛应用于太阳病治疗中，此外还有调和气血、调和脾胃、调和阴阳之功，后世诸多医家在桂枝汤基础上加减化裁，以治疗阴阳不和，营卫失调等病证，被后世医家誉为群方之首。桂枝汤组方严谨，以桂、芍、姜、草、枣配伍，共成解肌祛风、调和营卫之剂，《医宗金鉴》所谓"刚柔相济以相和"揭示了桂枝汤组方之要旨。其煎服法与药后护理，叙述详尽，特别是服药后啜热稀粥，覆取微似汗，即益取汗之源，又防过汗伤正，颇具深意，历来为注家所重视。

柯韵伯《伤寒来苏集·伤寒附翼》云："此为仲景群方之魁，乃滋阴和阳，调和营卫，解肌发汗之总方也。凡头痛、发热，恶风、恶寒，其脉浮而弱，汗自出者，不拘何经，不论中风、伤寒、杂病，咸得用此发汗。"柯韵伯所言不仅揭示了桂枝汤的临床应用指征，还为临床使用桂枝汤开辟了新思路。后世温病学派将桂枝法应用于"因寒而发"的天行时疫，也是对《黄帝内经》"发表不远热"大法的创新应用。《温病条辨》即以桂枝汤作为开篇首方，并曰："太阳风温、温热、温疫、冬温，初起恶风寒者，桂枝汤主之，但热不恶寒而渴者，辛凉平剂银翘散主之。"国医大师、温病名家薛伯寿指出：温邪亦为阳邪，其袭表郁卫伤阴之病机与桂枝中风证相类似，用桂枝法可使卫表温热实邪因势利导、透邪汗解。现在临床上桂枝汤被广泛应用于证属营卫失和，卫强营弱之各科疾病，治疗范围涵盖循环、免疫、泌尿、生殖、内分泌、消化、神经等多个系统，取得了较为满意的疗效。现代药理研究表明，本方具有解肌退热、抗炎镇痛、抑菌、抗病毒、抗过敏、降血糖、保护心血管、调节免疫功能等作用；并对幽门螺杆菌、幽门弯曲菌、金黄色葡萄球菌、伤寒杆菌、结核杆菌均有较强抑制作用。

【临床应用】热病方面，尤其是常用于各种类型发热、普通感冒、流行性感冒、上呼吸道感染等呼吸系统疾病以及荨麻疹、慢性湿疹等皮肤科疾病。

1.感冒、发热

现代临床仍继承了古代桂枝汤应用于外感热病的思想，将桂枝汤广泛应用于感冒、呼吸道感染等诸多发热性疾病中，疗效满意。尤其是桂枝汤在小儿发热性疾病中应用甚广，临床研究成果颇为丰富。

2.虚劳发热

桂枝汤可用于儿科治疗热病后期，热退神疲，面色萎黄，嗜睡乏力，舌淡红苔薄白，脉沉细弱。吴鞠通《温病条辨》解此证为"此亦阳气素虚之体质，热邪甫退，即露阳虚"。方用桂枝汤治疗，取得满意疗效。应用桂枝汤治疗内伤发热，如围绝经期综合征潮热汗出、人流术后发热、产后发热、宫外孕术后高热、经行发热、阳虚发热、气虚发热等可获痊愈。

3.荨麻疹与慢性湿疹

急性荨麻疹患者全身出现散在片状红色风团，伴灼热，瘙痒难忍，口苦，咽干，舌红苔白，脉细弦。证属卫外失固，邪犯少阳，予以柴胡桂枝汤原方：柴胡、桂枝、白芍、生甘草、生姜、大枣、黄芩、党参、姜半夏。治疗后患者风团消退，瘙痒减轻，获得满意疗效。临床报道以桂枝汤加减方治疗慢性湿疹患者

120例，对照组西医常规治疗，两组患者经过治疗后试验组患者治疗总有效率为95%高于对照组，且疾病复发率低于对照组（P<0.05）。

【类方】

1.《伤寒论》桂枝加葛根汤

组成：葛根四两，麻黄三两（去节），芍药二两，生姜三两（切），甘草二两（炙），大枣十二枚（擘），桂枝二两（去皮）。

功用：解肌祛风，升津舒筋。

主治：风寒犯表，营弱卫强，经气不利。症见发热，恶风寒，自汗，脉浮缓，项背拘紧不适。

用法：以水一斗，先煮麻黄、葛根，减二升，去上沫，内诸药，煮取三升，去滓。温服一升，覆取微似汗，不须啜粥，余如桂枝法将息及禁忌。

2.《伤寒论》桂枝加厚朴杏子汤

组成：桂枝三两（去皮），甘草二两（炙），生姜三两（切），芍药三两，大枣十二枚（擘），厚朴二两（炙，去皮），杏仁五十枚（去皮尖）。

功用：祛风解肌，降气平喘。

主治：风寒犯表，卫强营弱，肺寒气逆。症见发热，恶风寒，自汗，脉浮缓，喘息，胸闷。

用法：以水七升，微火煮取三升，去滓，温服一升，覆取微似汗。

3.《伤寒论》桂枝加附子汤

组成：桂枝三两（去皮），芍药三两，甘草三两（炙），生姜三两（切），大枣十二枚（擘），附子一枚（炮，去皮，破八片）。

功用：解肌祛风，扶阳固表。

主治：风寒犯表，营卫失调，阳虚不固。症见发热，恶风，漏汗不止，小便不利，四肢拘急。

用法：以水七升，煮取三升，去滓，温服一升。

4.《伤寒论》桂枝去芍药汤

组成：桂枝三两（去皮），甘草二两（炙），生姜三两（切），大枣十二枚（擘）。

功用：解肌祛风，温通胸阳。

主治：表虚中风兼邪陷胸阳不振。症见发热，恶风，头痛汗出，胸闷，脉促。

用法：以水七升，煮取三升，去滓，温服一升。

5.《伤寒论》桂枝去芍药加附子汤

组成：桂枝三两（去皮），甘草二两（炙），生姜三两（切），大枣十二枚（擘），附子一枚（炮，去皮，破八片）。

功用：解肌祛风，温复胸阳。

主治：表虚中风兼邪陷，胸阳不足。症见发热，恶风，头痛汗出，胸闷，脉微恶寒。

用法：以水七升，煮取三升，去滓，温服一升。

6.《伤寒论》桂枝加芍药生姜各一两人参三两新加汤

组成：桂枝三两（去皮），芍药四两，甘草二两（炙），人参三两，生姜四两，大枣十二枚（擘）。

功用：解肌祛风，益气和营。

主治：中风表虚，气营不足。症见发热，恶风，头痛汗出，身痛绵绵，脉沉迟。

用法：以水一斗二升，煮取三升，去滓，温服一升。

7.《伤寒论》桂枝麻黄各半汤

组成：桂枝一两十六铢，芍药、生姜（切）、甘草（炙）、麻黄（去节）各一两，大枣四枚（擘），杏仁二十四枚（汤浸，去皮尖及两仁者）。

功用：辛温解表，小发其汗。

主治：表郁日久，邪轻证轻。症见发热恶寒如疟状，一日二三度发，伴面热、身痒。

用法：以水五升，先煮麻黄一二沸，去上沫，内诸药，煮取一升八合，去滓，温服六合。本云，桂枝汤三合，麻黄汤三合，并为六合。

【后世演变】

1.唐·孙思邈《备急千金要方·卷五》：桂枝汤

组成：桂枝半两，甘草二两半，紫菀十八铢，麦冬一两十八铢。

主治：治少小十日以上至五十日，卒得暋咳，吐乳，呕逆，暴嗽，昼夜不得息方。治少小卒肩息上气，不得安，此恶风入肺方。

用法：上四味㕮咀，以水二升，煮取半升，以绵着汤中，捉绵滴儿口中，昼夜四五过与之，节乳哺。

2.唐·王焘《外台秘要·卷十四》引《资师方》：桂枝汤

组成：桂心、甘草（炙）各三两，大枣十二枚。一方用生姜五两。

主治：中风汗出，干呕。

用法：上切。以水五升，煮取二升半，分三次服。

3.宋·王怀隐《太平圣惠方·卷九》：桂枝汤

组成：桂枝半两，附子半两（炮裂，去皮脐），干姜半两（炮裂，锉），甘草半两（炙微赤，锉），麻黄二两（去根节）。

主治：伤寒一日，太阳受病，头痛项强，壮热恶寒。

用法：上为散。每服四钱。以水一中盏，加葱白二茎，煎至六分，去滓，稍热服，不拘时候。如人行五里，以稀葱粥投之，衣盖取汗；如未汗，一依前法再服。

4.宋·王怀隐《太平圣惠方·卷九》：桂枝汤

组成：桂枝一两，赤芍药一两，甘草一两（炙微赤，锉），麻黄一两（去根节），芎䓖一两，柴胡一两（去苗），厚朴二两（去粗皮，涂生姜汁，炙令香熟）。

主治：伤寒七日不解，头痛，小便清者。

用法：上为粗散。每服四钱，以水一大盏，加生姜半分，大枣三枚，煎至六分，去滓热服，不拘时候。衣覆取汗，如人行十里未汗，再服。

5.宋·赵佶《圣济总录·卷二十二》：桂枝汤

组成：桂三分（去粗皮），芎䓖、半夏（汤洗七遍）、生姜等分（同捣，焙），附子（炮裂，去皮脐）、菖蒲、麻黄（去根节，先煎，掠去沫，焙）、羌活（去芦头）、细辛（去苗叶）各半两，白芷一分。

主治：中风伤寒初得，其外证头项疼，腰背强，壮热语涩，恍惚，涕唾稠黏，遍身拘急。

用法：上锉，如麻豆大。每服三钱匕，水一盏，加生姜一枣大（拍碎），煎至七分，去滓，食前温服。盖覆取汗。

6.宋·杨士瀛《仁斋直指方·卷十九》：桂枝葛根汤

组成：桂枝、芍药、甘草各七钱，葛根一两三钱。

主治：太阳表虚，颈项强，汗出恶风。

用法：上为散。每服四钱，加生姜五片，大枣一枚，煎服。

7.明·朱橚《普济方》：桂枝附子汤

组成：桂枝四两（去皮），附子三枚（炮，去皮），生姜三两（切），大枣十二枚（擘），甘草二两（炙）。

主治：①《医门法律》：祛风温经，助阳化湿。②《医宗金鉴》：温散其风湿，从表而解。③《伤寒论》：伤寒八九日，风湿相搏，身体疼烦，不能自转侧，不呕不渴，脉浮虚而涩者。④《伤寒论方解》：恶寒发热，四肢掣痛，难以屈伸，厥，或心下悸，或脐下悸。

用法：以水六升，煮取二升，去滓温服，一日三次。

8.金·张从正《儒门事亲·卷十二》：桂枝汤

组成：桂枝一两，茯苓半两，芍药一两，甘草七钱。

主治：发汗。风寒暑湿之气，入于皮肤而未深，飧泄不止，日夜无度，完谷不化，身表微热，两手脉息俱浮。

用法：上为粗末。每服三钱，水一盏，生姜枣一同煎，温服。

9.明·朱橚《普济方·卷一四七》引《鲍氏方》：桂枝汤

组成：桂枝一两，白芍药一两半，甘草一两。

主治：《普济方》：伤风头痛，鼻鸣干呕，发热自汗恶风，或寒热汗出则少解，如疟状，脉浮洪虚大。《杂病源流犀烛》：感冒过汗。

用法：上为散。每服五钱，煎八分，食前服。盖被取微汗。

10.明·龚廷贤《万病回春·卷二》：桂枝汤

组成：桂枝、芍药、防风、羌活、川芎、白术、甘草。

功用：实表散邪。

主治：冬月正伤寒，足太阳膀胱经受邪，头痛，发热恶风，脊强，自汗，脉浮缓。

用法：上锉。加生姜三片、大枣一枚，水煎，温服。

11.明·秦景明《症因脉治·卷一》：桂枝汤

组成：桂枝、白芍药、麻黄、甘草。

主治：西北方冬令伤寒，太阳经风伤卫，有汗，恶风，脉浮缓。

12.明·李梴《医方类聚·卷四十六》引《千金月令》：桂枝汤

组成：桂心、芍药、生姜（切）各三两，大枣十二枚（破之）。

主治：伤寒。

用法：上切。以水七升，煮取枣烂，去枣，纳药，又煮令微沸，可立升，分为三次服。取汗无汗更进一服，得汗即止。

13.清·陈歧《医学传灯·卷上》：桂枝汤

组成：桂枝三钱，白芍生用三钱，甘草二钱，大枣三枚，浮麦一撮。

主治：伤风，脉来洪大无力，身热汗出者。

14.清·孟河《幼科直言·卷四》：桂枝汤

组成：桂枝、当归、白芍（炒）、白术（炒）、白茯苓、柴胡、熟半夏、陈皮、甘草。

主治：疟来数次后，热少寒多者。

用法：生姜二片，红枣二枚为引。

15. 日·后藤省《伤风约言》：桂枝汤

组成：桂枝、芍药各两大圆匕，生姜七分。

主治：外感风寒，脉浮数者。

用法：以水三合，煎取一合，去滓顿服。中病即止。

【参考文献】

［1］薛伯寿，薛燕星."火郁发之"的运用［J］.中医杂志，2004，45（11）：862-864.

［2］付远忠，林如平，郑萍，等.桂枝汤治疗外感发热风寒证100例疗效观察［J］.河南中医，2000，20（3）：11.

［3］于会勇，卢思俭，陆丽萍.桂枝汤加白薇治疗婴幼儿发热30例［J］.陕西中医，2003，24（6）：493.

［4］王桂云.桂枝汤加减治疗小儿反复呼吸道感染80例临床体会［J］.山西中医，2005，21（S）：48.

［5］王磊.小柴胡汤合桂枝汤加减治疗小儿不明原因发热100例［J］.实用中西医结合临床，2006，6（2）：70.

［6］赵志滨，胥丹桂.胥丹桂运用桂枝汤治疗儿科疾病经验介绍［J］.新中医，2018，50（2）：209-211.

［7］雷勇军，王凡温.桂枝汤治疗血虚发热28例［J］.中国社区医师，2010，12（25）：154.

［8］姚鹤年.桂枝汤加味治疗内伤发热24例［J］.辽宁中医杂志，1989（9）：19.

［9］殷彩苗，李茂雅，魏绍斌.桂枝汤结合"补、调、疏、敛"法治疗围绝经期综合征潮热汗出思路探讨［J］.亚太传统医药，2019，15（4）：90-91.

［10］高玥璇，方瑾，张佳，等.柴胡桂枝汤治疗荨麻疹验案举隅［J］.中国民族民间医药，2019，28（9）：64-65.

［11］胡丽云，龚国伟.中药桂枝汤加减治疗慢性湿疹的临床疗效［J］.临床

合理用药，2017，10（12）：102-103.

（宋素花　刘芳）

二、"少阳百病"之主方——小柴胡汤

【出处】《伤寒论·辨太阳病脉证并治》。

【组成】柴胡半斤，黄芩三两，人参三两，半夏半升（洗），甘草三两（炙），生姜三两（切），大枣十二枚（擘）。

【用法】上七味，以水一斗二升，煮取六升，去滓，再煎取三升，温服一升，日三服。现代用法：水煎二次，分二次温服。

【功用】和解少阳。

【适应证】①伤寒少阳证。往来寒热，胸胁苦满，嘿嘿不欲饮食，心烦喜呕，口苦，咽干，目眩，舌苔薄白，脉弦者。②妇人伤寒，热入血室证。经水适断，寒热发作有时。③疟疾、黄疸等内伤杂病见少阳证者。

【随证加减】若胸中烦而不呕，为热聚于胸，可去半夏、人参，加瓜蒌清热，理气宽胸；渴者，为热伤津液，去半夏，加天花粉生津止渴；腹中痛，是肝气乘脾，宜去黄芩，加芍药柔肝缓急止痛；胁下痞硬，是因气滞痰郁，去大枣，加牡蛎软坚散结；心下悸，小便不利，是水气凌心，宜去黄芩，加茯苓利水宁心；不渴，外有微热，是表邪仍在，宜去人参，加桂枝解表；咳者，是素体肺寒有留饮，宜去人参、大枣、生姜，加五味子、干姜温肺止咳。

【方解】小柴胡汤首见于《伤寒论·辨太阳病脉证并治》，为治伤寒或中风后，表邪循经入里之太阳病变证；其作为少阳病篇主方，更以主治少阳病而著名。故本方为疏表清里、和解少阳的代表方剂，《伤寒来苏集》称之为"少阳枢机之剂，和解表里之总方"。方中柴胡苦平，入肝胆经，能透泄少阳之邪，并能疏泄气机之郁滞，使少阳半表半里之邪得以疏散，为君药；黄芩苦寒，清泄少阳半里之热，为臣药；柴胡之升散，得黄芩之降泄，两者相伍，疏解清透，调和寒热，是和解少阳的基本结构。当胆气犯胃，胃失和降时，佐半夏、生姜和胃降逆止呕；邪从太阳传入少阳，缘于正气虚，故又佐人参、大枣益气健脾，一者扶正以祛邪，一者益气以御邪内传，若正气旺盛，则邪无内向之机；炙甘草助参、枣以扶正，且能调和诸药，为使药。诸药合用，以和解少阳为主，兼补胃气，使邪气得解，枢机得利，胃气调和，则诸症自除。就其主治"太阳病柴胡证"而言，

方中重用半斤柴胡，即取《神农本草经》"主寒热邪气"之意。其辛凉宣散与黄芩苦寒泄热相配伍，构成了该方疏散表邪、清解郁热的主要部分。

【注意事项】方中柴胡升散，黄芩、半夏性燥，故阴虚血少者慎用。

【综合评述】小柴胡汤历史悠久，自古以来一直作为临床治疗热性病的常用有效方剂，用治太阳病变证之少阳枢机不利证，亦常用于肝胃失和的内伤杂病。从张仲景应用本方的特点来看，小柴胡汤在太阳病篇是仅次于"伤寒首方桂枝汤"的高频率用方，用以治疗"伤寒五六日中风"后，"必有表，复有里"之"太阳病，柴胡证"，堪称"太阳病第二方"。该方又为少阳病之主方，成无己《注解伤寒论》言"小柴胡汤为和解表里之剂"，现代《方剂学》称之"具有和解少阳之功效"。故本方实为"太阳"与"少阳"病外感热证的代表方。总结小柴胡汤主治热病的病证特点，既有"往来寒热""身热恶风""续得寒热"等表邪寒热之证，又有"心烦喜呕""呕而发热""渴""面目及身黄"等里热证。因此，该方与麻、桂方的重在辛温解表不同，是以辛凉清散、扶正祛邪为大法，外以解表证，内可清郁热，当是治疗"伤于寒而病温"的代表方。

汉代以后，柴胡解热之功得到充分利用，不仅用于伤寒少阳证，而且成为温病时疾的常用药物。《药性论》言柴胡"主时疾内外热不解，单煮服良"，《日华子本草》言其主"除烦止惊……天行温疾，热狂乏绝"，《仁斋直指方》直言"柴胡泻火"，《雷公炮制药性解》云柴胡"气味升阳，能提下元清气上行，以泻三焦火"。由此可见，柴胡不仅可治伤寒发热，用于热病、时疾、时气发热时，疗效亦良。

自宋代以来，小柴胡汤在温病、疟疾、痘疹及丹毒，甚至是瘟疫等恶性传染性、流行性热病中也得到广泛应用。如宋代陈文中《小儿痘疹方论》即记载治小儿出痘吐血，即"用小柴胡汤加生地一剂"。明末清初的温病学派，对小柴胡汤的应用进一步突破了"伤寒"之说，广泛用于温病、瘟疫、疟疾等传染性热病的治疗。如清代名医戴天章在《广瘟疫论》中，即善用小柴胡汤治疗"时疫二三日，邪在半表半里""寒热往来""耳旁肿"，以及"因时疫之大势已去，而余邪未解者"，并制"小柴胡汤加花粉、知母，或亦加石膏"和"小柴胡汤加莱菔子"等方，用治瘟疫病兼证。温病名家吴鞠通善用小柴胡汤治疗湿温疟疾。清代名医高秉钧撰著的《疡科心得集》，借鉴《伤寒论》六经论治的观点，以小柴胡汤加味论治丹毒。基于小柴胡汤在热病以及内科诸证中的广泛应用，日本汉方家丹波元坚赞叹曰："伤寒诸方，唯小柴胡汤为用最多。"

【临床应用】现代临床以小柴胡汤治疗外感性疾病，特别是在治疗传染性、流行性热病方面的应用更加广泛。临床有报道以温病理论指导，应用小柴胡汤治疗原因未明的顽固性发热。分析其主治范围，涵盖了肺胃肝胆等脏腑，包括外感内伤病证，涉及呼吸、消化、免疫、血液等多个系统，但总以迅速传播性、广泛致病性的病毒性疾病为主要适应病症。

1.呼吸系统

常用于治疗各类感冒、扁桃体炎、支气管炎、肺炎、哮喘等病症，常以发热、咳喘、胸胁胀闷、脉弦等为运用依据。其中，治疗各种病毒性疾病，是本方现代应用之一大特色。如有人研究以小柴胡汤为主，治疗甲型 H_1N_1 流感。

2.消化系统

常用于治疗各种急慢性胃炎、急慢性肝炎和胆囊炎、胆石症、胰腺炎、消化性溃疡、脂肪肝、肝硬化等病，常以胸胁心下痞满或疼痛、食欲减退、口苦、脉弦为其审证要点。研究结果证实，小柴胡汤对病毒性肝炎疗效较好，具有调节免疫功能、保护肝功能、利胆抗炎等作用。

3.循环系统

常用于治疗病毒性心肌炎、冠心病、肺心病、风心病、败血症、菌毒血症等疾病，以发热、口苦、心悸心烦、脉弦为审证要点。

4.免疫系统

有研究表明小柴胡汤对维持或改善HIV感染患者免疫功能具有重要作用。另有实验研究表明，小柴胡汤在治疗肿瘤过程中，体现出显著的调节免疫功能效应。

小柴胡汤除治疗外感内伤多种热病外，亦常用于其他多种病证，如神经官能症、梅尼埃病、抑郁症等神经精神类病证。

【类方】

1.《伤寒论》大柴胡汤

组成：柴胡半斤，黄芩三两，半夏半升（洗），芍药三两，枳实四枚（炙），生姜五两（切），大枣十二枚（擘），大黄二两。

主治：少阳表里未解，热结在里，制此方攻里解表。

用法：上七味，以水一斗二升，煮取六升，去滓再煎，取三升，温服一升，日三服。

2.《伤寒论》柴胡桂枝汤

组成：柴胡四两，黄芩、人参、桂枝（去皮）、芍药、生姜各一两半（切），半夏二合半（洗），甘草一两（炙），大枣六枚（擘）。

功用：和解少阳，发散太阳。

主治：太少阳合并。

用法：上九味，以水七升，煮取三升，去滓，温服一升。

3.《伤寒论》柴胡加龙骨牡蛎汤

组成：柴胡、龙骨、生姜、人参、茯苓、铅丹、黄芩、牡蛎、桂枝各一两半，半夏二合，大枣六枚，大黄二两。

功用：和解镇固，攻补兼施。

主治：妄下后，正气虚耗入里，而复外扰三阳。

用法：上十二味，以水八升，煮取四升，内大黄，切如棋子，更煮一两沸，去滓，温服一升。

4.《伤寒论》柴胡桂枝干姜汤

组成：柴胡半斤，桂枝三两（去皮），干姜、牡蛎（熬）、甘草（炙）各二两，黄芩三两，瓜蒌根四两。

功用：解表里而复津液。

主治：汗下后，胃虚邪陷，热郁于半表半里，无阳明症状。

用法：上七味，以水一斗二升，煮取六升，去滓，再煮取三升，温服一升，日三服。初服微烦，复服汗出便愈。

5.《伤寒论》柴胡加芒硝汤

组成：柴胡二两十六铢，黄芩、甘草（炙）、人参、生姜各一两（切），半夏二十铢（洗），大枣四枚（擘），芒硝二两。

功用：解表除里。

主治：因误服丸药，致少阳、阳明并病，潮热而利。

用法：上八味，以水四升，煮取二升，去滓，内芒硝，更煮微沸，分温再服，不解更作。

【后世演变】

1.宋·杨士瀛《仁斋直指方论·卷二十六》：小柴胡汤

组成：柴胡二两，黄芩七钱半，人参七钱半，甘草七钱半（炙），半夏六钱（制）。

主治：男女诸热出血，血热蕴隆。

用法：上锉散，每服三钱，加生姜五片，大枣二个，乌梅一个，水煎服。

2.宋·王怀隐《太平圣惠方·卷九》：小柴胡汤

组成：柴胡二两（去苗），黄芩一两，赤芍药一两，半夏半两（汤洗七遍去滑），枳实半两（麸炒微黄），人参一两（去芦头），甘草半两（炙微赤，锉）。

主治：伤寒病六日，其病深结在脏，三阴三阳俱受病。

用法：上为散，每服四钱，以水一中盏，加生姜半分，煎至六分，去滓温服，不拘时候。

3.元·张璧《云岐子脉诀》：小柴胡汤

组成：柴胡半两，黄芩半两，五味子半两，制半夏半两，白芍二钱半，人参二钱半，桑白皮二钱半。

主治：肺伤咳嗽气促，冷汗自出，背膊劳强，夜卧不安，脉象按之不足，举之有余。

用法：每服一两，水二盏，加生姜七片，煎至七分，去滓，食后温服。

4.明·方贤《奇效良方》：小柴胡汤

组成：柴胡三钱，黄芩二钱，甘草一钱，人参二钱，半夏一钱半。

主治：伤寒，寒热如疟，胸膈满闷，小便不利，大便涩。

用法：上作一服，水二钟，生姜三片，红枣二枚，煎至一钟，不拘时服。

5.明·秦景明《症因脉治·卷二》：小柴胡汤

组成：柴胡、黄芩、广皮、甘草。

主治：吐血兼少阳经见证者。

6.明·万表《万氏家抄方·卷六》：小柴胡汤

组成：柴胡、黄芩、人参、半夏、陈皮、知母、当归、地骨皮、白芍。

主治：痘后往来潮热。

用法：水煎服。

7.明·薛己《口齿类要》：小柴胡汤

组成：柴胡一钱，黄连一钱半，半夏一钱，人参一钱，甘草五分（炙）。

主治：肝胆经风热侮脾土，唇口肿痛，或寒热往来，或日晡发热，或潮热身热，或怒而发热胁痛，甚者转侧不便，两胁痞满，或泻利咳嗽，或吐酸苦水。

用法：加生姜、大枣，水煎服。

8.明·龚廷贤《万病回春·卷三》：小柴胡汤

组成：柴胡一钱，黄芩一钱，山栀一钱，柿蒂一钱，陈皮一钱，砂仁一钱，半夏一钱（姜汁炒），竹茹一钱，藿香八分，沉香三分，木香三分，茴香五分，甘草三分。

主治：身热，烦渴，发呃。

用法：上锉一剂，加生姜一片，乌梅一个，水煎，磨沉、木香，温服。

9. 明·张景岳《景岳全书·卷五十一》：一柴胡饮

组成：柴胡二三钱，黄芩一钱半，芍药二钱，生地一钱半，陈皮一钱半，甘草八分。

主治：阴虚外感，内兼火邪，寒热往来，口中燥渴，妇人热入血室，及时感后阴虚而有潮热者。

用法：水一钟半，煎至七八分，温服。

10. 清·钱沛增补《治疹全书·卷下》：小柴胡汤

组成：柴胡、黄芩、薄荷、当归、茯苓、甘草。

主治：月事过时见疹，邪热乘血虚入血室。

用法：加生姜、大枣，水煎服。

11. 清·秦之桢《伤寒大白·卷二》：小柴胡汤

组成：柴胡、黄芩、甘草、人参、半夏、广皮。

主治：和解少阳，主治少阳潮热，发于寅卯二时，先有微寒而热，有汗，脉弦。

12. 清·《喉科紫珍集·卷上》：小柴胡汤

组成：柴胡八分，甘草五分，元参一钱五分，黄芩一钱（制），半夏一钱，桔梗一钱。

主治：少阳受病，头角、两耳前后结肿，耳鸣筋痛，寒热呕吐，烦躁。

用法：水煎服。

13. 清·陈士铎《石室秘录·卷一》：小柴胡汤

组成：柴胡一钱，黄芩一钱，半夏一钱，陈皮五分，甘草一钱。

主治：咳嗽头痛、眼目痛、口舌生疮等轻证。

14. 清·江涵暾《笔花医镜·卷一》：小柴胡汤

组成：柴胡二钱，赤芍一钱五分，甘草一钱，半夏一钱，黄芩一钱五分，人参五分，生姜二片，大枣两个。

主治：寒热往来，少阳疟疾，口苦耳聋，胸满胁痛。

15. 清·吴本立《女科切要·卷七》：小柴胡汤

组成：人参、天花粉、黄芩、柴胡、甘草。

主治：产后阴虚发热。

用法：加生姜，水煎服。

16.清·《伤科秘方》: 小柴胡汤

组成：柴胡一钱，桔梗八分，连翘一钱二分，天花粉一钱五分，葛根一钱，黄芩一钱，广皮一钱，木通一钱五分。

主治：跌打伤之后，感冒经风，发寒发热，头身皆痛。

用法：加灯心十根，砂仁末五分，水煎服。

【参考文献】

［1］彭欣，聂士会.论太阳柴胡证与柴胡汤法［J］.山东中医杂志，2017，36（7）：541-543+547.

［2］彭胜权.运用温病理论治疗顽固性发热经验［J］.广州中医药大学学报，2011，28（6）：575-578.

［3］孙丽梅，王军，苏海涛，等.小柴胡汤加减治疗甲型H_1N_1流感61例［J］.山东中医杂志，2013，32（6）：399-400.

［4］王晓忠，郭峰，王宏峰.复方小柴胡汤对干扰素治疗慢性丙型肝炎常见不良反应的干预作用［J］.中西医结合肝病杂志，2009（4）：211-212，226.

［5］福武胜幸.两种汉方药对HIV感染者临床效果的研究［J］.国外医学·中医中药分册，1991（6）：28.

［6］林志智，陈玲玲.小柴胡汤加味、消益肝片联合化学药物治疗原发性肝癌13例［J］.福建中医药，1996（1）：8.

（刘芳　彭欣）

三、气分热盛之"辛凉重剂"——白虎汤

【出处】《伤寒论·辨太阳病脉证并治》。

【组成】石膏一斤（碎），知母六两，甘草二两（炙），粳米六合。

【用法】上四味，以水一斗，煮米熟汤成，去滓，温服一升，日三服。

【功用】清热生津。

【适应证】阳明气分热盛证。症见壮热面赤，烦渴引饮，汗出恶热，脉洪大有力，或滑数。

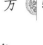

【**随证加减**】气血两燔，引动肝风，症见神昏谵语、抽搐者，可加羚羊角、水牛角、钩藤以清热凉肝，息风止痉；如兼有阳明腑实，症见神昏谵语、大便秘结、小便赤涩者，可加大黄、芒硝以泻热攻积；消渴证有烦渴引饮，多食善饥，属胃热者，可加天花粉、芦根、麦门冬等以增强清热生津之功。

【**方解**】白虎汤首见于《伤寒论·辨太阳病脉证并治》176条，曰："伤寒，脉浮滑，此以表有热，里有寒，白虎汤主之。"适用于外感寒邪，入里化热，或温邪传入气分，或热邪在经，在气，在肺胃。此时正气盛邪气实，邪正相争剧烈，出现身大热、汗大出、口大渴、脉洪大等临床表现。里热熏于阳明肌肉，故身大热，面赤；里热炽盛，迫津外泄故汗出淋漓；热邪伤津，故见烦渴喜饮；热盛于经，脉洪大而有力。气分热盛，但未致阳明腑实，故不宜攻下；热盛津伤，又不能苦寒直折，唯以清热生津法最宜。

本方重用辛甘大寒之石膏为君，入肺胃二经，辛以透解皮肤之郁热，寒以清解阳明之火热，甘寒能生津止渴，一药三用，逐热外出并有生津止渴之效。知母苦甘寒质润，与石膏同入肺胃，性苦降能肺胃之火，寒能清解阳明热盛，质润能生津润燥，清热泻火又能生津，为臣药。知母与石膏相须为用，增强清热透肌、生津除烦之效，功效倍增。石膏与知母性味辛寒，恐伤胃气，所以用炙甘草、粳米益胃护津为佐使药，使攻不伤正，补不留邪，用大寒之药无伤胃气之虑。《伤寒来苏集》云："石膏大寒，寒能胜热，味甘归脾，质刚而主降，备中土生金之体，色白通肺，质重而含脂，具金能生水之用，故以为君。知母气寒主降，苦以泻肺火，辛以润肺燥，内肥白而外皮毛，肺金之象，生水之源也，故以为臣。甘草皮赤中黄，能土中泻火，为中宫舟楫，寒药得之缓其寒，用此为佐，沉降之性，亦得留连于脾胃之间矣。粳米稼穑作甘，气味温和，禀容平之性，为后天养生之资，得此为佐，阴寒之物，则无防损脾胃之虑也。煮汤入胃，输脾归肺，水精四布，大烦大渴可除矣。"

本方诸药合用，清热泻火又能生津除烦，泻实火而不苦燥，且顾护胃气。保存津液是治疗阳明经病的第一要义，此方是治疗阳明经证的代表方剂。

【**注意事项**】《伤寒论》曰："伤寒发热无汗，其表不解，不可与白虎汤。"《温病条辨》曰："若其人脉浮弦而细者，不可与也；脉沉者，不可与也；不烦渴者，不可与也；汗不出者，不可与也。"即表证未解的无汗发热，口不渴者；脉见浮细或沉者；血虚发热，脉洪不胜重按者不可用白虎汤。此外，真寒假热之阴盛格阳证亦不可误用此方。

【综合评述】白虎汤是八法中"清法"的代表方剂,自张仲景创立该方以来,对后世影响深远。诸多医家对此方有较多阐述,如《伤寒明理论》曰:"白虎,西方金神也,应秋而归肺,热甚于内者,以寒下之;热甚于外者,以凉解之。其有中外俱热,内不得泄,外不得发者,非此汤则不能解之也。夏热秋凉,暑暍之气,得秋而止,秋之令曰处暑,是汤以白虎名之谓能止热也。"《伤寒来苏集·伤寒附翼》云:"白虎主西方金也,用以名汤者,秋金得令,而暑清阳解,此四时之序也。"中国古代哲学中"白虎"为西方金神,对应秋季凉爽干燥之气,以白虎命名,比喻本方的解热作用迅速,犹如秋季凉爽干燥的气息降临大地,一扫长夏湿热之气。成无己、柯韵伯二人对本方的配伍意义均有阐发,成无己主张知母为君,柯韵伯主张石膏为君,但从全方作用而言,石膏、知母同等重要,只有两药同用,才能相得益彰,清阳明独盛之热而胃津可保。

【临床应用】白虎汤是《伤寒论》中用以治阳明热证的主方,在温病学范围是用治气分热证的代表方,两类疾病均属里热证。本方清热泻火,除烦生津。现代研究表明,白虎汤除了具有解热作用外,还有抑菌抗炎、增强免疫功能等作用。现代医家在"同病异治""异病同治"原则下,不断扩大白虎汤证使用范围,除用于急性传染病外,还用于内科、外科、皮肤科、妇科、儿科、五官科等多种病证的治疗,尤其是被广泛地运用于临床各科高热性疾病。诸多医家使用白虎汤所治疾病的病机,基本上以阳明热证或温病气分证为主;常见病位以中焦阳明为主,并涉及脾、肺、膀胱、三焦等,里热亦可波及卫表。这也说明白虎汤治疗这一类疾病的疗效是肯定的。

1.上呼吸道感染

上呼吸道感染是常见的急性病毒性传染病之一,是鼻、鼻咽和咽喉部急性炎症的总称,临床表现为头痛、鼻塞、流涕、喷嚏、咽痛、恶寒发热、周身酸痛等,本病属于中医"感冒"的范畴。临床报道用白虎汤加味治疗以风热犯卫证为主的病毒性感冒,出现高热、渴饮、汗出而热不退等热入气分的表现者;临床研究有以改良白虎汤治疗流行性感冒,将白虎汤去粳米,加黄芪、党参、灵芝、连翘、金银花、生地黄、白茅根、薄荷、板蓝根、葛根、大黄,治疗病邪深入血分,甚则出现神昏、谵妄等症状者;另有报道以自拟银黄白虎汤治疗病毒性发热疾病的疗效者,病人大多出现体温升高、口渴、汗出、脉象洪大而数等症,银黄白虎汤既可用于温病初起发热的阶段,也可用于气分温病高热又兼夹营分或血分症状的阶段,以发热为主症者。

2.风湿热病

风湿热病是与溶血性链球菌感染有关的全身结缔组织的非化脓性炎症，临床表现主要有发热、心肌炎、多发性关节炎、皮下小结、环形红斑、舞蹈病等。中医属于"痹证"的范畴，因风、寒、湿、热等邪气侵犯关节、肌肉日久化热而致。用白虎汤类方治疗风湿热，具有退热镇痛之良效。对于风湿热病湿热并重型属实者，予白虎加苍术汤；表证未罢，里热又炽，属实者，用白虎加桂枝汤；气阴两伤，体虚证实者，用白虎加人参汤；阳明经腑证并见者，用白虎承气汤。

3.流行性出血热

流行性出血热是由病毒引起的一组发热、出血伴有肾脏综合征的急性传染病，以发热、出血、低血压、急性肾功能不全等为主要临床表现，又称肾综合征出血热。属于中医学中温病的范畴。以白虎汤为主治疗此病，加用竹叶、山豆根、板蓝根加大清热力度，临床疗效更加显著。

4.全身炎症反应综合征（SIRS）

SIRS由严重感染等引起，其核心是机体强烈的生理损伤，相继激活巨噬细胞以及内皮细胞导致内源性炎症介质的过度释放，并引起持续性全身炎症反应。中医外感病学中的阳明气分证与现代感染病学中的感染急性期症状相似，都有壮热（高热）、脉数等临床表现。白虎汤的主治病证符合SIRS的诊断标准。临床报道以白虎汤加减治疗结合西医治疗方法，体温得以控制，机体抵抗力得以增强，扶助了正气，祛除了邪气，给抗生素的应用提供了一个良好的内部环境，使得西药抗感染力量得以充分发挥。

5.口腔溃疡

口腔溃疡是一种常见的反复发作的口腔黏膜溃疡性损害，多发于唇、颊、前庭沟、舌尖、舌侧缘等处黏膜，伴有锐痛，西医治疗收效甚微。白虎汤配合西医治疗，研究结果显示治疗疗效更好，见效快，不良反应少，体现了中医辨证论治调节机体整体功能的优越性。

【类方】

1.《伤寒论》白虎加人参汤

组成：白虎汤原方加人参三两。

功用：泻火生津止渴。

主治：此大汗出后，无太阳表证，渴欲饮水。

用法：上五味，以水一斗，煮米熟汤成，去滓，温服一升，日三服。

2.《伤寒论》竹叶石膏汤

组成：竹叶二把，石膏一斤，半夏半升（洗），人参二两，麦门冬一升（去心），甘草二两（炙），粳米半升。

功用：调胃散热。

主治：伤寒解后，虚羸少气，津液不足，余热未尽。

用法：上七味，以水一斗，煮取六升，去滓，内粳米，煮米熟，汤成去米，温服一升，日三服。

【后世演变】

1.北宋太平惠民和剂局《太平惠民和剂局方》：白虎汤

组成：知母七十五两，甘草三十七两半，石膏十二斤半（洗）。

主治：伤寒大汗出后，表证已解，心胸大烦，渴欲饮水，及吐或下后七八日，邪毒不解，热结在里，表里俱热，时时恶风，大渴，舌上干燥而烦，欲饮水数升者，宜服之。又治夏月中暑毒，汗出恶寒，身热而渴。

用法：上为细末，每服三钱，水一盏半，入粳米三十余粒，煎至一盏，滤去滓，温服。小儿量力少与之。或加人参少许同煎亦得，食后服。

使用注意：此药立夏后、立秋前可服。春时及立秋后，并亡血虚家，并不可服。

2.宋·赵佶《圣济总录·卷八十六》：白虎汤

组成：龙骨一两（研），白石英一两（研），白茯苓一两（去黑皮），人参一两，桑根一两（白皮锉），百合一两，磁石一两（煅，醋淬十遍），玄参半两，大豆一合。

主治：肺气劳伤。

用法：上为末，每服三钱匕，以水一盏，煎取六分，更入酒半盏，煎至八分，去滓温服。

3.宋·薛古愚《女科万金方》：白虎汤

组成：知母、石膏、甘草、糯米一合。

主治：男子妇人感冒风寒，表里俱热，狂言妄语，后结不解，大热大渴；及暑热发渴；妇人身热如蒸而渴者。

用法：水二钟，煎服。

4.明·朱橚《普济方·卷一三五》引《三因极一病证方论》：白虎汤

组成：知母一两，甘草一两（炙微赤，锉），麻黄二两（捣碎），粳米一合。

主治：阳毒伤寒，服桂枝汤，大汗出后，大渴，烦躁不解，脉洪大者。

用法：上锉细，以水二大盏，煮米熟为度，去滓，分温三服，不拘时候。

5. 明·朱橚《普济方·卷四〇三》：白虎汤

组成：石膏四两，知母一两半，人参四两，甘草二两（炙）。

主治：温热及中暑烦渴；并治小儿痘疱、麸疹、癍疮赤黑，出不快，及疹毒余热。

用法：糯米煎，米熟为度，子母同服，但加生姜、大枣煎。渴盛者，更加干葛，春冬秋寒有证亦服，但加枣煎。小儿减半。

6. 明·龚廷贤《万病回春·卷二》：白虎汤

组成：石膏五钱，知母二钱，粳米一勺，甘草七分，人参一钱，五味子十粒，麦门冬一钱（去心），山栀一钱。

主治：阳明经汗后脉洪大而渴，或身热有汗不解。

用法：上锉一剂，水煎，温服。

使用注意：无汗脉浮，表未解而阴气盛，虽渴不可用白虎汤；里有热者方可用。

7. 明·薛己《校注妇人良方·卷七》：白虎汤

组成：知母二钱，石膏二钱，粳米半合。

主治：胃热作渴，暑热尤效；又治热厥腹满，身难转侧，面垢谵语，不时遗溺，手足厥冷，自汗，脉浮滑。

用法：水煎服。

【参考文献】

［1］方文献.白虎汤加味治疗病毒性感冒20例［J］.河南中医，2010（5）：439.

［2］王季冬.改良白虎汤治疗流行性感冒91例观察［J］.实用中医药杂志，2005，21（8）：465.

［3］陈更金.自拟银黄白虎汤治疗病毒性发热疾病316例疗效观察［J］.云南中医中药杂志，2005，2（3）：27.

［4］王少华.白虎汤类方治疗风湿热［J］.辽宁中医杂志，2002，29（5）：256-257.

［5］安丽芝.白虎汤为主治疗流行性出血热47例临床观察［J］.河北中医，2003，25（8）：599-600.

［6］梁法生，宋继昌，周先亭.全身炎症反应综合征与中医整体观念［J］.中国中西医结合急救杂志，2003，10（6）：329.

［7］陈夏，高荷玲，蔡宪安，等.白虎汤加减在肾移植术后感染高热中的应用［J］.中国中西医结合急救杂志，2004，11（3）：173-175.

［8］潘艺芳.中西医结合治疗口腔溃疡体会［J］.现代中西医结合杂志，2006，15（2）：216.

（宋素花　刘芳）

四、阳明实热"釜底抽薪"之利器——调胃承气汤

【出处】《伤寒论·辨太阳病脉证并治》。

【组成】大黄四两（去皮），清酒（洗），甘草二两（炙），芒硝半升。

【用法】上三味，以水三升，煮取一升，去滓，内芒硝，更上火微煮令沸，少少温服之。

【功用】泻下积热，润燥软坚，调和胃气。

【适应证】①热结阳明（阳明腑实证），大便不通，口渴心烦，蒸蒸发热，或腹中胀满，或为谵语，舌苔正黄，脉滑数。②阳明病胃肠燥热，大便闭结，舌苔黄燥，脉象滑数。③肠胃热盛而致发斑、吐衄、口齿咽喉肿痛等。

【随证加减】若心烦者，加黄连、竹叶，清热除烦；若腹胀者，加厚朴、枳实行气消胀；若腹痛者，加白芍、郁金，活血缓急止痛；若口渴明显、舌苔燥裂，可加天花粉、麦冬，生津止渴。

【方解】有形之积、无形之燥热结于阳明胃肠，悉应以清泻热结，以通其闭塞，导热下行。燥屎内结，非芒硝无以软其坚，非大黄无以泻热通腑。故方中大黄苦寒，泻火通结为君，推陈致新；芒硝咸寒，软坚泄热结为臣；以此二药清之泻之，恐芒硝、大黄过于峻猛，故佐甘草甘缓和中，益气养胃，以缓大黄之苦泻，使药力缓缓下行。此方对肠中燥结而腹部胀满不甚，用之最为合拍。此外，本方还可用来清泻阳明无形之热，盖《内经》所谓"热淫于内，治以咸寒，佐以苦甘"之旨。方中芒硝咸寒以泄热，大黄苦寒直折火热，甘草味甘以缓硝、黄下行之势，勿使其速下而收留中焦泄热之功效，兼具和胃之义，故方名调胃，承乃"承胃气下行"之义。

【注意事项】虚寒性便闭忌用，脾胃阴虚证慎用。

【综合评述】本方系仲景"三承气汤"之一，既可以用来治疗阳明腑实证燥屎内结，也可以用来治疗阳明无形之燥热，故本方在治疗热病方面应用较为广泛。仲景六经辨证中阳明病腑实证是外感热病中常见的一种热性证候，以内热炽盛伴有腹部燥实症状为特征，根据燥热与胃肠中糟粕相结的程度可将阳明腑实证分为两类，一类为燥热之邪与糟粕相搏结的"实证"，另一类为燥热亢盛，胃肠无燥屎形成的"热证"。调胃承气汤在《伤寒论》中服用方法有两种：第29条"上三味，以水三升，煮取一升，去滓，内芒硝，更上火微煮令沸，少少温服之"，以及第207条"……更上火微煮一二沸，温顿服之"。两种不同煎服方法是依据证候偏倚来选择的，第207条为阳明本病，与大、小承气汤相同，"顿服"是以奏荡涤胃肠、顿挫淫热之功，但较大小承气汤而言和养胃气的意图更加明显，为治燥热与糟粕搏结之"实证"；第29条则是由于太阳病误汗后，出现"胃气不和谵语"，乃是阳复太过，伤阴化燥而传变阳明，胃气本就不足，若寒下之药用量太大，则可能攻伐太过伤正，因此在服法上调整为"少少温服"，治燥热亢盛之"热证"。两种用法均体现仲景治疗阳明实热证"调胃气、存津液"的治法理念。本方虽较大、小承气汤名气较小，但其具备的推陈致新、攻补兼备、和养胃气的功效在治疗各种外感热病中具有独特地位，不但《伤寒论》大陷胸汤、桃核承气汤是在此基础上加味而成，后世在内伤杂病热证及温病气分实热证治疗方面应用也颇为广泛。

金代医家李东垣在《东垣试效方》中记载了"调胃承气汤治疗消中，渴而饮食多"。消中乃消渴病三消之一，以消谷善饥为主症。可见后世医家已将其应用于内伤杂病有关热证的治疗中。明代医家薛己在《口齿类要》中云："调胃承气汤治中热，大便不通，咽喉肿痛，或口舌生疮。"此证属邪热壅于上焦，正宜釜底抽薪为治法，导热下行。上述医家论述和记载拓展了本方在治疗热性病证中的应用。

吴鞠通首先将调胃承气汤列为阳明温病的主治方剂之一，《温病条辨·中焦篇》第7条曰："阳明温病，纯利稀水无粪者，谓之热结旁流，调胃承气汤主之。"明确指出阳明温病燥屎内结，纯下稀水，可用本方治疗。究其原因，"纯利稀水无粪"提示，虽有热结但津液耗伤不著，其腑气尚通，故不用行气除满作用较强的大小承气汤，而采用攻下热结为主的调胃承气汤。吴氏强调加大调胃承气汤方中炙甘草用量比例，意在加强其"留中泄热"之力。吴氏还灵活化裁本方，在本方基础上加味予以治疗温气分阶段的多种病证，大大拓展了本方在治疗外感热病中的应用。吴氏对于阳明热结太甚，耗伤阴液而导致大便干结，无水舟停者，主张先服用增液汤，若服药后大便仍不通，则为燥结津亏明显，可应用增液承气汤（调胃承气汤去甘草合增液汤而成）治疗。若阳明腑实证当下未下，而致虚实夹杂，正虚不能运药者，吴氏改旧方黄龙汤中大承气为调胃承气汤，以姜汁代枳、朴宣胃气，合增液汤滋阴生津，用人参、当归、海参等补气养血以扶正，名"新加黄龙汤"，实为调胃承气汤加味方。对于温病气分阳明腑实兼见痰热壅肺者，吴氏主张应用调胃承气汤减甘草加石膏、杏仁、瓜蒌清肺化痰，名为宣白承气汤；吴氏还将调胃承气汤减甘草加黄连、黄柏、生地、赤芍而成的导赤承气汤，用来治疗温病阳明腑实兼见小便淋沥涩痛的病证。清代医家俞根初也擅长应用本方治疗阳明实热证，还在临床创制了白虎承气汤、犀连承气汤等，其中白虎承气汤是白虎汤与调胃承气汤的合方，适用于胃火炽盛、肠燥便秘者；犀连承气汤乃桃核承气汤去桂枝合犀角地黄汤、失笑散组成，增强了清热凉血之功，用于下焦郁热、热结血室之重证。

【临床应用】现代临床应用本方及加减方治疗的病证较前代更为广泛，不仅用于流脑、流行性出血热等热病的治疗，还可利用其对胃肠功能、肠道菌群的调节、解毒等作用治疗其他病证，当代临床对于本方及加减方的典型应用如下。

1. 流行性乙脑

流脑属中医温病"暑温"病范畴，是典型的外感热病。有研究者选择重症流行性乙型脑炎患者62例，应用西医对症、支持疗法综合治疗。其中治疗组32例在此基础上用调胃承气汤随证加减，水煎取汁保留灌肠，对照组30例单纯应用西医对症治疗。结果治疗组完全治愈21例，死亡7例，4例有不同程度的后遗症；对照组完全治愈3例，死亡18例，9例有不同程度的后遗症（P<0.01）。

2. 流行性出血热

流行性出血热属温病"伏暑"病范畴，是常见的伏气温病之一。有研究选择流行性出血热少尿或合并少尿倾向患者22例，在给予补充血容量、纠酸、利尿等西医治疗的基础上予以调胃承气汤煎服或灌肠。结果全部患者药后排大便时间最短约30分钟，最长约7小时，大便通利后少尿随之改善，较快进入多尿期，尿蛋白在服药2天内开始转阴，尿素氮5天内恢复正常。提示调胃承气汤口服或灌肠，可以缩短流行性出血热患者病程，促进其肾功能恢复。

3. 脑卒中

临床报道以调胃承气汤合镇肝息风汤加减，治疗急性脑梗死或脑出血患者

80例，在常规西医综合治疗的同时，灌服中药煎剂。经2周治疗后，治疗组总有效率为95.0%，明显高于对照组的80.0%（P<0.05）。提示调胃承气汤攻下热结与平肝潜阳法联用可以改善脑卒中患者临床症状，有较好的促进患者肢体症状恢复的作用。有研究显示，在西医常规脑血管病治疗基础上，应用调胃承气汤加减治疗脑卒中痰热腑实证便秘患者，能取得较好的临床疗效，总有效率达92%。

4.老年性便秘

有研究发现，应用调胃承气汤水煎口服（每日2次）治疗老年习惯性便秘，可以取得较好效果，一般服药2~3剂后便即松软，再服3~5剂（减少芒硝和大黄药量），可以起到巩固疗效的作用，观察30例患者，显效21例，有效9例，总有效率为100%。

5.消化道肿瘤

多种消化道肿瘤患者，由于发现时间晚、失治误治等多种原因，失去了手术、放化疗等机会，晚期癌细胞有一定转移，中医证候出现了本虚标实、虚实夹杂等复杂病机，临床多表现为腹胀、腹痛、纳少、便干或闭，舌质暗红，苔黄腻、脉细数等表现，有研究运用调胃承气汤加味（加黄芪、党参、薏苡仁、半枝莲等）治疗35例此类晚期消化道肿瘤患者，在减轻症状方面取得了较好的疗效。提示以泻下软坚、调和胃气是改善消化道肿瘤患者症状的重要治法之一。

6.急性心肌梗死

有报道2例因胃肠实热出现的心肌梗死。胃有实热，极易灼伤心阴，阴津亏耗，涩滞而不通故心痛。肺与大肠相表里，热结于肠，则肺气不得宣发，心血亦不得鼓动，进而胸痛加重。用调胃承气汤泻热和胃，阴津得存，气血流畅而痛止。

此外，调胃承气汤在临床还可以治疗夏季鼻衄、口腔溃疡、痔疮等病证。有实验研究用大肠杆菌内毒素静脉注射造成家兔内毒素血症模型，观察调胃承气汤对模型动物的解毒作用。结果表明：灌服该方可抑制模型动物的发热效应，减少血浆ET含量，降低血浆肿瘤坏死因子（TNF-α）水平，降低血清脂质过氧化物含量，增加超氧化物歧化酶活性，抑制脑脊液前列腺素E$_2$、环核苷酸升高效应，减轻脏器组织病理损害，体现了多方面的治疗作用。

【后世演变】

1.北宋太平惠民和剂局《太平惠民和剂局方》：凉膈散

组成：川大黄、朴硝、甘草（燆）各二十两，山栀子仁、薄荷（去梗）、黄芩各十两，连翘二斤半。

功用：泻火通便，清上泻下。

主治：上中二焦火热证。面赤唇焦，胸膈烦躁，口舌生疮，谵语狂妄，或咽痛吐衄，便秘溲赤，或大便不畅，舌红苔黄，脉滑数。

用法：上药为粗末，每服二钱，水一盏，入竹叶七片，蜜少许，煎至七分，去滓，食后温服。小儿可服半钱，更随岁数加减服之。得利下住服。

2.明·方贤《奇效良方》：调胃承气汤

组成：大黄五钱，甘草三钱，芒硝一钱半。

主治：伤寒不恶寒但热，十余日过经谵语，当和胃气。

用法：上作一服，水二钟，煎至一钟，食前服。

3.明·陶华《伤寒全生集·卷二》：调胃承气汤

组成：大黄、芒硝、枳实、厚朴、黄芩。

主治：阳明经胃实，潮热谵语，燥渴，大便不通，手足溅溅自汗，或面赤谵语，脉洪数，或揭去衣被，恶热，饮水不止者。

用法：加甘草，水煎服。以利为度。

4.明·万全《片玉痘疹·卷十二》：调胃承气汤

组成：枳壳、酒大黄、槟榔末、甘草。

主治：痘后滞下。因平日食煎炒，素有积热，痘后气血虚，不能胜积，故利脓血，肠鸣作痛，里急后重；或疗肠垢，因痘出之后，饮水太过，水停作泄，热毒乘虚入里，便下脓血者。

用法：水煎服。次用黄芩汤。

5.明·朱橚《普济方·卷四〇四》：调胃承气汤

组成：大黄、芒硝、甘草各等分，生姜三片。

主治：①《普济方》：热留胃中发斑，及服热药过多而发斑。②《医宗金鉴》：小儿肥甘过度，必生内热，以致发热蒸蒸，小便赤涩，面赤唇焦，舌燥而渴，脉实有力者。

用法：上用水一盏半，先煎大黄、甘草、姜，煎至六分，后入消，水煎去滓，温服。

6.清·秦之桢《伤寒大白·卷四》：调胃承气汤

组成：大黄、枳壳、厚朴、甘草。

主治：伤寒阴厥。用温复阳太过，不耐辛温，胃热谵语。

7.清·吴鞠通《温病条辨·卷二》: 新加黄龙汤

组成: 细生地五钱，生甘草二钱，人参一钱五分（另煎），生大黄三钱，芒硝一钱，元参五钱，麦冬五钱（连心），当归一钱五分，海参二条（洗），姜汁六匙。

功用: 泄热通便，滋阴益气。

主治: 热结里实，气阴不足证。大便秘结，神倦少气，口干咽燥，唇裂舌焦，苔焦黄或焦黑燥烈。

用法: 水八杯，煮取三杯。先用一杯，冲参汁五分、姜汁二匙，顿服之，如腹中有响声，或转矢气者，为欲便也，候一二时不便，再如前法服一杯；候二十四刻，不便，再服第三杯；如服一杯，即得便，止后服，酌服益胃汤一剂，余参或可加入。

8.清·吴鞠通《温病条辨·卷二》: 增液承气汤

组成: 玄参一两，麦冬八钱（连心），细生地八钱，大黄三钱，芒硝一钱五分。

功用: 滋阴增液，泄热通便。

主治: 热结阴亏证。燥屎不行，下之不通，脘腹胀满，口干唇燥，舌红苔黄，脉细数。

用法: 水八杯，煮取二杯，先服一杯，不知，再服。

9.清·吴鞠通《温病条辨·卷二》: 导赤承气汤

组成: 赤芍三钱，细生地五钱，生大黄三钱，黄连二钱，黄柏二钱，芒硝一钱。

功用: 泄热通便，利水通淋。

主治: 阳明腑实兼见小肠热盛。燥屎不行，下之不通，脘腹胀满，小便赤涩疼痛，心烦口渴，舌红苔黄，脉沉实有力。

用法: 水五杯，煮取二杯，先服一杯，不下再服。

10.清·许克昌、毕法《外科证治全书·卷二》: 调胃承气汤

组成: 大黄三钱（酒制），元明粉一钱五分，甘草一钱，枳壳一钱五分。

主治: 牙衄，阳明壅塞盛之甚，口渴便秘而衄不止者。

用法: 上水煎，去滓，入玄明粉、童便顿服。

【参考文献】

［1］解新科，罗世杰.泻下护阴治乙脑.附32例重症乙脑疗效观察［J］.陕西中医函授，1995（4）: 20-21.

［2］王尧.治疗流行性出血热应用调胃承气汤的体会［J］.实用中医内科杂志，1988，2（3）：120.

［3］陈菊华，张元兴，徐舒.中西医结合治疗中风急性期40例临床研究［J］.江苏中医药，2012，44（1）：2849.

［4］姚宗英.调胃承气汤加味治疗急性痰热腑实中风便秘证［J］.上海中医药杂志，2003，37（2）：10.

［5］韩宝茹，张春英，王玉芝，等.调胃承气汤治疗老年性便秘［J］.中国煤炭工业医学杂志，2009，12（4）：639.

［6］陈玉.调胃承气汤治疗晚期消化道肿瘤35例临床观察［J］.安徽中医临床杂志，1998，10（4）：197.

［7］王守纪.调胃承气汤治疗急性心肌梗死2例［J］.河北中医，2009，31（2）：183.

［8］余林中，黄泳.调胃承气汤对家兔内毒素血症的解毒作用［J］.中药新药与临床药理，1999，10（6）：347.

（刘芳　张诏）

五、热病后期和胃首方——竹叶石膏汤

【出处】《伤寒论·辨阴阳易差后劳复病脉证并治》。

【组成】竹叶二把，石膏一斤，半夏半升（洗），麦门冬一升（去心），人参二两，甘草二两（炙），粳米半斤。

【用法】上七味，用水一斗，煮取六升，去滓，内粳米，煮米熟汤成，去米。温服一升，日三服。

【功用】清热生津，益气和胃。

【适应证】伤寒、温热、暑病之后，余热未清，气津两伤。症见身热多汗，心胸烦闷，气逆欲吐，口干喜饮，虚烦不寐，脉虚数，舌红苔少。

【随证加减】若津伤重者，加石斛、天花粉、玉竹等养阴生津药；若伴身目黄染者，加茵陈、栀子、大黄等利胆退黄药；若气虚甚者，加黄芪等益气之品；若阴虚内热明显，加青蒿、鳖甲等养阴清热药物。

【方解】竹叶石膏汤见于《伤寒论·辨阴阳易差后劳复病脉证并治》，证属余热未清，气阴两伤，症见身热汗出表证不解，脉象仍数。余热内扰心神，症见

心烦胸闷、口干；舌红少苔表明阴液已伤；气短神疲乏力，脉象以虚为主，乃是气虚之征象；胃失和降而反上逆，乃见气逆欲呕。治疗时气分余热宜清，气津两伤宜补。故以清热生津，益气和胃为法。其组方可视为主治热盛伤阴，"渴欲饮水，口干舌燥"之白虎加人参汤的变方。《医宗金鉴》谓其"以大寒之剂，易为清补之方"。故方中石膏与竹叶配伍，旨在清透余热，和胃除烦。方以石膏、竹叶共为君药，清热生津，除烦止渴；以人参、麦冬为臣，补气养阴生津；君臣相合，清补并行。半夏降逆和胃，其性虽温，但与清热生津之品相伍，则温燥之性去而降逆之用存，且有助于输转津液，使人参、麦冬补而不滞；粳米、甘草，养胃和中，共为佐药；甘草调和诸药，兼为使药。诸药相伍，全方清热与益气养阴并用，祛邪扶正兼顾，清而不寒，补而不滞，共奏清热生津、益气和胃之效。

【注意事项】本方用于伤寒、温热、暑病之后，余热未清，气阴两伤。有呕，故用半夏降逆止呕，而半夏是辛燥之品，所以应用时就特别注意要用滋阴的药，故将半夏与麦冬相配；但需注意用量问题，根据病情来合理应用。

【综合评述】仲景立本方用治"伤寒解后，虚羸少气，气逆欲吐"者。后世凡属热病津伤、余热不退、胃失和降者用之皆效，尤宜于温热暑病之身热不退、气阴已伤者。正如《太平惠民和剂局方》言："治伤寒时气表里俱虚，遍身发热，心胸烦闷。或得汗已解，内无津液，虚羸少气，胸中烦满，气逆欲吐，及诸虚热。"《张氏医通》曰："上半日咳者，属胃中有火，以竹叶石膏汤降泄之。"《伤寒溯源集》云："脉虚数而渴，当以竹叶石膏汤治之。"《兰台轨范》曰："本方治伤暑，发渴脉虚。"《皇汉医学·类聚方广义》曰："此方治骨蒸劳热，咳而上气，燥咳烦闷，不能眠。消渴，贪饮不止，口舌干燥，身热不食，多梦浸汗，身体枯槁者。"《伤寒论求是》言："凡属胃热津伤气逆证候，用之都有良效。"陆渊雷指出："本方证当有身热，无热者难用，不可不知。"钱潢《伤寒溯源集》指出："仲景虽未言脉，若察其脉虚数而渴，当竹叶石膏汤主之，虚寒者，别当消息也。"

【临床应用】现代研究竹叶石膏汤具有抗炎、祛痰、激活机体防御功能的效果，临床应用于诸多热病后期的治疗，应用范围较广，但均围绕胃气亏虚，津液耗伤而辨证施用。目前，该方广泛应用于下列临床常见感染及传染性疾病治疗。

1.上呼吸道感染

竹叶石膏汤与阿奇霉素联用能明显增强治疗单纯性上呼吸道感染的作用，并且在反复性感染方面也表现出明显优势。

2.病毒性心肌炎

病毒性心肌炎属中医学心悸、胸痹等范畴，中医学者多认为其病因病机为外受风热毒邪，热毒侵袭心脏，治宜益气养阴，清热解毒，应用竹叶石膏汤加减治疗病毒性心肌炎，可收到满意疗效。

3.流行性出血热

流行性出血热典型临床经过分为发热期、低血压休克期、少尿期、多尿期及恢复期，对流行性出血热发热期应用竹叶石膏汤加减治疗可缩短病程，促进患者康复，其作用机制值得进一步验证和探讨。

4.麻疹肺炎

麻疹属中医学温病范畴，疹出齐后，热不退者，见气阴两伤证者尤宜本方。对出疹期及疹后期麻疹肺炎，不使用抗生素，应用竹叶石膏汤加减，即可达到满意效果。

5.猩红热

猩红热即中医学之称烂喉痧，是由感受痧毒之邪引起的急性传染性疫病，症状为低热，全身细密红色皮疹，伴少气，干咳，食欲不振，小便调，大便干，丹痧后期，证属热毒未清，阴液耗伤者，应用本方加减治疗，可使患者津气得复获得痊愈。

【后世演变】

1.北宋太平惠民和剂局《太平惠民和剂局方》：竹叶石膏汤

组成：人参（去芦头），甘草（炙）各二两，石膏一斤，半夏二两（汤洗七次），麦门冬五两半（去心）。

主治：治伤寒时气，表里俱虚，遍身发热，心胸烦闷；或得汗已解，内无津液，虚羸少气，胸中烦满，气逆欲吐，及诸虚烦热，并宜服之。诸虚烦热，与伤寒相似，但不恶寒，身不疼痛，头亦不痛，脉不紧数，即不可汗下，宜服此药。

用法：上为粗末，入半夏令匀。每服三钱，水两盏，入青竹叶、生姜各五六片，煎至一盏半，滤去滓，入粳米百余粒再煎，米熟去米，温服，不计时候。

2.明·方贤《奇效良方》：竹叶石膏汤

组成：石膏半两，麦门冬二钱（去心），人参二钱（去芦），炙甘草半钱，半夏一钱半（汤洗七次）。

主治：治伏暑，内外热炽，烦躁大渴。

用法：上作一服，水二钟，生姜五片，青竹叶十四片，粳米一撮，煎至一钟，不拘时服。

3.明·方贤《奇效良方》：竹叶石膏汤（又方）

组成：淡竹叶三十片，石膏三钱，麦门冬三钱，半夏一钱，人参一钱半，甘草一钱半。

主治：伤寒解后，虚羸少气，气逆欲呕而渴。

用法：上作一服，水二钟，生姜三片，粳米一撮，煎至一钟，不拘时服。

4.明·王肯堂《证治准绳·疡医·卷二》：竹叶石膏汤

组成：淡竹叶、石膏、桔梗、木通、薄荷、甘草（炙）。

主治：治痈疽肿痛，胃火内盛，口渴喜饮。

用法：加生姜少许，水煎服。

5.明·朱一麟《治痘全书·卷十三》：竹叶石膏汤

组成：石膏、知母、麦冬、木通。

主治：痘家烦躁咳逆者；热泻，小便赤涩，口燥咽干，壮热不恶寒。

用法：加竹叶一握，水煎服。

加减：痘后虚烦不眠，疮出狂叫，喘呼者，乃肠腑热甚而少津液也，无阴气以敛之，致阳独盛，去木通，加甘草。

各家论述：痘家烦躁咳逆者，此方主之。盖烦者肺也，燥者肾也，子母相生，其胃必热。故以石膏为君，佐以知母之苦寒，以清肾之源；麦冬之苦甘以泻肺之实，竹叶苦寒可以除烦蠲哕，木通甘淡可以导热利窍，此白虎汤之变通也。

附注：本方加人参，名"人参竹叶石膏汤"（见原书）。

6.明·薛己《正体类要·卷下》：竹叶石膏汤（别名"六味竹叶石膏汤"《景岳全书·卷五十七》）

组成：淡竹叶、石膏（煅）、桔梗、木通、薄荷、甘草各一钱。

主治：胃实火盛，口渴唇干，口舌生疮，小便赤；一切痈疽兼烦渴。

用法：加生姜为引，水煎服。

各家论述：《医方集解》：李士材曰，阳明外实则用柴葛以解肌，阳明内实则用承气以攻下，此云胃实，非有停滞，但阳焰胜耳。火旺则金困，故以竹叶泻火，以桔梗救金，薄荷升火于上，木通泄火于下，甘草、石膏直入戊土而清其中。三焦火平则炎蒸退，而津液生矣。

7.明·孙文胤《丹台玉案·卷二》：竹叶石膏汤

组成：石膏五分，人参二钱，甘草七分，麦门冬一钱半，淡竹叶十四片，糯米一撮。

主治：温病表证已解，邪毒未除，热结在内，心胸顿满，渴甚饮水无度。

用法：水煎，加姜汁二匙服。

8.明·张鹤腾《伤暑全书·卷下》：竹叶石膏汤

组成：石膏一两六钱（研），法半夏二钱五分，人参二钱，甘草二钱（炙），麦门冬五钱五分（去心），淡豆豉二钱，糯米一合。

主治：伏暑，内外发热，烦躁大渴。

用法：每服五钱，用水一钟，加青竹叶、生姜各五片，煎服。

9.明·秦景明《症因脉治·卷一》：竹叶石膏汤

组成：石膏、知母、麦冬、甘草、竹叶、人参。

主治：中热证，阳明燥热，发热昏沉，闷乱口噤，烦躁大渴，神识不清，遗尿便赤，外无表证；麻疹没后烦渴。

附注：《医宗金鉴》本方用法，水煎服。

10.明·秦景明《症因脉治·卷二》：竹叶石膏汤

组成：石膏、麦冬、竹叶、人参、半夏、知母、甘草。

功效：清热润燥，降火化痰。

主治：外感燥痰之症，发热唇焦，烦渴引饮，喘咳短息，时作时止，吐咯难出。

11.明·薛铠《保婴撮要·卷十五》：竹叶石膏汤

组成：竹叶三钱，石膏三钱（煅），甘草二钱，人参二钱，麦门冬五钱。

主治：小儿胃经气虚内热，患疮作渴。

用法：每服二钱，加生姜，水煎服，婴儿母同服。

12.明·缪希雍《先醒斋医学广笔记·卷三》，名见《绛雪园古方选注·卷下》：竹叶柳蒡汤

组成：蝉蜕一钱，鼠黏子一钱五分（炒，研），荆芥穗一钱，玄参二钱，甘草一钱，麦门冬三钱（去心），干葛一钱五分，薄荷叶一钱，知母一钱（蜜炙），西河柳五钱，竹叶三十片（甚者，加石膏五钱，冬米一撮）。

功效：透疹解毒，清泻肺胃。

主治：痧疹发不出，喘嗽，烦闷，躁乱。

各家论述：《绛雪园古方选注》：痧疹热邪壅于肺，逆传于心胞络，喘咳烦闷，

躁乱狂越者，非西河柳不能解。仲淳另出心裁，立一汤方，表里施治，盖以客邪犯心肺二经，营卫并伤，非独主于里也。大凡灼热固表无汗，而见诸证者，则有竹叶、石膏之辛凉，解肌发汗；热毒蕴里而见诸证者，则有西河柳之咸温润燥，开结和营，以解天行时热。至于十味佐使之药，不外乎润肺解肌，清营透毒，毋容议也。

附注：本方方名，《中医方剂学讲义》引作"竹叶柳蒡汤"。《绛雪园古方选注》本方用法：水一钟五分，煎八分，不拘时候服。

13.清·孟河《幼科直言·卷五》：竹叶石膏汤

组成：煅石膏、连翘、黄芩、花粉、甘草梢、薄荷、柴胡。

主治：治肺热，鼻流紫血者。

用法：加竹叶五片为引，水煎服。

14.日本池田独美《痘科辨要·卷九》：竹叶石膏汤

组成：石膏一至五两，知母一至二钱，竹叶三十片或一百片，粳米、麦门冬二至五钱，玄参二钱，薄荷二钱，西河柳一两许（一方加当归五钱）。

主治：麻疹火郁毒深，邪热壅于胃，乘于肺。疹视色紫赤而如烟火，肌肤干枯暗晦，喘满气急者。

用法：水煎服。

15.清·陈士铎《辨证录·卷九》：竹叶石膏汤

组成：石膏一两，知母三钱，麦冬一两，甘草一钱，茯苓二钱，人参五钱，竹叶一百片，黏米一撮。

主治：胃火沸腾，大便闭结，烦躁不宁，口渴舌裂，两目赤突，汗出不止。

用法：水煎服。一剂火泻，二剂便通，改用清肃汤。

16.清·刘仕廉《医学集成·卷二》：竹叶石膏汤

组成：沙参、麦门冬、半夏、石膏、甘草、竹叶、粳米、生姜。

主治：胃火郁积口臭。

加减：重者，加香薷。

17.清·沈金鳌《杂病源流犀烛·卷十五》：竹叶石膏汤

组成：竹叶、石膏、人参、麦冬、甘草、生粳米。

主治：阳明疟。阳明症，头痛鼻干，渴欲引饮，不得眠，先寒洒析，寒甚久乃热，甚则烦躁，畏日月火，先热去汗出。

加减：宜大剂竹叶石膏汤加减，无汗或汗少呕者，加葛根；虚而作劳，加人参；汗多，加白术；痰多，加橘红、贝母，得汗即解；寒热俱盛，渴甚汗多，寒时指甲紫黯者，加桂枝。

18.清·徐大椿《医略六书·卷十八》：竹叶石膏汤

组成：竹叶一钱半，石膏三钱，人参六分，麦冬三钱（去心），半夏一钱半（制），甘草三分。

功效：清热扶元化湿。

主治：中喝，暑伤三焦，热炽阳明，大热烦渴，脉洪虚数者。

用法：水煎，去滓热服。

19.清·陈德求《医学传灯·卷下》：竹叶石膏汤

组成：麦冬、知母、石膏、人参、粳米、灯心、生姜、竹叶。

主治：瘅疟，大热引饮，汗多，脉来洪大。

（宋素花）

六、治"阳明协热下利"之名方——葛根黄芩黄连汤

【出处】《伤寒论·辨太阳病脉证并治》。

【组成】葛根半斤，甘草二两（炙），黄芩三两，黄连三两。

【用法】上四味，以水八升，先煮葛根，减二升，内诸药，煮取二升，去滓，分温再服。

【功用】解表清里。

【适应证】表证未解，邪热入里证。身热，下利臭秽，胸脘烦热，口干作渴，喘而汗出，舌红苔黄，脉数或促。

【随证加减】腹痛者，加炒白芍以柔肝止痛；里急后重者，加木香、槟榔，行气而除后重；呕吐者，加半夏以降逆止呕；夹食滞者，加山楂消食。

【方解】本证多由伤寒表证未解，邪陷阳明所致，治疗以解表清里为主。表证未解，里热已炽，故见身热口渴，胸闷烦热，口干作渴；里热上蒸于肺则作喘，外蒸于肌表则汗出；热邪内迫，大肠传导失司，故下利臭秽，肛门有灼热感；舌红苔黄，脉数，皆为里热偏盛之象。方中葛根辛甘而凉，入脾胃经，既能解表退热，又能升提脾胃清阳之气而治下利，故为君药；黄连、黄芩清热燥湿，厚肠止利，故为臣药；甘草甘缓和中，调和诸药，为佐使药。四药合用，外疏内清，表里同治，使表解里和，热利自愈。

【注意事项】若虚寒下利者忌用。

【综合评述】葛根芩连汤是经典古方之一，出自《伤寒论》第34条："太阳病，桂枝证，医反下之，利遂不止，脉促者，表未解也，喘而汗出者，葛根黄芩黄连汤主之。"有医家主张将原文第34条拆成两段来理解。第一段从开始到"表未解也"，论误下后表不解之下利。"太阳病，桂枝证"，本当解肌祛风，调和营卫，若用攻下之法，是为误治，故曰"反"。误下之后，最易损伤脾胃，运化失职，因而下利不止。此时当认真辨别下利之表里寒热虚实。若脉象由原来浮缓变为急促，知下后胃肠虽伤，但正气仍能抗邪，外邪尚未全部入里，原有桂枝汤证仍在，故曰"表未解也"。因表邪未解，邪气内迫大肠，传导失职而致下利，治法应以解表为主，表解则利止，可用桂枝加葛根汤类。第二段从"喘而汗出"至文末，论病邪入里化热之协热利。下后除下利外，又见"喘而汗出"，说明误下后，仍有表证未解，且邪气已入里化热。邪热下迫大肠则下利不止；肺与大肠相表里，经络相连，里热循经上攻于肺，肺失肃降，肺气上逆则喘；肺外合皮毛，邪热迫津外泄则汗出。

清·尤怡《伤寒贯珠集》曰："太阳中风发热，本当桂枝解表，而反下之，里虚邪入，利遂不止，其证则喘而汗出。夫促为阳盛，脉促者，知表未解也。无汗而喘，为寒在表；喘而汗出，为热在里也。是其邪陷于里者十之七，而留于表者十之三，其病为表里并受之病，故其法亦宜表里双解之法……葛根解肌于表，芩、连清热于里，甘草则合表里而并和之耳。盖风邪初中，病为在表，一入于里，则变为热矣。故治表者，必以葛根之辛凉；治里者，必以芩、连之苦寒也。"清·柯琴《伤寒来苏集·伤寒附翼》曰："桂枝证，脉本缓，误下后而反促，阳气重可知。邪束于表，阳扰于内，故喘而汗出；利遂不止者，此暴注下迫，属于热，与脉微弱而协热利者不同。表热虽未解，而大热已入里，故非桂枝、芍药所能和，亦非厚朴、杏仁所能解矣。故君气轻质重之葛根，以解肌而止利，佐苦寒清肃之芩、连，以止汗而除喘，用甘草以和中。先煮葛根，后内诸药，解肌之力优，而清中之气锐，又与补中逐邪法迥殊矣。"尤怡和柯琴都论述了葛根芩连汤证的病因病机及其治法，对后世运用此方做出了很好的解释，外感表证，邪在太阳，若误下，伤及正气，脾气不升，表邪内陷阳明则出现协热下利。此时表邪未解而里热已炽，表里俱热，治当外解肌表之邪，内清胃肠之热。

清·徐大椿《伤寒论类方》曰："因表未解，故用葛根；因喘而利，故用芩、连之苦以泄之坚之。芩、连、甘草为治痢之主药。"徐大椿认为葛根在本方中的主要作用是解表，而本方主治是否有表证，历来即争议不断。《伤寒论》原文明确指出：本证为表证未解，里热下利，喘而汗出。例如尤怡指出："邪陷于里者十之七，而留于表者十之三，其病为表里并受之病。"但亦有人持不同观点，认为本方所治乃表邪已解，里热下利证。如恽铁樵云："此节之文字，当云：太阳病，医反下之，利遂不止，脉促者，表未解也，葛根汤主之；喘而汗出者，表已解也，葛根黄芩黄连汤主之。"究竟应用本方是否要有表证？从本方组成的药物分析，方中解表作用的药物仅葛根一味，且葛根亦有清热止利的作用，本方虽为表里双解之剂，但其清里热之功尤著，用于热利而兼表证者，可收解表清热之功。此外，本方用于热利而无表证者，亦能获清热止利之效。

现代医家樊天徒在《伤寒论方解》中说到，本方是解热剂而不是解表剂。前贤因葛根能协助麻、桂以发汗解肌，便误认葛根为解表药。但《神农本草经》只说它"发汗解表"。尽管《名医别录》曾说它"解肌发表出汗"，但根据临床经验，葛根必须在麻、桂配合之下，才可以起一些解肌发汗的作用，否则只有解热、解毒、解渴的作用而已。本方里的葛根不配以麻、桂，而配以芩、连，可见其主要作用是解热而不是解表。如误用于发热而恶寒未罢的太阳病，非但无效，反而可能撤其热而招致不良的后果。

【临床应用】现代研究表明葛根芩连汤还有降血糖、抑制肺炎链球菌、降血压等作用。现代临床一般用于治疗急性肠炎、细菌性痢疾、急性脑梗死、感染性腹泻、小儿手足口病、2型糖尿病等证属阳明里热甚者，具体应用如下。

1.急性肠炎

有学者选择128例急性肠炎患者，随机将这些患者分为西医组和中医组，在西医组患者中，有男性患者34例，女性患者36例，在中医组患者中，有男性患者30例，女性患者28例，西医组患者使用阿奇霉素进行治疗，中医组患者使用葛根芩连汤进行治疗。中医组治疗结果为显效的患者有25例，有效的患者有30例，无效的患者有3例，其治疗的总有效率为94.83%；西医组治疗结果为显效的患者有20例，为有效的患者有29例，为无效的患者有21例，其治疗的总有效率为70%。中医组患者治疗的总有效率明显高于西医组患者。

2.2型糖尿病

研究发现，葛根芩连汤的活性成分包括黄芩苷、葛根素、小檗碱与甘草酸等，具有解热、解痉、增强免疫、降糖等药理作用。空腹血糖（FBG）反映瞬时血糖的变化，而糖化血红蛋白（HbAlc）和糖化血清蛋白（GSP）可反映出血糖长期控制水平。研究结果表明，当葛根芩连汤剂量为4.95~28.05g/kg时均可使糖尿病模型大鼠FBG、HbAlc和GSP水平与空腹血胰岛素（Fins）、胰岛素抵抗指数（IRI降低）（P<0.01）。当葛根芩连汤剂量为18.15g/kg时，对模型大鼠HbAlc、GSP、Fins影响最强。当葛根芩连汤剂量为21.45g/kg，对模型大鼠FBG、IKI影响最强。

3.细菌性痢疾

有学者采用葛根芩连汤加味治疗细菌性痢疾42例，临床主要表现为发热恶寒，腹痛腹泻，大便日10~20次，多为黏液水样便或黏液脓血便，里急后重，舌红，苔黄，脉数。查体可有腹部压痛、肠鸣亢进；血白细胞升高，或有中性粒细胞升高；大便常规示黏液便，可见大量白细胞、脓细胞、红细胞或巨噬细胞。经1个疗程治疗后，42例中治愈35例，有效7例；经2个疗程治疗后，有效病例均恢复正常。

4.急性脑梗死

通过观察葛根芩连汤加味合五苓散对血浆纤维蛋白原（FIB）、D-二聚体（D-D）和中医证候的影响，验证其治疗急性脑梗死湿热证的临床疗效。方法采用随机对照方法，治疗组口服或鼻饲葛根芩连汤加味，对照组予降颅压、降纤、抗凝或抗血小板聚集剂、脑保护剂等西药。然后检测治疗组与对照组治疗前后FIB、D-D的水平，观察中风急性期始发状态的证候分布以及治疗前后中风证候量化分值的改变。结果：①治疗组临床疗效优于对照组（P<0.05）。②治疗组治疗后FIB、D-D水平与对照组比较有显著性差异（P<0.05）。③治疗组治疗后中风症状明显好转且可以明显改善神经功能缺损程度（P<0.05）。表明葛根芩连汤合五苓散加减可减轻临床症状及神经功能缺损程度，增强机体纤溶活性，使急性脑梗死患者内源性纤溶系统功能障碍得到改善。

5.小儿手足口病

临床报道葛根芩连汤治疗小儿手足口病，将84例手足口病患儿随机分为治疗组44例和对照组40例。治疗组以葛根芩连汤加味治疗，对照组以病毒唑片治疗，疗程均为3天。结果：治疗组总有效率95.5%；对照组总有效率75.0%。两组的疗效比较，以及热退、疹消时间比较，均有显著性差异（P<0.01）。

6.急性感染性腹泻

急性感染性腹泻是常见的一种消化系统疾病，其主要表现为大便次数增加、粪质稀薄或如水样，同时伴腹痛、发热、里急后重等。有研究表明葛根芩连汤加味治疗急性感染性腹泻（肠道湿热证）患者疗效明显，且安全性良好。其作用可能与降低血浆C反应蛋白（CRP）、白介素6（IL-6）、肿瘤坏死因子α（TNF-α）、内毒素水平相关。

现代临床对于本方及加减方除上述应用以外，还广泛用于慢性非特异性溃疡性结肠炎、出血性肠炎、小儿中毒性肠炎、婴幼儿夏季腹泻、消化不良、伤寒及副伤寒、急慢性痢疾、食物中毒、急慢性胃炎，以及其他多种胃肠感染性疾病的临床治疗，疗效显著，迅速可靠。通过研究发现，葛根芩连汤能够通过降低体内白细胞介素（IL-1、IL-2、IL-6）水平，达到治疗肠炎等炎症性疾病的效果。本方除以清肠止利为其基本功效外，亦可解散表邪，故常用于呼吸系统病症的治疗。临床以肺气不利之喘促，同时见肠热征象者为其选用标准，用治支气管肺炎、大叶性肺炎、病毒性肺炎、肺脓肿等。

【后世演变】

1.明·孙一奎《赤水玄珠·卷二十八》：葛根黄芩汤

组成：干葛、黄芩各二钱，黄连、芍药、石膏各一钱，五味子十一粒，甘草五分。

主治：喘而有汗，发热咳嗽。

用法：水煎服。

2.明·李梃《医学入门·卷八》：芩连二陈汤

组成：二陈汤加黄芩、黄连。

功用：化痰降火。

主治：《证治宝鉴》：呕吐哕，胃热夹痰。

3.明·王纶《明医杂著·卷二》：芩连芍药汤

组成：黄芩（炒）、黄连（炒）各五分，白芍药二钱（炒），枳壳（炒），木香各五分，槟榔一钱，甘草三分（炙）。

功用：泻肠胃之湿热，开郁结之气，消化积滞，通因通用。

主治：痢疾。

用法：加生姜，水煎服。

4.清·梁廉夫《不知医必要·卷三》：芩连汤

组成：当归二钱，黄连六分，黄芩一钱五分，生白芍三钱，槟榔、木香各一钱，炙草五分。

主治：实热痢疾。

加减：腹中胀满而痛，手按更痛者，加生大黄二钱，厚朴一钱。

5.清·孟河《幼科直言·卷四》：苓连散

组成：黄连、黄芩、红花、木香、当归、生地黄、泽泻、山楂肉、陈皮、甘草。

主治：痢疾，暑伤血分，下纯血者。

用法：水煎服。兼服香连丸并六一散。

6.《北京市中药成方选集》：苓连上清丸

组成：大黄一九二两，黄芩一六〇两，白芷九十六两，连翘九十六两，菊花九十六两，桔梗三十二两，栀子三十二两（炒），防风三十二两，川芎十六两，薄荷十六两，荆芥十六两，黄柏六十四两。

功用：清热散风，通便。

主治：肺胃火盛，口舌生疮，眼目赤肿，牙齿疼痛，耳鸣作痒，大便秘结，小便赤涩。

用法：上为细末，过罗，用冷开水泛为小丸，每十六两用青黛二两为衣闯亮，袋装重六钱。每服二钱，温开水送下，一日二次。

7.《热病学》：葛根葱白石膏汤

组成：葛根一钱半，黄芩一钱，黄连三分，石膏三钱，炙草六分，葱白两个。

主治：风温热化，轭喉痛，喉间红肿，喉头见白腐，初起白点在两侧扁桃体，继而延及悬雍垂，唇干舌绛，口燥而苦，面赤目赤，多汗骨楚，或壮热，或热有起伏。

【参考文献】

［1］董长河，马艳锋.用葛根芩连汤治疗急性肠炎的效果探析［J］.当代医药论丛，2016，14（5）：22-23.

［2］方正兰，肖佩玉，齐同珍.葛根芩连汤对Ⅱ型糖尿病模型大鼠的降糖作用［J］.中国药房，2014，25（23）：33.

［3］王广芳.葛根芩连汤加味治疗细菌性痢疾42例［J］.中国中医急症，2004，13（1）：52-53.

［4］徐进友，伍德明.葛根芩连汤合五苓散加减治疗急性脑梗死湿热型58例临床观察［J］.福建中医药，2009，40（1）：17-31.

［5］刘敏.葛根芩连汤加味治疗小儿手足口病临床观察［J］.广西中医学院学报，2006，9（1）：27.

［6］王家员，樊建霜，曾耀明.葛根芩连汤加味治疗急性感染性腹泻（肠道湿热证）疗效观察.中国中医急症，2017.26（3）：509-511.

［7］邹倩，胡敏凤，李浩华，顾佳.葛根芩连汤治疗湿热蕴结下迫型抗生素相关性肠炎的临床研究［J］.临床医药文献电子杂志，2019，6（14）：85-86+88.

（张诏　张魁星）

七、"肺热咳喘"第一名方——麻黄杏仁甘草石膏汤

【出处】《伤寒论·辨太阳病脉证并治》。

【组成】麻黄四两（去节），杏仁五十个（去皮尖），甘草二两（炙），石膏半斤（碎，绵裹）。

【用法】上四味，以水七升，煮麻黄，减二升，去上沫，内诸药，煮取二升，去滓。温服一升。

【适应证】外感风邪，邪热壅肺证。身热不解，咳逆气急，甚则鼻扇，口渴，有汗或无汗，舌苔薄白或黄，脉浮而数者。

【随证加减】如肺热甚，壮热汗出者，宜加重石膏用量，并酌加桑白皮、黄芩、知母以清泻肺热；表邪偏重，无汗而恶寒，石膏用量宜减轻，酌加薄荷、苏叶、桑叶等以助解表宣肺之力；痰多气急，可加葶苈子、枇杷叶以降气化痰；痰黄稠而胸闷者，宜加瓜蒌、贝母、黄芩、桔梗以清热化痰，宽胸利膈。

【方解】本方证由风热袭肺，或风寒郁而化热，壅遏于肺所致。肺中热盛，气逆伤津，所以有汗而身热不解，喘逆气急，甚则鼻翼扇动，口渴喜饮，脉滑而数。此时急当清泻肺热，热清气平则喘渴亦愈。方用麻黄为君，取其能宣肺而泻邪热，寓"火郁发之"之义；但其性温，故配伍辛甘大寒之石膏为臣药，且用量倍于麻黄，二药相制为用，使宣肺而不助热，清肺而不留邪，肺气肃降有权，则喘急可平。杏仁降肺气，为佐药，助麻黄、石膏清肺平喘。炙甘草既能益气和中，又与石膏合而生津止渴，更能调和于寒温宣降之间，为佐使药。总观药虽四味，配伍严谨，用量亦经斟酌。全方解表与清肺并用，宣肺与降气结合，且以清、宣为主，共奏辛凉疏表、清肺平喘之功。

此处需要注意的是，麻杏甘石汤与麻黄汤俱用麻黄、杏仁、甘草以治喘咳，但前方主治之喘咳证属表邪入里化热，壅遏于肺，故以麻黄配石膏，清热宣肺，兼以解表祛邪；后方主治之喘咳系风寒束表，肺气失宣所致，故以麻黄配桂枝，

相须为用，发汗解表为主，兼以宣肺平喘。二方仅一药之差，功用及主治证病机却大相径庭，仲景精于遣药配伍，于此可窥其一斑。本方临床应用以身热不解，咳逆气急、鼻扇、口渴、有汗或无汗、舌苔薄白或黄、脉滑而数为辨证要点。

【注意事项】风寒咳喘，痰热壅盛者，非本方所宜。

【综合评述】麻杏石甘汤是《伤寒论》经典方剂之一，太阳病篇第63条曰："发汗后，不可更行桂枝汤，汗出而喘，无大热者，可与麻黄杏仁甘草石膏汤。"第162条曰："下后不可更行桂枝汤，若汗出而喘，无大热者，可与麻黄杏子甘草石膏汤。"以上两条条文中"不可更行桂枝汤"，应接在"无大热者"之后，为倒装文法。历代医家常用本方治疗肺热咳喘而无大热之证。本证之发热汗出而喘，应与发热、汗出、恶寒表虚兼喘的桂枝汤证及发热、恶寒、无汗之表实而喘的麻黄汤证相鉴别。尤在泾《伤寒贯珠集》曰："发汗后，汗出而喘，无大热者，其邪不在肌腠，而入肺中，缘邪气外闭之时，肺中已自蕴热，发汗之后，其邪不从汗而出之表者，必从内而并于肺耳。故以麻黄、杏仁之辛而入肺者，利肺气，散邪气；甘草之甘平，石膏之甘辛而寒者，益肺气，除热气，而桂枝不可更行矣。盖肺中之邪，非麻黄、杏仁不能发；而寒郁之热，非石膏不能除；甘草不特救肺气之困，抑以缓石膏之悍也。"正如张镜人所指出："表"与"透"是治疗伤寒热病的大法，新感务求"表透"，勿使内入，伏气务求"透表"，促其外达。

麻杏石甘汤为辛凉甘润之剂，其功效可用"清、宣、开"三字概括。清，即清热、清气；宣，即宣肺；开，即透表开闭。麻杏石甘汤证的主要病机为邪热壅肺，外邪多已化热入里，肺热壅盛，故此时的发热以里热为主。临床应用以身热不解、咳逆气急、鼻扇、口渴、有汗或无汗、舌苔薄白或黄、脉滑而数为辨证要点。《伤寒论讲义》中对条文中"无大热"解释为"因邪热壅肺，肺合皮毛，汗出较多，里热外透，故体表可热势不甚"。从天人相应角度来看，太阳寒水主一身之表，人体卫气本当顾护肌表使津液正常运行输布，而表邪在外，阳气不入而反出，故有津液失常，气机不利等现象。现代研究认为，麻杏石甘汤对呼吸系统具有镇咳平喘、抗变态反应和清热解毒等较广泛的药理作用，同时还具有抗炎抗氧化、抗病毒、解热、抗菌、治疗变异性哮喘和增强机体免疫功能的作用，能够提升全身的肌体免疫力，发挥中医药多靶点、多途径整体治疗的特点。

【临床应用】本方作为清热宣肺平喘之名方，黄煌教授将麻杏石甘汤的经典主治归纳为支气管哮喘，称之为"Ⅰ型变态反应的拮抗剂"。现代医家从邪热壅肺出发，将其广泛应用于多种杂病。临床运用重点在于呼吸系统，常用于治疗感冒、上呼吸道感染、急性支气管炎、肺炎、支气管哮喘、麻疹合并肺炎等属表证未尽，热邪壅肺者。但据四时五脏整体观，其在泌尿系统、儿科、五官科、皮肤科及肛肠科扩展运用也非少见，且每收意外之奇效。

1.呼吸系统疾病

麻杏石甘汤加味对感冒、上呼吸道感染、急性支气管炎、肺炎、支气管哮喘、麻疹合并肺炎等属表证未尽，热邪壅肺者有良好的治疗作用。有研究发现麻杏石甘汤能防治枸橼酸所致豚鼠咳嗽，引起过氧化氢的改变可能是其作用机制之一。麻杏石甘汤治疗变异性哮喘（CVA），可明显缓解咳嗽症状，同时能降低炎性介质水平。但方中清热解毒力量稍显不足，在治疗一些复杂疾患如肺热气盛或邪热壅肺等证时，常常要加入黄芩、桑白皮、连翘、银花、鱼腥草、川贝、前胡、蒲公英、芦根等，以增强其清热、化痰、解毒之力。用麻杏石甘汤加味治疗喉源性咳嗽、化脓性上额窦炎等，均具有良好临床疗效。本方还可用治肺心病合并感染，与常规抗生素配合治疗后，在缩短疗程、减轻症状、改善心功能及患者生活质量方面疗效确切。有报道称麻杏石甘汤合五皮饮加减治疗46例肺心病伴心力衰竭者，有效率达84%。

2.泌尿系统疾病

临床报道以麻杏石甘汤加车前子等治疗热淋39例，结果痊愈31例，显效4例，有效2例，无效2例，总有效率94.9%；用本方加桔梗、前胡、白果治愈1例咳嗽时小便失禁、难以忍受者，服2剂病减，再服3剂痊愈。

3.儿科疾病

麻杏石甘汤在儿科可用于治疗肺系病证如咳嗽、哮喘、肺炎喘嗽、麻疹肺炎，热性病，肾系病证的肾病综合征、尿频，五官科病证如慢性鼻炎、鼻窦炎等。有学者总结多年临床实践经验，提出治疗小儿肺炎首选麻杏石甘汤，并"关键在于加减"，"宣通肺气的同时，必须清肺热，解温毒"，强调佐以金银花、连翘、板蓝根、大青叶、鱼腥草等清热解毒药物。

4.皮肤科疾病

银屑病是一种具有特征性皮损的慢性炎症性皮肤病，且易于复发，目前尚无特异性治疗方法。研究者采用清热凉血、透汗排毒法，运用麻杏石甘汤加减治疗本病57例，取得较好的疗效。

5.肛肠科疾病

根据中医理论"诸气者，皆属于肺""肺主治节，与大肠相表里"等，应用麻杏石甘汤加味治疗内痔，服药1剂，痔核肿胀明显减轻，出血减少；药尽4剂，痔核回纳，肿痛消失，大便时不再出血。以麻杏石甘汤加味治疗脱肛，服用7剂后，脱肛痊愈；以麻杏石甘煎剂直肠点滴或保留灌肠，治疗慢性结肠炎4例，全部有效。

【类方】

1.《伤寒论》麻黄汤

组成：麻黄三两（去节），桂枝二两（去皮），甘草一两（炙），杏仁七十个（去皮尖）。

主治：此风寒表邪，犯及皮毛肌肉筋节，内壅而喘，制此方以开表逐邪发汗。

用法：上四味，以水九升，先煮麻黄，减二升，去上沫，内诸药，煮取二升半，去滓，温服八合。覆取微似汗，余如桂枝汤将息法。

2.《伤寒论》大青龙汤

组成：麻黄六两（去节），桂枝二两（去皮），甘草二两（炙），杏仁四十个（去皮尖），生姜三两（切），大枣十二枚，擘石膏一块（碎如鸡子大）。

主治：风寒闭塞营卫，阳郁烦躁，此方发汗泻热，两解表里。

用法：上七味，以水九升，先煮麻黄，减二升，去上沫，内诸药，煮取三升，去滓，温服一升，取微似汗。汗出多者，温粉扑之。一服汗者，停后服，汗多亡阳，遂虚，恶风烦躁，不得眠也。

3.《金匮要略》麻黄杏仁薏苡甘草汤

组成：麻黄半两（去节，汤泡），甘草一两（炙），薏苡仁半两，杏仁十个（去皮尖，炒）。

功用：轻清宣化，解表祛湿。

主治：风湿表实兼化热者，症见一身尽疼，发热并于下午3~5时左右加剧，脉濡缓。

用法：上锉麻豆大，每服四钱匕，水盏半，煮八分，去滓，温服，有微汗，避风。

【后世演变】

1.清·朱载扬《麻症集成·卷四》：麻杏石甘汤

组成：炙麻黄、杏仁、甘草、瓜蒌力子、石膏、前胡、川贝、竹叶。

主治：麻症发热胀痛，咳嗽连声，寒郁毒以致标闭。

2.秦伯未《清代名医医案精华》：麻杏石甘汤

组成：麻黄、杏仁、甘草、石膏。

主治：肺痈，风伤皮毛，热伤血脉，身热咳遂，痰有腥味，脉象数大。

用法：菩提草根捣汁冲。

【参考文献】

［1］刘波，李祚勇，徐国良，等．麻杏石甘汤对枸橼酸致豚鼠咳嗽的影响［J］．中国实验方剂学杂志，2011，17（23）：105-108.

［2］唐沙玲．麻杏石甘汤加味治疗喉源性咳嗽55例临床观察［J］．江苏中医药，2008（8）：38.

［3］蔡平．麻杏石甘汤加味治疗化脓性上额窦炎138例［J］．北京中医，2007（4）：14.

［4］周灿．中西医结合治疗肺心病42例临床体会［J］．湖北中医杂志，1996，12（1）：6.

［5］杨永华，严玉丽．麻杏石甘汤配合抗生素治疗肺心病疗效［J］．人人健康（医学导刊），2008（5）：82.

［6］安少先．加味麻杏石甘汤治疗热淋［J］．陕西中医，1992，13（6）：267.

［7］马邦义．经方治验二则［J］．湖北中医杂志，1988（6）：34.

［8］张士卿．中医临床家王伯岳［M］．北京，中国中医药出版社，2001：39.

［9］张华，孟辉，黎俏梅．麻杏石甘汤加味治疗寻常型银屑病57例［J］．新中医，2005（1）：71.

［10］周镛健．麻杏石甘汤临床活用体会［J］．浙江中医杂志，2000，35（6）：261.

［11］刘洪钧．麻杏石甘汤在内科杂病中应用举隅［J］．河南中医，1994，14（4）：211.

［12］李年春，辛良诠．麻杏石甘汤的临床新用［J］．江西中医药，1989，20（4）：36.

（张诏　张魁星）

八、"温经解表"经典首方——麻黄细辛附子汤

【出处】《伤寒论·辨少阴病脉证并治》。

【组成】麻黄二两（去节），附子一枚八片（炮，去皮），细辛二两。

【用法】上三味，以水一斗，先煮麻黄减二升，去上沫，内诸药，煮取三升，

去滓，温服一升，日三服。

【适应证】患者素体阳虚，外感风寒表证。发热，恶寒甚，虽厚衣被不解，神疲欲寐，脉沉微。

【随证加减】阳虚证兼气虚甚者，加黄芪、人参；兼咳嗽者，加半夏、杏仁、白芥子；兼湿滞经络，加苍术、独活。

【方解】本方证为阳虚外感，表里俱寒，治宜助阳与解表并行。方中麻黄辛温，发汗解表，以开泄皮毛，逐邪于外；附子辛热，温肾助阳，以振奋阳气，鼓邪外出。两药配合，相辅相成，为助阳解表的常用组合。细辛归肺、肾二经，芳香气浓，性善走窜，通彻表里，外能增助麻黄祛风散寒解表，内可鼓动肾中真阳之气，协助附子温里。三药合用，温经通阳散寒，开窍启闭，虽为少阴太阳两感而设，可不限于少阴太阳两感，实为治表里俱寒，寒邪痹阻，阳气失展的典型方剂。

【注意事项】阴虚或气虚较甚者不宜使用。

【综合评述】本方出自《伤寒论·辨少阴病脉证并治》第301条曰："少阴病始得之，反发热，脉沉者，麻黄细辛附子汤主之。"《伤寒溯源集·少阴篇》释曰："麻黄发太阳之汗，以解其在表之寒邪；以附子温少阴之里，以补其命门之真阳；又以细辛之气温味辛，专走少阴者，以助其辛温发散，三者合用，补散兼施，虽发微汗，无损于阳气矣，故为温经散寒之神剂云。"《伤寒论辨证广注·中寒脉证》云："炮附子之辛热，用以温少阴之里，细辛之辛热，专以走少阴之经，麻黄之辛甘热，大能发表，三者相合，使里温而阳气不脱，表透而寒邪得散。"《王旭高医书六种·退思集类方歌注·麻黄汤类》曰："少阴主里，应无表证，今始受风寒，即便发热，则邪犹连太阳，未尽入阴，犹可引之外达，故用细辛引麻黄入于少阴，以提始入之邪，仍从太阳而解。然恐肾中真阳随汗外亡，必用熟附温经固肾，庶无过汗亡阳之虑。此少阴表病无里证者发汗之法也。"

【临床应用】麻黄细辛附子汤主要作用是温经通阳散寒，虽主少阴、太阳两感，但凡属于寒邪痹阻，阳气郁闭的病证均可应用。本方针对素体阳虚，复感风寒设立，临床运用十分广泛。凡虚人外感，表现为发热恶寒，身疼脉沉，肢凉面白唇青，用之多有显效。根据脏腑经络之间的络属关系及病因病性之互通，可治疗临床各科疾病，如呼吸系统之肺炎、咳喘，循环系统之胸闷、心悸，泌尿系统之肾炎、癃闭等，在温病发展过程中常以通散之性配合使用，为初期截断病势及急危重症常用之方。

1.心系疾病

麻黄细辛附子汤中附子温少阴心肾阳气，细辛散少阴之陈寒，麻黄入心以舒通心阳，伍附子鼓动肾阳，故可治疗心阳不足，阳气鼓动无力之心动过缓。

2.肺系疾病

肺系疾病中常见之哮喘、过敏性鼻炎、慢性阻塞性肺气肿等疾病，多属正气不足而致疾病缠绵难愈。麻黄细辛附子汤中麻黄既可发汗解表又可宣肺平喘，为治疗肺系疾病之要药；附子温肾阳以助在表之卫气；细辛联系表里，增强麻黄、附子功用。三药合用散寒以治标，温里以治本，故过敏性鼻炎、哮喘、慢性阻塞性肺气肿多以本方加味治疗。本方可用治阳虚感寒之急性扁桃体炎，有报道对癌症化疗后阳气虚馁、复感风寒之咽喉肿痛，投以麻黄附子细辛汤加味以温里散寒，解散表邪，可使表里和、阴寒除而肿痛自消。

3.外感发热

外感风寒发热患者，因素体阳虚，复感风寒，卫阳被遏，阳气不得宣发，郁而发热，患者既有畏寒肢冷等少阴里证，又有恶寒发热、头身痛等太阳表证，属少阴与太阳合病，故应温经散寒，表里双解。

4.肿瘤发热

【类方】

1.《伤寒论》麻黄附子甘草汤

组成：麻黄二两（去节），甘草二两（炙），附子一枚（炮，去皮）。

功用：助阳解表。

主治：少阴阳虚，外感风寒。恶寒身疼，无汗，微发热，脉沉微者，或水病身面浮肿，气短，小便不利，脉沉而小。

用法：上三味，以水七升，先煮麻黄一两沸，去上沫，内诸药，煮取三升，去滓。温服一升，日三服。

2.《金匮要略》麻黄附子汤

组成：麻黄三两，甘草二两，附子一枚（炮）。

功用：温经发汗，兼顾肾阳。

主治：水病，其脉沉小。

用法：以水七升先煮麻黄，去上沫，纳诸药煮取二升半，温服八分，一日三次。

【后世演变】

1.宋·赵佶《圣济总录·卷二十二》：麻黄细辛丸

组成：麻黄二两（去根节，煎掠去沫，焙），细辛（去苗叶），人参、白茯苓（去黑皮）、甘草（炙，锉）、白术各半两，栝楼根三分。

主治：中风伤寒，头痛恶寒，四肢烦疼，心躁闷。

用法：上为末，炼蜜为丸，如鸡头子大。每服一丸，食前薄荷蜜汤研下。

2.明·陶华《伤寒六书》：再造散

组成：黄芪、人参、桂枝、甘草、熟附子、细辛、羌活、防风、川芎、煨生姜，大枣二个。

功用：助阳益气，解表散寒。

主治：阳气虚弱，外感风寒证。恶寒发热，热轻寒重，无汗肢冷，倦怠嗜卧，面色苍白，语声低微，舌淡苔白，脉沉无力或浮大无力。

用法：水二钟，加大枣二个，煎一钟。槌法再加炒白芍一撮，煎三沸，温服。

3.明·孙文胤《丹台玉案·卷二》：麻附细辛汤

组成：麻黄二钱，附子三钱，细辛一钱五分，甘草五分，人参二钱，黄连一钱，芍药一钱五分。

主治：少阴伤寒，身发热，四肢冷，指甲青，腹痛脉沉。

4.清·钱秀昌《伤科补要·卷三》：麻桂温经汤

组成：麻黄、桂枝、红花、白芷、细辛、桃仁、赤芍、甘草。

功用：通经活络祛瘀。

主治：①《伤科补要》：伤后着寒。②《中医伤科学讲义》：陈伤而有风湿兼证。

用法：上加生姜、葱白，水煎服。

【参考文献】

［1］陈明，马召田，张水馨.麻黄细辛附子汤应用近况［J］.辽宁中医药大学学报，2013，15（2）：5-9.

［2］刘春红，裴云芳，侯媛媛.麻黄附子细辛汤研究进展［J］.山东中医杂

志，2016，35（3）：270-273.

　　［3］赵志宏，李月娜.麻黄附子细辛汤治疗急性扁桃体炎［J］.吉林中医药，2005（2）：37.

　　［4］胡中华，张宁苏.竹叶石膏汤治疗气阴两虚型恶性肿瘤发热患者46例［J］.光明中医，2011，26（4）：726-727.

（张魁星　刘芳）

九、风温初起之"辛凉平剂"——银翘散

【出处】《温病条辨·上焦篇》。

【组成】连翘一两，银花一两，苦桔梗六钱，薄荷六钱，竹叶四钱，生甘草五钱，芥穗四钱，淡豆豉五钱，牛蒡子六钱。

【用法】上杵为散，每服六钱，鲜苇根汤煎，香气大出，即取服，勿过煎。肺药取轻清，过煮则味厚而入中焦矣。病重者，约二时一服，日三服，夜一服；轻者三时一服，日二服，夜一服；病不解者，作再服。

【功用】辛凉透表，清热解毒。

【适应证】温病初起。症见发热，微恶风寒，无汗或有汗不畅，头痛口渴，咳嗽咽痛，舌尖红，苔薄白或薄黄，脉浮数。

【随证加减】胸膈闷者，加藿香三钱，郁金三钱，护膻中；渴甚者，加天花粉；项肿咽痛者，加马勃、元参；衄者，去芥穗、豆豉，加白茅根三钱，侧柏炭三钱，栀子炭三钱；咳者，加杏仁利肺气；二三日病犹在肺，热渐入里，加细生地、麦冬保津液；再不解，或小便短者，加知母、黄芩、栀子之苦寒，与麦、地之甘寒，合化阴气，而治热淫所胜。

【方解】温病初起，邪在卫分，卫气被郁，开合失司，故见发热、微恶风寒、无汗或有汗不畅等症；温者，火之气，"温邪上受，首先犯肺"，咽喉为肺系，故见咳嗽、咽喉红肿疼痛等症；温邪伤津，故口渴；舌尖红，苔薄白或微黄，脉浮数均为温病初起之佐证。治宜辛凉透表，清热解毒。方中金银花味甘性寒，能"散热解表"（《本草纲目·卷十八》），"清络中风火湿热，解温疫秽恶浊邪"（《重庆堂随笔·卷下》）；连翘味苦性微寒，"能透肌解表，清热逐风，为治风热要药"（《医学衷中参西录·中册》），二药气味芳香，既能疏散风热，清热解毒，

又可辟秽化浊，在透散卫分表邪的同时，兼顾了温热病邪易蕴结成毒及多夹秽浊之气的特点，故重用为君药。薄荷辛凉轻散，牛蒡子辛苦而寒，二药相伍以疏散风热，清利头目，且可解毒利咽；荆芥穗、淡豆豉辛而微温，解表散邪，此二者虽属辛温，但辛而不烈，温而不燥，配入辛凉解表方中，增强辛散透表之力，是为去性取用之法。以上四药同用，助君药发散表邪，透邪外出，俱为臣药。热已伤津，当生津以扶正，芦根、竹叶同用，甘凉轻清以清热生津；桔梗开宣肺气而止咳利咽，同为佐药。甘草既可调和药性，护胃安中，又合桔梗利咽止咳，是属佐使之用。本方所用药物均系轻清之品，加之用法强调"香气大出，即取服，勿过煎"，体现了吴鞠通"治上焦如羽，非轻不举"的用药原则。

本方配伍特点有二：一是辛凉之中配伍少量辛温之品，既有利于透邪，又不悖辛凉之旨。二是疏散风邪与清热解毒相配，具有外散风热、内清热毒之功，构成疏清兼顾，以疏为主之剂。

【注意事项】临床使用时应注意煎服方法，因方中药物多为芳香轻宣之品，不宜久煎，以免药力耗散；对于外感风寒及湿热病初起者当禁用。

【综合评述】自吴鞠通创立本方以来，被历代医家奉为温热外感之要方。张秉成在《成方便读》中赞本方治风温，乃"淮阴吴氏特开客气温邪之一端，实前人所未发耳"。盛心如在《实用方剂学》中称银翘散"诚为外感风温，初起在表，无汗之主方"。蔡陆仙在《中国医药汇海·方剂部》中曰："银翘散为近世治温热病辛凉解表之通方"，并不过誉。李畴人《医方概要》以为"咳嗽不爽，加杏仁、象贝……脉洪口渴，石膏亦可加。吴鞠通以银翘散为主，治津气内虚之人"，乃得要领之论，也与吴鞠通立方原意相合。关于银翘散方中君药，目前尚有争议，有的医家认为方中应以薄荷、荆芥穗等解表药为君药，金银花、连翘等清热解毒药为臣药。如秦伯未在《谦斋医学讲稿》中曰："一般用银翘散，多把银花、连翘写在前面。我认为在温病上采用银翘散，当然可将银、翘领先，但银、翘是否是君药，值得考虑。如果银、翘是君，那么臣药又是什么呢？我的意见，银翘散的主病是风温，风温是一个外感病，外邪初期都应解表，所以银翘散的根据是'风淫于内，治以辛凉，佐以苦甘'，称为辛凉解表法。这样，它的组成就应该以豆豉、荆芥、薄荷的疏风解表为君；因系温邪，用银、翘、竹叶为臣；又因邪在于肺，再用牛蒡、桔梗开宣上焦；最后加生甘草清热解毒，以鲜芦根清热止渴煎汤。处方时依次排列，似乎比较惬当。"其余诸家所言，均有精辟之处，当合而参之。

【临床应用】本方现代广泛用于急性发热性疾病的初起阶段，如感冒、流行性感冒、急性扁桃体炎、上呼吸道感染、肺炎、麻疹、流行性脑膜炎、乙型脑炎、腮腺炎等辨证属卫分风热证者。皮肤病如湿疹、风疹、荨麻疹、疮痈疖肿，亦多用之。临床研究表明银翘散具有抗炎、解热、镇痛、抗菌和抗病毒作用，经过现代学者的不断创新、研究，目前，该方广泛应用于下列临床常见疾病治疗。

1.感染性疾病

银翘散被广泛应用于治疗上呼吸道感染、流感、急性扁桃体炎及咽炎、肺炎等疾病的初起阶段，取得较好的疗效。

2.儿科疾病

小儿临床常见的传染病有风疹、水痘、手足口病、流行性腮腺炎、猩红热、乙脑等，多属温病范畴，初期多为邪热犯卫证。临床运用银翘散加减多获良效。

3.五官科疾病

银翘散在五官科应用也极为广泛，本方所用药物均系轻清之品，加之用法强调"香气大出，即取服，勿过煮"，体现了吴鞠通"治上焦如羽，非轻不举"的用药原则。其制方原则与耳鼻咽喉诸窍位于人体上部或体表的特性相符。银翘散治疗结膜、角膜炎症、鼻塞、鼻渊、耳胀、脓耳、耳鸣、耳聋等病，均有良好的疗效。

4.皮肤科疾病

临床上银翘散广泛应用于皮肤科外感风热型病证，如外感风热型银屑病、痤疮、急性荨麻疹，以及由外感风热引起的玫瑰糠疹、药物性皮炎、单纯疱疹、带状疱疹等。

【类方】

1.《温病条辨·卷一》银翘散加生地丹皮赤芍麦冬方

组成：银翘散内加生地六钱，丹皮四钱，赤芍四钱，麦冬六钱。

主治：太阴伏暑，舌赤口渴，无汗者。

用法：上为散。每服六钱，鲜苇根汤煎，香气大出，即取服，勿过煎，病不解，作再服。

2.《温病条辨·卷一》银翘散去牛蒡子玄参加杏仁滑石方

组成：银翘散去牛蒡子、玄参，加杏仁六钱，飞滑石一两。

主治：太阴伏暑，舌白口渴，无汗者。

用法：上为散。每服六钱，鲜苇根汤煎，香气大出，即取服，勿过煎，病不解，作再服。

加减：胸闷，加郁金四钱，香豉四钱；呕而痰多，加半夏六钱，茯苓六钱；小便短，加薏仁八钱，白通草四钱。

3.《温病条辨·卷一》银翘散去牛蒡子元参芥穗加杏仁石膏黄芩方

组成：银翘散去牛蒡子、元参、芥穗，加杏仁六钱，生石膏一两，黄芩五钱。

主治：太阴伏暑，舌白口渴，有汗，或大汗不止者。

用法：上为散。每服六钱，鲜苇根汤煎，香气大出，即取服，勿过煎，病不解，作再服。

4.《温病条辨·卷一》银翘散去豆豉加细生地丹皮大青叶倍元参

组成：银翘散去豆豉，加细生地四钱，大青叶三钱，丹皮三钱，元参加至一两。

主治：太阴温病，发疹者；阳明温病，下后疹续出者。

方论选录：银翘散内加四物，取其清血热；去豆豉，畏其温也。

【后世演变】

1.清·庆云阁《医学摘粹·卷一》：银翘散去银花牛蒡子豆豉加生地丹皮白芍麦冬方

组成：连翘三钱，苦桔梗二钱，薄荷二钱，竹叶一钱，生甘草二钱，芥穗二钱，生地二钱，丹皮二钱，白芍二钱，麦冬二钱。

主治：暑证发热恶寒，口渴心烦，面赤齿燥，小便赤，脉洪而虚，舌赤无汗，邪在血分而表实者。

用法：上为散。以鲜芦根汤煎服，香气大出，即取服，勿过煎，病不解，作再服。

2.清·黄镐京《镐京直指·卷二》：银翘散

组成：连翘三钱，银花三钱，黏子三钱，荆芥二钱，蝉蜕钱半，薄荷一钱五分，生甘草五分，桔梗一钱，广郁金二钱，淡豆豉二钱。

主治：春温。发热头痛，口渴，右脉浮数过左。

用法：上为末服。

3.清·俞根初《重订通俗伤寒论》：银翘麻黄汤

组成：银花一钱，连翘一钱半，带节麻黄三分，苏薄荷三分，炒牛蒡一钱，广橘红八分，苦桔梗六分，生甘草五分。

主治：风邪犯肺而生痰咳嗽。

4.沈麟《温热经解》:银翘败毒汤

组成:银花三钱,马勃一钱半,葛根二钱,牛蒡子一钱半,蝉蜕一钱,连翘二钱,石膏五钱,僵蚕二钱,板蓝根一钱半。

主治:瘟疫病,发于春,咽喉痛,吐鲜血,手足起红点者。

5.蒲辅周《蒲辅周医疗经验》:升葛银翘散

组成:银花连叶6g,连翘4.5g,桔梗3g,荆芥3g,炒牛蒡子4.5g,豆豉9g,芦根12g,竹叶4.5g,僵蚕4.5g,葛根3g,升麻2.5g,葱白2寸(后下)。

功用:解肌透疹,清热解毒。

主治:麻疹合并肺炎。症见麻疹高热不退,无汗,面红,气粗咳而不爽,腹满足冷,大便稀,日3次,小便短黄,舌红中心苔黄,脉沉数有力。

用法:水煎服。

6.《全国中药成药处方集》抚顺方:银翘散

组成:金银花、连翘各四钱,荆芥、杏仁、麦冬、犀角、菊花各二钱,玄参、芦根、黄芩、生地各三钱,薄荷一钱,甘草一钱半。

主治:辛凉解热。适用于温热病,感冒发热,口渴,头疼,身痛,喉痛,干呕及小儿麻疹初期等。

用法:上为细末。每服二钱,芦根汤送下。

宜忌:忌辛辣。

7.《全国中药成药处方集》兰州方:银翘解毒丸

组成:银花六两,花粉四两,粉葛根三两,薄荷叶二两,连翘六两,黄芩四两,前胡三两,苏叶二两,小生地五两,栀子三两,赤芍三两,芥穗二两,玄参五两,大力子三两,川连三两,生石膏一斤,桔梗四两,甘草三两,大青叶三两。

功用:消热散风,除烦解毒,发汗退烧,润大便,止嗽化痰。

主治:流行性感冒,头痛咳嗽,咽喉肿痛,四肢疲乏。

用法:上为细末,炼蜜为丸,三钱重。每次一丸,白水送下。

注意事项:忌辛辣。

8.《湖北省药品标准》1980年版:羚翘解毒丸

组成:羚羊角3.9g,连翘188g,金银花188g,桔梗125g,薄荷125g,淡竹叶94g,荆芥94g,牛蒡子125g(炒),甘草78g,淡豆豉78g。

功用:清热,解表。

主治:风热外感,怕冷发烧,头痛咳嗽,咽喉肿痛。

用法：制成水丸，每10粒重0.5g。每次3~6g，日2次。制剂工艺：除羚羊角外，其余九味药粉碎成细粉；羚羊角挫研成细粉，与上述粉末配碾，过筛，混匀，水泛为丸，低温干燥，即成。

【参考文献】

［1］盛心如.实用方剂学［M］.光华医药出版社，1935.

［2］蔡陆仙.中国医药汇海［M］.北京中国书店，1985.

［3］李畴人编.医方概要［M］.苏州：利苏印书社，1935.

［4］秦伯未.谦斋医学讲稿［M］.上海科学技术出版社，1978.

［5］黄婷婷，杨淑荣.浅析银翘散在耳鼻咽喉科的运用［J］.世界中联耳鼻喉口腔专业委员会换届大会及第三次学术年会暨中华中医药学会耳鼻喉科分会第十七次学术交流会暨广东省中医及中西医结合学会耳鼻喉科学术交流会论文汇编，2011.

（宋素花）

十、风温咳证之"辛凉轻剂"——桑菊饮

【出处】《温病条辨·上焦篇》。

【组成】桑叶二钱五分，菊花一钱，杏仁二钱，连翘一钱五分，薄荷八分，苦梗二钱，甘草八分，苇根二钱。

【功用】疏风清热，宣肺止咳。

【用法】水二杯，煮取一杯，日两服。

【适应证】风温初起，表热轻证。但咳，身热不甚，口微渴，脉浮数。

【随证加减】二三日不解，气粗似喘，燥在气分者，加石膏、知母。舌绛，暮热甚燥，邪初入营，加元参二钱，犀角一钱。在血分者，去薄荷、苇根，加细生地、麦冬、玉竹、丹皮各二钱。肺热甚，加黄芩。渴者，加天花粉。

【方解】本方证为温热病邪从口鼻而入，邪犯肺络，肺失清肃，故以咳嗽为主症；受邪轻浅所以身不甚热，口渴亦微。治当疏风清热，宣肺止咳。方中桑叶甘苦性凉，疏散上焦风热，且善走肺络，能清宣肺络而止咳；菊花辛甘性寒，疏散风热，清利头目而肃肺，二药轻清灵动，直走上焦，协同为用，以疏散肺中风

热见长，故共为君药。薄荷辛凉，疏散风热，以助君药解表之力；杏仁苦降，肃降肺气；桔梗辛散，开宣肺气，二药相须为用，一宣一降，以复肺脏宣降功能而止咳，三药共为臣药。连翘透邪解毒；芦根清热生津，为佐药。甘草调和诸药为使。诸药相伍，使上焦风热得以疏散，肺气得以宣降，则表证解，咳嗽止。

【注意事项】本方为"辛凉轻剂"，故肺热甚者，当予加味后运用，否则病重药轻，药不胜病；若系风寒咳嗽，不宜使用。由于方中药物均系轻清之品，故不宜久煎。

【综合评述】吴鞠通创制本方用治风温初起、热轻咳重之证，并曰："此辛甘化风，辛凉微苦之方也。盖肺为清虚之脏，微苦则降，辛凉则平，立此方所以避辛温也。今世金用杏苏散，通治四时咳嗽。不知杏苏散辛温，只宜风寒，不宜风温，且有不分表里之弊。此方独取桑叶、菊花者：桑得箕星之精，箕好风，风气通于肝，故桑叶善平肝风。春乃肝令，而主风，木旺金衰之候，故抑其有余。桑叶芳香有细毛，横纹最多，故亦走肺络，而宣肺气。菊花晚成，芳香味甘，能补金水二脏，故用之以补其不足。风温咳嗽，虽系小病，常见误用辛温重剂，消烁肺液，致久嗽成劳者，不一而足，圣人不忽于细，必谨于微，医者于此等处，尤当加意也。"张锡纯云："薄荷之成分，含有薄荷脑，辛凉芬芳，最善透窍，内而脏腑，外而皮毛，凡有风邪匿藏，皆能逐之外出，唯其性凉，故于感受温风者最宜。唯煮汤服之，宜取其轻清之气，不宜过煎，是以之煎汤，只宜七八沸。若与难煎之药同煎，后人可也。连翘为轻清宣散之品，其发汗之力不及薄荷，然与薄荷同用，能使薄荷发汗之力悠长。"李畴人提出："此方比银翘散更轻……合辛凉轻解之法，以泄化上焦肺胃之风温。"蔡陆仙认为："桑菊饮亦辛凉解表之通用方也。虽较银翘散之力轻微，然有桑叶、菊花之微辛轻散，又益以薄荷之辛以透上解表，凉以宽畅胸膈；得连翘以清心，桔、杏以宣肺，苇茎、甘草并成其清热宣透、畅行肺气之功能。则凡病之属于风温、风热，症之见有身微热、咳嗽、汗不畅、口微渴者，投之亦有宣肺清热、凉膈透表之功。不过不能冀其如时雨之降，得大汗而解也。此可与银翘散其斟酌用之。"

【临床应用】临床报道常见于治疗感冒、流行性感冒、扁桃体炎、过敏性鼻炎、结膜炎、咳嗽、过敏性紫癜、玫瑰糠疹、水痘等病证。现代药效学研究证实，桑菊饮具有抗炎、抗菌、解热、发汗、增强免疫、抑制肠蠕动亢进作用等多种药效学作用。

1.上呼吸道感染

上呼吸道感染为鼻腔、咽喉部急性炎症的总称，为病毒或细菌感染，属于中医"感冒"、外感热病范畴。现代药理研究证明，桑叶、菊花、薄荷、连翘、金银花对肺炎球菌、嗜血杆菌、溶血性链球菌、金黄色葡萄球菌均有抗菌作用，对流感病毒、腺病毒、疱疹病毒、柯萨奇病毒、埃可病毒均有抑制作用。桑菊饮加减使用可抗感染、止咳、化痰，治疗上呼吸道感染行之有效。另有临床研究认为：用桑菊饮加减方治疗急性支气管炎，可取得比急支糖浆更好的治疗效果。

2.急性鼻窦炎

肺主皮毛，开窍于鼻。风热邪毒袭表犯肺，或风寒侵袭，郁而化热，风热壅阻肺经，肺失清肃，邪毒循经上犯，结滞鼻窍，灼伤鼻窦肌膜而为肺经风热型鼻渊。治疗当疏风清热，芳香开窍。使用桑菊饮和苍耳子散治疗风热型鼻渊，疗效显著。

3.病毒性角膜炎

本病病因病机多为外感风热毒邪，内因肝火炽盛，风火热毒相搏，上攻于黑睛，治疗当疏风清热，泻肝火，明目退翳，宜银翘散、桑菊饮加减，肝胆实热及湿热蕴蒸两型则以龙胆泻肝汤加减为主。

4.小儿急性肾炎

急性肾炎患儿在发病前多有感染病史，可伴随发热、头痛、恶心、呕吐、食欲不振等症状，早期治疗当疏风清热解毒。且小儿阴常不足，用药不宜过用苦寒，选用辛凉轻剂桑菊饮治疗，治疗效果明显。

【后世演变】

1.《中药成方制剂》（第十五册）：夏桑菊

组成：夏枯草、野菊花、桑叶、淡竹叶、鱼腥草。

功用：清肝明目，疏风散热，解疮毒。

主治：风热感冒，目赤头痛，头晕耳鸣，咽喉肿痛。

用法：口服，一次10~20g，一日3次。

注意事项：风寒感冒者不适用，其表现为恶寒重，发热轻，无汗，头痛，鼻塞，流清涕，喉痒咳嗽，舌苔薄白，脉浮或紧。

2.《中药制剂手册》：桑菊感冒片

组成：桑叶、菊花、连翘、薄荷脑素油、苦杏仁、桔梗、甘草、芦根。

功用：疏散风热，宣肺止咳。

主治：风热感冒初起，头痛，咳嗽，口干，咽痛。

用法：口服，一次4~8片，一日2~3次。

注意事项：忌烟、酒及辛辣、生冷、油腻食物。

3.《全国中药成药处方集》重庆方：桑菊散

组成：桑叶、菊花、杏仁、连翘、薄荷、苦桔梗、生甘草、苇根。

主治：风温初起，表热轻证。但咳，身热不甚，口微渴，脉浮数。

用法：上为散，取一杯，日两服。

注意事项：忌烟、酒及辛辣、生冷、油腻食物。

【参考文献】

［1］李畤人.医方概要［M］.西安：陕西科学技术出版社，2007.

［2］蔡陆仙.中国医药汇海·方剂部［M］.上海：上海科学技术出版社，2011.

［3］吴晓慧.桑菊饮加减治疗上呼吸道感染40例［J］.陕西中医，2009,30(4)：401-402

［4］罗平.急性支气管炎应用桑菊饮加减治疗的临床疗效分析［J］.现代医学与健康研究电子杂志，2018，2（4）：174.

［5］张成凤.桑菊饮合苍耳子散加减治疗急性鼻窦炎35例［J］.山西中医，2011，27（9）：16.

［6］齐翠英.中药为主治疗病毒性角膜炎疗效观察［J］.河南中医，2002，22（4）：45.

（宋素花）

十一、瘟疫初觉之辛凉苦寒神剂——神解散

【出处】《伤寒瘟疫条辨·卷四》。

【组成】白僵蚕一钱（酒炒），蝉蜕五个，神曲三钱，金银花二钱，生地二钱，木通一钱，车前子一钱（炒研），黄芩一钱（酒炒），黄连一钱，黄柏一钱（盐水炒），桔梗一钱。

【用法】水煎去渣，入冷黄酒半小杯，蜜三匙，和匀冷服。

【适应证】温病初觉，憎寒体重，壮热头痛，四肢无力，偏身酸痛，口苦咽

干，胸腹满闷。

【随证加减】若为温病初起，加桑叶、薄荷；壮热，加生石膏；若热盛津伤，见口渴、咽红、舌红、苔薄黄而燥，可去黄连、黄柏、木通之苦寒，加芦根、天花粉清热生津；若表闭无汗，恶寒头痛，鼻塞，加薄荷、豆豉、苏叶以疏风解表；若舌苔黄腻，咳嗽有痰不爽，加瓜蒌、贝母清化痰热；便秘加玄参、牛蒡子、莱菔子通便并导热下行。

【方解】本方证为温病初起，火郁上焦，卫气同病之候。温邪从口鼻而入，肺卫同病，卫气被郁，不得外发，故憎寒；肺热壅盛，郁火内炽，则壮热；温邪初犯卫分，体表气机不利，即体痛头痛；邪热伤气，则四肢无力；热邪耗损津液，则咽干；热蒸胆汁，则口苦；火郁于内，气机阻滞，故胸腹满闷。郁热内窜营血，则斑疹隐隐。里热津伤，则舌红苔黄燥。脉浮主病在上焦卫分，脉数有力为火热内燔之兆。治应清热透邪，泻火解毒。方中选辛苦咸平的白僵蚕为君，可入肺经，升清阳，解火之郁结，有清宣风热的功效，火郁上焦时使用最佳；另选辛咸凉之蝉蜕，入肺经疏散上焦风热，透疹止痒，桔梗宣肺可载药上行，与白僵蚕同用，使郁火从上从外解；金银花性寒质轻，轻可去实，寒可清热，黄芩酒炒后，增强宣透作用，盐水炒黄柏，使黄柏清热泻火时无伤津之弊。两者与黄连同用，清热泻火，使郁火由内由下解；木通、车前子性味甘寒，可利尿通淋，使里热随小便而去；生地凉血兼养阴生津，神曲消食积热兼鼓舞胃气，祛邪而不伤正，郁火自除。

【注意事项】温病初起津伤已甚者慎用。另外神解散所治病证与麻黄汤有相似之处，临床使用时应注意鉴别：麻黄汤证为外感风寒，阳气被遏，故舌不红，苔不燥，口不渴，脉不数；神解散证为外感温热，火郁上焦，耗伤津液，故见舌红苔黄燥，口渴脉数。二者虽都有恶寒发热，但脉，舌及兼证都截然不同。

【综合评述】杨栗山对温病伤寒混论，深感其误，崇赞河间、王履，"推广河间用双解，三黄之意，因定升降散、神解散、清化汤、芳香饮等，大小复苏饮、大小清凉散、加味凉膈散、加味六一顺气汤、增损大柴胡汤、增损普济消毒饮、解毒承气汤，并双解、三黄亦为增损，共合十五方"，出入损益，随手辄应，全活甚众。杨栗山《伤寒瘟疫条辨》神解散按："温病初觉，但服此药，俱有奇险。外无表药而汗液流通，里无攻药而热毒自解，有斑疹者即现，而内邪悉除，此其所以为神解也。"赵绍琴先生评论神解散："体重""四肢无力""胸腹满闷"颇似湿热之邪内郁脾胃之证。但从"憎寒""壮热""口苦咽干""遍体酸痛"则看出是火郁上焦，阳气被遏所致，并非湿热。神解散方中有木通、车前子二药，此虽有泻火之功，然利尿力强，易伤津液，故温病初起津伤已甚者要慎用。李幼昌言："神解散原方并未述能治疮疡。杨氏组方中僵、蝉能透上焦之热毒从上而解，三黄苦寒清热解毒逐邪从肠道而出，木通、车前子导湿热毒邪由尿外泄，与疮疡病机颇近似，投之收效甚捷。"

【临床应用】现代应用中，神解散用于火郁上焦，外有憎寒，内有壮热、口苦咽干等症，颇有疗效。临床常用于下列热病及其并发症。

1.急性上呼吸道感染

本病是鼻腔、咽或喉部急性炎症的概称。小儿脏腑娇嫩，形气未充，易感受风寒、风热时邪而患本病，是小儿最常见的疾病之一。治疗应辛凉解表，清泄里热，消食导滞。杨帆等使用银翘散合神解散加减治疗小儿急性上呼吸道感染，收到了满意的疗效。

2.丹毒

丹毒是由 β 型溶血性链球菌感染引起的皮肤或黏膜皮下组织内淋巴管及其周围组织的急性炎症，好发于下肢和面部，临床表现为突然发红成片、色如丹涂脂染，故称丹毒。临床表现有患处灼热疼痛，伴有全身不适，寒战发热，恶心等症状。西医临床常规治疗使用抗生素。李幼昌先生以杨氏组方中僵、蝉能透上焦之热毒从上而解，三黄苦寒清热解毒逐邪从肠道而出，木通、车前子导湿热毒邪由尿外泄与疮疡病机颇近似，投之治疗热毒内蕴，气血瘀阻不通之游火收效甚捷。

3.高热

本病是常见的内科急症，以体温骤升（多39℃以上），身灼热、烦渴、脉数等为主要临床特征。西医学的急性传染性、感染性疾病的高热，慢性疾病并发急性感染的高热，可辨证选用神解散等方剂。

【类方】

1.《伤寒瘟疫条辨·卷四》升降散

组成：白僵蚕二钱（酒炒），全蝉蜕一钱（去土），姜黄三钱（去皮），川大黄四钱（生）。

功用：升清降浊，散风清热。

主治：温病表里三焦大热，其证不可名状者。

用法：共研细末，和匀。据病之轻重，分2~4次服，用黄酒，蜂蜜调匀冷服。中病即止。

【后世演变】

1.《晋南史全恩家传方》: 五虎追风散

组成: 蝉蜕一两, 天南星二钱, 明天麻二钱, 全蝎七个, 炒僵蚕七条, 朱砂五分 (研细, 另冲)。

功用: 祛风化痰, 解毒止痉。

主治: 破伤风: 牙关紧闭, 手足抽搐, 角弓反张。

用法: 前五味为末, 水煎, 分两次服。每日1剂, 另用朱砂1.5g研细, 用黄酒60mL, 冲服。

2.清·邹存淦《外治寿世方》: 清阳膏

组成: 老生姜, 葱白 (连须), 韭白、大蒜头各四两, 槐枝、柳枝、桑枝 (各连叶) 二斤, 桃枝半斤 (连叶), 马齿苋一斤 (全用), 白凤仙半斤 (花茎子叶根全用), 苍耳草、芙蓉叶各半斤, 小磨香油五斤 (先熬), 炒黄丹、炒铅粉 (收) 听用。

蝉蜕、僵蚕、元参、苦参、生地、当归、川芎、赤芍、羌活、独活、天麻、防风、荆芥穗、葛根、连翘、白芷、紫苏、柴胡、黄芩、黑栀仁、黄柏、知母、桔梗、丹皮、地骨皮、黄连、天花粉、郁金、赤苓、枳实、麦冬、金银花、甘草、龙胆草、牛蒡子、杏仁、桃仁、木通、车前子、五倍子、山慈菇 (用山豆根代)、红大戟、芫花、甘遂、生半夏、大贝母、橘红、陈胆星、升麻、白菊花、石菖蒲、赤小豆、皂角、木鳖仁、蓖麻子、穿山甲、鳖甲、全蝎、石决明、细辛、羚羊角、大青叶、蟾皮、香附、白及、白蔹各一两, 草乌、官桂、红花、苍术、厚朴、木香各五钱, 薄荷四两, 大黄、芒硝各二两, 犀角片三钱, 发团一两二钱, 小磨香油十斤 (熬), 炒黄丹六十两 (收), 加生石膏八两, 飞滑石四两, 广胶二两, 乳香、没药、雄黄、青黛各一两, 轻粉五钱, 冰片油或薄荷油二三钱。

主治: 治风热。凡头面、腮颊、咽喉、耳目鼻舌、齿牙诸火, 及三焦实火, 口渴便秘者, 又时行感冒伤寒、瘟疫、热毒结胸症、中风热症、鹤膝风等一切内痈、外痈、丹毒、肿毒、冻疮、发热、湿热流注、肠痔, 并蓄血症, 胸腹胀痛者, 妇人热结血闭, 小儿惊风痰热, 痘后余毒为患, 皆可贴。

用法: 两膏合搅, 捏如鸡蛋大者数十团。浸水山火毒。每用以一团隔水化开, 量大小摊。

【参考文献】

[1] 赵绍琴, 胡定邦, 刘景源. 编著.《温病纵横》[M]. 北京: 人民卫生出版社, 1982.

[2] 宋乃光, 杨进. 温病学 [M]. 北京: 中国中医药出版社, 2000.

[3] 李幼昌. 李幼昌临床经验选集 [M]. 昆明: 云南科技出版社, 1993.

[4] 杨帆, 陈仁庆. 银翘散合神解散加减治疗小儿急性上呼吸道感染110例临床观察 [J]. 中国药物经济学, 2012 (2): 217-218

（宋素花）

十二、温燥咳嗽"辛凉轻润"剂——桑杏汤

【出处】《温病条辨·上焦篇》。

【组成】桑叶一钱, 杏仁一钱五分, 沙参二钱, 象贝一钱, 香豉一钱, 栀皮一钱, 梨皮一钱。

【功用】清宣温燥, 润肺止咳。

【用法】水二杯, 煮取一杯, 顿服之。重者再作服。

【适应证】头痛, 身热不甚, 口渴, 咽干鼻燥, 干咳无痰, 或痰少而黏, 舌红, 苔薄白而干, 脉浮数等外感温燥证表现。

【随证加减】若咽干而痛者, 加牛蒡子、薄荷、玄参、麦冬以清咽利喉; 热伤血络, 鼻衄者加白茅根、旱莲草、白茅花; 咳痰黄稠者加黄芩、瓜蒌、马兜铃以清热化痰。若温燥偏甚, 身热较重, 可加金银花、连翘; 若肺气逆而咳嗽较重, 可加百部、枇杷叶; 若邪伤肺络, 咳而见血, 可加白茅根、墨旱莲; 若咽痛, 可加牛蒡子、薄荷; 大便燥结者, 可加紫菀、瓜蒌仁以通降大肠。麻疹收没期, 症见皮肤干燥, 鼻干咽燥, 微热口渴, 干咳无痰, 舌苔薄白而干者, 可用本方加芦根、天花粉以清热生津。

【方解】《成方便读》云: 此因燥邪伤上, 肺之津液素亏, 故见右脉数大之象, 而辛苦温散之法, 似又不可用矣。止宜轻扬解外, 凉润清金耳。桑乃箕星之精, 箕好风, 故善搜风, 其叶轻扬, 其纹象络, 其味辛苦而平, 故能轻解上焦脉络之邪。杏仁苦辛温润, 外解风寒, 内降肺气。但微寒骤束, 胸中必为不舒, 或痰或滞, 壅于上焦, 久而化热, 故以香豉散肌表之客邪, 宣胸中之陈腐。象贝化

痰，栀皮清热。沙参、梨皮养阴降火，两者兼之，使邪去而津液不伤，乃为合法耳。方中桑叶轻清宣散，长于疏散风热，宣肺清热；杏仁苦温润降，功善肃降肺气而止咳，共为君药。淡豆豉辛凉透散，以助桑叶轻宣发表；象贝清化痰热，合而为臣。沙参养阴生津，润肺止咳；梨皮益阴降火，生津润肺；栀子皮质轻而寒，入上焦清泄肺热，共为佐药。诸药合用，外可轻宣燥热，内可凉润肺金，属辛凉甘润之剂。

【注意事项】《温病条辨》云："轻药不得重用，重用必过病所。"而对于燥热过甚，气阴两伤，症见心烦、气逆而喘者，本方药力不足，宜用清燥救肺汤。用药多属轻清之品，煎煮时间不宜过长。治疗过程中还应注意饮食，以清淡为主，忌食辛辣油腻之品，以防助热伤肺；还应注意气候变化，以防重感。

【临床应用】桑杏汤是治疗温燥的轻剂，全方宣、清、润三法并用，在药物使用上量较轻，煎煮时间较短；具有清宣温燥、润肺止咳之功。本方在现代临床中的应用是以治疗外感温燥证为基础拓展的，可用于治疗上呼吸道感染、急性支气管炎、肺炎、百日咳、支气管扩张咯血、矽肺、咳嗽变异性哮喘等属外感温燥，灼伤肺津者。

1.呼吸系统疾病

呼吸系统疾病包括燥热咳嗽、肺炎、支气管扩张、咳嗽变异性哮喘等疾病。临床症状见干咳无痰或痰少而黏不易咳出，口鼻咽干，咳甚则剧烈胸痛，或邪在卫气之间而偏于卫，发热不恶寒，或微恶风，略有汗出，咳嗽，呼吸急促，但无痰鸣鼻扇现象，治宜辛凉轻润，桑杏汤及其加减方配合常规治疗方式疗效更加显著，临床上可大力推广应用。

2.小儿肺炎

表现为高热脸红，咳嗽气急，鼻翼扇动等。对于风温轻型肺炎，邪在卫气之间而偏于卫，发热不恶寒，或微恶风，略有汗出，咳嗽，呼吸急促，但无痰鸣鼻扇现象，舌苔薄白微黄，脉来浮数者，治以辛凉轻宣，以桑杏汤或桑菊饮加减。

3.矽肺及雾霾伤肺

矽肺是一种常见职业病，以咳嗽，气喘，胸闷，胸痛为主要表现，属于中医"肺痿""喘咳""虚劳"范畴，治疗当滋阴润肺，止咳平喘。对于燥伤肺气、肺失清肃型矽肺患者使用桑杏汤加减治疗，能改善症状，并能使肺功能恢复，增加肺活量、通气量。桑杏汤还可用于防治雾霾伤肺，有实验研究报道：桑杏汤通过增加机体呼吸道液黏蛋白（RS），通过RS分泌增加有利于气道上皮纤毛浸于呼吸道腺体以及杯状细胞分泌的呼吸道液中正常发挥保护作用，主要是增加气道免疫球蛋白维护气道免疫功能。桑杏汤可以降低Wistar大鼠肺损伤组织中高迁移率族蛋白B1（HMGB1）、TNF-α、IL-6的表达水平，抑制Wistar大鼠肺损伤组织中的炎症反应，对肺脏具有显著的保护作用。

【后世演变】

1.清·顾世澄《疡医大全·卷二十七》：桑杏汤

组成：桑白皮八钱，朴硝一两，乳香，杏仁各二钱。

功用：小脚，使足大能小，其软如绵。

用法：上以水五大碗，先煎桑、杏至三碗，再入乳、消，封口化尽，先熏后洗。

2.清·庆云阁《医学摘粹·杂证要法•暑证》：防翘桑杏汤

组成：连翘三钱，银花三钱，桔梗二钱，桑叶二钱，竹叶一钱，甘草二钱，防风三钱，豆豉一钱五分，杏仁三钱，滑石三钱。

主治：暑证邪在血分，表实者。

用法：以鲜芦根汤煎服，香气大出，即取服，勿过煮。病不解，再作服。

加减：呕而痰多者，加半夏、茯苓。小便短，加薏仁。

3.秦伯未《秦伯未医文集》：清燥宣肺汤

组成：炒香豉9g，桑叶4.5g，前胡4.5g，南沙参4.5g，瓜蒌皮9g，焦山栀4.5g，干芦根9g，苦杏仁4.5g。

功用：轻宣凉润。

主治：秋燥咳嗽。

用法：水煎服。

秦伯未按语：本方为桑杏汤加减而成。于疏邪之中照顾润燥，不同于清热。若燥重加麦冬、连翘。

【参考文献】

［1］黄荣宗.医方临证指南［M］.北京：中国中医药出版社，1998.

［2］张秉成.成方便读［M］.北京：中国中医药出版社，2002.

［3］梁明波.桑杏汤（散）及其加减方在治疗呼吸系统疾病中的疗效性［J］.世界最新医学信息文摘，2017，17（15）：99.

［4］黄馥华.小儿肺炎的辨证论治［J］.贵阳中医学院学报，1995,17（4）：9.

［5］晏建立.辨证分型治疗矽肺104例疗效观察［J］.河南中医，1994，14（1）：25.

［6］丁建中，张六通，龚权，等.桑杏汤对温燥小鼠气管纤毛运动与呼吸道液及免疫功能的影响［J］.中药药理与临床，2006，22（5）：4-6.

［7］姜瑞雪，牛志尊.杏苏散、桑杏汤对PM2.5染毒大鼠肺组织中HMGB1、TNF-α、IL-6表达的影响［J］.环境卫生学杂志，2005，5（4）：317-329.

（宋素花）

十三、热病肠燥增水行舟代表方——增液承气汤

【出处】《温病条辨·中焦篇》。

【组成】元参一两，麦冬连心八钱，细生地八钱，大黄三钱，芒硝一钱五分。

【用法】水八杯，煮取三杯，先服一杯，不知，再服。

【功用】滋阴增液，泄热通便。

【适应证】本方适用于热结阴亏便秘证。症见身热，腹满，便秘，口干唇燥，舌红苔黄，脉细数。

【随证加减】本方主要用于温病后期，津液损伤后，又内有积滞的病证，也可用于痔疮日久，大便燥结不通，属热结阴亏者。偏于阴亏者，应重用玄参、麦冬、生地；偏于积滞者，则重用大黄、芒硝。

【方解】本方主治热结阴亏，燥屎不行之证。温热之邪，最易伤津耗液，热结胃肠，津液被灼，肠腑失调，传导失常，故燥屎不行。燥屎不行，邪热愈盛，阴津渐竭，故肠中燥屎虽用下法而不通，此即《温病条辨》"津液不足，无水舟停"之证。口干舌燥，舌红苔黄，乃热伤津亏之证。根据以上病机，治当滋阴增液，泄热通便。方中玄参咸寒，滋阴清热，重用为君；麦冬，生地甘寒，滋阴润燥，三药共用，有养阴生津、润燥通便之功，即增液汤。加大黄、芒硝泄热通便，软坚润燥，使邪热得去，阴不受灼，正可渐复。该方特点是滋阴与攻下相合，使阴液得复，热结得下，正邪合治，共成"增水行舟"之剂。

【注意事项】热结津亏、燥屎不行，属虚实夹杂之证，使用攻下剂当审慎。故《温病条辨》指出，阳明温病，如属津液枯竭，水不足以行舟而燥结不下者，间服增液汤以滋阴增液，若再不下，是燥结太甚，宜予增液承气汤缓缓服之，且在得下后，停服余药，避免攻伐太过。

【综合评述】裴正学于《新编中医方剂学》中提出："温邪伤阴，则潮热烦

渴，舌绛苔少，脉细而数，阴虚便结。单纯攻下，则津愈伤损，便愈燥结；单纯滋阴，则温邪不除，实结难下。须当滋阴与攻下双管齐下，方能标本兼顾，收效卓著。阴伤者邪热之所致，方中大黄清热泻火以治其本为主；生地、玄参、麦冬滋阴降火为辅；芒硝软坚通便，玄参软坚解毒，均为兼治。"冉先德在《历代名医良方注释》中云此方："温病热结阴亏，燥屎不行者，下法宜慎。此津液不足，无水舟停，间服增液汤（生地、玄参、麦冬），即有增水行舟之效，再不下者，然后再与增液承气汤缓缓服之，增液通便，邪正兼顾。方中生地、玄参、麦冬甘寒、咸寒，滋阴增液；配伍大黄、芒硝苦寒、咸寒，泄热通便，合为滋阴增液，泄热通便之剂。"赵绍琴于《温病纵横》云："增液承气汤即增液汤加大黄、芒硝组成。方中玄参咸微寒，滋阴降火，麦冬、生地甘寒，滋阴润燥。三药相配，补而不腻，有滋阴润燥、增液濡肠之功。大黄、芒硝泄热软坚，攻下燥结。以增液汤滋阴之品，配伍硝、黄攻下之药，是为攻补兼施之剂。"关于本方的配伍，裴氏认为以"大黄清热泻火以治其本为主；生地、玄参、麦冬滋阴降火为辅"；而冉、赵二氏认为以玄参、麦冬、生地滋阴增液，配伍大黄、芒硝通便泄热，邪正兼顾，攻补兼施。冉、赵二氏所论，其理较长。

【临床应用】目前，增液承气汤不仅用于治疗外感热病所致热结液亏证，临床亦有报道用于功能性便秘、肠梗阻、产后尿潴留等各科杂病。如增液承气汤治疗由于脏腑功能失调，气血津液紊乱等功能失常所致的功能性便秘有非常好的效果。临床报道增液承气汤加味治疗糖尿病便秘有较好的通便效果。另外增液承气汤治疗药源性便秘、帕金森病人便秘、老年便秘、中风后便秘等，也被证实有非常好的疗效。产后尿潴留指产妇在产后6~8小时出现无法自行排尿、排尿困难、伴下腹胀痛的症状，可影响子宫收缩，导致产后大出血的发生，亦可导致泌尿系统的感染。增液承气汤加味治疗产后尿潴留，见效快，无副作用，成功率高，易于掌握，且能减轻患者经济负担。增液承气汤还可用治肠梗阻，尤其适宜于老年肠梗阻患者。

【后世演变】

1. 张伯臾《张伯臾医案》: 养阴除厥汤

组成：人参9g（另煎服），北沙参30g，麦冬12g，玄参18g，当归12g，生川军6g，石斛30g（先煎），玄明粉9g（分冲），枳实9g，川朴3g，淡竹沥1支（冲服）。

用法：水煎服。

主治：中毒性肠麻痹、中毒性休克、右下肺炎。症见胸闷气急，腹胀痛，恶心呕吐，尿少，便秘神疲，腹部膨隆拒按，肠鸣音消失，舌暗红，苔干焦，脉细小。

2.清·元福《经验方》：通腑泄热灌肠液

组成：玄参30g，麦冬30g，鲜生地60~120g，鲜茅根250~500g，大黄15~30g（后下），元明粉12~15g（冲），车前子30g（包），通草9g，知母12g，黄柏12g。

用法：轻者每次1剂，重者每次2剂，水煎至200mL，保留灌肠，日2~4次，直到原尿期来临为止。

主治：流行性出血热所致急性肾功能衰竭。

【参考文献】

［1］陈文群，王燕国，徐寒松.加味增液承气汤治疗2型糖尿病性便秘20例［J］.湖南中医杂志，2012，28（6）：32-33.

［2］王敏，陈俊銮.增液承气汤加味治疗产后尿潴留［J］.中国实用医药，2012，7（11）：186.

（宋素花）

十四、凉营养阴透热名方——清营汤

【出处】《温病条辨·上焦篇》

【组成】犀角三钱，生地五钱，元参三钱，竹叶心一钱，麦冬三钱，丹参二钱，黄连一钱五分，银花三钱，连翘二钱（连心用）。

【用法】上药水八杯，煮取二杯，日三服。

【功用】清营解毒，透热养阴。

【适应证】热入营分证。症见身热夜甚，神烦少寐，时有谵语，目常喜开或喜闭，口渴或不渴，斑疹隐隐，脉细数，舌绛而干。

【随证加减】若寸脉大，舌干较甚者，可去黄连，以免苦燥伤阴；若热陷心包而窍闭神昏者，可与安宫牛黄丸或至宝丹合用以清心开窍；若营热动风而见痉厥抽搐者，可配用紫雪，或酌加羚羊角、钩藤、地龙以息风止痉；若兼热痰，可加竹沥、天竺黄、川贝母之属，清热涤痰；营热多系由气分传入，如气分热邪犹盛，可重用金银花、连翘、黄连，或更加石膏、知母，及大青叶、板蓝根、贯众之属，增强清热解毒之力。

【方解】本方证乃邪热内传营分，耗伤营阴所致。邪热传营，伏于阴分，入夜阳气内归营阴，与热相合，故身热夜甚；营气通于心，热扰心营，故神烦少寐，时有谵语；邪热深入营分，则蒸腾营阴，使血中津液上潮于口，故本应口渴而反不渴；若邪热初入营分，气分热邪未尽，灼伤肺胃阴津，则必见身热口渴，苔黄燥；目喜开闭不一，是为火热欲从外泄，阴阳不相既济所致；斑疹隐隐，乃热伤血络，血不循经，溢出脉外之征；舌绛而干，脉数，亦为热伤营阴之象。遵《素问·至真要大论》"热淫于内，治以咸寒，佐以甘苦"之旨，治宜咸寒清营解毒为主，辅以透热养阴。故方用苦咸寒之水牛角清解营分之热毒，为君药。热伤营阴，又以生地黄凉血滋阴，麦冬清热养阴生津，玄参滋阴降火解毒，三药共用，既可甘寒养阴保津，又可助君药清营凉血解毒，共为臣药。君臣相配，咸寒与甘寒并用，清营热而滋营阴，祛邪扶正兼顾。温邪初入营分，故用金银花、连翘、竹叶清热解毒，轻清透泄，使营分热邪有外达之机，促其透出气分而解，此即"入营犹可透热转气"之具体应用；黄连苦寒，清心解毒；丹参清热凉血，并能活血散瘀，可防热与血结。上述五味均为佐药。本方的配伍特点是以清营解毒为主，配以养阴生津和"透热转气"，使入营之邪透出气分而解，诸症自愈。

【注意事项】使用本方应注意舌诊，原著说"舌白滑者，不可与也"，并在该条自注中说"舌白滑，不唯热重，湿亦重矣，湿重忌柔润药"，以防滋腻而助湿留邪。

【综合评述】本方分别见于《温病条辨》上篇和中篇，吴鞠通曰："阳明温病，舌黄燥，肉色绛，不渴者，邪在血分，清营汤主之。若滑者，不可与也，当于湿温中求之。温病传里，理当渴甚，今反不渴者，以邪气深入血分，格阴于外，上潮于口，故反不渴也。曾过气分，故苔黄而燥，邪居血分，故舌之肉色绛也。若舌苔白滑、灰滑、淡黄而滑，不渴者，乃湿气蒸腾之象，不得用清营柔以济柔也。"清·汪廷珍曰："此条以舌绛为主。绛而中心黄苔，当气血两清，纯绛鲜红，急涤包络；中心绛干，两清心胃；尖独干绛，专泄火腑；舌绛而光，当濡胃阴；绛而枯萎，急用胶、黄；干绛无色，宜投复脉（此二证俱属下焦）。以上俱仍合脉证参详。若舌绛兼有白苔，或黄白相兼，是邪仍在气分；绛而有滑苔者，则为湿热熏蒸，误用血药滋腻邪，必难解，不可不慎也。（录自《温病条辨》)" 清·张秉成《成方便读》云："……方中犀角、黄连，皆入心而清火。犀角有清温之正药。热犯心包，营阴受灼，故以生地、玄参滋肾水，麦冬养肺金，而以丹参领之入心，皆得遂其增液救焚之助。连翘、银花、竹叶三味，皆能内彻于心，外通于表，辛凉清解，自可神安热退，邪自不留耳。"

【临床应用】现代药理研究表明清营汤具有抗病毒、退热、调节凝血和纤溶功能、神经保护、细胞保护、促进创面愈合等作用，临床多用于治疗急性传染性、感染性疾病，皮肤科疾病等。

1. 川崎病

川崎病又称皮肤黏膜淋巴结综合征，一种急性发热出疹性小儿疾病。刘弼臣教授认为属于"疫疹"范畴，其病因多由于感受温毒疫病之邪，邪气从口鼻而入，邪束于外，毒郁于内，而出现身热，口渴，心烦不寐，斑疹等症状，辨为气营同病证。采用清营汤加减治疗可取得显著效果。

2. 银屑病

银屑病是由于患者机体阳盛血热，外感六淫，邪气入里化热，蕴于血分，热邪随血气外达于肌肤，进而出现红色丘疹为主要表现的一种疾病。在常规治疗的基础上采用清营汤加减进行治疗，治疗后观察组的临床疗效和症状改善情况明显优于对照组，差异具有统计学意义（P<0.05）。

3. 糖尿病

清营汤具有调节体温、降低血液黏度及血小板聚集、抑制血栓形成、提高机体抗过氧化能力和维护体内电解质稳定等作用，表明清营汤对营热阴伤证具有确切的治疗效果。方中黄连、麦冬、丹参、玄参、生地黄等被研究显示具有降低血糖，改善血液循环的作用，验证了清营汤治疗糖尿病的合理性。

4. 免疫性疾病

系统性红斑狼疮患者急性活动期、皮肌炎急性期均以高热口渴，红斑，烦躁甚则昏谵，舌绛脉数等为主要临床表现，辨为热入营分证，可用清营汤加减治疗，患者症状可得到明显改善。清营汤加减治疗免疫性疾病，辨为营分证时，治疗时兼顾病机常收效满意。

5. 玫瑰糠疹

本病多为风热客于肌肤致腠理闭塞，风热相搏，营卫失和而发，或为血热内蕴，见热入气营之象。治疗应清营透热，凉血化斑，使用清营汤效果良好。

【类方】

1.《温病条辨·上焦篇》清宫汤

组成：元参心三钱，莲子心五分，竹叶卷心二钱，连翘心二钱，犀角尖二钱（磨冲），连心麦冬三钱。

功用：清心热，养阴液。

用法：水八杯，煮取二杯，日三服。

【参考文献】

［1］刘弼臣，宋祚民.川崎病的中医证治［J］.北京中医药杂志,1990,4（5）:10-11.

［2］卢志坚.清营汤加减治疗62例银屑病患者［J］.内蒙古中医药,2015（5）:19.

［3］翟玉祥，卞惠敏，杨进，等.清营汤对营热阴伤证动物模型的作用及机理［J］.中国实验方剂学杂志, 2004, 5（22）: 53-56.

［4］雷雪姣.清营汤在风湿免疫病中的应用［J］.长春中医药大学学报, 2011, 27（4）: 580.

［5］潘永年.清营汤颗粒剂治疗玫瑰糠疹21例疗效观察［J］.河北中医, 2001, 23（11）: 82.

（宋素花）

十五、凉血解毒之千年第一方——犀角地黄汤

【出处】《外台秘要·卷二》引《小品方》"芍药地黄汤"。名首见于北宋林亿校勘本《备急千金要方》。

【组成】《外台秘要》：芍药三两，生地黄半斤，牡丹二两，犀角一两。《备急千金要方》：犀角一两，生地黄八两，芍药三两，牡丹皮二两。

【用法】上四味，切，以水九升，煮。取三升，分三服。

【功用】清热解毒，凉血散瘀。

【适应证】热入血分证。症见身热谵语、斑色紫黑、吐血、衄血、便血、尿血等，舌绛起刺，脉细数。或蓄血瘀热，喜妄如狂，漱水不欲咽，大便色黑易

解等。

【随证加减】若见蓄血、喜妄如狂者，系热燔血分，邪热与瘀血互结，可加大黄、黄芩，以清热逐瘀与凉血散瘀同用；郁怒而夹肝火者，加柴胡、黄芩、栀子以清泻肝火；用治热迫血溢之出血证，可酌加白茅根、侧柏炭、小蓟等，以增强凉血止血之功。

【方解】本方治证由热毒炽盛于血分所致。心主血，又主神明，热入血分，一则热扰心神，致躁扰昏狂；二则热邪迫血妄行，致使血不循经，溢出脉外而发生吐血、衄血、便血、尿血等各部位之出血，离经之血留阻体内又可出现发斑、蓄血；三则血分热毒耗伤血中津液，血因津少而浓稠，运行涩滞，渐聚成瘀，故舌紫绛而干。此即不清其热则血不宁，不散其血则瘀不去，不滋其阴则火不熄，正如叶天士所谓"入血就恐耗血动血，直须凉血散血"。治当以清热解毒，凉血散瘀为法。方用苦咸寒之犀角为君，凉血清心而解热毒，使火平热降，毒解血宁。臣以甘苦寒之生地，凉血滋阴生津，一以助犀角清热凉血，又能止血；一以复已失之阴血。用苦微寒之赤芍与辛苦微寒之丹皮共为佐药，清热凉血，活血散瘀，可收化斑之功。四药相配，共成清热解毒、凉血散瘀之剂。本方配伍特点是凉血与活血散瘀并用，使热清血宁而无耗血动血之虑，凉血止血又无冰伏留瘀之弊。

本方与清营汤均以水牛角、生地为主，以治热入营血证。但清营汤是在清热凉血中伍以金银花、连翘等轻清宣透之品，寓有"透热转气"之意，适用于邪初入营尚未动血之证；本方配伍赤芍、丹皮泻热散瘀，寓有"凉血散血"之意，用治热入血分而见耗血、动血之证。

【注意事项】本方治疗温热毒邪深陷于血分的血分热盛证，故用大剂量苦咸寒之品以清热凉血散瘀，寒凉清滋。阳虚失血，脾胃虚弱者忌用。另外，由于方中的主药犀角已被禁用，现以多倍量的水牛角代替使用。

【综合评述】犀角地黄汤有凉血散瘀，透热散邪，滋阴清热的功效。古时多用于外感温热病和血证的治疗。《备急千金要方》称本方为消瘀血方。张介宾《景岳全书》谓："人知此汤但能凉血清毒，而不知此汤善于解表散邪，若用之得宜，则必通身大汗，热邪顿解，何为不可汗耶；由此言之，则凡脉数无汗，表证俱在者，必须仍从解散。"认为此方不但能凉血解毒，并能发汗解表以除热邪。《重订通俗伤寒论》亦言："若舌色紫黯，扪之且湿，乃其人胸膈中素有宿瘀，与热相搏。宜鲜地黄、犀角、丹皮、丹参、赤芍、郁金、花粉、桃仁、藕汁等味，凉血化瘀。否则瘀热为伍，阻遏机窍，遂变如狂发狂之症。"清代叶天士认为温热病后期存在热入营血之证，针对热邪亢盛、伤阴动血、出血瘀阻之现象，在其《外感温热篇》中提出"入血就恐耗血动血，直须凉血散血"，主方即为犀角地黄汤。张璐《千金方衍义》言本方"血得辛温则散，得苦寒则凝。此方另开寒冷散血之门""此《千金》不言之秘，不觉为之发露"，认为犀角地黄汤不同于其他温散类方剂，独具凉散之功。而此方的凉散关键在于方中药物功用之独特，犀角虽为寒凉之品，但又具较强的走散之性，地黄、芍药、丹皮也都兼有凉血与化瘀两种作用，正是将这些药物集中起来，才形成了此方凉血散瘀的特殊功效。

【临床应用】现代研究发现犀角地黄汤具有保护血管内皮细胞、抗病毒、抗炎、抗凝、退热、抗肺部纤维化的作用，临床多用于下列多种各科杂病。

1.紫癜

过敏性紫癜患者以皮肤瘀斑、瘀点为临床表现，且患者病情符合中医过敏性紫癜血热妄行的辨证要点。给予患者犀角地黄汤口服治疗，患者症状可见明显缓解，运用犀角地黄汤治疗总有效率为94.44%，具有显著疗效。特发性血小板减少性紫癜临床表现以出血为主，常见皮下出血，月经过多，鼻衄。急性期以血热证为主要表现，犀角地黄汤清热凉血解毒，滋阴生津，用犀角地黄汤加味治疗特发性血小板减少性紫癜疗效显著，避免了激素治疗出现的副作用和病情反复，体现了中医药治疗疾病的优势。

2.急重性肝炎

中医认为急重性肝炎为湿热毒邪，弥漫三焦，肝胆受损，使胆汁排泄不循常道，外溢于肌肤，治疗应清热解毒，凉血活血。采用犀角地黄汤加减治疗可明显改善患者临床症状。药理研究证明，此方可改善肝脏微循环，消除肝细胞炎症，抑制超敏反应，抑制血小板聚集等作用。

3.银屑病

血热型银屑病临床表现为皮损鲜红，灼热，剧烈瘙痒，心烦，口渴，舌红苔黄脉弦滑数。选用犀角地黄汤加减治疗血热型银屑病有效率为96%，明显高于对照组。研究表明犀角地黄汤可通过对血清VEGF水平的负调节来发挥作用，对血热型银屑病的治疗具有疗效显著的特点。

4.脓毒症

脓毒症毒热内盛证临床常表现为高热持续不退，烦躁不安，神昏谵语，恶心呕吐，或黄疸，便秘，腹胀，舌质红绛，舌苔黄腻或燥，脉数。且多伴有斑疹隐隐，甚至吐血、衄血等症。选用犀角地黄汤加减方联合西医治疗能明显降低脓毒症患者的 APACHE Ⅱ 评分，减轻患者的炎症反应，改善凝血功能，改善器官灌注，缩短抗生素使用疗程及住院时间，改善患者预后情况等。

【后世演变】

1.唐·王焘《外台秘要·卷十五》: 犀角竹沥膏

组成：犀角二分（屑），升麻八分，蒴藋根、秦艽、独活、白及、菊花、白术、防己、白芷、当归、防风、芎劳、青木香、寒水石（碎）、苦参、漏芦根各四分，蒺藜子二合，莽草二分，枳实二枚（四破），栀子仁七枚，竹沥三升，吴蓝一两。

用法：上切，以竹沥渍一宿，明旦于炭火上和猪脂五升煎令九上九下，以候白芷色黄膏成，绞去滓，纳于不津器中。用摩风处，一日三次。

主治：风热发，即头顶脉掣动急强，及热毒疹痒。

2.宋·陈言《三因极一病证方论·卷八》: 犀角地黄汤

组成：生地黄、犀角（镑）各一两，干葛、玄参、栀子仁、升麻各三分，大黄半两（蒸），芍药一两半。

用法：上为散。每服四钱，水一盏半，煎七分，去滓，不拘时候服。

主治：筋实极，咳而两胁下痛，不可转动，脚下满，不得远行，脚心痛不可忍，手足爪甲青黑，四肢筋急，烦满。

加减：恶寒体痛，加麻黄；头痛，加石膏。

3.宋·杨士瀛《仁斋直指方论·卷八》: 犀角地黄汤

组成：生地黄四两（净），犀角、牡丹皮、芍药各半两。

用法：上剉。每服四钱加桃仁七粒（去皮尖），水煎服，如无犀角，以升麻代。

主治：血证，心忪语短，眩冒迷忘。

4.金·张璧《云岐子七表八里九道脉诀论并治法》: 拔萃犀角地黄汤

组成：犀角、生地黄二两，黄芩一两半，黄连一两，大黄半两。

用法：上㕮咀。每服一两，水二盏，煎至一盏，去滓，食后服之。

主治：诸热甚，血积胸中，脉寸芤者。

5.元·朱丹溪《脉因证治·卷四》: 犀角地黄汤

组成：犀角一两，生地八两，白芍三两，丹皮、大黄各二两。

用法：水煎服。

主治：瘀血狂妄。因汗不彻，吐衄不尽，瘀血在内，面黄齿白，便黑脚弱，气喘，甚则狂闷。

6. 明·张时彻《摄生众妙方·卷九》：犀角地黄汤

组成：犀角一两，生地黄、熟地黄、牡丹皮、白芍药、蒲黄、栀子、郁金、生末水（即童便）、黄柏、黄芩各五钱。

用法：上㕮咀，分作五服。水二钟，煎至一盏，温服。

主治：鼻血不止。

7. 明·王肯堂《证治准绳·疡医·卷二》引《济生》：犀角地黄汤

组成：犀角（镑末）、生地黄、赤芍药、牡丹皮各一钱半，升麻、黄芩（炒）各一钱。

用法：水煎服，入犀角末服。

主治：胃火血热妄行，吐衄或大便下血者。

8. 明·《普济方·卷三六九》：犀角地黄汤

组成：赤芍药三分，生姜、大黄各二两，牡丹皮一两，犀角一两（如无，升麻代）。

用法：上㕮咀。每服一钱，水半盏，煎三分，去滓，加减服。

主治：小儿伤寒及温病，应发汗而不解，内有瘀血者；及鼻衄，吐血不尽，内余瘀血，大便黑者；兼治疮疡出得太盛。

9. 明·陶华《伤寒全生集·卷二》：犀角地黄汤

组成：犀角、生地、芍药、丹皮、当归、川芎。

用法：京墨入汤调服。

主治：热盛衄血，及漱水不欲咽

加减：若活血，加桃仁、红花；若止血，加黄连、山栀；止衄，加黄芩、茅花；破瘀血，加桃仁、大黄。

10. 明·薛己《校注妇人良方·卷二十四》：犀角地黄汤

组成：犀角（镑）、生地黄、白芍药、黄芩（炒）、牡丹皮、黄连（炒）各一钱。

用法：水煎服。

主治：上焦有热，口舌生疮发热，或血妄行，或吐血，或下血。

加减：若因怒而患，加柴胡、山栀。

11. 明·吴又可《温疫论·卷上》：犀角地黄汤

组成：地黄一两，白芍二钱，犀角二钱（镑碎）。

用法：先将地黄温水润透，铜刀切作片，石臼内捣烂，再加水调糊，绞汁听用；其滓入药同煎，药成去滓，入前汁合服。

主治：蓄血证，服桃仁承气汤后，而出血过多，余焰尚存者。

12.清·吴鞠通《温病条辨·上焦篇》：清营汤

组成：犀角三钱，生地五钱，元参三钱，竹叶心一钱，麦冬三钱，丹参二钱，黄连一钱五分，银花三钱，连翘二钱（连心用）。

用法：水八杯，煮取二杯，日三服。

主治：清营泻热，养阴生津。

13.清·秦之桢《伤寒大白·卷二》：犀角地黄汤

组成：生犀角、山栀、白芍药、荆芥、牡丹皮、赤芍药、生地、黄芩。

用法：水煎服。

主治：衄及咳血、吐血。

加减：加黄芩、荆芥，则血凉不上升；若大便实者，加当归、酒蒸大黄，其血立即归经。

14.清·程国彭《医学心悟·卷二》：犀角地黄汤

组成：犀角一钱五分，生地黄四钱，牡丹皮、麦冬、白芍各一钱五分。

用法：水煎服。

主治：伤寒吐血、衄血。

15.清·施獝《痧喉证治汇言》：犀角地黄汤

组成：犀角、生地、白芍、丹皮、柴胡、黄芩。

用法：水煎服。

主治：烂喉丹痧。

16.清·谢玉琼《麻科活人全书·卷二》：犀角地黄汤

组成：犀角（磨汁）、红花、生地、当归尾、丹皮、连翘、牛蒡子、木通、枳壳。

用法：水煎服。

主治：麻已出而夹斑者。

17.清·朱载扬《麻症集成·卷四》：犀角豆根汤

组成：犀角、玄参（剉）、麦冬、力子、木通、豆根、桔梗、枯芩、连翘、甘草。

用法：水煎服。

主治：麻症。上焦火盛，咽喉肿痛。

【参考文献】

［1］司胜林.犀角地黄汤治疗过敏性紫癜的临床效果分析［J］.内蒙古医学杂志，2018，9（50）：1078-1079.

［2］霍素婷.犀角地黄汤加味治疗特发性血小板减少性紫癜128例临床观察［J］.河北中医，2008，9（30）：944.

［3］叶维法.肝病治疗学［M］.天津：天津科学技术出版社，1991：239-240.

［4］吴苗，马丽俐，徐唯，等.犀角地黄汤加减对血热型寻常型银屑病的疗效观察［J］.浙江中医，2018，9（40）：998-999.

［5］张爱萍.犀角地黄汤加减方治疗脓毒症（毒热内盛证）的临床研究［D］.南京中医药大学，2015.

（宋素花　季秀丽）

十六、大剂清解首方——清瘟败毒饮

【出处】《疫疹一得·卷下》。

【组成】生石膏大剂六两至八两，中剂二两至四两，小剂八钱至一两二钱。小生地大剂六钱至一两，中剂三钱至五钱，小剂二钱至四钱。乌犀角大剂六钱至八钱，中剂三钱至四钱，小剂二钱至四钱。真川连大剂四钱至六钱，中剂二钱至四钱，小剂一钱至一钱半。生栀子、桔梗、黄芩、知母、赤芍、连翘、玄参、甘草、丹皮、竹叶。

【用法】先煮石膏数十沸，后下诸药同煎二次，去渣，二次药汁合兑，再兑入犀角煎汁，或细末，分两次温服。

【功用】清热解毒，凉血泻火。

【适应证】瘟疫热毒，气血两燔证。症见身壮热，大渴引饮，呕吐，头痛如劈，烦躁若狂，神昏谵语，甚则发斑吐衄，舌红唇焦，六脉沉细而数，或沉数，或浮大而数。

【随证加减】若斑一出，加大青叶，并少佐升麻1.2~1.5g，大便不通，加生大黄；大渴不已，加石膏、天花粉；胸膈遏郁，加川连、枳壳、桔梗、瓜蒌霜。

【方解】《疫疹一得》云："此十二经泄火之药也。斑疹虽出于胃，亦诸经之火有以助之。"重用石膏直入胃经，使其敷布于十二经，退其淫热；佐以黄连、犀角、黄芩泻心肺火于上焦，丹皮、栀子、赤芍泻肝经之火，连翘、玄参解散浮游之火，生地、知母抑阳扶阴，泻其亢甚之火，而救欲绝之水，桔梗、竹叶载药上行；使以甘草和胃也。此皆大寒解毒之剂，故重用石膏，先平甚者，而诸经之火自无不安矣。冉小峰《历代名医良方注释》曰：本方为大寒解毒之剂，凡一切热疫之证，因热毒火邪充斥内外，气血两燔，变见诸证者，皆可加减治之。方中综合白虎汤、犀角地黄汤、黄连解毒汤三方加减，合为一方。白虎汤清阳明经大热，犀角地黄汤清营凉血，黄连解毒汤泻火解毒，加竹叶清心除烦，桔梗、连翘载药上行。共奏清热解毒、凉血救阴之功。

【注意事项】余氏按石膏、生地、犀角、川连四味主药用量，分为大、中、小三个剂型，据证的极重、重、轻而相应选用。方中石膏质重味淡应先煎数十沸，犀角可减量磨汁兑入和服，或改用水牛角二两，刨丝与石膏同煎。由于该方是寒凉重剂，如邪在卫表、里热不盛者，不能妄用，妄用则有寒凉冰伏之患。对于湿热疫毒等临证酌加清热利湿、芳香化浊之品；温病重证应同时兼用清热豁痰、开窍醒神之剂。

【综合评述】清瘟败毒饮是清代著名温病学家余师愚所创制的名方，载于其所著的《疫疹一得·卷下》。本方作为一首大的复方，药性专一，作用全面，书中所列52证都是以该方加减进行治疗。"瘟"即瘟疫，亦称温疫，是感受自然界疫病之气而引发的、多种流行性急性传染病的总称。所谓"疫病之气"，又称毒气、决气或杂气，是指具有强烈传染性的致病邪气。古人认为疫病之气的产生及其致病流行，与季节气候关系密切相关。因此，瘟疫也可以理解为就是"热疫"。清瘟败毒饮所治证候为温热暑湿疫毒，邪不外达，内陷营血，气血两燔，壮热狂躁，神昏错语，吐衄发斑。舌绛色鲜，苔中根黄腻，六脉洪大而数。

【临床应用】清瘟败毒饮具有清热解毒、凉血救阴之功。对该方的药理作用研究主要包括解热、拮抗血小板凝聚、降低血液黏度、抗炎、镇痛镇静、抗菌、抗病毒、保肝、解毒、强心利尿等。基于以上药理学作用，临床上清瘟败毒饮可以治疗流感、肺炎、流行性出血热、败血症、病毒性脑炎、流行性腮腺炎等气血两燔证。

1.甲型 H₁N₁ 流感

临床研究对 80 例甲型 H_1N_1 流感的 7~14 岁儿童，采取清瘟败毒散加大椎叩刺放血治疗，同时，以西药扎那米韦治疗作为对比。一个疗程（6 天）后，观察组总有效率高于对照组（P<0.05），1 个月内的复发率也明显低于对照组（P<0.01）。并经随访，观察组复发患者的症状也明显轻于前次发病。表明清瘟败毒散加大椎叩刺放血治疗甲型 H_1N_1 流感，较之于扎那米韦有更好的预防甲型 H_1N_1 流感复发的疗效。

2.流感

中医辨为温毒型感冒。患者以发热，恶寒或不恶寒，咽喉疼痛，口干或苦，咳嗽，痰黄，肢体乏力酸痛，舌红苔黄，脉数为主要临床表现。临床上用清瘟败毒饮治疗流感病毒性发热，能缩短热程、迅速消除中毒症状，无论在缓解临床症状，还是在总有效率及治愈率方面，均明显优于利巴韦林西药组，联合应用后疗效有进一步的提高。

3.传染性非典型肺炎

SARS 起病急，传变快，来势猛，患者临床表现多见高热，胸闷喘憋，呼吸困难等热入气分或气营两燔证。治疗传染性非典型肺炎在西医激素常规治疗的同时，予清瘟败毒饮加减。基本方：生石膏、金银花、连翘、黄芩、知母、生地黄、玄参、桔梗、牡丹皮、羚羊角粉、三七粉、芦根、甘草余随症加减，总有效率达 92.86%。表明清瘟败毒饮加减联合西医激素治疗效果显著。

【后世演变】

1.丁甘仁《丁甘仁医案》：凉营清气汤

组成：犀角、生地黄、赤芍、丹皮、玄参、黄连、栀子、连翘、竹叶、石膏、石斛、芦根、白茅根、薄荷、甘草。

用法：水煎服。

主治：治疫喉痧（猩红热），气血两燔，壮热口渴，烦躁，甚至神昏谵语，咽痛剧，斑疹。

2.《中国中西医结合杂志》：清瘟冲剂

组成：生大黄 10g，生石膏 30g，知母 10g，金银花 15g，野菊花 15g，赤芍 10g，白茅根 30g。

用法：制成冲剂，每剂含生药 40g。冲服。

功用：清气凉血。

主治：流行性出血热。

3.沈凤阁《医学研究通讯》：清瘟合剂

组成：大青叶、生石膏、金银花、大黄、升麻、青蒿、知母、白茅根。

用法：口服。每次50mL，每日4次。

功用：清气泻热，凉营化瘀。

主治：流行性出血热。

4.庄国康《当代中医皮肤科临床家丛书》：加减清瘟败毒饮（经验方）

组成：水牛角、生地黄、赤芍、玄参、石膏、知母、大青叶、连翘、黄芩、黄连、牛黄。

用法：水煎服水。

主治：流脑、乙脑。

【参考文献】

［1］吴银根，唐斌擎.温病汤证新解［M］.上海：上海科学技术出版社，2018.

［2］黄士杰，谢菊英.清瘟败毒散加大椎叩刺放血治疗甲型H_1N_1流感临床观察［J］.中国中医急症，2010，19（6）：925-926.

［3］熊广，陈生，张忠，等.清瘟败毒饮加减治疗流感病毒性发热的临床观察［J］.中国老年保健医学，2007，5（2）：15-16.

［4］陈益昀，石占成，石英秀，等.清瘟败毒饮加减治疗传染性非典型肺炎28例临床观察［J］.河北中医，2003，25（11）：805-806.

（宋素花　季秀丽）

十七、湿温初起芳化淡渗之剂——藿朴夏苓汤

【出处】《医原·卷下》。

【组成】杏仁三钱，白蔻仁六分，半夏一钱半，厚朴一钱，藿香二钱，生苡仁四钱，猪苓钱半，赤苓三钱，泽泻钱半，淡豆豉三钱。

【用法】甘澜水八碗，煮取三碗，每服一碗，日三服。

【功用】芳香宣化，解表化湿。

【适应证】湿温初起。症见身热不扬，午后热甚，伴有恶寒，肢体困倦，胸闷不畅，苔白腻，脉濡缓。

【随证加减】兼风者，汗出恶风；兼寒者恶寒无汗，前法酌加苏梗、桔梗、豆豉、葱白、生姜之类；邪在经络，一身掣痛酌加桂枝、炒防己、秦艽之类，以开毛窍经络之壅；兼暑者，面赤口渴心烦，前法去蔻仁，酌加扁豆花、鲜荷叶，清香辟秽，连翘、山栀、滑石，轻清微苦淡渗以解暑湿热之结。湿邪化热，神烦口渴，小便短少热痛，加连翘、山栀、芦根、薏苡仁、瞿麦等轻清宣泄郁热，淡渗利湿，导热下行；湿热郁蒸发黄，酌加茵陈、栀子等清热渗湿，利尿退黄。

【方解】方用香豉、藿香，白蔻仁芳化宣通肺卫以疏表湿，使阳不内郁，则身热自解；藿香、白蔻、厚朴芳香化湿；厚朴、半夏燥湿运脾，使脾能运化水湿不为湿邪所困，则胸闷肢倦、苔滑口腻等症即愈；再用杏仁开泄肺气于上，使肺气宣降则水液自调；茯苓、猪苓、苡仁、泽泻淡渗利湿于下，使水道畅通，则湿有去路，共奏开源节流之功。全方用药照顾到上中下三焦，以燥湿芳化为主，开宣肺气、淡渗利湿为辅，与三仁汤结构略同。

【注意事项】湿浊滞于上中二焦，非芳香化浊和燥湿醒脾之品不能振奋已困脾阳，祛除黏腻湿浊。本方阴虚或津伤者应忌用。

【综合评述】藿朴夏苓汤，原方可宣通三焦气机，燥湿利水，治疗湿温病初起，湿邪困阻上焦中焦，湿重热轻之证候。典型临床症状：身热不扬，肢体困倦，面色垢腻，口不渴或渴不欲饮，胸中痞闷，大便溏而不爽，舌苔白滑或腻。湿邪是本方主治之邪，湿邪致病最广，有内、外之别，内外邪气相引，病位不定，湿为阴邪，病性兼杂，病程迁延。湿邪弥漫表里上下，阻遏气机，可聚为痰，可化为饮，病位多变。针对湿邪停留人体部位的不同，采取不同祛湿之法。本方集治湿四法于一体，解表化湿、通畅宣湿、苦温燥湿、淡渗利湿。

【临床应用】现代研究表明，本方有抗柯萨奇病毒、腺病毒、流感病毒、细菌及真菌感染的作用，对胃肠功能性疾病、上呼吸道疾病等亦有很好疗效，该方广泛应用于下列临床常见疾病及传染性疾病治疗。

1.感冒

感冒夹湿患者临床表现为发热恶寒，汗出不畅，头身困重，脘痞纳呆，咳吐黄痰，舌苔黄腻，脉浮数。此因风热夹湿，郁于肌表，选用藿朴夏苓汤加减治疗，基本方药为藿香、半夏、厚朴、蔻仁、茯苓、泽泻、杏仁、淡豆豉、薏苡仁，余随证加减。治疗总有效率为97.5%，且治疗后效果显著。

2.咳嗽

以藿朴夏苓汤化裁治疗痰湿蕴肺型咳嗽患者，症见咳嗽，痰多黏腻，色白或黄，胸闷脘痞，苔黄腻脉滑，此因痰湿蕴久化热所致，遂以藿朴夏苓汤加减治疗，治愈率为88.2%，总有效率达100%。表明藿朴夏苓汤治疗痰湿蕴肺型患者疗效显著。

3.慢性胃炎

慢性胃炎患者，以脘痞，吞酸，纳呆，呕恶，舌红苔黄腻，脉滑数为主要临床表现时，中医辨为脾胃湿热型，运用藿朴夏苓汤治疗后患者苔黄腻、脘痞、便溏、纳呆症状的改善作用明显。藿朴夏苓汤治疗胃炎（脾胃湿热型）效果优于对照组胃三联疗法（P<0.05），且能有效改善患者临床症状。

4.小儿腹泻

采用藿朴夏苓汤加减联合敷贴治疗小儿腹泻属湿热证患者，总有效率达93.33%，治疗2~3日后，患儿每日腹泻次数、大便常规阳性例数、白细胞、红细胞异常患儿均明显减少，治疗后取得显著效果。

【后世演变】

1.宋·骆龙吉《增补内经拾遗·卷三》引《济世良方》：藿苓汤

组成：藿香、厚朴、白术、赤茯苓、半夏、苍术、陈皮、甘草、猪苓、泽泻、肉桂。

用法：水二钟，生姜三片，大枣二个，煎八分，不拘时候服。

主治：霍乱内外两伤，吐泻交作。

加减：口渴者，去桂。

2.宋·赵佶《圣济总录·卷四十五》：藿香厚朴汤

组成：藿香叶、厚朴、半夏、甘草、人参、白茯苓、陈橘皮。

用法：上药七味，粗捣筛。每服9g，用水150mL，入生姜3片，大枣2枚，煎至100mL，去滓温服，不拘时。

主治：脾胃虚弱，呕吐不下食。

3.明·陶华《伤寒全生集·卷二》：藿苓汤

组成：藿香、白术、厚朴、陈皮、半夏、茯苓、白芷、桔梗、大腹皮、苏叶、甘草、泽泻、猪苓、官桂。

用法：加生姜，水煎服。

主治：伤寒作泻口渴，小水不利。

4.曹炳章《湿温时疫治疗法》：藿朴胃苓汤

组成：杜藿梗三钱，真川朴一钱，杜苍术八分，炒广皮一钱半，炙甘草五分，生晒术一钱半，浙茯苓三钱，猪苓一钱半，建泽泻一钱半，官桂五分。

功用：辛淡泄湿，芳香化浊。

主治：湿霍乱。上吐下泻，胸痞腹痛，口腻不渴，小便短少，脉多弦滞，或沉而缓，舌苔白滑。又治湿泻，腹中微痛，大便稀溏，小便淡黄，口腻不渴，胸痞肢懈，身重神倦，脉右缓滞，舌苔滑白而腻。

【参考文献】

［1］王旭东.藿朴夏苓汤治疗感冒挟湿80例［J］.陕西中医，1992，13（10）：458.

［2］陈荣宏，林岩峰.藿朴夏苓汤加减治疗痰湿咳嗽临床观察［J］.内蒙古中医药，2013，32（36）：3.

［3］徐佐朋.藿朴夏苓汤治疗脾胃湿热型慢性浅表性胃炎30例临床观察［J］.新中医，2009，41（6）：42-43.

［4］李兰，胡欲晓，何红霞，等.藿朴夏苓汤内服联合贴敷治疗湿热型小儿腹泻60例［J］.中国实验方剂学杂志，2015，21（18）：179-182.

（宋素花）

十八、暑湿弥漫三焦主方——三石汤

【出处】《温病条辨·中焦篇》。

【组成】飞滑石三钱，生石膏五钱，寒水石三钱，杏仁三钱，竹茹炒二钱，银花三钱（花露更妙），金汁一酒杯冲，白通草二钱。

【用法】水五杯，煮成二杯，分二次温服。

【功用】清热利湿，宣通三焦。

【适应证】暑湿弥漫三焦。症见身热面赤，耳聋，头眩晕，咳痰带血，不甚渴饮，胸闷脘痞，恶心呕吐，大便溏臭，小便短赤，舌红赤，苔黄腻，脉滑数。

【随证加减】上焦见症明显加黄芩、连翘、瓜蒌皮等；中焦见症明显加黄连、厚朴、蔻仁等；下焦见症明显加薏苡仁、茯苓、车前子等。

【方解】吴鞠通《温病条辨》云："石膏、寒水石、滑石为三石汤中之君药，取其得庚金之气，清热退暑利窍，兼走肺胃者也；杏仁、通草为宣气分之用，且通草直达膀胱，杏仁直达大肠。竹茹以竹之脉络，而通人之脉络。金汁、银花败暑中之热毒。"暑湿弥漫三焦，应用三石汤清宣上中下三焦暑湿之邪。方中以杏仁宣开上焦肺气，气化则暑湿易化；石膏、竹茹清泻中焦邪热；滑石、寒水石、通草清利下焦湿热；另用金银花、金汁涤暑解毒。全方重在清暑泻热，兼以利湿。

【注意事项】本证与杏仁滑石汤证，皆属湿热弥漫三焦。杏仁滑石汤以湿与热并重，故方中清热与燥湿并施。本证属热重于湿，故配以大队清凉之品。

【综合评述】三石汤原方可用于暑温病暑湿弥漫三焦的治疗，暑湿内盛，蒸腾于外，则身热不退；暑湿蒸腾，上蒙清窍，故面赤耳聋；暑热上犯于肺，肺气不利，肺络受损，故见胸闷，咳痰带血；暑湿困阻中焦，脾胃升降失司，则脘腹痞闷，恶心呕吐，不甚渴饮；湿热蕴结下焦，肠道分清泌浊失司，则见小便短赤，下利稀水。本方治疗的主要病邪是湿与热。"湿为阴邪，非温不化"，但本症有热邪作祟，故不宜用辛温之品。因此本方兼顾湿与热，采用清宣肺气，清泻中焦，清利湿热之法，将弥漫于三焦暑湿祛除。

【临床应用】三石汤具有抗病毒、抑菌、解热等作用，对多种感染性疾病及部分病毒性疾病如发热、湿疹，手足口病，痛风等亦有疗效。

1.湿热发热

有临床研究以三石汤治疗各种发热性疾病，如：颅脑术后发热、各种肿瘤发热、上呼吸道感染发热、风湿病发热、乙脑、水痘等，证属湿热内蕴者。临床表现为身热不扬，午后热甚，眩晕，咳黄稠痰，不甚渴饮，胸闷脘痞，恶心呕吐，大便黏腻，小便短赤，舌红赤，苔黄腻，脉滑数。基本方为：生石膏、寒水石、滑石、竹茹、通草、生甘草、丹皮、栀子、羚羊角等，总有效率为92%。表明三石汤治疗湿热发热疾病疗效显著。

2.手足口病

手足口病患儿临床表现为发热，皮疹，口腔黏膜散在疱疹及白色溃疡，手心足底、臀部等处可见斑丘疹和疱疹，周围有红晕等症状。采用中药三石汤加减治疗，基本方为：石膏、寒水石、滑石、杏仁、金银花、竹茹、白通草，随证加减。总有效率87.5%，明显优于给予利巴韦林、痰热清针剂等西药治疗的对照组（70.3%）。

3.急性湿疹

急性湿疹发病急骤，皮损潮红灼热，渗液流滋，剧烈瘙痒，伴见口渴、心烦、尿赤便干等症，其发病机理在于湿热内蕴。对湿热型急性湿疹应用中药三石汤合黄芩滑石汤加减治疗，可明显改善皮肤皮损症状。临床对照治疗表明，其治疗效果优于复方甘草酸苷片对照组，且疗效肯定。

4.肾绞痛

肾绞痛是因结石下移、嵌顿引起输尿管痉挛产生的一种急重症状，患者以肾区剧烈疼痛伴发热，口渴，血尿为主要表现。中医辨证其病机为本虚标实，湿热蕴于下焦所致。采用三石汤加减配合电针治疗患者总有效率为91.67%，疗效显著。

5.痛风

痛风急性发作主要表现为关节红、肿、热、疼痛剧烈，反复发作。临床上病因多以湿热蕴结三焦为主，选取三石汤加减治疗痛风急性发作患者可取得满意疗效。

【后世演变】

1.《中医外科学讲义》：三石散

组成：制炉甘石，熟石膏、赤石脂各三两。

用法：上为细末。麻油调搽。

功用：收湿生肌。

主治：一切湿疹及烫伤。

2.朱仁康《朱仁康临床经验集》：三石水

组成：炉甘石90g，滑石90g，赤石脂90g，冰片9g，甘油150mL。

用法：上为细末，加入蒸馏水10L中，最后加入甘油，配成药水。用时摇动，然后用毛笔涂布皮损上。

功用：收湿止痒。

主治：丘疹性湿疹、皮肤瘙痒症、脂溢性皮炎、过敏性皮炎。

3.苏继焕《广西中医药》：加味三石汤（经验方）

组成：黄芪25g，板蓝根20g，连翘各20g，生石膏、金银花各20g，寒水石9g，滑石9g，杏仁9g，竹茹、白通草、丝瓜络各7g。

功用：解毒泻热，淡渗利湿。

主治：湿温。症见发热、身热不扬，汗出而热不解，头痛耳鸣，渴不欲饮，腹胀胸闷，纳呆便软，尿黄短少，面红唇干，神疲少语，肤干灼热，舌红润、苔厚黄，脉滑数。

【参考文献】

［1］王岩.丹栀三石汤治疗湿热发热200例临床观察［J］.北京中医，2007，26（9）：597-598.

［2］陈宽厚，何爱萍.用三石汤治疗30例普通型手足口病患者的疗效观察［J］.求医问药，2013，11（6）：176.

［3］王朋军.三石汤合黄芩滑石汤加减治疗湿热型急性湿疹40例［J］.中国中医药现代远程教育，2014，12（13）：20-21.

［4］杨建法.电针配合三石汤治疗肾绞痛36例［J］.中国中医急症，2006，15（10）：1156-1157

［5］朴勇洙，韩隆胤，任晓杰.三石汤加减治疗痛风急性发作验案［J］.中医药信息，2017，4（34）：78-79.

（宋素花）

十九、透达膜原解毒化浊专剂——达原饮

【出处】明·吴又可《温疫论·上卷》。

【组成】槟榔二钱，厚朴一钱，草果仁五分，知母一钱，芍药一钱，黄芩一钱，甘草五分。

【用法】上用水二钟，煎八分，午后温服。

【功用】开达膜原，辟秽化浊。

【适应证】瘟疫或疟疾，邪伏膜原证。症见憎寒壮热，或一日三次，或一日一次，发无定时，胸闷呕恶，头痛烦躁，脉弦数，舌边深红，舌苔垢腻，或苔白厚如积粉。

【随证加减】如胁痛耳聋，寒热交错，口苦、呕秽，此邪热溢于少阳，本方加柴胡；腰背项痛，邪热溢于太阳，本方加羌活；眼目疼痛，鼻干不眠，邪溢于阳明，本方加葛根。热重于湿合蒿芩清胆汤，湿重于热合河间天水散、三仁汤。

【方解】该方是为瘟疫秽浊毒邪伏于膜原而设。《重订通俗伤寒论》说："膜

者，横膈之膜；原者，空隙之处。外通肌腠，内近胃腑，即三焦之关键，为内外交界之地，实一身之半表半里也。"《温疫论》说："疫者感天地之疠气……邪从口鼻而入，则其所客，内不在脏腑，外不在经络，舍于伏膂之内，去表不远，附近于胃，乃表里之分界，是为半表半里，即《针经》所谓'横连膜原'者也。"瘟疫邪入膜原半表半里，邪正相争，故见憎寒壮热；瘟疫热毒内侵入里，导致呕恶、头痛、烦躁、苔白厚如积粉等一派秽浊之候。此时邪不在表，忌用发汗；热中有湿，不能单纯清热；湿中有热，又忌片面燥湿。当以开达膜原，辟秽化浊为法。方用槟榔辛散湿邪，化痰破结，使邪速溃，为君药。厚朴芳香化浊，理气祛湿；草果辛香化浊，辟秽止呕，宣透伏邪，共为臣药。以上三药气味辛烈，可直达膜原，逐邪外出。凡温热疫毒之邪，最易化火伤阴，故用白芍、知母清热滋阴，并可防诸辛燥药之耗散阴津；黄芩苦寒，清热燥湿，共为佐药。配以甘草生用为使者，既能清热解毒，又可调和诸药。全方合用，共奏开达膜原、辟秽化浊、清热解毒之功，可使秽浊得化，热毒得清，阴津得复，则邪气溃散，速离膜原，故以"达原饮"名之。

【综合评述】吴又可《温疫论》是我国传染病学的先河之作，认为温疫邪气从口鼻而入，留于半表半里之膜原，当以达原饮利于表里分消，使邪气从膜原溃散。《温疫论·上卷》曰："温疫初起，先憎寒而后发热，日后但热而无憎寒也。初得之二三日，其脉不浮不沉而数，昼夜发热，日晡益甚，头疼身痛。其时邪在伏膂之前，肠胃之后，虽有头疼身痛，此邪热浮越于经，不可认为伤寒表证，辄用麻黄桂枝之类强发其汗。此邪不在经，汗之徒伤表气，热亦不减。又不可下，此邪不在里，下之徒伤胃气，其渴愈甚。宜达原饮。""槟榔能消能磨，除伏邪，为疏利之药，又除岭南瘴气；厚朴破戾气所结；草果辛烈气雄，除伏邪盘踞。三味合力，直达巢穴，使邪气溃散，速离膜原，是以为达原也。热伤津液，加知母以滋阴；热伤营气，加白芍以和血；黄芩清燥热之余；甘草为和中之用。以后四味，不过调和之剂，如渴予饮，非拔病之药也。"本方自创立以来，历代方家在其著作中从不同角度阐述了对本方的理解及应用。《张氏医通》说："或问疫邪初犯募原，吴又可以达原饮为主方，详方中槟榔、草果、厚朴俱属清理肠胃之品，知母直泄少阴邪热，与募原何预而用之？答曰：募原虽附躯壳，贴近于里，为经络脏腑之交界，况湿土之邪，从窍而入，以类横连，未有不入犯中土者，所以清理脾胃为先，又可专攻瘟疫，历治有年，故立此为初犯募原之主方。余尝以此治疫疟、时疫，靡不应手获效，总借以分解中外寒热诸邪之力耳。"《医学衷中参西录》说："北方医者治温病，恒用吴又可达原饮，此大谬也。达原饮为治瘟疫初得之方，原非治温病之方也。疫者，天地戾气，其中含有毒菌，遍境传染若役使然，故名为疫。因疫多病热，故名为瘟疫，瘟即温也。是以方中以逐不正之气为主。至于温病，乃感时序之温气，或素感外寒伏于膜原，久而化热，乘时发动，其中原无毒菌，不相传染，治之者唯务清解其热，病即可愈。若于此鉴别未清，本系温病而误投以达原饮，其方中槟榔开破之力既能引温气内陷，而厚朴、草果之辛温开散大能耗阴助热，尤非温病者所宜，虽有知母、芍药、黄芩各钱，其凉力甚轻，是以用此方治温病者，未有见其能愈者也。且不唯不能愈，更有于初病时服之，即陡然变成危险之证者，此非愚之凭空拟议，诚有所见而云然也。"

【临床应用】目前本方广泛应用于下列临床发热性及其他常见疾病的治疗。

1.病毒性疾病

传染性非典型肺炎、流感、人禽流感等3种呼吸道急性传染病都是由病毒引起。根据其临床表现、发病特点、传染性极强等特征，归属于"温疫"的范畴。SARA以高热、咳嗽、气喘为主要临床表现，从它的发病情况来看，非常符合中医"戾气"的致病特点。著名中医学家任继学教授就提出过"毒疫之邪侵伏膜原"的病机学说。特别在2002年抗击SARS中，邪伏"膜原"的发病学说及达原饮运用又重新引起人们的重视。

2.小儿发热

中医认为，小儿脏腑娇嫩，肌肤疏薄，卫外不固，易被六淫侵袭；肺为娇脏，外合皮毛，因此外邪侵袭，或从皮毛内侵，或从口鼻而入，必使肺系受累；且小儿为纯阳之体，感邪易从阳化热；而且小儿脾常不足，且饮食不知自节，故易食积内停，郁而化湿酿热，湿热之邪又易交结，如油裹面，伏于膜原，治之颇难。临床加减运用达原饮治疗小儿发热，方中以达原饮除湿化浊、清热解毒，加柴胡、荆芥以助发表散邪，青蒿、栀子、连翘重在透邪清热。全方配伍刚柔相济，祛邪而不伤正，护正而不恋邪，并能调和肝胆、调理脾胃。

3.沙门菌感染

为临床常见传染病，对患者小肠壁有较大的破坏作用，临床表现以发热、腹泻、恶心、呕吐为主，严重时会导致肠出血、肠穿孔等并发症，甚至引发中毒性心肌炎、溶血性尿毒综合征。本病全年皆可流行，尤以夏、秋两季发病率为高，属于特殊类型的外感湿热病。小儿身体发育尚不完全，抵抗力较低，罹患沙门菌感染的概率更高。本病为中医所称的急性外感热病，多被称为"湿温"或"湿温伤寒"。临床研究报道，以吴又可达原饮为基础方创制的新加达原饮（槟榔、厚朴各5g，草果、赤芍、黄芩、栀子、连翘各8g，知母12g，柴胡、荆芥各10g，青蒿20g，甘草3g），在小儿沙门菌感染的治疗中有着显著的效果。

4.肺脓肿

中医学认为，肺脓肿主要为邪盛的实热证候，为热毒瘀结在肺，酿脓成痈，邪盛伤正，日久则耗气伤阴，气阴两伤。名老中医赵绍琴认为肺痈当从温病论治，其为风温蕴热，互阻于肺热壅于肺，发为痈脓。肺痈为病，火（热、毒）邪易伤肺脏，积于肺络及膜原，盘踞肺脏，络、膜受损致瘀。临床报道以达原饮加减方（黄芩、槟榔、金银花、地龙、蝉蜕各15g，厚朴、草果各10g，蒲公英30g）治疗肺痈，取达原饮透达肺络及膜原邪气之意，祛络、膜之邪热，补受损之肺津，除络、膜受损所致之瘀。不仅可以有效地控制急性炎症，促进肺部炎性浸润病灶的吸收以及脓血分泌物的排除，促使空洞闭合，改善病因病变引起的一系列虚弱症状，不失为治疗肺脓肿的良方。

5.感染性发热

有临床研究认为，病毒感染发热的患者多有湿热内蕴，表现出一系列邪伏少阳及阳明的症状。因湿热之邪为患，如油裹面，难解难分，病势延缠，一般病程较长，难以速愈。拟开达膜原法，以达原饮为基础方，加用葛根解肌退热，柴胡和解退热。诸药合用，解表清里，和解三焦，使湿化热清，膜原之邪得除，故疗效显著。现代对于达原饮的研究，多集中于各种病原体所致的发热，如报道用达原饮加青蒿、香薷，治疗小儿夏季热35例，病程最长87天，最短23天；服药最多48剂，最少23剂。其中28例痊愈，4例显效，3例有效，治愈率80%。

6.严重急性呼吸综合征（SARS）

达原饮具有促进肠蠕动、促进肺炎吸收、抗病原微生物、促进体内毒素的排泄、抗炎、利胆保肝护胃作用，对血液系统及肺损害亦有修复作用。

【后世演变】

1.清·张璐《张氏医通·卷十三》：达原饮

组成：黄芩一钱五分，甘草一钱（炙），白芍一钱，知母二钱，厚朴一钱，槟榔二钱，草果一钱，生姜七片，大枣一枚（擘）。

用法：水煎，发前热服，温覆取微汗。

主治：疫疟壮热，多汗而渴。

2.清·俞根初《重订通俗伤寒论·卷二》：柴胡达原饮

组成：柴胡一钱半，生枳壳一钱半，川朴一钱半，青皮一钱半，炙草七分，黄芩一钱半，苦桔梗一钱，草果六分，槟榔二钱，荷叶梗五寸。

功用：和解三焦。

主治：主湿重于热，阻滞膜原。

各家论述：俞氏以柴、芩为君者，以柴胡疏达膜原之气机，黄芩泻膜原之郁火也；臣以枳、桔开上，朴、果疏中，青、槟达下，以开达三焦之气机，使膜原伏邪，从三焦而外达肌腠也；佐以荷梗透之；使以甘草和之。虽云达原，实为和解三焦之良方。

【参考文献】

［1］洪炳根.中医防治流感、非典、人禽流感初探［J］.福建中医药，2005（4）：54-55.

［2］聂广，林巧.人禽流感中医病因病机的探讨［J］.世界中医药，2008（3）：131-133.

［3］练春萍，康文杰.达原饮加减治疗小儿发热临床观察［J］.中医临床研究，2013，5（15）：72-75。

［4］刘光武，罗铭，李明.新加达原饮治疗小儿沙门氏菌感染的临床观察［J］.云南中医中药杂志，2019，40（2）：36-38.

［5］曾仕富，左明晏.达原饮加减治疗肺脓肿23例［J］.中国中医急症，2012，21（11）：1865-1866.

［6］高蓉，柳涌.达原饮治疗病毒感染性发热42例［J］.中国中医急症，2007（11）：1357.

［7］侯薇.达原饮治疗小儿夏季热35例报道［J］.新中医，1992（5）：43+49.

［8］赵冰洁.加味达原饮对急性肝损伤湿邪内蕴证模型大鼠的治疗作用研究［D］.成都中医药大学，2011.

（季秀丽）

二十、湿温时疫之主方——甘露消毒丹

【出处】《温热经纬·卷五》。

【组成】飞滑石十五两，绵茵陈十一两，淡黄芩十两，石菖蒲六两，川贝母、木通各五两，藿香、射干、连翘、薄荷、白豆蔻各四两。

【用法】生晒研末，每服三钱，开水调下，或神曲糊丸，如弹子大，开水化服亦可。现代用法：散剂，每服六至九克；丸剂，每服九至十二克；汤剂，水煎服，用量按原方比例酌定。

【功用】利湿化浊，清热解毒。

【适应证】湿温时疫，邪在气分，湿热并重证。发热倦怠，胸闷腹胀，肢酸咽痛，身目发黄，颐肿口渴，小便短赤，泄泻淋浊，舌苔白或厚腻或干黄，脉濡数或滑数。

【随证加减】若黄疸明显者，宜加栀子、大黄清泄湿热；咽颐肿甚，可加山豆根、板蓝根等以解毒消肿利咽。

【注意事项】若湿热入营、谵语舌绛者，则非本方所宜。

【方解】本方主治湿温、时疫，邪留气分，湿热并重之证。湿热交蒸，则发热、肢酸、倦怠；湿邪中阻，则胸闷腹胀；湿热熏蒸肝胆，则身目发黄；热毒上壅，故口渴、咽颐肿痛；湿热下注，则小便短赤，甚或泄泻、淋浊；舌苔白或厚腻或干黄为湿热稽留气分之征。治宜利湿化浊，清热解毒。方中重用滑石、茵陈、黄芩，其中滑石利水渗湿，清热解暑，两擅其功；茵陈善清利湿热而退黄；黄芩清热燥湿，泻火解毒。三药相合，正合湿热并重之病机，共为君药。湿热留滞，易阻气机，故臣以石菖蒲、藿香、白豆蔻行气化湿，悦脾和中，令气畅湿行；木通清热利湿通淋，导湿热从小便而去，以益其清热利湿之力。热毒上攻，颐肿咽痛，故佐以连翘、射干、贝母、薄荷，合以清热解毒，散结消肿而利咽止痛。

【综合评述】王士雄称："此治湿温时疫之主方也。六元正纪，五运分步，每年春分后十三日交二运。征，火旺，天乃渐温。芒种后十日交三运。宫，土旺，地乃渐湿。温湿蒸腾，更加烈日之暑，烁石流金，人在气交之中，口鼻吸受其气，留而不去，乃成湿温疫疠之病。而为发热倦怠，胸闷腹胀，肢酸咽肿，斑疹身黄，颐肿口渴，溺赤便闭，吐泻疟痢，淋浊疮疡等证。但看病患舌苔淡白，或浓腻，或干黄者，是暑湿热疫之邪尚在气分。悉以此丹治之立效。并主水土不服

诸病。"《医效秘传·卷一》曰:"时毒疠气,必应司天。癸丑太阴湿土气化运行,后天太阳寒水,湿寒合德,挟中运之火,流行气交,阳光不治,疫气乃行。故凡人之脾胃虚者,乃应其厉气,邪从口鼻皮毛而入。病从湿化者,发热目黄,胸满,丹疹,泄泻。当察其舌色,或淡白,或舌心干焦者,湿邪犹在气分,用甘露消毒丹治之。"

【临床应用】临床若见湿热并重之证,或见发热倦怠、胸闷腹胀、吐泻疟痢、咽肿、颐肿、溺赤便闭、淋浊、身黄、斑疹、疮疡等,病变涉及上、中、下三焦,内熏肝胆,外渍肌肤,均可使用该方。

1.湿热并重兼痰热证

中医学者李士懋认为,方中石菖蒲、射干、川贝母都是清热化痰要药,故使本方兼有化痰之功,对于湿热并重兼有热痰之病证颇为合适。李士懋不仅将该方应用于湿热并重的瘟疫,以及夏令暑湿季节的外感和内伤热病,更多的是将该方用于湿热并重兼有热痰所导致的各种内伤疑难杂病。西医学的病毒性腮腺炎、急慢性中耳炎、急慢性支气管炎、急慢性肺炎、急慢性咽喉炎、病毒性心肌炎、急慢性胃肠炎、急慢性胆囊炎、急慢性尿道炎等证属湿热并重兼有热痰者,皆可应用本方化裁治疗。也常用于治疗流感、非典型肺炎、手足口病、肠伤寒等属于中医辨证属于气分湿热者。

2.老年肺炎

老年肺炎的发病在中医学中认为多因调摄不慎,触冒风邪引起,属中医学"风温肺热病""咳嗽""喘证""发热"等范畴。选用甘露消毒丹治疗湿热咳嗽,盖因湿热为患壅滞三焦、气机不畅发为咳喘,以本方"清热于湿中、渗湿于热下、湿化热清,气机畅利,则诸症自除"。甘露消毒丹具有解毒化浊,清热利湿的功效,对邪在气分,湿热并重之证有明显的疗效。

3.登革热

登革热是登革病毒引起,通过伊蚊传播的一种急性传染病,属乙类传染病。登革热病发热时可出现剧烈的头痛,全身肌肉酸痛,骨骼和关节有骨折样疼痛,明显乏力,大部分可出现腹痛、恶心,部分出现呕吐、腹泻等胃肠道症状,伴全身不同程度的红色皮疹,瘙痒,白细胞及血小板计数均有不同程度下降。登革热的病症特点与中医温病的湿热证相类似,根据其发病特点,可将其归于中医学温病中"瘟疫""疫疹"的范畴。西医学认为甘露消毒丹具有抗感染、调节免疫功能的功效。

4.小儿急性化脓性扁桃体炎

临床研究认为，小儿"脾常不足"，脾不能正常发挥运化水湿的功能，导致脾虚湿停。湿邪郁久化热，或继感外界湿热病邪，邪热入里，内外相合，湿热互结，不得从二便和肌表下泄，而咽、喉分别通于胃、肺，湿热邪毒侵及肺胃、循经上攻咽喉，导致扁桃体、咽部充血红肿、疼痛，甚则灼伤肌膜，引起扁桃体化脓而导致烂乳蛾，此时应用甘露消毒丹可以取得较好临床疗效。

现代研究表明该方主要有解热、抗病原微生物、保肝、利胆、调整免疫、促进消化等作用。实验研究报道，对实验性发热模型大鼠灌服甘露消毒丹，可完全抑制内毒素引起的体温升高，并降至用药前正常体温以下，作用持续2小时以上。提示本药不仅有明显解热作用，对正常体温亦有一定降温作用。经抗病原微生物实验研究发现：方中黄芩、茵陈、滑石等对金黄色葡萄球菌、溶血性链球菌、肺炎球菌等革兰阳性菌和痢疾杆菌、绿脓杆菌、大肠杆菌、伤寒杆菌等革兰阴性菌均有抑制作用。黄芩、茵陈、藿香对流感病毒、多种真菌和钩端螺旋体亦有抑制作用。甘露消毒丹可使肝炎患者胸闷、腹胀缓解、恢复食欲。方中白豆蔻、石菖蒲、藿香、薄荷均含挥发油，能促进消化液的分泌，制止胃肠异常发酵，驱除肠道积气。白豆蔻尚能止呕，兴奋肠道蠕动。石菖蒲、薄荷能缓解胃肠平滑肌痉挛。藿香亦能解痉，连翘具有镇吐作用。另外，本方还有保肝、利胆、调整免疫等多种药理作用。

【后世演变】

1.胡光慈《杂病证治新义》：加减甘露消毒丹

组成：茵陈、山栀、黄芩、石菖蒲、藿香、白蔻、薄荷、滑石、木通、枳壳。

用法：水煎服。

功用：清热解毒，利湿退黄。

主治：湿热发黄，身热倦怠，胸闷懒食，小便短黄。

【参考文献】

［1］霍晓清，胡荣金，张新莉.甘露消毒丹辅助治疗湿热壅肺型老年肺炎临床研究［J］.临床合理用药杂志，2019，12（7）：80-81.

［2］朱灯.甘露消毒丹治疗登革热湿热蕴结证的临床效果［J］.深圳中西医

结合杂志，2019，29（2）：52-53.

　　[3] 杨东新，曾可，王波，等.甘露消毒丹合升降散治疗小儿急性化脓性扁桃体炎100例临床观察 [J].中国民族民间医药，2018，27（16）：125-128.

（季秀丽）

二十一、清润肺胃名方——沙参麦冬汤

【出处】《温病条辨·卷一》。

【组成】沙参三钱，玉竹二钱，生甘草一钱，冬桑叶一钱五分，麦冬三钱，生扁豆一钱五分，花粉一钱五分。

【用法】水五杯，煮取二杯，日再服。

【功用】清养肺胃，生津润燥。

【适应证】治燥伤肺胃阴分，津液亏损，咽干口渴，干咳痰少而黏，或发热，脉细数，舌红少苔者。

【随证加减】疾病后期虚劳肺热者，可加用地骨皮清肺火，退虚热以治之。颧红潮热，加银柴胡、黄芩；咯血，加侧柏叶、仙鹤草、白及、三七；气虚，加山药、人参；阴虚甚，加玄参、生地等。

【方解】本方为用治温燥伤津、肺胃阴伤之主方，以干咳少痰、咽干口渴、舌红少苔为辨证要点。方中沙参、麦冬清养肺胃，玉竹、天花粉生津解渴，生扁豆、生甘草益气培中，甘缓和胃，配以桑叶，轻宣燥热，合而成方，有清养肺胃、生津润燥之功。全方以甘寒养阴药为主，配伍辛凉清润和甘平培土药品，药性平和，清不过寒，润不呆滞。本方药味轻灵简洁，而清养肺胃之功甚宏。故《温病条辨》原文除说明其甘寒属性外未有特殊评论。

【注意事项】阳虚者则应慎用或忌用。

【综合评述】沙参麦冬汤是甘寒法治疗温燥证的代表方之一，《温病条辨·卷一》曰："燥伤肺胃阴分，或热或咳者，沙参麦冬汤主之。"《医学摘粹》有云："燥病者，感秋气而得之也。其证或发热，或咳嗽，或清窍不利，或诸气郁，诸痿喘呕，因燥而得者。如初起右脉数大，燥伤手太阴气分者，以桑杏汤主之。如感燥而咳者，以桑菊饮主之。如燥伤肺胃阴分，或热或咳者，以沙参麦冬汤主之。如燥气化火，清窍不利者，以翘荷汤主之。如诸气郁，诸痿喘呕，因燥而得者，以清燥救肺汤主之。"秋燥病后期，邪少虚多，燥热渐退，肺胃阴液未复。

此时治疗的重点应为养阴，佐以清除余邪。燥证"唯喜柔润，最忌苦燥"，因此在治疗燥伤津液时必用濡养。沙参麦冬汤中沙参、麦冬、玉竹、天花粉甘寒生津，桑叶宣透以散余邪，最宜治疗燥邪后期肺阴亏耗、阴虚生热之症。《六因条辨》中写道："秋燥汗出，不恶寒而但发热，咳痰不爽，鼻衄口干，舌白转黄，宜用沙参、花粉、地骨皮、知母、甜杏、玉竹、元参、甘草、连翘、西瓜翠衣等味，清肺泄热也。"自注："上条无汗恶寒，例宜透解。此条汗出不恶寒，而但发热，而渐传乎肺，故咳痰、舌黄、鼻衄，已现热逼肺营之状。必用沙参、杏仁、知母、玉竹、元参、连翘，清肺金而解热邪也。"可以看出，此例是燥邪在上不解，伤及肺胃阴液之证，加连翘、枇杷叶、西瓜翠衣清解燥邪，知母、元参养阴生液清较盛之肺热，此正是沙参麦冬汤的恰当运用。因沙参麦冬汤具有甘寒养阴、润泽肺胃的功效，被广泛用于诸热病后期、阴虚火旺证候的治疗，以及辨证属于肺胃阴伤、津亏热盛之证。从吴氏原文可知，沙参麦冬汤主要治疗燥邪侵袭后期，燥热渐退、阴液已伤的肺胃阴伤证。孟澍江教授认为肺胃阴伤发生于温热病卫气分阶段，温邪一般首先犯肺或脾胃，表现在气分的病证多为肺胃热盛，所以易伤肺胃之阴。由于胃阴伤在肺胃热盛之时即有发生，所以在治疗肺胃热盛病证时，就应在清泄肺胃邪热的同时配合滋养胃阴之品，如沙参麦冬汤之类。不仅可补充被温热之邪耗伤的阴液，而且通过养阴可以恢复体内阴阳平衡，抑制阳热亢盛，有助于清退邪热。如阴伤而热邪未尽者，多养阴与清热并施；如热邪已衰而属阴分不足，虚热内生者，往往只需养阴而其热自退。肺胃之阴受伤而热邪不甚，主以甘寒养阴的沙参麦冬汤。孟氏用本方广泛治疗内科杂病中见有肺胃阴液不足的各种病证。特别是对萎缩性胃炎见胃阴虚者。

【临床应用】现代应用本方不再拘泥于感受燥邪，而是广泛用于临床各科各种疾病阴虚火热、津亏阴伤的治疗。

1.萎缩性鼻炎肺燥津伤证

著名中医学家干祖望辨证治疗萎缩性鼻炎，认为鼻腔缺乏津液滋养，而致干燥，黏膜甚至骨质萎缩。肺为水之上源，开窍于鼻，故此病与肺关系密切。沙参麦冬汤甘寒清润、清养肺胃同时养阴生津能够起到滋润鼻窍的作用。

2.麻疹后期

临床研究认为麻疹后期，热伤阴液，则宜养阴为主，佐以清解余邪，临床上对于年幼患者或素体脾胃虚弱者，在养阴益肺的同时，必须注意顾护脾胃，以防出现麻疹后泄泻或痢疾。沙参麦冬汤组方药物药量较小、药性和缓。养阴同时不滋腻不伤脾胃，同时清除余毒、巩固疗效。

3.上呼吸道感染

沙参麦冬汤联合抗生素能有效治疗上呼吸道感染，同时对于久咳、阴虚燥咳治疗效果良好。以本方治疗慢性咽炎之正虚标实，津液不能上输，虚火内炽咽喉，或受风热邪毒侵袭，引动肺胃郁热，火热上蒸，搏结咽喉发为本病，治以清火润燥，利咽散结，方选沙参麦冬汤加减。也有报道以清燥救肺汤合沙参麦冬汤加减治疗萎缩性鼻炎，疗效满意。

4.麻疹恢复期

此时疹毒未清，肺胃阴已伤，用沙参麦冬汤酌加清解透表，用以善后，清除余毒，巩固疗效。

5.原发性支气管肺癌

原发性支气管肺癌患者中晚期多表现为气阴两虚，痰瘀互结，热毒内蕴，故采用沙参麦冬汤加减结合化疗治疗。

6.干燥综合征

根据其临床表现辨为燥证，并运用沙参麦冬汤加减清养肺胃阴液，可减轻口干、吞咽困难、纳差等症状，并改善外分泌腺功能。另有报道用治毛周角化症，本病属于中医"皮肤甲错"范畴，乃肺阴不足，血虚风燥，肌肤失养所致。以沙参麦冬汤养肺润燥，养血活血，尤为适宜。

7.胃脘痛

对于胃热阴虚型胃脘痛以及吐酒后胃痛，沙参麦冬汤效果良好。酒为燥热之品，大吐之后更是损伤脾胃耗气伤津，治疗应以滋养胃阴为主，佐以益气培中。

【后世演变】

1.清·陆廷珍《六因条辨》：沙参麦冬汤

组成：沙参、麦冬、鲜石斛、鲜生地、桑叶、甜杏、川贝、花粉、连翘。

主治：秋燥汗出，不恶寒而但发热，咳痰不爽，鼻衄口干，舌白转黄。

2.清·庆云阁《医学摘粹》：沙参麦冬汤

组成：沙参三钱，玉竹二钱，甘草一钱，桑叶二钱，麦冬三钱，生扁豆二钱，花粉二钱。

用法：水煎大半杯，温服。久热久嗽者，加地骨皮三钱。

主治：燥病者，感秋气而得之也。其证或发热，或咳嗽，或清窍不利，或诸气郁，诸痿喘呕，因燥而得者。

3.清·张宗祥《本草简要方》: 沙参麦冬汤

组成: 沙参, 麦冬各三钱, 玉竹二钱, 生草一钱, 冬桑叶, 生扁豆, 天花粉各一钱半。

用法: 水五杯煮取二杯。日再服。

功用: 泻肺火, 清肺热, 补中益气。

主治: 妇人白带。

【参考文献】

［1］王怀村, 张美稀.中西医结合治疗迁延性肺部感染36例［J］.浙江中西医结合杂志, 1999, 9 (4): 234-235.

［2］顾爱善, 刘清本.沙参麦冬汤加减治疗慢性咽炎80例［J］.中国中西医结合杂志, 1994, 14 (1): 61-62.

［3］李水银.萎缩性鼻炎燥为患［J］.国际医药卫生导报, 2000 (4): 19.

［4］万应昌, 李文.麻疹150例临床治疗体会［J］.新中医, 1996, 28 (8): 28-29.

［5］刘静安.中药结合化疗治疗原发性支气管肺癌44例总结［J］.湖南中医杂志, 2001, 17 (4): 11-12.

［6］王鸿慧.辨证治疗老年干燥综合征23例［J］.湖南中医杂志, 1997, 13 (3): 47.

［7］黄宁, 魏珊.中西医结合治疗毛周角化症40例［J］.福建中医药, 2002, 33 (6): 15.

［8］许凤莲.沙参麦冬汤治疗吐酒后胃痛68例［J］.辽宁中医杂志, 2006, 30 (9): 1148-1149.

（张诏）

二十二、热病神昏之"凉开"首剂——安宫牛黄丸

【出处】《温病条辨·卷一》。

【组成】牛黄一两, 郁金一两, 犀角一两, 黄连一两, 朱砂一两, 梅片二钱五分, 麝香二钱五分, 真珠五钱, 山栀一两, 雄黄一两, 金箔衣, 黄芩一两。

【用法】上为极细末, 炼老蜜为丸, 每丸一钱, 金箔为衣, 蜡护。脉虚者,

人参汤送下；脉实者，银花、薄荷汤送下。每服一丸，大人病重体实者，日二次，甚至每日三次，小儿服半丸，不知，再服半丸。

【功用】清心开窍，豁痰解毒。

【适应证】热邪内陷心包证。高热烦躁，神昏谵语，口干舌燥，或舌謇肢厥，舌红或绛，脉数。亦治中风昏迷，小儿惊厥属邪热内闭者。以及太阴温病；手厥阴暑温；阳明温病，斑疹、温痘、温疹、温毒。热邪内陷心包证。

【随证加减】原书用法云："脉虚者，人参汤下。"脉虚为正不胜邪之兆，取人参扶正祛邪之意，此时应严密观察病情变化，慎防其由闭转脱；"脉实者，银花、薄荷汤下"，是增强其清热透散之效。

【方解】方中牛黄苦凉，善清心、肝大热，清心解毒，辟秽开窍；犀角咸寒，善入营血，清心安神，凉血解毒；麝香芳香走窜，善通全身诸窍，芳香开窍醒神。三药相配，清心开窍，凉血解毒，共为君药。黄连、黄芩、山栀苦寒，黄连清心火，黄芩清肺、胆之火，栀子清三焦之火，清热泻火解毒，以增牛黄、犀角清解心包热毒之力，共为臣药。冰片辛散苦泄，芳香走窜，善通诸窍，兼散郁火；郁金辛开苦降，行气解郁，二者相伍，芳香辟秽，化浊通窍，以增麝香开窍醒神之功；雄黄截痰解毒，助牛黄辟秽解毒；朱砂镇心安神，兼清心热；珍珠清心肝之热，镇惊坠痰，共助镇心安神之功，以除烦躁不安；原方以金箔为衣，取其重镇安神之效，共为佐药。用炼蜜为丸，和胃调中，为使药。

【注意事项】本方为热闭证而设，寒闭证或脱证禁用。本方含芳香、寒凉及有毒之品，当中病即止，不宜过服，久服。孕妇慎服。

【综合评述】安宫牛黄丸为凉开三宝之一，首见于《温病条辨》，曰："太阴温病……神昏谵语者，清宫汤主之，牛黄丸、紫雪丹、局方至宝丹亦主之。"主治邪陷心包高热神昏。现代临床常用于治疗重症感染性疾病如严重的脓毒感染。感染性疾病属于中医"温病""热病"范畴，多表现为高热伴有不同程度的意识障碍。多为气分、营血分邪热传入心包所导致。叶天士称之为"温邪上受，首先犯肺，逆传心包。"此类患者多表现为程度较深的昏迷，且往往出现于疾病早期。

安宫牛黄丸长于清热解毒，豁痰开窍，为治邪热内闭之圣剂。《重订广温热论·温热总论·论小儿温热·痉厥》用治小儿高热惊厥，"痉厥小儿温热症，悉与大人同，唯时见痉厥，类于惊风，误治多死，兹特先论其症治燥火致痉皆由温热化燥，液涸动风。症必鼻窍无涕，目干无泪，面色枯憔，神昏痉厥，势最危急。速用犀羚白虎汤，加瓜霜紫雪丹挽救之；或竹叶石膏汤去半夏，重加川贝、竹沥、竹黄、安宫牛黄丸等，亦多获效，病减后余热，或用叶氏养胃汤清养胃阴，或用竹叶地黄汤清凉血分。此皆似惊非惊，为小儿温热症中之最重者也"。安宫牛黄丸在凉开三宝中药性最凉，并长于清热解毒，对于惊厥患儿有良好的镇惊开窍作用。《医学衷中参西录·医案·温病门·湿疹》又用其治斑疹逆证："温疹：天津杨姓幼子，年四岁，于季春发生温疹……证候：周身出疹甚密，且灼热异常。闭目昏昏，时作谵语。气息迫促，其唇干裂紫黑，上多凝血。脉象数而有力。大便不实，每日溏泄两三次。诊断：凡上焦有热之证，最忌下焦滑泻。此证上焦之热已极，而其大便又复溏泄，欲清其热，又恐其溏泄益甚，且在发疹，更虞其因溏泄毒内陷也。是以治此证者，当上清其热下止其泻，兼托疹毒外出，证候虽险，自能治愈。分七八次将药服完。翌日视之其热大减，诸病皆见愈。唯不能稳睡，心中似骚扰不安，其脉象仍似有力。遂将方中滑石、石膏皆减半，煎汤送安宫牛黄丸半丸，至煎渣再服时，又送服半丸，病遂全愈。""唯不能稳睡，心中似骚扰不安，其脉象仍似有力。"从文中所述"心中似骚扰不安"可见病位在心包，故用之。综合文献来看虽安宫牛黄丸可用于高热闭证、惊厥、斑疹等疾病的治疗。所治症状不外乎是感受温热之邪，内陷心包，邪热闭阻，高热神昏。

【临床应用】根据安宫牛黄丸清热解毒、镇惊开窍的作用，现代临床还应用于中风昏迷的治疗，采用点舌法给予安宫牛黄丸，使药物通过舌下吸收后直接入血发挥作用。同时对于肺性脑病、肝性脑病等中枢神经系统受到损伤出现高热神昏的病证，治疗效果良好。能够在短时间内使患者苏醒、缩短发热病程，改善患者预后。

1.高热神昏

安宫牛黄丸是中医治疗高热神昏窍闭的代表方，中枢性发热属中医"高热神昏"范畴。中医认为其病因病机在于心肝肾阴阳失调，肝肾阴亏，肝阳暴涨，血随气逆，蒙蔽清窍，导致患者突然出现昏迷，不省人事，面赤身热。安宫牛黄丸清热开窍，豁痰解毒，不仅可以降温解热，镇静安神，还可开窍醒神，促进患者恢复神智及中枢神经系统功能。不论是原发性脑病亦还是继发性脑病，出现神志昏蒙症状者均可应用安宫牛黄丸，此类患者多有神昏、不同程度发热，可伴见肢体废用、抽搐等症状，其共同病机为邪闭心包、神机失用。如出现虚脱证、寒湿证（此类病之虚脱与寒湿证极其少见）者皆可配伍应用安宫牛黄丸。昏迷时促醒治疗是抢救的重要组成部分，积极恢复患者的意识可使肺部感染、尿路感染、褥疮等常见临床并发症明显减少。安宫牛黄丸具有清热解毒、开窍醒神的功效，大量的临床研究发现临床中在西医常规治疗的基础上加用安宫牛黄丸治疗脑病引起的高热神昏疗效明确。

2.重症中暑

此病属中医"暑邪"范畴，暑为阳邪，其性炎热，暑邪伤人多表现为一系列阳热症状，如高热、心烦、面赤、脉洪大等。暑性升散，扰神伤津耗气，故易上扰心神，或侵犯头目，出现心胸烦闷不宁、头昏、目眩、面赤等。对于重症中暑患者在常规治疗基础上加用鼻饲安宫牛黄丸治疗，可降低患者体温，促进其意识尽快恢复，对保护患者脑组织具有积极意义，对保障患者生命安全具有较积极的影响。

3.重症感染

重症感染属于中医"温病"范畴，重症感染临床多表现为高热，伴有不同程度的意识障碍，属于中医"逆传心包""扰动心包"范畴，皆可配合使用安宫牛黄丸。

4.流行性乙型脑炎

流行性乙型脑炎是由乙脑病毒引起的以脑实质炎症为主要病变的急性传染病，患病者多为10岁以下儿童，其临床特征为急性起病，病情凶险，病死率高且易留有神经系统后遗症。安宫牛黄丸对内毒素性脑损害细胞有一定的保护作用，并能刺激和促进细胞免疫，提高细胞免疫功能，增强巨噬细胞和自然杀伤细胞的活性，从而增强了清除病毒感染细胞的能力。用后能使暑祛疫毒散、窍开神醒、热退抽搐停。

5.流行性出血热

安宫牛黄丸能改善流行性出血热临床症状，缩短病程，特别是缩短发热期，提高越期率，促进肝、肾和血液功能的恢复，减少并发症的发生。

6.肺性脑病

肺性脑病属于中医学的"肺胀""喘脱"等病的危险阶段。在急性发作时治标为先，重用化痰开窍药物，可提高疗效。

7.中风

中风为内科急症，又称脑卒中，急性期大部分患者都有神志改变。轻者神昧，即神志界于清醒与昏迷之间为朦胧或嗜睡状态，也称中经络者。重者神昏，也称中脏腑。缺血性脑卒中和出血性脑卒中均属于中医中风范畴。临床以头痛、呕吐、瘫痪、迅速出现意识障碍为主要表现,其基本病机是肝阳上亢,虚风内动,热入心包,痰蒙清窍,治疗以积极抢救为先,豁痰开窍为主,安宫牛黄丸具有清心泻火、解毒豁痰、平肝息风、醒脑开窍的功效,可有效改善意识障碍程度,缓解失语及偏瘫症状。

【后世演变】

1.清·何廉臣《重订广温热论》:安宫牛黄丸

组成:西牛黄、广郁金、白犀角、小川连、飞辰砂各一两,梅冰、麝香各二钱五分,真珠五钱,焦山栀、飞雄黄、青子芩各一两。

用法:共为极细末,炼蜜为丸,每丸重一钱,金箔为衣,蜡护。脉虚者,人参汤下;实者,银花薄荷汤下,每服一丸。兼治飞尸猝厥,五痫中恶,大人小儿痉厥之因于热者。大人病重体实者,日再服,甚至日三服;小儿服半丸,不知,再服半丸。

主治:邪热内陷心包。

2.清·王士雄《温热经纬》:安宫牛黄丸

组成:陕西牛黄二分五厘,镜面朱砂一钱五分,生黄连五钱,黄芩、山栀各三钱,郁金二钱。

用法:为末,蒸饼为糊,丸如黍米大,每服七八丸。

主治:若治温邪内陷,包络神昏者,唯万氏此方为妙。盖温热入于心包络,邪在里矣。草木之香,仅能达表,不能透里,必借牛黄幽香物性,乃能内透包络,与神明相合,然尤在佐使之品,配合咸宜。

3.《中华人民共和国药典》:安宫牛黄丸

组成:牛黄100g,水牛角浓缩粉200g,麝香25g,珍珠50g,朱砂100g,雄黄100g,黄连100g,黄芩100g,栀子100g,郁金100g,冰片25g。

用法:以上十一味,珍珠水飞或粉碎成极细粉,朱砂、雄黄分别水飞成极细粉;黄连、黄芩、栀子、郁金香粉碎成细粉;将牛黄、水牛角浓缩粉、麝香、冰片研细,与上述粉末配研,过筛,混匀,加适量炼蜜制成大蜜丸600丸,即得。口服,一次1丸,一日1次;小儿三岁以内一次1/4丸,四岁至六岁一次1/2丸,一日1次;或遵医嘱。

功用:清热解毒,镇惊开窍。

主治:用于热病,邪入心包,高热惊厥,神昏谵语。

【参考文献】

[1]黄坡，郭玉红，赵京霞，等.安宫牛黄丸的临床研究进展[J].中国中医急症，2018，27（2）：361-364+376.

[2]华伟，田永淮.中西医结合治疗乙型脑炎35例[J].实用中医药杂志，1994（2）：23.

[3]王春英，于汉和，李作平.安宫牛黄丸治疗流行性出血热的初步观察[J].山东医学高等专科学校学报，1993，15（2）：100.

[4]刘小虹，梁直英.安宫牛黄散治疗肺性脑病临床研究[J].新中医，1998，30（6）：12-14.

（刘武）

二十三、肝热动风专药——羚角钩藤汤

【出处】《通俗伤寒论·卷二》。

【组成】羚角片一钱半，双钩藤三钱（后入），霜桑叶二钱，滁菊花、生白芍、茯神木各三钱，鲜生地五钱，川贝母四钱，鲜刮淡竹茹五钱，生甘草八分。

【用法】淡竹茹与羚羊角先煎代水，煎上药服。

【功用】平肝息风，清热止痉。

【适应证】肝热生风证。症见高热不退，烦闷躁扰，手足抽搐，发为痉厥，甚则神昏，舌绛而干，或舌焦起刺，脉弦而数。

【随证加减】若热盛者可加大青叶、板蓝根、夏枯草、草决明等以增强清肝之效。若热邪内闭，神志昏迷者，可配紫雪丹、安宫牛黄丸等清热开窍之剂。若高热不退耗伤津液较甚者，可酌加玄参、天门冬、石斛、阿胶等滋阴增液之品。若神昏痰鸣者，可加天竺黄、竹茹、姜汁，以清热痰。抽搐甚者，可加全蝎、蜈蚣、僵蚕、蝉蜕等息风止痉药。若热邪偏于气分者，可加石膏等以清气热，若热邪偏于营血者，加犀角、牡丹皮以清营凉血。

【方解】羚角钩藤汤所治为肝经热盛生风之证，病势急暴，病情危重。本方立法以凉肝息风、增液舒筋为主，兼以化痰、安神之品以防热盛灼津生痰、扰乱闭窍之变。方中羚羊角咸寒，入肝、心二经，善于平肝息风，又能清热镇惊。钩藤甘微寒，入心、肝两经，清火定风，治肝热眩晕、惊搐。两药相合，则凉肝息

风之力更强，共为君药。桑叶苦甘性寒，入肺、胃、大肠三经，能清肝胆郁热，明目，除头脑胀痛。菊花，甘苦而凉，善解肝经之热。桑、菊同用，共助君药清热息风，皆为臣药。火旺生风，风助火势，风火相扇，耗阴劫液，故以鲜生地、生白芍、生甘草酸甘化阴，滋阴养液，柔肝舒筋。地黄取鲜品，芍、草俱生用，则寒凉之性较盛，切合热甚津伤之机。风火灼津，易于成痰，痰浊既成，又会助热生风，加重病情，故配竹茹、贝母清热化痰。用茯神木者，以风火内旋，心神不宁，而此药功专平肝宁心也。以上六味同为佐药。其中生甘草兼可调和诸药，又为使药。全方侧重于凉肝息风，兼顾增液、化痰、宁神，法度严谨，主次分明，故为凉肝息风的代表方剂。

【注意事项】 若热病后期，阴虚风动，而病属虚风者，不宜应用。

【综合评述】 自本方创立以来，历代医家从不同角度对本方进行了阐述和理解。《重订通俗伤寒论》何秀山按："以羚、藤、桑、菊息风定惊为君；臣以川贝善治风痉，茯神木专平肝风；但火旺生风，风助火势，最易劫伤血液，尤必佐以芍药、甘草、鲜生地酸甘化阴，滋血液以缓肝急；使以竹茹，不过以竹之脉络通人之脉络耳。"全方以息风定惊、增液缓急为主，治疗以高热不退，烦闷躁扰，手足抽搐等为主症的肝热生风证。又《谦斋医学讲稿》中言："本方原为邪热传入厥阴、神昏抽搐而设，因热极伤阴，风动痰生，心神不安，筋脉拘急。故用羚羊、钩藤、桑叶、菊花凉肝息风为主，佐以生地、白芍、甘草甘酸化阴，滋液缓急，川贝、竹茹、茯神化痰通络，清心安神。由于肝病中肝热风阳上逆，与此病机一致，故亦常用于肝阳重证，并可酌加石决明等潜镇。"该方主要治疗热入神昏，筋脉抽搐等肝阳重症。清代何秀山谓："肝藏血而主筋，凡肝风上翔，症必头晕胀痛，耳鸣心悸，手足躁扰，甚则瘛疭，狂乱痉厥，与夫孕妇子痫，产后惊风，病皆危险……此为凉肝息风、增液舒筋之良方。然唯便通者，但用甘咸静镇、酸泄清通始能奏效，若便闭者，必须犀连承气急泻肝火以息风，庶可救危于俄顷。"何秀山认为，肝热风阳上逆者症见头晕耳鸣，心悸烦躁，甚则瘛疭，狂乱痉厥，可引发子痫等病，病情危急，故全方以凉肝息风、增液舒筋为治。秦伯未谓："本方原为邪热传入厥阴，神昏搐搦而设。因热极伤阴，风动痰生，心神不安，筋脉拘急，故用羚羊角、钩藤、桑叶、菊花凉肝息风为主，佐以生地、白芍、甘草酸甘化阴，滋液缓急，川贝、竹茹、茯神化痰通络，清心安神。由于肝病中肝热风阳上逆，与此病机一致，故亦常用于肝阳重症，并可酌加石决明等潜镇。"其后温病学家雷少逸著《时病论》,创"却热息风法"和"清离定巽法",前者药用"羚羊角、钩藤钩、麦冬、细生地、甘菊花","治温热不解,劫液动风,手足瘛疭";后者药用"连翘、竹叶、细生地、玄参、甘菊花、冬桑叶、钩藤钩、宣木瓜","治昏倒抽搐,热极生风之证"。其清热养阴,平肝息风的思路及其用药,与俞根初羚角钩藤汤有明显的类同之处。

【临床应用】医家们对温病热盛动风证多强调病因治疗,主张使用清热方剂。羚角钩藤汤在内伤杂病肝阳化风"肝风上翔……头晕胀痛,耳鸣心悸,手足躁扰,甚则瘛疭","孕妇子痫""产后惊风"以及"肝阳重症"等病证的治疗上已广泛应用,临床以高热、抽搐为辨证要点。除此之外,现代研究发现,羚角钩藤汤具有降血压、改善神经功能缺损、改善心脏功能等效果。

1.小儿高热惊厥

高热惊厥的原发病为呼吸道感染,其发作与发热程度有关。高热惊厥的发病机制目前尚未清晰。其预后效果较好,但易反复发作。多次反复发作或者惊厥持续时间较长,会造成婴幼儿的大脑不可逆伤,影响婴幼儿的智力。羚角钩藤汤有凉肝息风、化痰定惊之功,能较好地改善惊惕、烦躁、发热等症状,可以有效降低患儿惊厥发作次数、癫痫发作次数、复发情况和不良反应发生率,有助于预防和治疗小儿高热惊厥。

2.手足口病

手足口病重者可出现高热不退、呕吐、易惊及肢体抖动,甚则危及生命,而目前仍无确切的治疗方法,主要以对症治疗为主。临床研究发现,羚角钩藤汤联合西药治疗儿童手足口病合并脑炎时,退热明显,脑炎症状缓解较快。

3.高血压

原发性高血压在中医中被纳入"头痛""中风""眩晕"范畴,认为肝旺痰阻、肝肾阴阳失衡是原发性高血压出现的重要病机,针对原发性高血压的治疗应该注重平肝潜阳,化痰息风。羚角钩藤汤是中医降压方剂,具有平肝息风解痉的作用,可有效控制血压,明显改善原发性高血压患者的症状,稳定性更强。此外,羚角钩藤汤治疗老年单纯收缩期高血压效果明显,不仅能有效降低老年单纯收缩期高血压患者的收缩压,且能明显改善头痛、头晕、耳鸣、失眠、腰膝酸软等不适症状。而且,其降压效果持续而温和,无明显毒副作用。

4.脑出血

中医将脑出血归属于"卒中""中风"范畴。羚角钩藤汤中诸药合用具有息风止痉、清热凉肝、滋阴增液、柔肝舒筋的作用，继而达到治疗的目的。经临床观察发现，脑出血患者急性期出现烦躁不安，可使再出血发生率、死亡率明显增加，是病情不稳定、随时可能加重的征象；因此迅速消除烦躁症状是稳定病情的关键，也是临床治疗中首先要考虑的问题。西医学研究证实：羚羊角、钩藤、茯神、白芍、黄芩具有显著镇静作用，能降低大脑皮层兴奋性；方中部分药物还具有扩张外周血管、降低血压、降低血液黏度及止血作用。因此脑出血急性期精神异常的患者，应用羚角钩藤汤加减治疗对降低再出血发生率、死亡率，改善患者的预后具有实际临床意义。

5.癫痫

癫痫的治疗要分标本虚实，发作期以治标为主，着重凉肝息风开窍定痫；间歇期当以调理脏腑以治其本，标本兼顾。癫痫患者常伴有焦虑与抑郁等疾病，并形成恶性循环。治疗癫痫同时治疗焦虑、抑郁，能有效提高癫痫患者的临床治疗效果。运用羚角钩藤汤并配合心理疏导为治疗癫痫病行之有效的方法。此外，羚角钩藤汤能够明显缓解早发型重度子痫前期孕妇各症状与体征，减少妊娠并发症，改善妊娠结局与新生儿预后，这可能与该药物具有降血压、改善凝血状态、减轻氧化应激损伤作用有关。

【后世演变】

1.清·徐克昌、毕法《外科证治全书·卷四》：羚角化斑汤

组成：羚羊角八分，石膏三钱，知母、人参、甘草、元参、防风、苍术、牛蒡子各一钱。

用法：上加淡竹叶十片，煎至六分，食远服。

主治：葡萄疫。小儿外感四时不正之气，郁于肌肤不发，发成大小青紫斑点，色若葡萄，头面遍身随处可发，身热口渴者。

2.清·何镇《何氏济生论·卷七》：钩藤汤

组成：钩藤钩、当归、茯神、人参各一钱，苦梗一钱五分，桑寄生一钱。

用法：水煎服。

主治：妊娠胎动，面青冷汗，气欲绝者。

3.清·叶其蓁《幼科指掌·卷三》：钩藤汤

组成：钩藤五分，枳壳五分，延胡五分，甘草三分。

用法：水半钟，煎2分服。

主治：小儿盘肠内钓，啼哭，两手足上撒，或弯身如虾者。

【参考文献】

［1］陈国庆，金李君.羚角钩藤汤加减联合西药预防小儿高热惊厥复发临床疗效观察［J］.中华中医药学刊，2014，32（10）：2538-2540.

［2］肖建欣，李亚.羚角钩藤汤加减联合西药治疗手足口病合并脑炎30例临床体会［J］.医学理论与实践，2012，25（7）：796-797.

［3］谷万里，史载祥，余云旭，等.原发性高血压的中医证型特征［J］.中西医结合学报，2010，8（9）：842-847.

［4］熊军清.羚角钩藤汤加减治疗脑出血急性期精神异常22例［J］.光明中医，2008（11）：1709.

［5］刘娟，王中琳.王中琳教授辨治癫痫病经验［J］.世界最新医学信息文摘，2018，18（80）：193-194.

［6］庞桂珍.羚角钩藤汤对早发型重度子痫前期孕妇母婴结局及子代预后的影响分析［J］.四川中医，2018，36（11）：154-156.

（刘武）

二十四、"风热时毒"名方——普济消毒饮

【出处】《东垣试效方》。

【组成】黄芩（酒炒）、黄连（酒炒）各五钱，陈皮（去白）、甘草（生用）、玄参、柴胡、桔梗各二钱，连翘、板蓝根、马勃、牛蒡子、薄荷各一钱，僵蚕、升麻各七分。

【用法】上方为末，汤调，时时服之，或蜜拌为丸，噙化（现代用法：水煎服）。

【功用】清热解毒，疏风散邪。

【适应证】大头瘟。恶寒发热，头面红肿灼痛，目不能开，咽喉不利，舌燥口渴，舌红苔白兼黄，脉浮数有力。

【方解】本方主治大头瘟（原书称大头天行），乃感受风热疫毒之邪，壅于

上焦，发于头面所致。风热疫毒上攻头面，气血壅滞，乃致头面红肿热痛，甚则目不能开；温毒壅滞咽喉，则咽喉红肿而痛；里热炽盛，津液被灼，则口渴；初起风热时毒侵袭肌表，卫阳被郁，正邪相争，故恶寒发热；舌苔黄燥，脉数有力均为里热炽盛之象。疫毒宜清解，风热宜疏散，病位在上宜因势利导。疏散上焦之风热，清解上焦之疫毒，故法当解毒散邪兼施而以清热解毒为主。方中重用酒连、酒芩清热泻火，祛上焦头面热毒为君。以牛蒡子、连翘、薄荷、僵蚕辛凉疏散头面风热为臣。玄参、马勃、板蓝根有加强清热解毒之功；配甘草、桔梗以清利咽喉；陈皮理气疏壅，以散邪热郁结，共为佐药。升麻、柴胡疏散风热，并引诸药上达头面，且寓"火郁发之"之意，功兼佐使之用。诸药配伍，共收清热解毒、疏散风热之功。

【热病应用】本方主要用于颜面丹毒、流行性腮腺炎、流行性出血热、急性扁桃体炎、上呼吸道感染、急性化脓性中耳炎、急性淋巴结炎、带状疱疹等证属风热毒邪为患者。

【综合评述】汪昂《医方集解·泻火之剂》言本方："此手太阴、少阴、足少阳、阳明药也。芩连苦寒，泻心肺之热为君；玄参苦寒，橘红苦辛，甘草甘寒，泻火补气为臣；连翘、薄荷、鼠黏辛苦而平，蓝根甘寒，马勃、僵蚕苦平，散肿消毒定喘为佐；升麻、柴胡苦平，行少阳、阳明二经之阳气不得伸。桔梗辛温为舟楫，不令下行，为载也。"该方多用苦味药物，以其通泻、降泻、清泻之力以达清热解毒、疏散风热之功。《东垣试效方》卷九中亦言其"治大头天行，初觉憎寒体重，次传头面肿盛，目不能开，上喘，咽喉不利，口渴舌燥"。又如《成方便读》中说："大头瘟，其邪客于上焦。故以酒炒芩、连之苦寒，降其上部之热邪；又恐芩、连性降，病有所遗；再以升、柴举之，不使其速下；僵蚕、马勃解毒而消肿；鼠、元、甘、桔利膈以清咽；板蓝根解疫毒以清热；橘红宣肺滞而行痰；连翘、薄荷皆能轻解上焦，消风散热。合之为方，岂不名称其实哉！"具体论述了其组方应用之深义。

【临床应用】该方治疗大头瘟，临床以头面红肿热痛，恶寒发热，舌红苔白兼黄，脉浮数为辨证要点。功可清热解毒，疏风散邪，治疗风热毒邪。现代研究发现，普济消毒饮有消炎、抗感染等功效。

1.腮腺炎

流行性腮腺炎临床特征为发热、疼痛及腮腺非化脓性肿痛。中医学认为本病的发生与感受时邪相关，主要病机为邪毒壅盛，治疗以清热解毒、软坚散结为法。观察普济消毒饮加减联合西医常规治疗儿童流行性腮腺炎的临床疗效，发现普济消毒饮加减联合西医常规治疗效果优于西医常规治疗。

2. 急性扁桃体炎

急性扁桃体炎主要为乙型溶血性链球菌、葡萄球菌、肺炎双球菌等感染引起，病毒混合细菌感染者也不少见。中医认为急性化脓性扁桃体炎属"烂乳蛾"，也被称之为"烂喉蛾"等，常以肺胃热毒蕴结型常见，风热邪毒循口鼻侵入至肺胃，肺胃之邪热上蒸，灼于咽喉与气血搏结，发为喉核红肿疼痛，致经络阻塞，气血瘀滞，热毒伤血腐败成脓。所以中医治疗应以清宣开散和清热解毒利咽为主。普济消毒饮治疗组疗效显著，并在退热时间、咽痛改善时间、脓点消失时间等方面，明显优于单纯西药治疗组，治疗期间均未见明显不良反应。

3. 甲状腺炎

甲状腺炎是由各种原因导致的一类累及甲状腺的异质性疾病。按病程分为急性（化脓性）、亚急性（非化脓性）和慢性。按病因分为感染性、自身免疫性、放射性甲状腺炎等。普济消毒饮治疗亚急性甲状腺炎的临床疗效较为确切，不仅可在短时间内控制患者病情，在其发病初期较早进行干预，能显著降低复发率、改善预后，且未发生较严重的不良反应，提示中医中药用于治疗热毒壅盛型亚急性甲状腺炎患者的优势较为显著，有效改善了其促甲状腺激素（TSH）、FT_3、FT_4 和超敏C反应蛋白（Hs-CRP）水平，且复发率较低。对糖尿病合并亚急性甲状腺炎患者，在综合治疗有效控制血糖的同时，给予普济消毒饮加减治疗，疗效确切。

【临床应用】普济消毒饮对传染性疾病、呼吸道疾病、皮肤科疾病、口腔科疾病疗效显著，而且还可用于治疗病毒性角膜炎、乳腺癌、病毒性脑膜炎。

【后世演变】

1. 明·龚廷贤《回春·卷二》：普济消毒散

组成：黄连二两，黄芩二两（酒炒），陈皮、玄参、生甘草、川芎、鼠黏子、白僵蚕、升麻、柴胡、葛根、薄荷、当归、大黄、连翘各五钱，人参三钱，大蓝根（如无，加靛花亦可，原用量缺）

用法：上为细末，炼蜜为丸，每丸重二钱。每服一丸，细嚼，白开水送下，发汗；如不及丸，用末药一钱二分，照前服；如未愈，再进一服，以汗为度，不可透风，若透风复肿，再服药，只是去皮一层方愈。

主治：大头瘟病。

2.清·汪昂《医方集解·泻火之剂》：普济消毒散

组成：黄芩（酒炒）、黄连（酒炒）各五钱，陈皮（去白）、甘草（生用）、玄参各二钱，连翘、板蓝根、马勃、鼠黏子、薄荷各一钱，僵蚕、升麻各七分，柴胡、桔梗各二钱（一方无薄荷，有人参三钱）。亦有加大黄治便秘者，或酒浸，或煨用。

用法：为末汤调，时时服之。或蜜拌为丸，嚼化。

主治：治大头天行，初觉憎寒体重，次传头面肿盛，目不能开，上喘，咽喉不利，口渴舌燥。

3.清·顾靖远《顾松园医镜·卷六》：普济消毒散

组成：连翘、黄连、黄芩、玄参、青黛、薄荷、荆芥、人参（不虚勿加）、牛蒡、甘菊、甘草、桔梗、柴胡、橘红。

用法：共为细末，半用汤调，时时呷之，病在上者，服药不厌少而频也。半用蜜丸，嚼化就卧，令药性上行也。外用清凉救苦散敷之。

主治：初觉憎寒壮热体重，次传头面肿盛，目不能闭，上喘，咽喉不利，舌干口燥，俗云大头伤寒风，诸药不愈者。

4.清·随霖《羊毛温证论》：普济消毒饮

组成：川黄连五钱，黄芩五钱，甘草二钱，桔梗二钱，元参三钱，荆芥穗二钱，防风二钱，升麻一钱，薄荷叶一钱，连翘一钱（去心），马勃一钱，白僵蚕三钱，蝉蜕壳十二枚，牛蒡子一钱（炒），柴胡一钱两分（炒），山栀二钱，生大黄八钱，芒硝四钱（提净）。

主治：羊毛温邪，恶寒壮热，体重身倦，头面肿大，或两腮肿，咽喉不利，喉蛾咽肿，口干舌刺，胸闷气胀。

用法：水煎，去滓，下芒硝，加黄蜜五钱，陈黄酒五钱，和温服。

5.清·赵濂《医门补要·卷中》：普济消毒饮

组成：桔梗、薄荷、马勃、柴胡、僵蚕、升麻、黄芩、荆芥。

主治：虾蟆瘟。

【参考文献】

［1］胡自然.普济消毒饮加减治疗儿童流行性腮腺炎35例疗效观察［J］.中国现代药物应用，2012，6（17）：98-99.

［2］王永莉.普济消毒饮联合西药治疗急性化脓性扁桃体炎临床观察［J］.陕西中医，2017，38（8）：1100-1101.

［3］汪朝振，张太阳.普济消毒饮方辨证加减对患者亚急性甲状腺炎（热毒壅盛型）的临床疗效及其对Hs-CRP水平改善的影响［J］.抗感染药学，2018，15（9）：1606-1608.

［4］张淑雯，董凤华.糖尿病合并亚急性甲状腺炎10例临床分析［J］.中国实用医药，2015，10（9）：191-192.

［5］董站成.普济消毒饮临床新用［J］.光明中医，2008（5）：676.

［6］韩素恒，赵远红.普济消毒饮加减联合来曲唑治疗乳腺癌1例［J］.新中医，2012，44（11）：170-171.

［7］孙巧.普济消毒饮新用［J］.新中医，2008（11）：89-90.

（张诏）

二十五、辛开苦泄清利湿热名方——王氏连朴饮

【出处】《霍乱论》，名见《温病学讲义》。

【组成】制厚朴二钱，川连（姜汁炒）、石菖蒲、制半夏各一钱，香豉（炒）、焦山栀各三钱，芦根二两。

【用法】水煎，温服。

【功用】清热化湿，理气和中。

【适应证】湿热霍乱。上吐下泻，胸脘痞闷，心烦躁扰，小便短赤，舌苔黄腻，脉滑数。

【随证加减】若腹泻较重者，加炒车前子、薏苡仁；若腹泻而有里急后重者，加木香、槟榔；胸腹胀满者，加草果、白蔻；食滞中阻者，加枳实、神曲、山楂；呕吐严重，加吴茱萸少许；大便隐血，加地榆炭、茜草炭；热重于湿，加金银花、连翘、黄芩。

【方解】《霍乱论》言本方主治"湿热蕴伏而成霍乱，兼能行食涤痰。"方中黄连清热燥湿解毒，厚朴长于行气燥湿，消胀除满，二者合用，则湿去热清，气行胃和，共为君药。栀子苦寒，助黄连清热燥湿，且可通利三焦，使湿热之邪排出体外；半夏辛温而燥，为燥湿化痰要药，善于降逆和胃止呕，二者共为臣药。佐以石菖蒲辛香走窜，化湿浊，醒脾胃，用于湿阻中焦之脘腹胀闷；淡豆豉芳香

化湿,和胃除烦;芦根甘寒质轻,能清透肺胃气分之实热,并能养胃生津,止渴除烦,而无恋邪之患。诸药合用,清热化湿,理气和中,清升浊降,则湿热去、脾胃和而吐泻止。本方为治疗湿热并重之霍乱的常用方。方中芦根用量独重,取其味甘性寒,清热止呕除烦。临床应用以吐泻烦闷,小便短赤,舌苔黄腻,脉滑数为辨证要点。

【综合评述】赵绍琴《温病纵横》论本方:"证属湿热并重,治疗宜清热与燥湿并行。方中黄连、栀子苦寒,清热泻火燥湿;厚朴、半夏、石菖蒲三药相配,苦温与辛温并用,辛开苦泄,燥湿化浊;半夏又有和胃降逆止呕之功;豆豉宣郁透热;芦根清热生津。诸药配伍,为燥湿清热之良方。"程门雪曰:"如湿温壮热无汗,或汗出不彻,胸中烦闷,脘腹痞满,口渴喜热饮,小溲黄赤,舌苔黄腻,则为湿热兼重,郁阻脾胃,须透邪化湿清热并重,以王氏连朴饮最为的对。"《重订通俗伤寒论》曰:"病在中焦气分者,酌与王氏连朴饮加味(川连、川朴、焦栀、香豉、仙半夏、水节根、石菖蒲、枳实、条芩),苦降辛通以清胃气。"《霍乱论》曰:"连朴饮治湿热蕴伏而成霍乱,兼能行食涤痰。制浓朴二钱,川连(姜汁炒)、石菖蒲、制半夏各一钱,香豉(炒)、焦栀各三钱,芦根二两,水煎温服。"

【临床应用】本方为治疗湿热并重之霍乱的常用方。纵观全方用药特点:一则燥湿化浊,清透蕴热;二则理气宣通,调达中州,更有甘寒生津之芦根,使湿去热清而阴液不伤。本方原为湿热霍乱而见吐泻烦闷,小便短赤,舌苔黄腻,脉滑数等证而设,现代医家从湿热并重,郁阻中焦这一基本病机出发,将该方加减广泛应用于多种杂病。临床应用于治疗发热、急性胃肠炎、肠伤寒、副伤寒、霍乱等,围绕上吐下泻的湿热并重者。

1.发热

湿热缠绵于中上焦,湿热外邪,邪遏卫气。病邪郁阻中焦,湿热并重为主要表现,故用王氏连朴饮加竹叶、石膏、杏仁、佩兰、藿香以化湿清热,而使热退病愈。

2.急性胃肠炎

急性胃肠炎是由多种病因引起的急性胃黏膜炎症,中医多属胃脘痛、胃痞、呕吐等病证范畴。湿热蕴于胃腑,胃脘痞满饱胀,嗳气,嘈杂,口苦,苔黄,若伴有胆汁反流者则吞酸反胃。湿热中阻,脾胃升降气机失司,导致脾胃运化、受纳失司。故治宜清化湿热,和中醒脾,开化气机。病理上主要表现为胃肠黏膜充血、水肿；其他物理及化学因素如食物过凉、药物、乙醇等也可引起上述病理改变及临床症状，临床主要表现为急性腹部疼痛、呕吐、腹泻等症状。根据本病的病因、临床症状及舌脉表现，证属湿热中阻的，可选用连朴饮加减治疗。

3.伤寒与副伤寒

伤寒是由带菌者经消化道传播的一种传染病，临床上主要表现为发热、肝脾肿大、玫瑰疹、腹泻、便血、贫血。当属于中医之急性外感热病的范畴。虽四时皆可发生，但多见于雨湿较多的夏秋季节，为湿从热化与积滞相互搏结，交阻肠胃之候。吴鞠通指出"内不能运水谷之湿，外复感时令之湿"为其发病条件。肠伤寒病邪毒入里，证属湿热并重的，可用抗生素和连朴饮加减变化治疗，即可达到满意效果。副伤寒主要由甲、乙、丙3型副伤寒沙门菌感染引起，中医认为由湿热阻滞中焦，脾胃运化失常，气血运行不畅，肠膜受损所致。可治以连朴饮加减。

4.霍乱

霍乱是由霍乱弧菌引起的一种烈性传染病，病人及带菌者是传染源，主要经消化道传播，人群普遍易感。中医学对霍乱的病因病机一般认为是由于感受暑湿，邪阻中焦，秽浊撩乱胃肠，遂成洞泄呕吐。吐泻重则秽浊凝滞，脉络闭塞，阳气暴伤，阴液干枯，可因心阳衰竭而死亡。湿热邪气稽留中焦，湿热胶结胃肠，阻滞脾胃，气机不畅。脉证合参，辨证为中焦湿热证。治疗予王氏连朴饮辛开苦降，燥湿泄热。

现代研究认为：连朴饮具有显著而广谱的抗病原微生物作用，特别是对霍乱弧菌、伤寒及副伤寒沙门菌及肠道阴性杆菌均有较强的抑杀作用；对胃肠黏膜有保护作用，并对胃肠运动有抑制作用，又有保肝利胆作用，能促进心功能，降低血压，改善微循环及血液流变学；对神经系统有镇静、镇痛作用，又具有抗炎、抗氧化、促进免疫功能的作用。

【后世演变】

1.清·任锡庚《王氏医案绎注》：王氏连朴饮

组成：制浓朴二钱，川连（姜汁炒）、石菖蒲、制半夏各一钱，香豉（炒）、焦栀各三钱，芦根二两。

用法：水煎，温服。

主治：湿热蕴伏而成霍乱，兼能行食涤痰。

2.清·俞根初《重订通俗伤寒论》：王氏连朴饮

组成：川连、川朴、焦栀、香豉、仙半夏、水节根、石菖蒲、枳实、条芩。

主治：病在中焦气分。

【参考文献】

［1］王晶.黄琴教授应用王氏连朴饮治疗疑难杂症验案举隅［J］.国医论坛，2013，28（3）：31-32.

［2］盛丽先.小儿低热综合征的中医治疗［J］.中医药研究，1996，15（5）：18-19.

［3］高才达.湿温发热治验［J］.北京中医，1997，16（2）：52-53.

［4］左海朝，黄琴.王氏连朴饮临床新用［J］.山西中医，2016，32（4）：38.

［5］宋素花.王氏连朴饮的临床研究概况［J］.福建中医药，2002，33（2）：45.

［6］李炳照.实用中医方剂双解与临床［M］.北京：科学技术文献出版社，2008.

（张诏）

二十六、"暑湿外感"效方——新加香薷饮

【出处】《温病条辨·上焦篇》。

【组成】香薷两钱，银花三钱，鲜扁豆花三钱，厚朴二钱，连翘二钱。

【用法】水五杯，煮取二杯。先服一杯，得汗之后服；不汗再服；服尽不汗，再作服。

【功用】祛暑解表，清热化湿。

【适应证】暑温夹湿，复感于寒证。发热头痛，恶寒无汗，口渴面赤，胸闷不舒，舌苔白腻，脉浮而数者。

【随证加减】暑热重者，加青蒿、滑石以清热解暑；里热炽盛者，可加大黄以清热泻火；湿偏重者，加藿香、茯苓以化湿利水。

【方解】本方主治暑湿兼表寒。此病多因夏月暑湿蕴阻于内，复因贪凉以致寒邪外束肌表所致。治疗当以疏表散寒，涤暑化湿。方中香薷辛温香透，既可疏表散寒，又能祛暑化湿，故李时珍谓"夏月之用香薷，犹冬月之用麻黄"。厚朴可燥湿和中，理气开痞，金银花、连翘、鲜扁豆花均可清热涤暑。诸药合用，有散寒、化湿、涤暑之效。

【注意事项】本方为治疗暑湿兼表寒的常用方。若汗自出者，不可用之；用后汗出，勿再服，以免过汗伤阴。使用本方，一般不宜热饮。本方药含有较多挥发性成分，故不宜久煎。由于暑病兼有湿与不兼湿者，所以对不兼湿邪而呈一派热象者，也不可拘泥于辛温之说而滥用辛温之品。

【综合评述】新加香薷饮实为《太平惠民和剂局方》治阴暑之香薷散加味而成，《温病条辨》上焦篇第24条："手太阴暑湿，如上条证，但汗不出者，新加香薷饮主之。"《历代名医良方注释》言："本方名'新加'者，此即香薷散加银花、连翘，改扁豆为鲜扁豆花组成，与香薷散相比，香薷散治暑令之寒湿，本方则治暑兼清湿热。"吴鞠通以本方治"太阴暑温""但汗不出者"。雷丰《时病论》曰："香薷辛温香散，宜于阴暑而不宜于阳暑也。盖阴暑无汗，用香薷以发之；阳暑多汗，用之能无害乎？李时珍曰：香薷乃夏月解表之药，犹冬月之用麻黄。由是论之，其发表之功可见矣。今人不别阴阳，一概用之则误甚。"张秉成《成方便读》曰："夫夏月暑热炎蒸，人在气交之中，似乎得风则爽，何得有暑风之证？然风有虚邪贼风，从克贼之方来者，皆能致病，故感之者，即见发热无汗之表证。香薷辛温芳香，能由肺之经而达其络，以解外感之风邪。扁豆花产于夏月，凡夏月所生之物，均能解暑，又凡花皆散，且轻清入肺，又能保液存阴。连翘、金银花辛凉解散，以清上焦之暑热。厚朴辛温苦降，能散能宣，燥湿而除满，以暑必兼湿，故治暑方中每加厚朴，相须佐使，用其廓清胸中之湿，使暑热自离而易解耳，决无治上犯中、治热用温之害也。"《温病条辨》曰："盖小儿肤薄神怯。经络脏腑较小。不耐暑气发泄。邪之来也。势如奔马。其传变也。急如掣电。岂粗疏者所能当此任哉。如暑月小儿身热头痛。项强无汗。此暑兼风寒者也。宜新加香薷饮。"《时病论》曰："香薷饮：治感冒暑气，皮肤蒸热，头痛肢倦，或烦渴，或吐泻。香薷制浓朴扁豆本方加黄连名四味香薷饮，治同。新加香薷饮：治暑温汗不出者。香薷浓朴鲜扁豆花银花连翘水煎，稍凉服。"

【临床应用】夏日气候炎热，若感暑贪凉，暑热郁遏肌表，热闭于内，不能外达而致病。临床以发热恶寒，头痛无汗，身重酸痛，面赤口渴，苔腻为证治要点。湿为阴邪，不用辛温药物难以解除，所以本方中香薷、厚朴是辛温药物，由于暑湿在内，又合用清泄暑热之品。本方虽为手太阴暑温而设，然其病变部位不完全在肺，暑湿郁而日久化热蕴于脾胃，与暑湿内蕴脾胃也有密切关系，所以新加香薷饮中用厚朴之类。本方为治疗暑湿兼表寒的常用方，为辛温与辛凉合剂，是为暑湿内蕴而兼寒邪外束之证而设。常用于夏季发病的发热、流行性感冒、急性胃肠炎、痢疾、眩晕等疾病。

1.发热

用治夏季湿气与暑热相合而成暑湿病邪。症见高热少汗、胸闷不畅、头昏头痛、心烦口渴、小便短赤，舌红苔黄腻，脉数。治宜祛暑解表，清热化湿。临床以发病前有长时间在低温空调环境中，或者频繁进出空调房间的病史；急性起病，病程<24小时；发热恶寒，体温>38℃为诊断要点。湿重加苦杏仁、白豆蔻、薏苡仁、佩兰等；热重加生石膏、知母、青蒿、黄芩等；夹痰加竹茹、胆南星、橘皮、茯苓、半夏等；夹滞加砂仁、枳实、焦三仙等；夹惊加羚羊角、钩藤等；若咳嗽，可加桑叶、杏仁、川贝母、炒牛蒡之类。小儿夏季发热证属暑温初起者，以新加香薷饮治疗，取得了显著效果。

2.流感

夏季受暑复感寒，临床表现主要包括发热恶寒、乏力、头重、身痛、鼻塞、流涕、咳嗽咳痰、痰黏难咳出、胸闷、纳差、全身酸痛、大便黏腻等一系列暑湿证的，可以选新加香薷饮变化（原方去扁豆花、厚朴，加青蒿、板蓝根）为基方。全方之功效，在整体上虽以疏风散寒解表为主，但还兼凉解风热，清泄暑湿等作用，即对寒、热、暑、湿皆有作用，因而能适用于感冒的诸多证型。若暑热伤肺而成咳嗽，兼有胸闷脘痞、口渴纳呆、尿赤便秘，舌苔薄腻黄、脉濡数者，则可用新加香薷饮加桑叶、杏仁、川贝母、炒牛蒡，以清宣肺气，止咳消痰。

3.急性胃肠炎、痢疾

暑湿内伤，脾胃受病，邪热下迫大肠，清浊不分，导致泄泻，为表里两感，又称暑泻。症见腹痛泄泻，泻下急迫如水，粪色黄褐而臭，肛门灼热，烦渴尿赤，舌苔黄腻，脉象濡数。治宜祛暑利湿，清热止泻。用新加香薷饮祛暑解表化湿，加六一散、葛根、黄连、黄芩、藿香、半夏等。若暑温热毒侵入肠中而成痢疾脓血者，可以新加香薷饮加马齿苋、白头翁、木香、黄连加减治疗。

4.眩晕

夏暑之日常见因感受暑湿而致眩晕者，多因气温较高，症见头晕眩、胸闷、视物昏花、动辄感天旋地转、静卧稍减、恶心欲呕、舌偏红等，其症与痰浊中阻之眩晕类似，然其病机迥异，投半夏白术天麻汤不效而症反剧，用新加香薷饮往往有良效。

临床应用和现代实验研究证实，香薷具有镇痛、抗菌、抗病毒、解热、缓解肠痉挛等诸多作用，且对胃肠道具有双向调节作用。新加香薷饮具有抗炎、抗病毒的效果。药理学研究发现，新加香薷饮中的药物有不同的抗流感病毒作用。

【后世演变】

1.清·高秉钧《温病指南》：新加香薷饮

组成：香薷一钱，银花一钱五分，鲜扁豆花一钱五分，浓朴一钱，连翘一钱。

用法：水煎服。服后微得汗，即勿再服，恐香薷重伤其表也，不汗再作服。

主治：暑为寒束也。头痛身热，面赤心烦口渴，凛凛畏寒，而汗不出者。

【参考文献】

［1］周红，王晓玉，蔡书宾.新加香薷饮加减治疗夏季发热180例［J］.中国中医药现代远程教育，2010，17（8）：186.

［2］陈锡军，肖碧跃，艾碧琛.新加香薷饮加减治疗小儿外感发热暑湿证疗效观察［J］.中国中医急症，2009，18（7）：1053-1058.

［3］袁慧，孙玉香.新加香薷饮加味治疗暑湿型感冒200例［J］.中医临床研究，2018，26（10）：122-123.

［4］徐力.郁觉初教授运用新加香薷饮治疗感冒经验［J］.南京中医药大学学报，1995，11（6）：22-23.

［5］何绪良.郁觉初运用新加香薷饮的经验［J］.安徽中医临床杂志.1998，10（4）：229-230.

［6］缪钟丽.新加香薷饮治疗暑病四则［J］.江苏中医.1995，16（3）：131.

（张诏）

二十七、"暑热气阴两伤"主方——王氏清暑益气汤

【出处】《温热经纬·卷四》。

【组成】西洋参、石斛、麦门冬、黄连、竹叶、荷梗、知母、甘草、粳米、西瓜翠衣（原方未给出剂量。现代用量：西洋参5g，石斛15g，麦门冬9g，黄连3g，竹叶6g，荷梗15g，知母6g，甘草3g，粳米15g，西瓜翠衣30g）。

【用法】水煎服。

【适应证】暑热仍盛而气津已伤，症见身热汗多，口渴心烦，体倦少气，脉

虚数。

【随证加减】暑热盛者可加石膏，轻者去黄连；气耗津伤较重者可加人参、天花粉、芦根；热伤阴血舌红绛者，可去黄连加生地、玄参；如暑热兼有湿浊，舌苔白腻者，可去麦冬、知母、石斛，加广藿香、六一散、草豆蔻。

【方解】本证为暑热亢盛，气津两伤之候。暑热郁蒸，故身热，心烦，溺黄；暑热蒸腾，迫津外泄，故腠理开而汗多；汗泄太过，伤津耗气，故口渴，气短而促，肢倦神疲，苔燥，脉虚无力；治疗时应清热涤暑与益气生津并施。方中重用西瓜翠衣清解暑热，生津止渴；西洋参甘苦性凉，益气生津，养阴清热，共为君药。荷梗清解暑热，且中空行气；石斛、麦冬助西洋参养阴生津清热，共为臣药。少用苦寒之黄连，清热泻火；知母苦寒质润，泻火滋阴；竹叶甘淡清热除烦，均为佐药。粳米、甘草益胃和中，调和诸药，为佐使药。诸药合用，使暑热清，气津复，诸症尽除。

【注意事项】暑热夹湿者不宜使用。

【综合述评】王氏清暑益气汤出自王孟英所著《温热经纬》。原书记载："湿热证，湿热伤气，四肢困倦，精神减少，身热气高，心烦溺黄，口渴自汗，脉虚者，东垣用清暑益气汤主治。同一热渴自汗，而脉虚神倦，便是中气受伤，而非阳明郁热。方中药味颇多，学者当于临证时斟酌去取可也……余每治此等证，辄用西洋参、石斛、麦冬、黄连、竹叶、荷秆、知母、甘草、粳米、西瓜翠衣等，以清暑热而益元气，无不应手取效也。"王孟英对六气阴阳属性，尤对暑性见解独到，从"夏暑发自阳明""暑湿初起在手太阴经"立论，认为暑乃天之热气，纯阳无阴，其性酷烈，能铄石流金，初犯人体即伤阳明多见大汗、大渴、脉洪大之象，继而耗气伤津出现身热气高、心烦溺赤、脉大而虚之象。又因王氏居江浙一带，暑邪热性较甚，耗气伤津的程度较重，故王氏清暑益气汤组方偏于寒凉，侧重于清热、生津、养阴。对于温暑之邪耗气伤阴者，喜用沙参、麦冬、芦根、竹叶、石斛等增液益气生津之品。正如喻氏所言："人身天真之气，即胃中津液是也，故治温热之病，宜首瞻顾及此。"

薛生白《湿热病篇》曰："湿热证，湿热伤气，四肢困倦，精神减少，身热气高，心烦溺黄，口渴自汗，脉虚者，东垣用清暑益气汤主治。同一热渴自汗，而脉虚神倦，便是中气受伤，而非阳明郁热，清暑益气汤乃东垣所制，方中药味颇多，学者当于临证时斟酌也。"薛生白认为在治疗湿热伤气的时候，应采用清暑益气的治法，用方选择的是李东垣的清暑益气汤。但是，薛生白又告诫道：

"方中药味颇多，学者当于临证时斟酌去取可也。"王孟英在其后的按语中认同了薛氏的观点，认为李氏清暑益气汤"虽有清暑之名，而无清暑之实"。故以甘苦合化、清热生津立法，"用西洋参、石斛、麦冬、黄连、竹叶、苏梗、知母、甘草、粳米、西瓜翠衣等，有清暑热而益元气。"孟英此说一出，呼应者亦多，如叶子雨、时逸人等。特别是王氏之说对后世影响较为深远，现今的高等中医院校的教科书多以王孟英清暑益气汤为主，而略李氏之说。其实李、王二氏立方背景，治疗范围，适应病证各有异同。李东垣注重"长夏湿胜"，以暑为湿、热二气致病，"夏热"与"长夏湿"交结而为溽暑。此证既元气受损，又暑湿邪胜，故李氏方以益气健脾、清暑化湿为要。王孟英则强调暑热既伤，气津受损，治疗一要清其暑热，二要益其气津。故而王氏清暑益气汤用于夏月感病、伤津耗气之证，多以体倦少气、口渴汗多、尿赤短、脉虚数为主；若伤暑兼有湿者，则为本方所不宜。李东垣和王孟英的两张清暑益气汤方，均为治疗夏季伤暑的有效方剂，只是用药各有特点，治病各有专长。二方可以并存，不必偏废，主要在于用方者的灵活掌握。

本方用来治疗夏季热、中暑等卓有成效。临床研究认为王氏清暑益气汤以甘寒濡润之药养胃津，复佐清凉之品涤暑，对中暑受热，气津两伤之身热汗多、心烦口渴、小便短赤、体倦神疲、脉虚数之症，用之"无不应手取效"。此方清暑益气，养阴生津，对老年人和小儿夏季热的患者尤为适宜；对于入夏后常低热或自觉发热，伴口渴口干，多汗乏力等症状的亚健康人群，均有显著疗效。现代研究认为，清暑益气汤能有效对抗内毒素血症的发生，这与本方能直接抑制细菌生长与代谢，减少内毒素产生，并使大量内毒素和细菌排出体外有关。

【临床应用】王氏清暑益气汤既能清暑益气，养阴生津，又能宽胸通气。现代临床扩大了其使用范围，不仅能治疗夏季暑热炽盛、气津两伤证，还能治疗消化、呼吸、循环、神经系统等多方面的疾病，如治疗夏季热、夏季哮喘、暑热咳嗽、中暑合并多器官功能障碍、小儿厌食症、慢性肾脏病、干燥综合征等，临床症状只要符合阳热炽盛、气阴两亏的病机，均可酌情加减使用，并不局限于夏季暑令当时或患暑热病证，是一张扶正祛邪、标本兼治的方剂。

1.夏季热

夏季热又称暑热症，是婴幼儿在暑天发生的一种特有性季节性疾病。以长期发热、口渴多饮、多尿、少汗或汗闭为特征。有严格发病季节，本病的发生与患儿的体质因素密切相关。有研究用王氏清暑益气汤治疗小儿夏季热54例，痊愈42例，占77.8％；有效10例，占18.5％；无效2例，占3.7％。总有效率为96.3％。婴幼儿属不耐暑热人群，其脏腑稚嫩，发育未全，故机体调节功能易发生紊乱，容易遭受暑热的侵袭而患病。病机根本为正气不足，暑热偏盛。因此用本方清解暑热的同时可酌情加减相应药物与用量，扶正祛邪，标本兼顾。

2.夏季哮喘，暑热咳嗽

暑热咳嗽是感受暑热又夹风邪所致。临床上以儿童发病为多见，特别是近年来家庭空调多，温差大，儿童适应能力差，更易外感暑邪耗伤气阴，热蒸津聚，壅阻肺气而发病。临床研究报道运用清暑益气汤加减治疗夏季哮喘76例，临床控制22例，显效34例，有效15例，无效5例，总有效率93.4％。本方益气养阴以扶正，清热祛暑以祛邪，标本兼顾，故能控制哮喘发作，未治喘而喘自平。有研究显示，自1991年6月至1996年10月，采用王氏清暑益气汤加减治疗38例儿童暑热咳嗽，全部获愈。

3.中暑合并多器官功能障碍综合征（MODS）

有学者选择31例符合本病诊断标准的住院患者，治疗组以常规治疗加清暑益气汤，第1、3、7天分别抽取外周血检测血内毒素，对照组死亡2例，治疗组无死亡。治疗组血内毒素水平明显低于对照组，血浆HSP70水平明显高于对照组。结果表明：对于中暑合并MODS在常规西医治疗基础上加用清暑益气汤，可有效降低患者血内皮素（ET）水平，提高HSP70水平，并改善其预后。按照中医辨证认识，本病属于患者素体不足，脏腑功能衰弱，若加以暑热为患，则能耗气伤津，而使脏腑失调。本方既可速除热邪，又能顾护中焦，为一举两得之剂。

4.小儿厌食症

小儿厌食症为临床常见病症，以小儿长时期的食欲不振，甚则拒食为主症，发病率在城市及农村均较高。小儿厌食症多因饮食喂养不当，致脾胃功能失和，受纳运化失健所致。临床有报道应用王氏清暑益气汤加减治疗小儿厌食症42例，取得满意疗效。治疗一个疗程（7天），痊愈30例，有效8例，无效4例，总有效率90.48％。该证型的厌食症主要由于热病后期，耗伤气阴或过食温燥耗伤胃阴等使胃失受纳所致。故治宜益气养胃，佐以清热助运，与王氏清暑益气汤主治病机相似，属异病同治。

5.慢性肾病

慢性肾病患者由于病程较长，其病证多表现为气阴两伤。有医者多予王氏清暑益气汤为基础方加减，益气养阴生津。如治疗一紫癜性肾炎女性患者，中医辨证为紫斑（暑热气阴两伤），治宜清热益气，养阴生津，凉血止血，以此方加减，连服7剂后复诊，诸症较前改善，尿常规隐血微量。守方继服，疗效颇佳。

6.干燥综合征

有医家用此方治疗干燥综合征，患者3年前开始舌尖处糜烂、疼痛。反复发作，渐至口干、唇枯、舌裂，上下唇干燥起皮，舌面破损，常需饮水润之。进食辛辣、味咸和热烫之物时，口唇、舌面干燥破损处疼痛难忍。以本方加减，服药7剂后，口干有所减轻，饮水稍少，口唇、舌面干燥略转润，疼痛好转。此方增减后继服1个月，口唇转润，脱屑极少，舌面斑马状剥裂处黏膜开始新生，精神转佳，面色转红润，食欲正常，二便通调。遂以此方法收膏服用3个月后，病告痊愈。

【类方】

1.《脾胃论》清暑益气汤

组成：黄芪（汗少者减五分）、苍术（泔浸去皮）各一钱五分，升麻一钱，人参（去芦）、白术、橘皮、神曲（炒）、泽泻各五分，甘草（炙）、黄柏（酒浸）、当归身、麦冬（去心）、青皮（去白）、葛根各三分，五味子九个。

功用：清暑化湿，益气生津。

主治：平素气阴俱虚，又感暑湿，或暑湿耗伤气阴，身热而烦，四肢困倦，精神短少，胸满气促，肢体沉痛，口渴自汗，大便溏薄，小便短赤，苔腻，脉虚。

用法：水煎服。

2.《医方考》清暑益气汤

组成：人参（去芦）、白术（炒）、陈皮（去白）、神曲（炒）、泽泻各五分，黄（炙）、苍术（制）、升麻各一钱，麦门冬（去心）、当归（酒洗）、黄柏（炒）、甘草（炙）各三分，五味子九粒。

主治：长夏湿热蒸炎，四肢困倦，精神减少，身热气高，烦心便黄，渴而自汗，脉虚者，此方主之。

3.《医宗金鉴》清暑益气汤

组成：人参、黄芪、甘草、白术、神曲、五味子、青皮、升麻、干葛、麦冬、黄柏、泽泻、广橘皮、苍术钱半，当归，姜三片，枣二枚（去核）。

主治：长夏湿热蒸炎，四肢困倦，精神减少，身热气高，烦心便黄，渴而自汗，脉虚者，此方主之。

用法：水煎服。

【后世演变】

1.周选堂《时病论歌括新编》: 清暑益气汤

组成：人参、黄芪、白术、炙草、麦冬、五味、苍术、神曲、青皮、陈皮、黄柏、泽泻、升麻、葛根、当归、生姜、大枣。

主治：长夏湿热炎蒸，四肢困倦，精神减少，胸满气促，身热心烦，口渴恶食，自汗身重，身体疼痛，小便赤涩，大便溏黄，脉虚。

用法：水煎服。

【参考文献】

［1］盛增秀.王孟英医学全书［M］.北京：中国中医药出版社，1999.

［2］刘安平.刘吉善主任医师运用清暑益气汤治疗暑病经验［J］.西部中医药，2013，26（1）：40.

［3］施锡璋，魏尔.清暑益气汤辨析［C］.重庆市中医药学会学术年会论文集，2011.

［4］杨桢，高琳.夏季湿热之选—清暑益气汤［N］.中国医药报，2009-09-08（B06）.

［5］樊遂明.清暑益气汤治疗小儿夏季热54例［J］.吉林中医药，2005，25（7）：36.

［6］单秀华.清暑益气汤加减治疗夏季哮喘76例［J］.陕西中医，1992（3）：104.

［7］陈苏明.王氏清暑益气汤加减治疗儿童暑热咳嗽38例［J］.四川中医，1997，15（8）：41.

［8］朱荣长.清暑益气汤治疗中暑合并多器官功能障碍临床研究［J］.临床和实验医学杂志，2006，5（10）：1620.

［9］王丽君，王玉.王氏清暑益气汤加减治疗小儿厌食症42例［J］.黑龙江中医药，2006（5）：15.

［10］张荣东.阮诗玮教授应用王氏清暑益气汤治疗慢性肾脏病的经验［J］.中医药通报，2011，10（5）：22.

［11］陈晓梅，熊周富.王氏清暑益气汤治疗难治性病证举隅［J］.湖北中医杂志，2002，34（1）：53.

（张诏）

二十八、温病下焦阴伤主方——加减复脉汤

【出处】《温病条辨·下焦篇》。

【组成】炙甘草六钱，干地黄六钱，生白芍六钱，麦冬五钱（不去心），阿胶三钱，麻仁三钱。

【用法】水八杯，煮取八分三杯，分三次服，剧者加甘草至一两，地黄、白芍八钱，麦冬七钱，日三，夜一服。

【功用】滋阴养血，生津润燥，滋补肝肾。

【适应证】温病热邪深入下焦，灼伤肝肾之阴，阴液亏虚，虚热不退。症见身热不甚，久留不退，手足心热甚于手足背，咽干齿黑，神倦，或颧赤心悸，或耳聋，舌质干绛，甚则紫暗，脉虚软或结代。

【随证加减】因汗之不当而兼汗出无所主者，则不独阴液亏损而心气亦受损，治疗可以取滋阴镇摄之法，用本方去麻仁加生龙骨四钱、生牡蛎四钱；脉虚大欲散者，加人参二钱。若因误下或下之不当而阴液下泄，兼见大便微溏，用本方去麻仁加牡蛎一两以固摄阴液。

【方解】本证为温病后期，热邪深入下焦，灼伤肝肾之阴，阴液亏虚不足而生内热，而非邪热亢炽。故治疗只宜养阴退热，不能苦寒泻热，阴复则热自退。因阴虚不能制阳而虚热内生，故见身热不甚，久留不退，手足心热甚于手足背；肝肾阴亏，阴液不足，不能上荣，故见咽干齿黑，耳聋，神倦；舌质干绛紫暗，为邪热深入血分下焦，真阴耗损之证；脉虚软，或见结代，为阴血亏虚，血脉不畅所致。总属肝肾阴亏，虚多邪少之候。本方系由《伤寒论》炙甘草汤（又名复脉汤）化裁而来，复脉汤方去参、桂、姜、枣、清酒之益气温阳，加白芍以养血敛阴而成。炙甘草汤原方治"伤寒脉结代，心动悸"，方中参、桂、姜、枣、酒以复脉中之阳，治温病后期邪热久羁，肝肾阴亏，故不复用上述补阳诸药，而使本方变为甘润咸寒、滋养阴液之良方。方中重用炙甘草为君药，一方面可补心气之不足，以缓心脉之急；另一方面寓"甘守津还"之意，合方中其他酸敛、咸寒之品以滋阴补血。生地黄味苦甘性寒，既可滋养阴液，又能清营血分之余热，合阿胶滋补阴血，合麦冬养阴生津。白芍苦酸微寒，收敛养阴，合甘草酸甘化阴以缓络脉之急。麦冬、麻仁生津润燥。全方共奏滋阴养血、生津润燥、滋补肝肾之功效。虽然吴氏言本方为"甘润存津法"，但方中甘寒、酸寒、咸寒之品俱备，实为热病后期，滋补肝肾阴亏之大法。观吴氏《温病条辨·下焦篇》1~8条均为

本方基础上加减化裁而成。由此可见，本方实为温病下焦证治疗之主方。

【综合评述】本方系由《伤寒论》炙甘草汤加减化裁而成，所以方中仍以甘草用量最重。清·汪昂《本草备要》云："益气、补中、泻火、解毒诸剂，皆倚甘草为君，必须重用，此古法也。"此方有赖重用炙甘草缓心脉之急，并合其他滋养阴液诸药，俾使甘守津还以复脉。吴鞠通受叶天士《临证指南医案》中加减化裁运用《伤寒论》炙甘草汤的案例启发，整理出了加减复脉汤的方证。《温病条辨·下焦篇》第1条指出："热邪深入，或在少阴，或在厥阴，均宜复脉。"此条论述实为温病下焦证辨证治疗的纲领，邪热久羁，深入下焦，无论涉及足厥阴肝，还是足少阴肾，均以加减复脉汤为基础方加以辨证施治。《温病条辨·下焦篇》中有"复脉""复脉法""复脉辈""复脉汤""加减复脉汤"等词，共涉及条文11条，其含义均为"加减复脉汤"或"加减复脉汤类方"。通过对这11条条文内容分析，可总结出吴氏运用加减复脉汤所治疗的病证机理及临床表现。其主治温病范围涉及风温、温热、温疫、温毒、冬温等；所治病因病机除前述或在少阴，或在厥阴之外，还有或入血室，病位皆属下焦；其成因除阳明邪热久羁，灼伤下焦肝肾之阴外，还有或因前医汗下，或因误用升散误表津液被劫，或因平素体虚劳倦复感温病伤阴。但其病机皆为正虚津伤，虚多邪少，无力托邪外出。依据上述条文及《吴鞠通医案》所载有关病案，加减复脉汤方证应为神疲倦怠、手足心热或低热或暮即发热、口燥咽干、脉虚无力或见结代，舌质干绛甚或紫暗等为主要证候表现；其次要症状还有心悸汗出、或少汗无汗，耳聋、舌謇、唇裂齿黑等。吴氏不但详细论述加减复脉汤方证表现等内容，还以本方为基础进行了一系列加减变化，可谓步步为营，药随证转，机圆法活，很好地体现了辨证施治的原则性与灵活性，以应对温病复杂的下焦证候治疗的需要。对于因发汗不当而兼汗出无所主者，则不独阴液亏损而心气亦受损伤，治疗应取滋阴镇摄治法，可以用救逆汤治之，即加减复脉汤去麻仁加生龙骨、生牡蛎各四钱，而脉徐达欲散者，加人参二钱。若因误下或下之不当而阴液下泄，兼见大便微溏者，宜滋阴兼固摄之法，可用一甲复脉汤，即加减复脉汤去麻仁加牡蛎一两以固摄阴液。若见脉沉数，舌干齿黑，手指但觉蠕动，在肝肾阴亏基础上，出现水不涵木，内风将起之征者，可予二甲复脉汤，即加减复脉汤加生牡蛎、生鳖甲以防止手指蠕动发展为痉厥瘛疭。若更见手足蠕动或瘛疭，心中憺憺大动等症，则为肾阴亏耗，水不涵木，筋脉失养，虚风内动之象，治以滋阴息风为法，宜三甲复脉汤，即加减复脉汤加生牡蛎、生鳖甲、生龟板，所谓"三甲"以滋阴息风。若阴精亏耗严重，而时时欲脱者，宜大定风珠，即三甲加减复脉汤再加鸡子黄、五味子以敛阴留阳，防止虚脱。但临床应用三甲复脉汤及大定风珠时，应注意此两首方剂是针对真阴损伤严重，虚风内动而设，需邪热已去，纯属阴虚风动者方可使用；若邪热尚盛者，不得与之，以防滋腻恋邪难解。正如吴鞠通所说："壮火尚盛者，不得用定风珠、复脉。"吴氏对加减复脉汤及类方应用不仅限于温病范畴，还将其应用于治疗妇儿科病证。如在《温病条辨·卷五·解产难》中指出可用三甲复脉或大定风珠治产后津亏血虚导致的眩晕、痉厥、虚热及产后虚损各证；《温病条辨·解儿难》中论及小儿痉病瘈病多有用加减复脉诸方，如论风温痉时，加减复脉诸方可用于调后复其丧失之津液；论本脏自病痉时，多因小儿汗多津竭血少所致，治疗同产后血亡致痉一样可选用加减复脉诸方；论客忤痉时因多由惊吓，症见面时青时赤，梦中呓语，手足蠕动，宜加减复脉汤随症加减治疗。

　　其后温病学家对吴氏据《伤寒论》炙甘草汤所化裁出的加减复脉汤及类方多有褒奖或肯定，同时也有医家指出其不足或质疑其疗效。如王孟英在《归砚录·卷二》中指出："下焦篇之定风珠，一派腥浊浓腻，无病人胃弱者亦难下咽。如果厥哕欲脱而进此药，是速其危矣。"又如吴锡璜在《中西温热串解》先对其疗效做了肯定的记述："余于癸卯年患春温，延入下焦，口渴唇焦，舌黑，心烦，日晡发热，津液枯耗，已十分危险。诸医皆拟用小柴胡等方，以不对症迟延未服，延至下焦，自拟服此方（加减复脉汤）后大战，床柱地板，为之震动。战后继之大汗，邪因得解，后自用龟板、鳖甲、牡蛎等药，随症加减而愈。""吴鞠通治温热久病伤阴，以重浊填阴，滋养下焦，不为无见。其用减味复脉汤，一以清余热，一以育阴善后，面面圆到，有功千古。"同时又指出："定风珠二方性太黏滞，且近腥移，服之往往滞闷胃气，消化不良，殊难适用学者。"娄杰在《温病指南·卷下》指出："复脉及大小定风珠诸方，为温病阴液干枯、肝风内动之圣药。然用至数剂后，察其风平液复，即宜改用轻剂调理；若因见效，服之太过，则沉阴伤胃，必有食减面肿之患。总之药期中病，过犹不及。"由此可见，吴氏其后医家对加减复脉汤及类方负面评价多集中于定风珠等方过于滋腻碍胃，不利于温病后期胃气虚弱患者治疗及康复，并依据相应临床经验提出应用该类方剂时恰当方法，值得临证者借鉴。

　　【临床应用】当代中医学者对加减复脉汤及类方认识更加深入，其应用亦更加广泛。

1.病毒性心肌炎

有研究应用加减复脉汤治疗病毒性心肌炎心律失常患者80例,取得较好的临床疗效,总有效率为98.8%,与西药对照组比较,有显著的统计学差异。并认为病毒性心肌炎初、中期属于温病范畴,益气养阴为基本治法,故可采用加减复脉汤随证加减治疗。还有研究应用三甲复脉汤治疗病毒性心肌炎快速性心律失常心阴虚型患者疗效优于心律平治疗组(P<0.05),认为三甲复脉汤适合于病毒性心肌炎后期退热后阴液已伤,余热未清之快速型心律失常患者的治疗。李永吉等应用西药常规降压的基础上加用三甲复脉汤治疗阴虚阳亢型老年单纯收缩期高血压患者86例,研究结果提示三甲复脉汤合并西药治疗更能有效降低老年单纯收缩期高血压的脉压,并能使舒张压(DBP)较单纯西药治疗维持在一个较高水平。

2.痹证

有报道用加减复脉汤治愈痹证,痹证总由气血虚弱、风湿痹阻、瘀滞经脉而成,"脉痹不已,复感于邪,内舍于心",病情日久又致心痹,投以加减复脉益气补血,祛风通络,通阳复脉,使血气充,风邪得祛,痹证亦随之而愈。还有研究用加减复脉汤治愈阴液大伤之阴枯证,患者因年老体瘦,素有阴虚又外感温邪,以致阴液大伤,以加减复脉汤滋阴化血,使阴回脉复而愈。

3.尿路结石

熊绍全应用加减复脉汤治愈石淋一例,患者症见小便频数涩痛,时或带血,伴见形体消瘦,心悸气短,神疲懒言,口渴欲饮,身热面赤,手脚心热,肢体震颤,时或瘈动,大便干结,舌红无苔少津,寸口脉细而数,时或结代。证属"淋病"迁延日久,加之递进大量苦寒清利之剂,正气大伤,气阴被劫。予加减复脉汤:人参、白芍各10g,麦冬、炙甘草、火麻仁、龙齿各10g,生地、龟板、鳖甲各30g,五味子9g,生牡蛎20g,酸枣仁10g,阿胶15g。服40余剂后,脉复风息,诸证皆有缓解,唯小便频数涩痛未除,考虑局部有瘀塞,将原方中人参、五味子、炙甘草分量减半,去龙齿、酸枣仁,加琥珀10g(冲服),牛膝12g,胡桃肉15g。服15剂后,尿频尿痛减轻。守上方服至1981年5月30日晚,患者感尿道疼痛难忍,腹胀而尿意急迫,约半小时之后,随尿排出如桂圆大小之半球形结石一块,重量13g。翌日下午痛复如故,又随尿排出半球形结片一块,重量18.7g,随后疼痛消失。小便通畅,余无不适之感。

4.小儿低热

研究表明用加减复脉汤治疗小儿低热98例,汤剂水煎日服4~6次,少量多次服用。结果：痊愈89例，好转7例，无效2例，总有效率95.6%。

5.耳聋耳鸣

有学者用加减复脉汤治疗热病后期耳聋耳鸣17例，其中男11例，女6例，30~40岁2例，41~50岁4例，51岁以上11例。外感发热，热退后期出现耳聋耳鸣，常伴头晕、口干舌燥、便秘、舌红少苔、脉细数。药用麦冬15g，生地15g，白芍15g，女贞子20g。阴盛阳亢加牡蛎、珍珠母各15g；气虚加太子参15g，每日1剂，水煎分两次服。服药后耳聋耳鸣诸症痊愈12例；耳聋耳鸣好转4例；无效1例，有效率占94%。

【参考文献】

［1］栾光斗，曹忠义.加减复脉汤治疗病毒性心肌炎心律失常80例［J］.山东中医杂志，1999，18（7）：299-300.

［2］何坚，覃崇宁，覃江虹.三甲复脉汤治疗病毒性心肌炎心律失常疗效观察［J］.山西中医，2007，23（6）：18-19.

［3］李永吉，胡楠，徐京育.三甲复脉汤对老年单纯收缩期高血压及脉压差影响的临床观察［N］.中医药学报，2010，38（5）：117-118.

［4］蓝建信.加减复脉汤治愈痹证1例［J］.四川中医，1985，3（2）：44.

［5］姜志学.加减复脉汤治愈阴枯证1例［J］.四川中医，1986，4（5）：15.

［6］熊绍全.加减复脉汤治愈石淋［J］.四川中医，1986（5）：46.

［7］沈广水.加减复脉汤治疗小儿低热98例［J］.广西中医药，1922，15（5）：14.

［8］余策群.加减复脉汤治疗热病后耳聋耳鸣17例［J］.黑龙江中医药，1991（1）：12.

（张诏）

二十九、甘苦合化养阴清利之新法——冬地三黄汤

【出处】《温病条辨·卷二》。

【组成】麦冬八钱，黄连一钱，苇根汁半酒杯（冲），元参四钱，黄柏一钱，银花露半酒杯（冲），细生地四钱，黄芩一钱，生甘草三钱。

【用法】水八杯，煮取三杯，分三次服。分二次服。以小便得利为度。

【功用】养阴生津，清热泻火。

【适应证】阳明温病，邪热伤阴，无汗，小便不利者。症见小便短涩，疼痛不利等。临床常用于阴津亏损和火毒郁结证。

【方解】本方为甘苦合化阴气法的代表方，《温病条辨》言其"阳明温病，无汗，实证未剧，不可下，小便不利者，甘苦合化，冬地三黄汤主之"。方中用黄连、黄柏、黄芩，苦寒清泄小肠热结；配麦冬、元参、生地即增液汤，甘寒清热养阴，且麦冬重用以强阴津，增化源；佐以苇根汁、银花露甘凉濡润以滋养阴液，且银花露气味芳香，既清热养阴，又醒胃悦脾以启化源。全方苦寒与甘寒合用共奏泄热结、滋阴液之功。且苦寒能化甘寒濡腻之性，甘寒又能制苦寒燥烈之气。故吴鞠通指出："大凡小便不通，有责之膀胱不开者，有责之上游结热者，有责之肺气不化者。温热之小便不通，无膀胱不开证，皆由上游（指小肠而言）热结，与肺气不化而然也。小肠火腑，故以三黄苦药通之；热结则液干，故以甘寒润之；金受火刑，化气维艰，故倍用麦冬以化之。"

本方与一般清热养阴利小便法的不同之处，不仅仅在于方中无一味淡渗之品，更重要的是该方十分注意用药比例，吴氏冬地三黄汤用苦寒之品味少量小，黄芩、黄连、黄柏三药均仅用一钱。而麦冬则重用八钱，甘寒之品味多量重，甘苦比例悬殊。所谓"甘寒十之八九，苦寒仅十之一二耳。"体现了吴氏"用苦慎苦，众润以制苦"，以预防化燥伤阴的用药配伍原则。温热病留得一分阴液便有一分生机，治疗热结阴伤之小便不利，若仅用甘寒药则不足以清热，而仅用苦寒药又有伤阴之弊，若用淡渗法利水则更会耗伤阴液，致生他变。吴鞠通在《温病条辨》中论"苦寒之禁"时指出："举世皆以苦能降火，寒能泻热，坦然用之而无疑，不知苦先入心，其化以燥，服之不应，愈化愈燥，盖化气比本气更烈。"

【注意事项】兼有湿邪者慎用本方。以防本法所用药物有寒凉滋腻之弊。服药期间忌食辛辣、生冷、油腻食物，并戒烟禁酒。根据药食相克与相宜，在服药期间不宜食用猪肉等食物。

【综合评述】《吴鞠通医案》卷一"暑温"中指出："按甘苦合化阴气利小便法，举世不知，在温热门中诚为利小便之上上之妙法。盖热伤阴液，小便无由而生，故以甘润益水之源小肠火腑，非苦不通，为邪热所阻，故以苦药泻小肠而退邪热。甘得苦则不呆滞，苦得甘则不刚燥，合而成功也。"所谓"甘苦合化"，是以生津为主，培源为尿，使其源清流洁的一种治法。该法以甘寒之品为益尿之源，甘以生津，寒以清热，滋中有清，清中有滋，滋可助清。此外，尚有"助阴托邪"之妙。

在《温病条辨》一书中有两处明确提出运用"甘苦合化"法，其一是上焦篇"外感风热兼挟小便短少"。此时之小便短少的病机为肺热内盛，热伤津液而小便短少，并与"肺气不化"密切相关。表邪未解，邪已入里，选银翘散辛凉解表宣肺，知母、黄芩、栀子苦寒清热保肺；肺热伤阴，上源不足而尿少，选麦门冬、生地黄甘寒养阴之品滋水之上源。其二是中焦篇"阳明温病，无汗，实证未剧，不可下，小便不利者，甘苦合化，冬地三黄汤主之"。此时金受火刑，肺金化气维艰而无源作汗，为"实证未剧"，故不可过用苦寒药物攻下清热。病证阶段属于"上焦病不治则传中焦"，"小肠热结证"与"肺气不化证"同时存在。六腑以通为顺，以降为用，小肠火腑，非苦寒药物不能使其通降；肺金炽热，无甘寒生津不能使其滋上源，故法取甘苦合化而诸证可除。

《成方便读》曰："冬地三黄汤，麦冬八钱，黄连一钱，芦根汁半酒杯（冲），元参四钱，黄柏一钱，银花露半酒杯（冲），细生地四钱，黄芩一钱，生甘草三钱，水八杯，煮取三杯，分三次服。以小便得利为度。治阳明温病，实证未剧，湿热相兼，不可下，小便不利，阴津不足者，此汤主之。夫温病一证，与伤寒迥异。伤寒虑在亡阳，及至寒邪化热，传入胃腑，症见燥实，乃成下证。温病虑在伤阴，内多湿热，即使邪入阳明，而成可下之证，其黏腻胶固之气，有非下法可以去者，而阴气愈热愈伤，势不得不两顾而治，故以生地、元参、麦冬之养阴津，三黄之化湿热。银花露、芦根汁皆系甘凉清润之品，一可解温邪于外，一可清温邪于中。用甘草者，缓病之急，和药之性耳。"其他医家也提出相应看法，如叶子雨曰："小便不利而渴者，热在上焦，法当淡渗。小便不利而不渴者，热在下焦，法当苦寒。若屡经汗下，小便不利者，阴竭也，法当育阴，则渗利苦燥又非所宜矣。审证处方，不可误也。"（《评注温病条辨》）吴瀣江曰："此方主治阳明病无汗，下证未剧，只宜泻火腑，通小便。金受火刑，乏化气之力，以致小便不通，乃上游热结之不通，非膀胱之不开症，只宜苦甘化阴，非淡渗八正辈所可治也。"（《新括温病条辨症方歌诀》）所以，清内热与滋水源并用是"甘苦合化利小便法"的实质所在。

在现代临床中冬地三黄汤主要用于治疗小便不利，如用冬地三黄汤加减治疗流行性出血热引起的急性肾衰竭的少尿期患者；有研究表明应用冬地三黄汤治疗慢性阻塞性肺疾病继发白色念珠菌感染取得良好疗效。另外，还有临床报道应用冬地三黄汤加减用于如黄疸、烧烫伤后的内治、放射性胃炎及艾滋病等。

【类方】

1.清·吴鞠通《温病条辨·卷二》：导赤承气汤

组成：赤芍药三钱，细生地三钱，生大黄三钱，黄连两钱，黄柏两钱，芒硝一钱。

用法：用水1L，煮取400mL。先服200mL，不下再服。

主治：主阳明温病，下之不通，小便赤痛，心烦渴甚，脉左尺牢坚者。

释义：本方以赤芍、生地滋阴凉血，用黄连、黄柏之苦寒清泄小肠火腑，合之"甘苦合化阴气"以治小肠热结，小便赤痛。

【参考文献】

［1］张茂江.辨证治疗流行性出血热27例［J］.四川中医，1998，16（3）：21.

［2］叶焰，里自然.冬地三黄汤治疗肺热壅盛型继发白色念珠菌感染20例［J］.江西中医药，2008，10，39（10）：40-42.

［3］刘媛文，谢红兵.冬地三黄汤临床运用举隅［J］.云南中医中药杂志，2004，25（4）：63.

（张诏）

三十、滋阴透邪退热名方——青蒿鳖甲汤

【出处】《临证指南医案·卷五》，名见《温病条辨》。

【组成】青蒿二钱，鳖甲五钱，细生地四钱，知母二钱，丹皮三钱。

【用法】上药以水五杯，煮取二杯，日再服。

【功用】养阴透热。

【适应证】温病后期，邪伏阴分证。夜热早凉，热退无汗，舌红苔少，脉细数。

【随证加减】治疗肺痨骨蒸，阴虚火旺者，可加沙参、旱莲草以养阴清肺；对于小儿夏季热属于阴虚有热者，酌加白薇、荷梗等以解暑退热；对于阴虚火旺者，加石斛、地骨皮、白薇等以退虚热。

【方解】本方所治病证为温病后期，阴液已伤，余邪深伏阴分。对此阴虚邪伏之证，不可纯用养阴之品，因邪热未尽，深伏于阴分，滋腻太过则恋热留邪；虽有发热，亦不得用苦寒之品，因阴液已伤，苦寒化燥则更伤其阴。正如吴瑭所云："邪气深伏阴分，混处气血之中，不能纯用养阴；又非壮火，更不得任用苦燥。"(《温病条辨·卷三》)因此，只能一面养阴，一面清热，使阴复则足以制火，邪去则其热自退，且因邪热深伏，故宜选用具有透达作用的清热药物，使之透出阳分而解。方中鳖甲咸寒，直入阴分，既可滋补阴液，又善入络搜邪，清深伏阴分之热；青蒿味苦微辛而性寒，气味芳香，为清热透邪之要药，《本草新编》称其"能引骨中之火，行于肌表"。二药相伍，鳖甲专入阴分滋阴，青蒿可出阳分透热，使养阴而不恋邪，透热而不伤正，有相得益彰之妙，共为君药。生地甘凉，滋阴凉血；知母苦寒，滋阴降火，两药同为臣药，协助鳖甲养阴以退虚热。丹皮辛苦而凉，《本草纲目》言其可"治血中伏火，除烦热"，使火退而阴生，以助青蒿透泄阴分之伏热，用作佐药。本方滋清兼备，标本兼顾，清中有透，养阴而不恋邪，祛邪而不伤正。

【注意事项】青蒿不耐高温，可用沸药汁泡服。对阴虚欲作抽搐者，不宜使用本方。

【综合评述】青蒿鳖甲汤始见于清代叶天士《临证指南医案·卷五·温热·热陷血分王案》曰："夜热早凉，热退无汗。其热从阴而来，故能食形瘦、脉数左盛，两月不解，治在血分。生鳖甲、青蒿、细生地、丹皮、淡竹叶。"吴鞠通《温病条辨·卷三·下焦篇·风温》条文十二记载："夜热早凉，热退无汗，热自阴来者，青蒿鳖甲汤主之。"本方所治乃温病后期，邪热深伏阴分之证。正如吴瑭所说："夜行阴分而热，日行阳分而凉，邪气深伏阴分可知；热退无汗，邪不出表而仍归阴分，更可知矣，故曰热自阴分而来，非上、中焦之阳热也。邪气深伏阴分，混于气血之中，不能纯用养阴，又非壮火，更不得任用苦燥。故以鳖甲蠕动之物，入肝经至阴之分，既能养阴，又能入络搜邪；以青蒿芳香透络，从少阳领邪外出；细生地清阴络之热；丹皮泻血中之伏火；知母者，知病之母也，佐鳖甲、青蒿而成搜剔之功焉。再此方有先入后出之妙，青蒿不能直入阴分，有鳖甲领之入也；鳖甲不能独出阳分，有青蒿领之出也。"青蒿鳖甲汤所治之证乃温病后期，热邪伤阴，余热未尽，邪热伏于下焦阴分，以"夜热早凉，热退无汗"为证候特点。在温病后期出现夜热早凉，热退无汗，与邪热炽盛所引起的发热和疟疾的寒热定时发作而汗出热退等证候显然不同。卫气昼行于阳，夜行于阴，本证"夜热"的机理为卫气夜行阴分，与留伏阴分之余邪相争所致；而天明卫气从阴分出于阳分，阳分无邪不争，故"早凉"；同时"热退无汗，是邪不出表，仍伏阴分之故"。本证病机特点为阴虽亏而未致竭，虽有热而不过盛，属余邪（热）留伏营分血络中，故吴鞠通将其为"邪气深伏阴分"。临床对本证辨别，还应参考其有温热病史，且每多兼有能食形瘦，舌光红，少苔，脉细数偏沉等表现。

　　阴亏热伏留于阴分，若纯用咸寒滋阴，则徒恋其邪；任用苦寒泄热，则恐伤阴血。唯一面滋阴，一面透热，方为良策。此证尤须清中寓透，使留于阴分之余邪有外出之机，治法方能合拍。故本方用青蒿苦辛而寒，芳香透络，引邪从少阳出表，清透阴分之伏热；鳖甲咸寒，肝经至阴之分，滋阴血之亏，兼退虚热，两药合用，是为君药，可发挥滋阴退热之效。如吴氏所云："此方有先入后出之妙，青蒿不能直入阴分，有鳖甲领之入也；鳖甲不能独出阳分，有青蒿领之出也。"生地黄苦甘寒，助鳖甲滋阴退热，并善凉解血分之热；知母苦寒质润，滋气分阴伤，清气分之邪热；丹皮佐生地以凉解血分之邪，并能散瘀通络。诸药合用，滋阴、凉血、清透、散瘀之法备矣！本方用药精当，配伍严谨，寓清于滋，滋清中又兼透散之法，用于热病后期阴伤、邪伏下焦阴分之低热甚为合拍。

　　蔡陆仙评价本方："治温病夜热早凉，热退无汗，热自阴分而发者。夫邪自阴出阳，自内达外，则其内之阴已亏，而为伏热之根据地，既已自内达外，由阴出阳，而其热之仍留内不解者，则其阳气之被邪热遏于阴中，而不能泄越可知也。唯其不能泄越，故用青蒿、丹皮之辛凉，以助阳气之起发于阴中，以逐邪外出也；唯其阴亏，邪热伏为根据，故用鳖甲、生地、知母之甘寒以养阴，搜捕其伏寇也。合之为辛凉甘寒复法，而收内修外攘之功。"（《中国医药汇海·方剂部》）秦伯未谈本方发热："本方原治温病邪伏阴分，亦用于肝虚潮热。因鳖甲入肝滋阴，丹皮凉肝，青蒿清透少阴之热，佐以生地、知母养阴退蒸，对肝虚形成的潮热，恰恰符合。这种潮热多发于午后，伴见神疲汗出，形体消瘦，脉来细弱而数等。"（《谦斋医学讲稿》）"夜热早凉"发病原理，早在李东垣的《医学发明》中讲述过："昼则安然，夜则发热烦躁，是阳气下陷于阴中也。"下陷的阳气，与夜行于阴的阳气相争，故而"夜热"。本病邪热深伏阴分，热自下焦肝肾阴分而来。久而热邪伤阴，无作汗之源，故"热退无汗"。吴鞠通为了更准确阐述温邪所在部位，又言"邪伏阴分，混出于气血之中"。根据方中五味有三味养阴之药，此乃为热伤阴精而设，进而推设邪在气少血多之处。邪热少而阴虚多，非中、上二焦阳热之邪所致。其病机"热自阴来"为本方关键之所在。

　　青蒿鳖甲汤临床应用不仅限于温热病后期使用，凡属阴虚血分有热之病证，用之多有良效。然临床上应病证结合，在中医辨证论治基础之上，以午后或夜间发热，低热缠绵，全身症见五心烦热、潮红盗汗、少寐多梦、口干咽燥、舌红脉细数等症属热伏阴分都可用此方加减运用。在使用青蒿鳖甲汤治疗阴虚内热时，应注意患者全身症状以随证加减。若患者出现骨蒸潮热、面红目赤、咳嗽咯血，此属阴虚火旺证，可加百合、旱莲草、白茅根以滋阴降火；见身倦干咳、汗出气短、失眠盗汗者，辨证属气阴两伤，宜用西洋参、麦冬益气养阴。肺阴虚者，可加沙参、麦冬、川贝母滋阴养肺；胃阴虚者，加玉竹、石斛、山药益胃生津，还可佐以食疗，如进食雪梨汁、荸荠汁、石斛茶等。晚期肿瘤患者真阴欲脱见神倦瘫痪、语音低微、但寐不醒者，予生龟板、生牡蛎、生白芍敛阴固脱。若阴虚兼有痰湿、瘀血等征象，切不可猛攻峻伐，当标本兼顾，补虚益损，临证选方，不宜拘泥。从当今临床实际情况来看，本方应用广泛，适用于内、外、妇、儿各科，包括各种传染病恢复期低热、慢性肾盂肾炎、肾结核等属阴虚内热，低热不退者，还可用于阴虚热郁型不明原因的发热、肺结核性发热、癌性发热、抗生素无效的重度虚热、妇人产后发热证、外科手术发热及更年期综合征等疾病，均可加减用之，用之得宜，青蒿鳖甲汤皆有佳效。但其所治疗的病证大多是以发热为主要临床表现，只要抓住"热自阴来"的基本病机，通常会得到肯定的疗效。现代药理研究证实其组方药物的有效成分有良好的解热作用，临床疗效亦确切满意，因而被广泛应用于阴虚内热型发热的治疗中。

　　另外，临床具体使用青蒿鳖甲汤还应注意：①阴虚易作动风者不宜使用；②谨守病机，灵活运用。"热自阴来"除了包括阴虚发热，还应包括邪伏阴分、阴液未伤而发热的情况。方中生地与鳖甲并非纯为补阴而设，尚有安未伤之阴分之效。这与现代药理研究认为生地、鳖甲有增强免疫功能的作用的认识是一致的。所以对于发热证候，遵循"有是证，用是方"的原则，只要为"热自阴来"的病机，"夜热早凉，热退无汗"诸证具备，无论阴虚症状的轻重有无，皆可予青蒿鳖甲汤加减治疗。比如艾滋病后期则邪在肝肾为多，表现为骨蒸劳热者，可考虑本方治疗。

【类方】

1.《卫生宝鉴·卷五》秦艽鳖甲散

组成：地骨皮、柴胡、鳖甲各一两，秦艽、知母、当归各半两。

用法：上药为粗末，每服五钱，水一盏，青蒿五叶，乌梅一个，煎至七分，去滓温服，空心临卧各一服。

功用：滋阴养血，清热除蒸。

主治：风劳病。素体阴虚，感受风邪，变生内热所致的阴虚伏热证。

2.《温病条辨·卷二》青蒿鳖甲汤

原文："脉左弦，暮热早凉，汗解渴饮，少阳疟偏于热重者，青蒿鳖甲汤主之。"

组成：青蒿三钱，知母两钱，桑叶两钱，鳖甲五钱，丹皮两钱，花粉两钱。

主治：治少阳疟偏于热重者，暮热早凉，汗解渴饮，脉左弦。

用法：上药以水 1L，煮取 400mL。疟发前，分两次温服。

【后世演变】

1.现代卓雨农《中医妇科治疗学》：青蒿鳖甲汤

组成：青蒿梗、鳖甲、生地、地骨皮、芍药、麦冬各三钱，丹皮二钱，茯神四钱。

功用：养阴清热。

主治：产后阴虚血燥，发热数日，午后更甚，肤热颧红，手心发烧，心烦不安，舌质淡，苔薄微黄而干，脉细数。

（张诏）

外感热病经典良药

主　编　孙敬昌

副主编　张　艳　张　萌

编　委　（以姓氏笔画为序）

刘　巍　孙敬昌　李明蕾

杨　嫚　张　艳　张　萌

侯敬喆　彭　欣　蔡青杰

主　审　秦　林

引言

外感热病，简称"热病"，是指感受外邪而引起的、以发热为主症的一类疾病。其作为临床常见病、多发病，无论年龄、性别、地域等，一年四季均可罹患。中医外感热病包括"伤寒""温病""疫病"等，以现代观点来分析，可以归纳为三大类疾病：一是传染性疾病，如病毒性肝炎、流行性乙型脑炎、流行性脑脊髓膜炎、流行性出血热、流感、高致病性禽流感、SARS、登革热、麻疹、手足口病等；二是感染性疾病，如急性上呼吸道感染、急性扁桃体炎、急性支气管炎、社区获得性肺炎、泌尿系感染等；三是其他发热性疾病，如热射病等。从其所包含的疾病种类的范围来看，不仅涉及内科多个系统的疾病，还涵盖了外科、儿科、妇科、耳鼻喉科等的疾病。

中医学防治热病的理论和方法极为丰富，一直有效指导着外感热病的预防和治疗。

中医学认为，外感热病由感受外邪而发病，其病变过程中可出现不同程度的发热和各种证候类型。感受外邪的种类和性质包括六淫、疫邪、毒邪等。外感热病的发热征象可以出现在病变初期，也可以出现在病变中、后期，而且在疾病变化过程中，可造成人体阴液或阳气的亏虚，以致出现虚衰，甚至亡脱危证。近代，人们用微生物学的研究方法和技术，揭示了病原体是导致这类疾病的病因；抗生素的发明为细菌感染性疾病的治疗提供了强有力的手段；免疫学的进展使人类能够采取主动及被动免疫方法来预防和治疗传染性疾病。

虽然，人类依靠现代科学技术的进步取得了与感染及传染性疾病做斗争的部分胜利，但同时也伴随出现了一些不良后果，如抗生素的不合理使用，导致耐药菌的迅速出现及传播，以及"超级细菌"的不断出现；新发传染病不断增多，旧的传染病重新肆虐。据统计，自20世纪70年代以来，发现了40多种新发传染病，其中艾滋病、SARS、高致病性禽流感、埃博拉出血热等危害性尤为巨大。如何消除此类疾病的威胁，解决病毒快速变异与抗病毒药物研发迟滞之间的矛盾等，均成为现代社会及医学亟须解决的重大课题。

我国劳动人民对热病的研究有着悠久的历史，积累了丰富的临床经验，并发现积累了众多有效中药，这些中药在古今热病防治中发挥着重要作用。近年以来，在几次较大范围的新型传染性与感染性疾病防治过程中，中医药都扮演了重要角色，尤其是在抗病毒的应用与研究方面，更加显现出中医药的特点和优势。为了更好地发掘、研究传统中医热病防治药物，我们在相关课题[1]的基础上，系统整理中医历代热病方药，编著成《中医外感热病经典方药》，其中《外感热病经典良药》部分，选择使用频率高、临床疗效好、应用范围广、研究意义大的核心药物，集中阐述各味药物在热病中的经典应用，以期为现代研究和临床实践提供素材，为临床中医工作者选药组方提供借鉴。

————————

[1] 相关课题：山东省重点研发计划项目：中医热病经典方药大数据平台建设与处方优化研究 [No:2016GSF202032]；山东省高校中医药抗病毒协同创新中心项目：基于"数据挖掘技术"的中医疫病经典方药数据库的构建及辨治规律研究 [No:XTCX2014A03-03]。

目录

药物各论 ┄┄┄┄┄┄┄┄┄┄┄┄┄┄┄┄┄┄┄┄┄┄┄ 173

一、肺经专品发表首药——麻黄 ┄┄┄┄┄┄┄┄┄┄┄ 173

二、达营卫祛风寒之圣药——桂枝 ┄┄┄┄┄┄┄┄┄ 181

三、疏风热清头目要药——薄荷 ┄┄┄┄┄┄┄┄┄┄ 189

四、甘寒轻润清肺泻肝之良药——桑叶 ┄┄┄┄┄┄ 195

五、疏风解毒之轻剂清肝平肝之妙品——菊花 ┄┄┄ 201

六、少阳发热之主帅天行温疾之良臣——柴胡 ┄┄┄ 206

七、疏达阳明清热生津之圣药——葛根 ┄┄┄┄┄┄ 213

八、清虚善蜕之奇药疏风止痉之独圣——蝉蜕 ┄┄┄ 218

九、清泻阳明火热圣药——石膏 ┄┄┄┄┄┄┄┄┄┄ 222

十、泻阳明火热之要药，滋金水阴液之神品——知母 ┄┄┄ 232

十一、清泻肺胃生津止渴之平药——芦根 ┄┄┄┄┄ 237

十二、清心胃除烦渴之轻剂——淡竹叶 ┄┄┄┄┄┄┄ 242

十三、清疏肺卫之首药解毒疗疮之正品——金银花 ┄┄ 247

十四、疏表退热佳品解毒散结圣药——连翘 ┄┄┄┄┄ 253

十五、清热解毒凉血消斑要药——大青叶 ┄┄┄┄┄┄ 259

十六、解毒消肿凉血利咽妙药——板蓝根 ┄┄┄┄┄┄ 265

十七、解热毒要药治疔痈妙品——蒲公英 ┄┄┄┄┄┄ 268

十八、清肺退热良药湿温暑温佳品——黄芩 ┄┄┄┄┄ 273

十九、泻火解毒佳品燥湿治痢名药——黄连 ┄┄┄┄┄ 281

二十、凉血之要药养阴之上品——生地黄 ┄┄┄┄┄┄ 287

二十一、凉血解毒良药滋阴降火佳品——玄参 ┄┄┄┄ 295

二十二、凉营血泻肝火之良药——赤芍 ┄┄┄┄┄┄┄ 303

二十三、凉营散瘀清透伏热之良药——牡丹皮 ·························· 308

二十四、阴虚发热良药截疟解暑佳品——青蒿 ·························· 313

二十五、荡涤积垢之猛将泻火解毒之善品——大黄 ·················· 319

二十六、甘寒清热滑利通淋之要药——滑石 ·························· 326

二十七、理霍乱正脾胃妙品——广藿香 ·························· 332

二十八、退热解毒凉肝止痉灵药——羚羊角 ·························· 339

二十九、息风定惊清热平肝要药——钩藤 ·························· 347

三十、清肺胃润土金之妙品——沙参 ·························· 352

三十一、养阴生津清心除烦良药——麦冬 ·························· 359

药物各论

一、肺经专品发表首药——麻黄

【药性功效】辛、微苦，温。归肺、膀胱经。发汗解表，宣肺平喘，利水消肿。

【主治病证】风寒表实证，恶寒发热，无汗，头痛身疼；邪壅于肺，肺气不宣，咳嗽气喘；风水肿胀，小便不利；风湿痹痛，风疹瘙痒，阴疽痰核。

【热病应用】秦汉时期对麻黄的早期认识与应用重点在于用治伤寒等外感热病，故陶弘景称其为"疗伤寒解肌第一药"。汉代张仲景的《伤寒杂病论》可谓集中体现了麻黄对外感病的独特疗效，囊括了麻黄及其类方的多种演化。《开宝本草》称："仲景治伤寒，有麻黄汤、葛根汤、大小青龙，皆用麻黄。治肺痿上气，有射干麻黄汤、厚朴麻黄汤，皆大方也。"后世对麻黄的应用基本承继了《神农本草经》和仲景圭臬，在热病治疗中也得到有效应用。

1. 太阳伤寒之表实证

《神农本草经》言麻黄："味苦，温。主中风伤寒头痛，温疟，发表出汗，去邪热气，止咳逆上气，除寒热，破癥坚积聚。"《名医别录》谓麻黄："主治五脏邪气缓急，风胁痛，字乳余疾，止好唾，通腠理，疏伤寒头痛，解肌，泄邪恶气，消赤黑斑毒。"秦汉时期，麻黄的应用多是尊崇《神农本草经》，主要用以发汗解表、宣肺散邪、逐寒止痛，尤其是以解表散寒为主。故此，后世又将其称为"发表第一药""治外感第一要药"。张仲景《伤寒论》更是将其列为用治伤寒的代表药物，形成了麻黄治外感病的成熟用法，并创制了麻黄系列方。在《伤寒论》太阳病篇，应用麻黄配伍方共计10首，其中，麻黄汤为"太阳发汗重剂"，主治"太阳病，头痛发热、身疼腰痛、骨节疼痛、恶风、无汗而喘"等伤寒表实证，方用麻黄配伍桂枝以发汗解表、散寒止痛，二药相须是辛温发汗的常用组合；杏仁佐麻黄止咳平喘，为宣降肺气的代表药对；使以甘草既可调和诸药，又合麻黄而寓"辛甘发散"之意。本方为张仲景创制辛温发汗、宣肺解表的代表方，甚至凡"脉浮者，病在表，可发汗"者，均"宜麻黄汤。"《景岳全书》曰："此实伤寒阴疟家第一要药，故仲景诸方以此为首，实千古之独得也。"另如桂枝麻黄各半汤、桂枝二麻黄一汤等，为轻汗或微汗以散表邪之法；葛根汤、葛根加半夏汤、桂枝加葛根汤等，以麻黄配葛根等用治"太阳病，项背强几几"，或为"太阳与阳明合病"下利或呕者，为发汗解表、升津舒筋之法。如此应用，总不离肺卫之表，治不远辛温发散。

历代医家对于麻黄辛温发散功效特点多有评述和发挥，如金元名家张洁古总结麻黄解表散邪的特点，言："其用有四：去寒邪一也，肺经本药二也，发散风寒三也，去皮肤之寒湿及风四也。"明代缪希雍所著《本草经疏》言简意赅论其功效特点曰："麻黄轻扬发散，故专治风寒之邪在表，为入肺之要药。然其味大辛，气大热，性轻扬善散，亦阳草也，故发表最速。"后世多尊经方意，取麻黄宣疏肺卫之功，以发汗解表、宣肺散邪，主要用于风寒外束所致恶寒发热、咳喘气逆、风水浮肿等。如孙思邈《千金翼方》中的金沸草散：金沸草一钱，麻黄钱半，伍以前胡、炙甘草、芍药、荆芥穗、半夏、生姜、红枣，水煎服，主治肺经受风，头目昏痛，咳嗽声重，涕唾稠黏及时疫寒热。《太平惠民和剂局方》载消风百解散：麻黄、苍术、荆芥、白芷、陈皮各四两，炙甘草二两，研细末，每服二大钱，加姜三片、乌梅一个共煎。散风寒、解表邪，主治四时伤寒，壮热恶寒，头身疼痛，及寒壅咳嗽，鼻塞痰盛，气急满闷者。《医方考》载麻黄羌活汤：麻黄、羌活、防风、甘草各三钱，治寒疟之头疼、身热、脊强、脉浮者，以麻黄配羌活，为"太阳经之汗药也"。尤其是后世医家根据外感病特点，不断丰富发展了麻黄的配伍制方，金代刘完素的《宣明论方》之防风通圣散，融辛温与苦寒、解表与清里于一炉，以麻黄、防风、荆芥穗、薄荷、桔梗等轻宣升散，使热随汗出，邪由表散；合以大黄、芒硝、滑石、栀子、石膏、黄芩、连翘等清热泻火，使里热积滞由二便降泄而下；佐以当归、白芍、川芎、炒白术、甘草顾护气血以扶正。该方用治表里俱实，憎寒壮热等症，为表里双解代表之剂。但正如《本草通玄》所言："麻黄轻可去实，为发表第一药，唯当冬令在表真有寒邪者，始为相宜。"

2.风寒束肺之痰饮病

《本草纲目》称麻黄"乃治肺经之专药，故治肺病多用之"。风寒外邪最易束表遏卫，使肺气壅塞、宣降失司，而见风寒咳嗽或寒饮痰喘等证。《本草正义》云："麻黄轻清上浮，专疏肺郁，宣泄气机，为治外感第一要药。"故以风寒表证兼以痰饮咳喘者最为适宜。《伤寒论》小青龙汤是治疗"伤寒表不解，心下有水气"咳喘证的代表方，方中麻黄、桂枝相伍为君，配伍细辛、干姜、半夏、五味子等寒饮咳喘的代表药组，共收解表散寒、温肺化饮之效。此类经方又如《金匮要略》肺痿肺痈咳嗽上气病脉证篇的小青龙加石膏汤、射干麻黄汤、厚朴麻黄汤等。小青龙加石膏汤是以小青龙汤加石膏二两，治同小青龙证而兼有"烦躁而喘"者；与该方相比较，厚朴麻黄汤方中也同用细辛、干姜、五味子、半夏、石膏，但麻黄与厚朴、杏仁配伍，重在宣降肺气。射干麻黄汤是用治寒痰郁肺、咳逆上气的名方，《金匮要略》肺痿肺痈咳嗽上气病脉证治篇曰："咳而上气，喉中水鸡声，射干麻黄汤主之。"方用麻黄君射干，宣肺散寒、开结消痰，辅以散寒化饮、温润除痰的半夏、生姜、紫菀、款冬花、五味子等，共奏宣肺散寒、化饮止咳之功。以麻黄为君宣肺散寒、止咳平喘百用百验，被后世奉为"手太阴之剂""入肺之要药"。《备急千金要方》载麻黄散：麻黄半斤，杏仁百枚，甘草三两，桂心一两，每服方寸匕，主治气逆咳嗽；麻黄引气汤：麻黄、杏仁、生姜、半夏各五分，紫苏四分，白前、细辛、桂心各三分，橘皮二分，石膏八两，竹叶一升，治肺劳实气喘鼻张，面目苦肿。《太平惠民和剂局方》三拗汤即以麻黄汤去桂枝而成，功专疏风宣肺、止咳平喘，为治风寒束肺、鼻塞声重，或伤风受寒、头身拘痛、咳痰胸闷之名方。

风寒束肺失于宣降，又可导致水液代谢失常。因此，张仲景治伤寒兼水饮证常以麻黄宣肺发汗利小便，如桂枝二越婢一汤是麻黄类方越婢汤在太阳篇的应用。此类方者五，其中治"风水恶风"之越婢汤，治"里水"之越婢加术汤和甘草麻黄汤，以及治少阴虚肿之麻黄附子汤和杏子汤等。虽为治水肿或痰饮，但均用麻黄为主药。其最简者如甘草麻黄汤中仅以二味，"温服一升，重复汗出，不汗，再服"，取"肺经专药"麻黄，以"轻可去实"；或配以生姜宣肺利气、发汗行水，以收"开鬼门，洁净府"之效。即缪希雍《本草经疏》所言麻黄"专主中风伤寒头痛，温疟，发表出汗，去邪热气者，盖以风寒湿之外邪，客于阳分皮毛之间，则腠理闭拒，荣卫气血不能行，故谓之实。此药轻清成象，故能去其壅实，使邪从表散也"。《医学衷中参西录》云："发汗之药，其中空者多兼能利小便，麻黄、柴胡之类是也。伤寒太阳经病，恒兼入太阳之腑，致留连多日不解，麻黄治在经之邪，而在腑之邪亦兼能治之。盖在经之邪由汗而解，而在腑之邪亦可由小便而解。"《备急千金要方》中麻黄煎为治风水，通身肿欲裂，利小便方，方用麻黄、茯苓、泽泻各四两，防风、泽漆、白术各五两，杏仁、大戟各一升，黄芪、猪苓各三两，独活八两，大豆二升，清酒一升，水煎服。如是麻黄宣肺清金、下气利水之用，即今人张山雷《本草正义》所言"凡寒邪郁肺，而鼻塞音

哑；热邪窒肺，而为浊涕鼻渊；水饮渍肺，而为面浮喘促；火气灼肺，而为气热
息粗，以及燥火内燔，新凉外束，干咳嗌燥等证，无不恃以为疏达肺金，保全清
肃之要务"。

3. 表邪入里之郁热证

麻黄发汗散邪，又为解热之良剂。《神农本草经》即言其可"发表出汗，去
邪热气"，以"主治中风伤寒头痛，温疟"。从《伤寒论》第55条中也可以得到
启发："伤寒脉浮紧，不发汗，因致衄者，麻黄汤主之。"此即外邪不得表散，阳
气内扰，伤及血络所致。麻黄轻清宣发自可解除阳热郁结，《本经疏证》曰："麻
黄之实，中黑外赤，其茎宛似脉络骨节，中央赤，外黄白……故栽此物之地，冬
不积雪，为其能伸阳气于至阴中，不为盛寒所凝耳。"《本草纲目》甚至称："麻
黄汤虽太阳发汗重剂，实为发散肺经火郁之药也。"张山雷言麻黄"轻清上升，
专走气分，凡风寒温热之邪，自外而来，初在气分者，无不治之"。

《伤寒论》中大青龙汤为麻黄汤加石膏、生姜、大枣而成，用治表邪入里化
热之"脉浮紧、发热、恶寒、身疼痛、不汗出而烦躁者"。方中倍用麻黄六两配
石膏如鸡子大，"温服一升，取微似汗"，发汗以退热，体现了张仲景辛温配辛
凉、宣散发表中兼以清热除烦之法。另方麻黄杏仁甘草石膏汤也是麻黄石膏配
伍，但石膏重用半斤而倍于麻黄，故主治邪热壅肺之"汗出而喘"者。麻黄连轺
赤小豆汤仍取麻黄宣散之功，主治伤寒表邪不解，与阳明瘀热搏结而成黄疸，即
经文第262条之"伤寒瘀热在里，身必黄，麻黄连轺赤小豆汤主之"。方中麻黄
为君，发汗解表、宣散瘀热，配以生梓白皮、连翘、赤小豆等清利湿热，为发汗
除湿祛黄之法。《伤寒论》厥阴病篇之麻黄升麻汤，也是麻黄发散内热瘀毒的代
表方："伤寒六七日，大下后，寸脉沉而迟，手足厥逆，下部脉不至，喉咽不利，
唾脓血，泄利不止者，为难治。麻黄升麻汤主之。"方取麻黄与升麻配伍以发散
郁热，解毒透邪；辅以当归、知母、萎蕤等益阴养血，黄芩、石膏等清热泻火，
桂枝、干姜、白术等温中益脾，用治厥阴病寒热错杂。尤其是方中诸药皆轻，唯
重用麻黄发汗开腠、宣散内热瘀毒，即可达到方后注所言"汗出愈"。

后世《备急千金要方》载麻黄调心泄热汤，用治心脉厥大、寸口小肠热、齿
龋嗌痛，组方麻黄、生姜各四两，细辛、子芩、茯苓、芍药各五两，白术二两，
桂心一两，生地黄一升，水煎服。方中麻黄配伍桂、姜、辛等，可辛温散结，以
通心阳，散烦满。《三因极一病证方论》有治坏伤寒知母麻黄汤：以麻黄与知母
各半两配伍，辅以炙甘草、芍药、黄芩、桂心，共锉散，煎服五钱。治伤寒瘥

后，经久精神不守，言语错谬；或潮热颊赤，寒热如疟，昏沉不愈，皆由汗下不止，毒在心包间所致也。唐代《外台秘要》载麻黄五味汤：麻黄三两，干葛五两，石膏八两，生姜六两，茵陈二两，水煎服，覆被微取汗以散之，用治急黄病。《圣济总录》载麻黄栀子汤：麻黄半两，栀子七枚，炙甘草三分，为末煎服，治阴黄寒热。《医方考》载麻黄葛根汤：麻黄、赤芍药各三钱，葛根一钱五分，淡豉半合，取意"金郁则泄之"，用治肺热壅实之喘满。《张氏医通》载麻黄定喘汤：麻黄、厚朴各八分，杏仁十四粒，款冬花、桑皮、苏子各一钱，黄芩、姜半夏各一钱二分，生炙甘草各四分，治寒包热邪，哮喘痰嗽，遇冷即发，或寒滞郁热、逆满喘急，脉浮紧数者，为寒滞郁热喘满之专方。以上麻黄的应用，正如《本草正义》所言："风寒固得之而外散，即温热亦无不赖之以宣通……虽曰皆取解表，然以开在内之闭塞，非以逐在外之感邪也。"

4.寒毒疟瘴之温热病

《神农本草经》言麻黄可主治"温疟"，《名医别录》也言其"主治五脏邪气""泄邪恶气，消赤黑斑毒"。及至唐代《药性论》则进一步阐释麻黄可"治身上毒风顽痹，皮肉不仁，主壮热，解肌发汗，温疟，治温疫"，《日华子本草》言其"逐五脏邪气，退热，御山岚瘴气"等。由此可见，虽然在传统用药以及经典古方中，麻黄功效主治重点在于辛温发汗、解表散寒，但用治时疫毒邪等温病者，也早有渊源。因此，《本草正》言："麻黄以轻扬之味，而兼辛温之性，故善达肌表，走经络，大能表散风邪，祛除寒毒。一应温疫、疟疾、瘴气、山岚，凡足三阳表实之证，必宜用之。若寒邪深入少阴、厥阴筋骨之间，非用麻黄、官桂不能逐也。"《本草蒙筌》也言："发汗解表，治冬月正伤寒如神；驱风散邪，理春初真瘟疫果胜；泄卫实消黑斑赤疹，去荣寒除身热头疼。春末温疟勿加，夏秋寒疫切禁。"

《金匮要略》杂疗方有"通治诸感忤"的还魂汤，堪称麻黄宣通闭塞的典范。方用麻黄三两，杏仁七十个，炙甘草一两，主治"主卒忤鬼击飞尸，诸奄忽气绝，无复觉，或已无脉"。证为邪毒郁闭肺卫、升降失调、神窍蒙蔽，急宜开宣肺气、解毒达邪。方中麻黄配伍杏仁，可令肺卫宣通而出入无阻，阳气布达而升降和调。即《药鉴》"麻黄性至轻也而善驱……又能散胸膈泥滞之气"之谓。《备急千金要方》载犀角麻黄汤，以麻黄与清瘟解毒的犀角、羚羊角并用二两，配以防风、独活、防己、川芎、白术、当归、黄芩、石膏、杏仁、桂心等，水煎服，覆取汗。主治脚气毒冲心，变成水，身体遍肿，闷绝欲死者；又《千金翼方》载十神汤：川芎、麻黄、干葛、紫苏、赤芍药、升麻、白芷、甘草、陈皮、香附各一钱半，生姜五片。主治伤寒，时令不正，瘟疫妄行，感冒发热，或欲出疹，不问阴阳，两感风寒，并皆治之。《景岳全书·新方八阵》载麻桂饮：麻黄二至三钱，官桂一至二钱，当归三至四钱，炙甘草一钱，陈皮适量，生姜五至十片。治伤寒、瘟疫、阴暑、疟疾等阴寒气胜而邪不能散者。正如《本草正义》所言："观于《本草》主中风伤寒，去邪热气，除寒热之说，及后人并治风热斑疹，热痹不仁，温疟岚瘴，其旨可见。"

麻黄开泄玄府、驱毒外散，又是治疗疮疡肿毒的妙药。从《名医别录》的"泄邪恶气，消赤黑斑毒"，到明代《本草纲目》"散赤目肿痛，并主风热，治疗咽痛"，以及后世汪昂治"毒风疹痹"，张锡纯"治疮疽白硬，阴毒结而不消"等，可谓一脉相承。前文所述之《伤寒论》麻黄升麻汤，即是升散解毒用治"喉咽不利，唾脓血"的代表方。明代《外科正宗》载七星剑汤，方用麻黄一钱、野菊花、半枝莲、地丁草、苍耳头、豨莶草各三钱，蚤休二钱，主治"阳中之阳"的十三种疔疮，甚则"心烦作躁，甚者昏聩，疔疮走黄"。《医宗金鉴》言用本方宜"服后出汗"，使邪毒随汗而解。清代《冯氏锦囊秘录》治麻痘壅热不出之加味麻黄散：升麻、麻黄、人中黄、牛蒡子、蝉蜕，水煎服，主治麻痘形色紫黑，一出即没，"以此发之"；《外科全生集》中阳和汤作为治疗阴疽冷疮的代表方，也是取麻黄辛温之性，以通血脉、开腠理；《疡科心得集》中家用膏丹丸散方之麻黄膏，以麻黄配伍黄连、黄芩、黄柏、紫草、生地等，专治牛皮血癣、营枯血燥、通体发癞发痒。如此，凡疮疡痈疽无汗或少汗者，可配伍麻黄透毒外散。外科名家干祖望先生将此法称之为：网开一面，赶毒出门。

【综合评述】麻黄味辛、微苦，温；归肺、膀胱经。功效发汗解表、宣肺平喘、利水消肿，主要用于风寒感冒、胸闷咳喘、风水浮肿等。《神农本草经》曰："苦温，主中风，伤寒头痛，温疟。发表出汗，去邪热气，止咳逆上气，除寒热，破癥坚积聚。"本品质轻空疏，气味俱薄，善行皮毛而开腠理。《本草通玄》言"麻黄轻可去实，为发表第一药"，《本草正义》称"麻黄轻清上浮，专疏肺郁，宣泄气机，为治外感第一要药"。当然，关于麻黄"利水"在经方应用中早有先例，但作为明确的药物功效是至明代李时珍明确提出的，《本草纲目》言麻黄"治疗咽痛，风肿，水肿，产后血滞"。麻黄对热病的治疗功效源自《神农本草经》，组方配伍也尊崇于仲景麻黄类方。从《神农本草经》与《名医别录》主治"温疟""主治五脏邪气"等，至唐代《药性论》进一步阐释为："治身上毒风顽痹，皮肉不仁。主壮热，解肌发汗，温疟，治温疫。"《日华子本草》继言："逐五脏邪气，退热，御山岚瘴气。"张景岳《本草正》曰："大能表散风邪，祛除寒毒。"由此，麻黄用治时疫瘟邪、毒风疮疹等功效，逐步明了与具体化。《医学衷中参西录》较全面地总结了前人对麻黄性味功效的论述："麻黄，味微苦，性温。为发汗之主药，于全身之脏腑经络，莫不透达，而又以逐发太阳风寒为其主治之大纲。故《神农本草经》谓其主中风伤寒头痛诸证，又谓其主咳逆上气者，以其善搜肺风兼能泻肺定喘也。谓其破癥瘕积聚者，以其能透出皮肤毛孔之外，又能深入积痰凝血之中，而消坚化瘀之药可偕之以奏效也。且其性善利小便，不但走太阳之经，兼能入太阳之府，更能由太阳而及于少阴，并能治疮疽白硬，阴毒结而不消。""麻黄兼入手太阴为逐寒搜风之要药，是以能发太阳之汗者，不仅麻黄，而《伤寒论》治太阳伤寒无汗，独用麻黄汤者，治足经而兼顾手经也。凡利小便之药，其中空者多兼能发汗，木通、萹蓄之类是也。发汗之药，其中空者多兼能利小便，麻黄、柴胡之类是也。伤寒太阳经病，恒兼入太阳之腑，致留连多日不解，麻黄治在经之邪，而在腑之邪亦兼能治之。盖在经之邪由汗而解，而在腑之邪亦可由小便而解，彼后世用他药以代麻黄者，于此义盖未之审也。"

现代研究认为，麻黄主要成分为麻黄碱，以及伪麻黄碱、次麻黄碱、挥发油、黄酮类化合物、麻黄多糖等。麻黄的挥发油成分对甲型流感病毒有抑制作用。麻黄碱和伪麻黄碱、挥发油是麻黄平喘的有效成分；炮制后辛味减弱，发汗作用也减弱，但平喘作用加强。麻黄碱对中枢神经系统有兴奋作用，可强心、升血压；麻黄中d-伪麻黄碱有显著的利尿作用。药理研究认为，麻黄具有解热发汗、止咳平喘、抗炎镇痛、抗病原微生物、利尿消肿、免疫调节，以及抗肿瘤作用。特别是国内外实验研究均证实，麻黄具有显著的抗病毒效用。

麻黄在现代中医临床广泛用于各种肺系疾病以及感染传染性疾病的防治，如：急性病毒性上呼吸道感染、急性支气管炎、病毒性肺炎等。现代《中华人民共和国药典》制剂表实感冒颗粒：麻黄、桂枝、葛根、苏叶、白芷、防风、桔梗、炒杏仁、陈皮、生姜、炙甘草，用治感冒风寒表实证，延续了经方葛根汤的组方架构。清肺消炎丸：麻黄配伍石膏、炒杏仁、牛蒡子、地龙、葶苈子、人工牛黄、羚羊角，用治上呼吸道感染、肺部感染属中医痰热阻肺证，可看作是经方麻杏石甘汤的加味方；有"流感神药"之称的连花清瘟胶囊，也是以麻杏石甘汤为"底方"，配伍连翘、金银花、板蓝根、贯众、鱼腥草、广藿香、大黄、红景天、薄荷脑等，清瘟解毒、宣肺泄热，用治流行性感冒属热毒袭肺证者。有报道：用麻黄汤加味治疗53例病毒性上呼吸道感染发热患者，并与西药奥司他韦抗病毒治疗的43例做对照，药后两组体温均明显下降，而治疗组在临床痊愈率以及证候改善等方面，明显优于对照组。有对110例急性呼吸道感染并发全身炎症反应综合征的对照研究，对照组以阿奇霉素和双黄连口服液常规治疗，观察组则加用自拟麻黄汤类方（麻黄、石膏、细辛、五味子各10g，杏仁9g，半夏15g，干姜、桂枝各8g，生甘草3g），一个疗程后，观察组总有效率100%，明显高于对照组85.45%。又有对173首治疗病毒性肺炎方剂的数据分析，麻杏石甘汤的应用频数最高，麻黄位居用药频次前三位。麻黄还有明显的保护肾脏、减轻肾损伤等的多重药理作用，麻黄及麻黄连翘赤小豆汤等类方有利尿消肿、抗炎与抗病毒、抗凝与抗高血压、免疫抑制作用，对于慢性肾小球肾炎有良好的治疗效果。

　　由于麻黄较强的辛散发汗作用，前人称其为"骁悍之剂"，对其应用禁忌也多有提示。《本草经集注》即言"不可多服，令人虚"。《药品化义》言"麻黄，为发表散邪之药也。但元气虚及劳力感寒或表虚者，断不可用"。但唯辨证准确，用药得当，即可收"有故无陨"之功。如朱丹溪尝以麻黄、人参同用，而成攻补之法。《脾胃论》中麻黄人参芍药汤用治虚人外感，麻黄一钱，配伍人参三分，黄芪五分及少量麦冬、桂枝、当归、白芍、五味子等；《退思集类方歌注》并注：东垣治一贫士，内蕴虚热，外感大寒而吐血，法仲景麻黄汤加补剂，制此方一服而愈。

　　【名医经验】 李寿山医案：韩某，女，50岁。以往健康，生育一男二女健在，经水尚未断绝。近6年来，经常头昏脑胀，面部烘热汗出，口燥咽干，但不欲饮，口舌时有糜烂溃疡，胸闷烦热，心神不安，少寐多梦。半月前外感风寒，发冷热，头痛，身痛，服羚翘解毒丸等药表不解，且增咽痛，泛恶欲吐，大便溏薄日二三行。曾就诊于西医。诊断：上呼吸道感染，自主神经功能紊乱。肌注青霉素，口服解热片、镇静剂等不愈，迁延3周不解。于1981年12月1日来诊。诊脉两寸弦大，关尺细弱，舌红尖赤、根部苔白腻，咽红而不肿，体温37.8℃，血压140/90mmHg，白细胞总数12.8×10^9/L，余无异常。脉证合参，证系素有阴虚火旺，复感风寒外闭，表邪郁久不解，内外合邪，以致虚实兼夹寒热错杂。治以外宣郁阳，内调寒热，益气养阴，清上温下兼顾之法，方用麻黄升麻汤加减：炙麻黄7.5g，升麻7.5g，干姜5g，桂枝15g，白芍15g，白术15g，茯苓15g，党参15g，天冬15g，玉竹15g，生石膏25g，知母10g，甘草10g。水煎服，2剂。药后诸症减轻，继进清热和胃之竹叶石膏汤调理数剂而安。

按语：麻黄升麻汤具有发越郁阳，清上温下之功效。主治伤寒六七日，大下后，寸脉沉而迟，手足厥逆，下部脉不至，咽喉不利，唾脓血，泄利不止者。麻黄在本方中起温阳宣通之功。上热下寒，夹有外感，正为本方所切。据李寿山经验，凡具有清阳被郁、虚火妄动下寒诸证者，随证加减，常有奇效。

【参考文献】

［1］黄玲，王艳宁，吴曙粤.中药麻黄药理作用研究进展［J］.中外医疗，2018（7）：195-198.

［2］朱欣，李闻文.麻黄水提液抑制呼吸道合胞病毒作用实验研究［J］.实用预防医学，2012，19（10）：1555-1557.

［3］于强，朱简，王海东，等.麻黄汤加味治疗病毒性上呼吸道感染发热患者53例临床研究［J］.中医杂志，2011，52（5）：402-404.

［6］朱美凤，陈岱，王身菊，等.麻黄在肾脏病中的运用进展［J］.中药材，2018，41（9）：1911-1994.

［5］卢立伟，张桂菊，季旭明，等.基于中医传承辅助平台的中医药治疗病毒性肺炎用药规律分析［J］.中国实验方剂学杂志，2015，21（13）：208-211.

［4］刘中友.麻黄汤类方治疗急性呼吸道感染并发全身炎症反应综合征临床研究［J］.陕西中医，2018，39（7）：857-859.

（彭欣）

二、达营卫祛风寒之圣药——桂枝

【药性功效】辛、甘，温。归心、肺、膀胱经。发汗解肌，温通经脉，助阳化气，平冲降气。

【主治病证】风寒感冒，脘腹冷痛，血寒经闭，关节痹痛，痰饮，水肿，心悸，奔豚。

【热病应用】以桂入药，首见于《神农本草经》之"牡桂"与"菌桂"，并言其"味辛，温。主治上气咳逆，结气，喉痹，吐吸，利关节，补中益气"。《名医别录》亦言桂"主治心痛，胁风，胁痛，温筋通脉，止烦，出汗"。汉代张仲景善用桂枝，并以此为君组方，创制"群方之冠"桂枝汤。统计《伤寒论》与《金匮要略》用桂枝方71首（不含重复方），除用治太阳伤寒与中风证外，还广泛用于表、里、内、外、上、下诸证。因此，《医学启源》言桂枝"其用有四：治伤风头痛，一也；开腠理，二也；解表，三也；去皮风湿，四也。"《本经疏证》又言"盖其用之道有六：曰和营，曰通阳，曰利水，曰下气，曰行瘀，曰补中"。

1.太阳伤寒与中风证

《伤寒论》三百九十七法，论及桂枝者80条，计42方，占伤寒百一十二方的37.5%。作为张仲景首药首方，桂枝在"太阳病脉证并治"篇中即有35方用之，体现出它在伤寒方中最为重要的地位。经云："太阳中风，阳浮而阴弱。阳浮者，热自发；阴弱者，汗自出。啬啬恶寒，淅淅恶风，翕翕发热，鼻鸣干呕者，桂枝汤主之。""太阳病，头痛、发热、汗出、恶风，桂枝汤主之。"方以桂枝君芍药，调和营卫、解肌发表，是用治太阳中风表虚自汗的主方；同时，还可用治营卫不和"病常自汗出者"，以及霍乱"吐利止而身痛不休者"等。《金匮要略论注》云桂枝汤"外证得之，解肌和营卫；内证得之，化气和阴阳"。用治太阳表实证"头痛、发热、身疼、腰痛、骨节疼痛、恶风、无汗而喘"之麻黄汤，即以桂枝助麻黄发汗解表而成。《本草新编》言："桂枝乃治伤寒之要药……凡遇头痛身热之症，桂枝即当速用以发汗，汗出则肌表和矣。"此外，以桂枝组方用于解表散寒者，还有"太阳病，项背强几几，反汗出恶风"的桂枝加葛根汤与葛根汤，太阳病轻证以微发其汗的桂枝麻黄各半汤、桂枝二麻黄一汤；用治太阳病兼有内热烦躁的大青龙汤，热多寒少的桂枝二越婢一汤，胃热欲呕的黄连汤；用治太阳经腑同病、气不化津的五苓散、茯苓甘草汤，以及膀胱蓄血的桃核承气汤等。在伤寒中风诸多虚证中，桂枝也作为常用配伍，如温中补虚的桂枝加人参汤和小建中汤，解表益气的新加汤，解表温阳的桂枝加附子汤、桂枝去芍药加附子汤，散寒除湿的桂枝附子汤、甘草附子汤等。《本草衍义》曰："《素问》云：辛甘发散为阳。故汉张仲景桂枝汤，治伤寒表虚皆须此药，是专用辛甘之意也。"《药性切用》言桂枝"温营散表，发汗祛寒，为伤寒中风营分散寒专药"。

后世沿用仲景桂枝法并制方者众。如《备急千金要方》卷九载桂枝二麻黄一汤，用治"服桂枝汤大汗后脉洪大者……若形如疟，一日再发，汗出便解者"，即仲景桂枝二麻黄一汤方。宋代《仁斋直指方》载桂枝四七汤：桂枝、白芍药、制半夏各一两，白茯苓、厚朴、枳壳、炙甘草各半两，人参、紫苏各一分，上锉散，每服四钱，加生姜七片，大枣两枚。主治风冷寒邪客搏，心腹作痛。《伤寒总病论》载桂枝栀子汤：栀子十二个，豉半升，桂枝、麻黄各一两，用治伤寒劳复、脉浮无汗者。元代《此事难知》以桂枝汤加味之桂枝加川芎防风汤，用治"柔痓、发热、自汗，而不恶寒者"。另方桂枝加葛根瓜蒌汤：桂枝、芍药、葛根、栝楼根各二钱半，治"柔痓有汗"，可谓方简药专。《重订通俗伤寒论》载桂枝橘皮汤：桂枝尖、鲜生姜各一钱，生白芍、广陈皮各一钱半，清炙草六分，大红枣两枚，本方即桂枝汤加陈皮，为脾受寒湿、调和营卫而设，主治行痹及头重鼻塞、恶风微汗、一身痛无定处。《济阴纲目》载桂枝芍药当归汤：桂枝、芍药、当归各一两，每服一两，治妇人有孕、伤寒脉浮、头重、腹中切痛。《幼幼集成》载桂枝防风汤：嫩桂枝4.5g，杭白芍6g，北防风4.5g，炙甘草3g，治婴幼儿伤寒初起、恶寒发热、体重面黄，或面白喘急、口中气热、呵欠烦闷等，又为桂枝方在妇幼病证中的范例。

2.咳喘气逆证

桂枝长于降逆气而平痰喘，诚如《神农本草经》言桂之功效，其与咳逆相关者六之有四，即"主治上气咳逆，结气，喉痹，吐吸"。经方用其所治喘逆者，多为风寒咳喘、水饮痰喘、冲气上逆三证。桂枝治喘证，如"喘家，作桂枝汤，加厚朴、杏子佳""太阳病，下之微喘者，表未解故也，桂枝加厚朴杏子汤主之"。方以桂枝汤加厚朴二两，杏仁五十枚，水煮温服，是治风寒外袭、肺气不利之喘证的代表方。小青龙汤仍取麻黄汤之麻桂相伍，加以仲景治咳喘之"姜辛夏味"等，用治"伤寒，表不解，心下有水气，干呕、发热而咳……或喘者""伤寒，心下有水气，咳而微喘、发热不渴"，以及《金匮要略》之"病溢饮者""咳逆倚息，不得卧"等。对此，《医学衷中参西录》解曰：《神农本草经》论牡桂，开端先言其主咳逆上气，似又以能降逆气为桂枝之特长，诸家本草鲜有言其能降逆气者，是用桂枝而弃其所长也。"并言桂枝："味辛微甘，性温。力善宣通，能升大气，降逆气，散邪气。仲景苓桂术甘汤用之治短气，是取其能升也；桂枝加桂汤用之治奔豚，是取其能降也；麻黄、桂枝、大小青龙诸汤用之治外感，是取其能散也。"

苓桂术甘汤是"病痰饮者，当以温药和之"的代表方，用治"心下有痰饮，胸胁支满，目眩"，以及"短气有微饮"者。药用茯苓四两与桂枝三两为伍，温阳化气、利水平冲；辅以白术三两，甘草二两，健脾益气、崇土制水。《伤寒论》用之治疗误治伤阳、水饮内停的"心下逆满、气上冲胸、起则头眩、脉沉紧，发汗则动经，身为振振摇者"，病因病机虽与《金匮要略》之痰饮咳喘不尽相同，然治用桂枝则均在于温阳化水、平冲降逆。类似经方还有"发汗后，其人脐下悸者，欲作奔豚，茯苓桂枝甘草大枣汤主之"等，是为误汗伤阳、水气凌心所致；甚则成"水入则吐"水逆证，则有五苓散主之。故《得配本草》言桂枝"得茯苓，御水气之上犯以保心"。桂枝又有"下冲专药"之称（《本草思辨录》），经方桂枝加桂汤是重用桂枝以降逆的典型。经曰："烧针令其汗，针处被寒，核起而赤者，必发奔豚。气从少腹，上冲心者，灸其核上各一壮，与桂枝加桂汤，更加桂二两也。"若更见"烧针烦躁者"或"亡阳，必惊狂，卧起不安者"，则以桂枝甘草龙骨牡蛎汤、桂枝去芍药加蜀漆牡蛎龙骨救逆汤主之。

承桂枝平喘止逆法者，首推《外台秘要》茯苓桂枝五味甘草汤，药用茯苓、桂枝各四两，炙甘草三两，五味子半升，以"治其冲气"，后世将其作为仲景苓桂类方，附于《金匮要略》痰饮咳嗽病脉证并治篇。宋代《圣济总录》的桂杏丸：桂半两，杏仁一两半，为末炼蜜丸，主治咳嗽、语声不出。《百一选方》的桂辛汤：桂、细辛、炮干姜、人参、白茯苓、炙甘草各二两，五味子、陈皮、白术、半夏各三分，捣散，每服二钱，煎服。可"下痰饮，散风邪，止涎嗽，聪耳鼻，宣关窍，利咽膈，清头目，解冒眩，进饮食"。《类证活人书》橘皮干姜汤：橘皮、通草、炮干姜、桂心各二两，人参一两，炙甘草二两。每服四钱，水煎服，主治胃中有寒咳逆。明代《医统》的桂枝皂角汤：桂枝一两，甘草半两，大枣十二枚，炙皂角四条，水煎服，用治肺痿。

3. 疟病寒热证

对疟病的认识，《伤寒杂病论》已形成较为成熟的辨治体系。其中，桂枝及其类方也是常用方药。如用治"如疟状""形似疟"的桂枝麻黄各半汤和桂枝二麻黄一汤，即分别是桂枝汤与麻黄汤的小剂量合方，取微汗散邪而不伤正之法。《伤寒论》第240条论阳明兼表邪，"病人烦热，汗出则解；又如疟状，日晡所发热"并"脉浮虚者"，治以桂枝汤；再如太少两感的柴胡桂枝汤、柴胡桂枝干姜汤，用治"往来寒热""发热、微恶寒、支节烦痛"等症。《金匮要略》则专论"疟病脉证并治"，详细论述了疟病的脉证特点，提出"疟母""温疟""瘅疟""牡疟"等专病专方，其中，"温疟者，其脉如平，身无寒但热，骨节疼烦，时呕，白虎加桂枝汤主之"。方中用桂枝三两配入白虎汤，《古方选注》解为："白虎汤清营分热邪，加桂枝引领石膏、知母上行至肺，从卫分泄热，使邪之郁于表者，顷刻致和而疟已。"

《外台秘要》中柴胡姜桂汤"治疟寒多，微有热，或但寒不热"，方用柴胡半斤，桂枝三两，干姜二两，黄芩三两，栝蒌根四两，牡蛎三两，炙甘草二两，水煎服，可"汗出便愈""服一剂如神"。《丹溪心法》治疟疾专方桂枝加黄芪知母石膏汤：桂枝汤加黄芪、知母、石膏各四钱半。《素问病机气宜保命集》也立桂枝羌活汤：桂枝、羌活、防风、炙甘草各半两，用治疟疾之头痛项强、脉浮、恶风有汗；又制桂枝石膏汤：桂枝五钱，石膏、知母各一两半，黄芩一两，为粗末水煎，分作三次"迎发而服之"，主治"疟无他证，邪气所舍深，隔日发，先寒后热，寒少热多。"吴又可《温疫论》称"此方夏至后，代桂枝证用"。明代疟疾专著《疟疾论疏》载桂枝一白虎二汤：桂枝三钱五分，芍药六钱，生姜七钱，大枣四枚，粳米一合，石膏二两五钱，知母、炙甘草各七钱五分，主治阳明疟疾。《症因脉治》治寒疟之桂枝柴胡汤，仅用"桂枝、柴胡各适量"，也足以体现柴桂配伍之功专力效。

4.时疫温病与痘疹

桂枝解表散寒、化气温阳，发汗而不伤正、散邪而兼温中，后世在诸多热病重证中常常配伍应用。特别是自宋代以降，多有以桂枝组方治疗时邪温病者。如《太平圣惠方》卷十五载治时气诸方之桂枝散：桂枝、黄芩、麻黄各三分，石膏一两。每服五钱，入生姜半分，枣三枚，水煎热服，衣覆取汗，治时气一日，头痛壮热，骨节疼痛。又卷十七治热病二日之桂枝散：桂枝、葛根各半两，麻黄、石膏各一两，赤芍、炙甘草、炒杏仁各半两。每服三钱，入生姜半分、葱白五寸煎服。元代《伤寒图歌活人指掌》桂枝加知母石膏升麻汤，于桂枝汤内加知母、石膏各四钱半，升麻二钱，专用治热病。《三因极一病证方论》载桂枝黄芩汤：桂枝、芍药、黄芩各半两，炙甘草一两。每服五钱，加姜三片、枣一枚水煎服，用治风疫，脉浮数而不弱，头项疼，腰脊痛，发热恶风，其证皆如太阳伤风，但脉阴不弱、相传染为异。此方不仅处方精练，并明示风疫的传染性与普通伤寒的区别。《医学正传》卷二引河间桂苓甘露饮：桂心、人参、黄芪、茯苓、白术、甘草、葛根、泽泻、石膏、寒水石各一两，滑石二两，木香一钱。每服三钱，煎服，主治伏暑发渴、脉虚，或湿热下痢、小便涩少、口渴脉洪大者。《医统》瘟疫门载小柴胡汤加桂枝，用治春瘟，发热身痛咳嗽口渴，脉浮洪而热甚者。黄元御的《四圣悬枢》载紫苏汤：苏叶、桂枝、杏仁各三钱，炙甘草二钱。水煎热服，覆衣取汗，治一日太阳寒疫，头痛，发热，恶寒者；若寒疫太阳经病不解，血升鼻衄，则以上方加石膏、生地、麦冬、丹皮、生姜各三钱，大枣三枚，即为紫苏石膏地黄汤。叶天士治疗温病也常用桂枝"通营卫"，可"使温邪无容留之地"。如《临证指南医案》治风温之桂枝汤加天花粉、杏仁，治温热、冬温之桂枝白虎汤等。

桂枝可发表解肌，并入营温经，故可用作透发痘疹。《太平圣惠方》卷十一载桂枝麻黄散：桂枝、麻黄、炙甘草、赤芍、葛根、炒杏仁各一两，每服四钱，加生姜半分，煎服。主治阴毒伤寒，项背汗出，急强恶风者。《三因极一病证方论》卷十载桂术汤：桂心、白术各一两，枳实、京豉、干葛、杏仁、甘草各半两，锉散，每服四钱，治酒疸因下后，久久为黑疸，目青面黑，心中如啖韭蒜状，大便正黑，皮肤不仁，脉微而数。《证治准绳》载桂枝葛根汤：桂枝、葛根、赤芍药、升麻、防风、甘草、淡豆豉各一钱，生姜三片。主治小儿癍疹初发，如时大寒，则腠理闭密，气血凝涩，防其发泄得迟，有毒气壅遏之变。明代痘疹专著《片玉痘疹》中载有多首以桂枝为主的治痘效方，如桂枝解毒汤：官桂、赤芍、大力子、防风、蝉蜕，主治冬寒之时，盖覆少薄，被寒风郁遏，痘疮当靥不靥；桂枝解肌汤：桂枝、赤芍、黄芩、甘草、人参、干葛、柴胡，淡竹叶为引水煎服，主治痘靥外寒、头目昏痛、恶寒脉浮。《治疹全书》载桂枝白芍汤：桂枝、白芍、甘草、人参、黄芪，主治出疹后汗出过多亡阳，表气空虚，邪往凑之，变成中风，冷汗大出，遍身凉，手足冷，身项强掣，角弓反张，不省人事。《冯氏锦囊秘录》载桂枝解毒汤：桂枝、麻黄（酒炒）、赤芍、防风、荆芥、羌活、甘草、桔梗、人参、川芎、牛蒡子、生姜。治痘当时令大寒，以此辛温之药发之。如此应用，既突出了桂枝辛温发散、透邪和营的特点，又拓展了其在热性病中的适用范围。诚如《本经逢原》所言"桂枝调和营卫，解散风邪，而无过汗伤表之厄，真药中之良品"。黄元御屡用桂枝治外科疮痈，如《四圣心源》载桂枝丹皮紫苏汤：桂枝、芍药、丹皮、苏叶、生姜各三钱，甘草二钱，水煎热服，覆取微汗，治痈疽初起；桂枝人参黄芪汤：人参、炙黄芪、桂枝、当归、茯苓、丹皮各三钱，炙甘草二钱，水煎温服，治痈疽脓泄热退、营卫双虚者。

【综合评述】以桂入药，《神农本草经》称为"牡桂"与"菌桂"，并言其"味辛，温。主治上气咳逆，结气，喉痹，吐吸，利关节，补中益气。"《名医别录》续注《神农本草经》菌桂、牡桂，又以专条论"桂"曰："味甘、辛，大热，有毒。主温中，利肝肺气，心腹寒热，冷疾，霍乱转筋，头痛腰痛，出汗，止烦，止唾、咳嗽、鼻衄，能堕胎，坚骨节，通血脉，理疏不足，宣导百药，无所畏。久服神仙，不老。"据《中华本草》考证，汉代《伤寒杂病论》始有"桂枝"之称，至唐代《新修本草》方明确其本草基原："牡桂嫩皮名为肉桂，亦名桂枝"，宋《重广补注神农本草并图经》载"桂之嫩小枝条"柳桂，直至清代初期柳桂逐渐成为正品。现代《中华本草》与《中华人民共和国药典》均规定桂枝为樟科植物肉桂的嫩枝。

桂枝辛甘性温，其性可升可降，具有解表和营、温经散寒、通阳化气、利水平冲等功效，为经方用治伤寒中风、肺咳寒饮、表虚自汗、寒湿身痛等外感表邪病证的主要药物。徐大椿在《药性切用》言桂枝"温营散表，发汗祛寒，为伤寒、中风营分散寒专药"。《得配本草》称其"入足太阳，兼手太阴经气分，通血脉，达营卫，去风寒，发邪汗。为内热外寒之圣剂，治肩臂诸药之导引"。同时，仲景桂枝类方还可广泛应用于内伤杂病，故有"外证得之解表调营卫，内证得之化气和阴阳"的盛誉。黄元御的《长沙药解》曰："桂枝入肝家而行血分，走经络而达荣郁，善解风邪，最调木气，升清阳脱陷，降浊阴冲逆，舒筋脉之急挛，利关节之壅阻，入肝胆而散遏抑，极止痛楚，通经络而开痹涩，甚去湿寒，能止奔豚，更安惊悸。大抵杂证百出，非缘肺胃之逆，则因肝脾之陷，桂枝既宜于逆，又宜于陷，左之右之，无不宜之。"可谓较全面阐释了桂枝功效特点。对于桂枝在温热病中的应用历代医家认识不一，而"不可辛温发汗"者不乏其人。但《黄帝内经》"发表不远热"之旨，对于温热病治疗有重要指导意义。因此，桂枝在温病方中广有应用。《温病条辨》以桂枝汤作为开篇第一方，曰："太阳风温、温热、温疫、冬温，初起恶风寒者，桂枝汤主之，但热不恶寒而渴者，辛凉平剂银翘散主之。"如是，吴鞠通常以桂枝辛温解肌、领邪外出。清代温病名家戴天章在《广温热论》中专论汗法："温证贵解其热邪，而邪热必有著落。方在肌表时，非汗则邪无出路，故汗法为治温证之大要也。但风寒汗不嫌早，温证汗不嫌迟。""温邪汗法不专在乎升表，而在乎通其郁闭，和其阴阳。"以此解桂枝辛散发表以逐温邪则甚为贴切。然桂枝毕竟为温热之性，因此《类证活人书》专就温热病证用桂枝方提出配合法则："夏月发热恶寒头疼，身体肢节痛重，其脉洪盛者，热也。冬伤于寒，因暑气而发为热病。治热病与伤寒同，有汗宜桂枝汤，无汗宜麻黄汤，如烦躁宜大青龙汤。然夏月药性须带凉，不可太温，桂枝、麻黄、大青龙，须用加减，夏至前桂枝加黄芩，夏至后桂枝、麻黄、大青龙加知母、石膏，或加升麻。"

现代研究认为，桂枝的有效成分主要是挥发油中的桂皮醛，以及苯甲酸苄酯、乙酸肉桂酯等。已有实验研究证实，桂枝具有抗菌、抗病毒、抗过敏等药理作用，对炭疽杆菌、伤寒杆菌、大肠杆菌、金黄色葡萄球菌、白色葡萄球菌、肺炎链球菌、痢疾杆菌、变形杆菌、肠炎沙门菌及致病性皮肤真菌，以及流感病毒有抑制作用；桂枝还具有扩张血管、促进发汗、解热镇痛，以及镇静与抗惊厥、抗血小板聚焦、抗凝血等多种药理活性。桂枝水煎剂对流感病毒亚甲京科68-1株和孤儿病毒均有抑制作用，以桂枝配伍香薷制成的复方桂枝气雾剂，每日口腔喷雾2次，可有效地预防流行性感冒。蒲辅周先生曾治一"重症腺病毒肺炎"的三月龄小儿，针对其高热惊厥咳喘投以桂枝加厚朴杏子汤加味（桂枝五分，白芍六分，炙甘草、厚朴、前胡各五分，杏仁十粒，僵蚕一钱，生姜二片，大枣二枚），一剂而"微汗出，体温渐退，精神好转"，继以另方调治一周余而愈。桂枝有明显的平喘作用，临床用治支气管炎、小儿肺炎合并心衰，中医辨证为寒或虚寒证者，对咳喘日久者其平喘效果甚至好于麻黄；桂枝加厚朴杏子汤治疗外感高烧后，咳嗽缠绵难愈或慢性支气管炎、变异性哮喘等，疗效甚佳；中医药治疗小儿流行性感冒140例，自拟桂枝柴胡连翘汤（桂枝、柴胡各10g，连翘15g，白芍9g，黄芩、防风、荆芥、黄芪各6g，杏仁、甘草各3g）总有效率91.43%，明显高于清开灵组的71.43%。

【名医经验】丁甘仁医案：李左，伤寒夹滞，太阳阳明为病，身热十余日不解，脊背微寒，脉浮滑而数，口干不多饮，唇焦，苔薄腻而黄，五六日不更衣，太阳之邪未罢，阳明之热熏蒸，肠中浊垢，不得下达。拟桂枝白虎汤加减，疏太阳之邪，清阳明之热，助以通腑，盖阳明有胃实当下之条也。

川桂枝、生甘草各五分，元明粉、竹茹各一钱五分，石膏、栝蒌、川军各三钱，半夏一钱五分，生姜二片，大枣三枚。（选自《丁甘仁医案》卷一伤寒案）

【参考文献】

［1］游一中.复方桂枝气雾剂预防流感和感冒效果初步观察［J］.江苏医药，1976（1）：47.

［2］高辉远，徐振盛，陈鼎祺，等.蒲辅周医案——重症腺病毒肺炎［J］.中医杂志，1965，57（2）：21-25.

［3］吴德广.桂枝在小儿咳喘病中的应用［J］.中医杂志，1995，36（1）：6.

［4］范金华，李井龙.桂枝加厚朴杏子汤之临床应用［J］.中国民间疗法，2018，26（14）：67-68.

［5］李春梅.桂枝柴胡连翘汤治疗小儿流行性感冒临床分析［J］.实用中医

药杂志，2018，34（9）：1049-1050.

（彭欣）

三、疏风热清头目要药——薄荷

【药性功效】辛、凉。归肺、肝经。疏散风热，清利头目，利咽，透疹，疏肝行气。

【主治病证】风热感冒，风温初起，头痛目赤，喉痹口疮，风疹麻疹，胸胁胀闷等。

【热病应用】薄荷药用始见于唐代，《药性论》载其"发毒汗"，《新修本草》明言其主"伤寒，发汗"，但其治外感方至宋代才多了起来。纵观历代资料，薄荷用于外感热病多作辅助品，这与其有效成分易于挥发不无关系。本品轻清凉散，功善疏散风热、清头目、利咽喉、透疹、解郁，现临床在风热表证、头痛眩晕、目赤肿痛、咽痛声哑、鼻渊、牙痛、麻疹不透、隐疹瘙痒、肝郁胁痛脘胀等方面应用广泛，单用即效，鲜用或干品皆佳，内服及外用均可。

1.外感风热及伤寒

薄荷在古代原以之作蔬，为药者少。故《神农本草经》《名医别录》皆未载之，至唐始列于药品。早期多用于发散风热，治疗伤寒。《药性论》载本品"能去愤气，发毒汗"，《新修本草》言其"主贼风伤寒，发汗，恶气心腹胀满，霍乱，宿食不消，下气，煮汁服，亦堪生食，人家种之，饮汁发汗，大解劳乏"，《食疗本草》谓其"发汗"。《食性本草》云："能引诸药入营卫，疗阴阳毒、伤寒头痛。"《本草纲目》云："薄荷辛能发散，凉能清利，专于消风散热。"《本草经疏》曰："薄荷，辛多于苦而无毒，辛合肺，肺合皮毛，苦合心而从火化，主血脉，主热，皆阳脏也。贼风伤寒，其邪在表，故发汗则解；风药性升，又兼辛温，故能散邪辟恶；辛香通窍，故治腹胀满、霍乱。"

《太平圣惠方》卷九载石膏饮子：石膏二两，柴胡半两，豉一合，麻黄一两，葱白二茎，薄荷一分。治伤寒一日，头痛壮热，心神烦闷。卷十三解表散：炮附子、麻黄各一两，炮干姜半两，薄荷一分。每服五钱，水煎服，衣盖出汗。治两感伤寒，毒气传受，阴阳交并。《太平圣惠方》卷九十七载薄荷茶：薄荷三十叶，生姜一分，人参、麻黄各半两，石膏一两。水煎点茶服。治伤寒，鼻塞头痛，烦躁。《太平惠民和剂局方》载川芎茶调散：薄荷叶八两，川芎、荆芥各四两，炒香附子八两，防风一两半，白芷、羌活、甘草各二两。每服二钱，食后，茶清调下。主治诸风上攻，头目昏重，偏正头疼，鼻塞声重；伤风壮热，肢体烦疼，肌肉蠕动，膈热痰盛；妇人血风攻注，太阳穴疼，但是感风气，悉皆治之。《伤寒微旨论》卷上载薄荷汤：薄荷一两，葛根、炙甘草、防风各半两，人参二分。每服三钱，水煎服。治中风，脉浮数而缓。《岭南卫生方》卷中载地黄薄荷汤，用生地黄根、生薄荷叶不拘多少，捣烂取汁，入麝香少许，井华水调下。治伤寒热瘴，头疼足热，发渴烦躁，不呕不泻，其脉洪实。《幼幼新书》卷十四引《家宝》薄荷散：薄荷半两，羌活、炒全蝎、麻黄、炒僵蚕、天竺黄各一分，炙甘草半分，白附子半钱。水煎服。治婴孩小儿夹食伤寒、夹惊伤寒、温壮等。《小儿卫生总微论方》卷三载薄荷散：薄荷叶、藿香叶、荆芥穗、甘松、白芷、防风、川芎、桔梗、白僵蚕、炙甘草、藁本各一两，细辛半两。每服一钱，茶调温服。小儿风热温壮，伤寒伤风、疮疹未辨之间；大人风气不顺，头面风等。《此事难知》载薄荷汤：薄荷一两，葛根、炙甘草、防风各半两，人参七钱半。主治伤寒邪入阳明。《普济方》卷三六九载薄荷散：薄荷叶一两，全蝎一分，灰炒天南星半两。周岁儿每服半钱，连根葱白煎汤下。治小儿伤风伤寒，肢体壮热，手足冷，呻吟惊悸，睡卧不安。《医学衷中参西录》载清解汤：薄荷叶四钱，蝉蜕三钱，石膏六钱，甘草一钱五分。治温病初得，头疼，周身骨节酸痛，肌肤壮热，背微感寒，无汗，脉浮滑者。《镐京直指》二集载薄杏汤：薄荷、防风、前胡各一钱五分，荆芥、郁金、象贝、桑叶各二钱，杏仁、炒竹茹各三钱，桔梗一钱。治风热咳嗽，鼻塞声重，发热头痛，脉来浮数。《长寿药粥谱》载薄荷粥，用新鲜薄荷30g或干薄荷15g，煎汤候冷，以粳米30~60g煮粥，加冰糖适量及薄荷汤，煮1~2沸服。主治中老年人风热感冒，头痛目赤。

2.咽喉肿痛，头痛眩晕

薄荷性凉，味辛，归肺、肝、心经，具有疏散风热、清肺利咽、清利头目功效。《本草纲目》说："薄荷，辛能发散，凉能清利，专于消风散热，故头痛头风、眼目咽喉口齿诸病，小儿惊热及瘰疬疮疥为要药。"《本草再新》云其"消目翳"。

薄荷清肺利咽，常用治肺热或风热所致之咽喉肿痛、失音等。《摄生众妙方》卷六载薄荷点汤：薄荷叶十两，瓜蒌根一两，荆芥穗四两，甘草五两，砂仁三两。为细末，每四两加霜梅末一两，每服一钱，清茶点吃。治风壅，咽喉不利，痰实烦渴，困倦头昏，或发潮热，及一切风痰疮疥。《古今医统大全》卷四十六引《医林》响胜破笛丸：薄荷四两，连翘、桔梗、甘草各二两半，百药煎二两，诃子、砂仁、大黄各一两，川芎一两半。为细末，鸡子清为丸如弹子大，每临卧嚼化1丸。治讴歌动火，失音不语。《喉症指南》卷四载青凤散：青果炭三钱，川贝母、黄柏、儿茶、薄荷叶各一钱，冰片八分，凤凰衣五分。研末，少许吹喉。治白喉及喉风等一切热证。《外科正宗》卷二载神效吹喉散：薄荷、僵蚕、青黛、朴硝、白矾、火硝、黄连、硼砂各五钱。研末，加猪胆汁拌匀，阴干，每取一两加冰片三分，研细，吹患处。治缠喉风闭塞，及乳蛾、喉痹、重舌、木舌。《喉科指掌》卷二载六味汤：荆芥穗、薄荷各三钱，防风、桔梗、炒僵蚕、甘草各二钱。为末，水煎，连连漱下。主治喉科七十二症。

　　薄荷轻扬升浮、芳香通窍，功善疏散上焦风热，清利头目，又善治风热上攻之头痛目赤。《本草图经》谓其"治伤风，头脑风，通关格及小儿风涎，为要切之药"。用治风热上攻，头痛眩晕，薄荷常与川芎、石膏、白芷等祛风、清热、止痛药配伍。《太平惠民和剂局方》卷一载薄荷煎丸：龙脑薄荷叶十斤，防风、川芎各三十两，桔梗五十两，缩砂仁五两，炙甘草四十两。炼蜜为丸，每两作三十丸，每服一丸，细嚼，茶、酒任下。功能消风热、化痰涎、利咽膈、清头目，主治遍身麻痹，百节酸疼，头昏目眩，鼻塞脑痛，语言声重，项背拘急，皮肤瘙痒，或生隐疹；肺热喉腥，脾热口甜，胆热口苦；鼻衄唾血，大小便出血，及伤风。《圣济总录》卷十六载薄荷散：薄荷叶、甘菊花、炙甘草、白芷、石膏、川芎各等分。为散，每服一钱匕，荆芥茶调下。治风邪上攻，头目眩运，心膈烦闷。该书卷一〇四六载薄荷散：薄荷叶、恶实各一两，甘菊花、炙甘草各半两。每服一钱匕，食后、临卧生姜温水调下。治风热攻目，昏涩疼痛，旋眩，咽喉壅塞，语声不出。《扁鹊心书》载薄荷散：薄荷、防风各二两，桔梗三两，甘草一两。为末，每服四钱，灯心煎汤下。治心肺壅热，头目不清，咽喉不利，精神昏浊，小儿膈热。《黄帝素问宣明论方》卷三载薄荷白檀汤：薄荷叶、炙甘草、盐各四两，白檀、栝楼根各一两，荆芥穗、白芷各二两，缩砂仁半两。为末，每服一钱，食后临卧服。功能消风化痰，清头目，治风壅，头目眩，鼻塞、烦闷、精神不爽。《儒门事亲》卷十五载香芎散：川芎、香附、石膏、白芷、甘草、薄荷各一两。每服二钱，温酒或茶清调下。治偏正头风。《丹溪心法》卷四载上清散：川芎、薄荷、荆芥穗各半两，盆硝、石膏、桔梗各一两。每服一字，口噙水，鼻内搐之，加龙脑三分效更佳。治上热鼻壅塞，头目不清利。《审视瑶函》卷四载清脾散：薄荷叶、升麻、山栀仁、赤芍、枳壳、黄芩、陈皮、藿香叶、石膏、防风各等分，甘草减半。每服二钱五分，水煎服。治脾家燥热瘀滞，眼上生毒，名为土疳眼，俗称偷针（即麦粒肿）。

3.痘疹疮疡

薄荷质轻宣散，有疏散风热、宣毒透疹、祛风止痒之功，临床亦用于疮痈痘疹，《本草纲目》称其"治瘰疬，疮疥，风瘙瘾疹"。《太平圣惠方》卷十八载木香散：木香、薄荷各一分，豉一合，葱白三茎，麻黄一两。水煎服，衣盖取汗。治热病发疱疮，形如豌豆。《圣济总录》卷一五八载薄荷丸：干薄荷叶、羌活各二两，荆芥穗、细辛各一两半，蔓荆实、玄参、炙甘草、炒大黄、人参、麦冬各一两。治妇女妊娠，气血壅滞攻身体，生疮瘙痒。《洪氏集验方》卷二治风气客于皮肤，瘙痒不已，蝉蜕、薄荷等分，为末，酒服一钱匕，日三。《先醒斋医学广笔记》卷三治痧疹发不出，喘嗽、烦闷、燥乱方（现名竹叶柳蒡汤）：西河柳五钱，薄荷叶、荆芥穗、蝉蜕、炙知母、甘草各一钱，炒牛蒡子、干葛各一钱五分，玄参二钱，麦门冬三钱，淡竹叶三十片。《痧胀玉衡》卷下载荆芥薄荷汤：白蒺藜、荆芥（炒黑）、赤芍、薄荷、青皮、陈皮各等分。主治痧症气血阻塞。又方连翘薄荷饮：连翘、薄荷、香附、卜子、槟榔、山楂、陈皮各等分，木香（磨冲）二分。水煎，加砂仁五分，稍冷服。治痧，食积气阻。又薄荷汤：薄荷、香薷、连翘各一钱，紫朴、金银花、木通各七分。治痧因于暑者。《证类本草》引初虞世治皮肤风热遍身生隐疹方：牛蒡子、浮萍等分，以薄荷汤调下二钱，日二服。《普济方》卷四〇三载薄荷散：薄荷叶一两，麻黄、炙甘草各半两。加生姜、大枣，水煎服，主治小儿痘疹。《痘疹活幼至宝》卷终载清上饮：薄荷、防风、甘草各四分，葛根、牛蒡子、连翘、桔梗、酒黄连、酒黄芩、酒炒花粉、麦冬各六分。加生姜，水煎服。主治痘症热毒，口舌生疮，痘色红紫涌盛。

此外，薄荷亦常用于治霍乱、痉狂、中风等方中以作辅助，《日华子本草》记载薄荷："治中风失音，吐痰，除贼风，疗心腹胀，下气，消宿食及头风等。"《备急千金要方》卷二十治霍乱，久将远行防备方杜若丸：杜若、藿香、白术、橘皮、干姜、木香、人参、厚朴、瞿麦、桂心、薄荷、女萎、吴茱萸、鸡舌香、茴香各等分。为末，蜜丸如梧子，酒服二十丸。《外台秘要》卷三十五疗小儿霍乱方：生姜四分，香薷、薄荷各一两，水煎，儿与母俱服之。《太平圣惠方》卷四载真珠散方，珍珠、水晶、铅霜各一分，人参、朱砂各一两，雄黄半两，金银箔各五十片，琥珀、牛黄各一分。为细末，每服半钱，饭后薄荷汤送下，治心风狂语，神思不安，如见鬼神。该书卷十九消梨饮子：消梨三颗绞取汁，酒、薄荷汁、生姜汁、竹沥各一合。煮三两沸，分温三服，拗开口灌之。治中风口噤不开，心膈壅闷。《袖珍方》卷一引《太平圣惠方》正舌散：蝎梢二钱半，茯神一两，薄荷二两。每服一二钱，温酒调下。治中风，舌本强硬，语言不正。

【综合评述】薄荷轻清凉散，不仅能治疗感冒发热、头痛、咽喉肿痛、偏头痛等，还用于治疗疹痘、霍乱、痉狂、中风等。《本草求真》云："薄荷，气味辛凉，功专入肝与肺……辛能发散，而于头痛、头风、发热恶寒则宜；辛能通气，而于心腹恶气痰结则治；凉能清热，而于咽喉、口齿、眼、耳、隐疹、疮疥、惊热、骨蒸、衄血则妙，是以古方逍遥，用此以为开郁散气之具，小儿惊痫，用此以为宣风向导之能；肠风血痢，用此以为疏气清利之法。"《药品化义》云："薄荷，味辛能散，性凉而清，通利六阳之会首，祛除诸热之风邪，取其性锐而轻清，善行头面，用治失音，疗口齿，清咽喉，同川芎达颠顶，以导壅滞之热；取其气香而利窍，善走肌表，用消浮肿，散肌热，除背痛，引表药入荣卫以疏结滞之气。"

现代研究表明，薄荷主要含有挥发油，其中主要成分是薄荷脑及少量薄荷醇。薄荷油有多种药理作用，内服可通过兴奋中枢神经系统，扩张皮肤毛细血管，促进汗腺分泌，增加散热。薄荷油外用，能麻醉神经末梢，刺激皮肤的冷感受器而产生冷感。内服薄荷油可通过兴奋中枢神经，使皮肤毛细血管扩张，促进汗腺分泌，增加散热，有发汗解热作用。薄荷油还具有较弱的抗炎、镇痛、利胆、抑制回肠平滑肌作用。此外薄荷醇尚能在离体状态下抑制平滑肌，对呼吸系统也有较好的作用，用于支气管炎，能减少呼吸道的泡沫痰，使有效通气腔道增大，而表现祛痰作用。

现代应用薄荷多用其疏散风热、清利头目、利咽喉之功，用治各种热证。如周幼龙用大黄薄荷汤：酒大黄9g，薄荷3g，水浸泡饮，每日上下午各1剂，治疗急性扁桃体炎69例，结果痊愈91.30%，好转8.70%。盛芳等用鲜薄荷叶及芦根治疗伤风咽痛58例，将新鲜薄荷叶10g，新鲜芦根50g，沸水冲泡，代茶频饮，连服3~5天，总有效率98%。唐仁等采用四子薄荷降压汤治疗肝肾阴虚型高血压（枸杞子9g，五味子12g，女贞子、金樱子各6g，开水泡服代茶饮，每服加1g薄荷，每日3~6次），治疗组总有效率为85.0%，对照组总有效率为62.5%。

《中华人民共和国药典》收录多种含有薄荷的中成药制剂，广泛用于临床。如口咽清丸（阮氏上清丸）：儿茶、薄荷、马槟榔、硼砂、乌梅肉、诃子、山豆根、甘草、冰片。功能清热降火、生津止渴，用于火热伤津所致的咽部肿痛、口舌生疮、牙龈红肿、口舌干燥。川芎茶调丸、川芎茶调片、川芎茶调散、川芎茶调颗粒，功能疏风止痛，用于外感风邪所致的头痛，或有恶寒、发热、鼻塞。小儿至宝丸，由薄荷等25味中药制成，功能疏风镇惊、化痰导滞，用于小儿风寒感冒，停食停乳，发热鼻塞，咳嗽痰多，呕吐泄泻。小儿豉翘清热颗粒，由连翘、淡豆豉、薄荷、青蒿、黄芩、栀子、大黄、荆芥、赤芍、槟榔、厚朴、半夏等12味药制成，功能疏风解表、清热导滞，用于小儿风热感冒夹滞证，症见发热咳嗽，鼻塞流涕，咽红肿痛，纳呆口渴，脘腹胀满，便秘或大便酸臭，溲黄。小儿感冒颗粒、小儿感冒宁糖浆中用薄荷，均取疏散风热、清利头目之功。另外，其他文献记载的薄荷复方制剂也很有价值，如《河南省药品标准》嚼化上清丸：薄荷、硼砂、甘草、石膏、蔗糖等，为末，炼蜜为丸，每丸3g，每次1~2丸，含化。治上焦风热之咽喉肿痛，口燥舌干，头目不清者。《中医皮肤病学简编》载薄荷牛蒡汤：薄荷叶、赤芍、大青叶各12g，牛蒡子、马勃、焦栀子、连翘、玄参、僵蚕各9g，板蓝根15g，桔梗6g，治疗荨麻疹，证属风热者。《古今名医名方秘方大典》载愈疮散：薄荷、青黛各150g，黄柏120g，冰片6g，人中白90g，黄连45g，硼砂60g，研末，香油搽抹患处，治湿热郁滞肌肤之黄水疮、旋耳疮等。

【名医经验】清代名医张锡纯对薄荷有独到的见解，《医学衷中参西录》说："薄荷，味辛，气清郁香窜，性平，少用则凉，多用则热。其力能内透筋骨，外达肌表，宣通脏腑，贯串经络，服之能透发凉汗，为温病宜汗解者之要药。若少用之亦善调和内伤，治肝气胆火郁结作疼，或肝风内动，忽然瘛疭瘈疭，头疼目疼，鼻渊鼻塞，齿疼，咽喉肿疼，肢体拘挛作疼，一切风火郁热之疾，皆能治之。痢疾初起夹有外感者亦宜用之，散外感之邪，即以清肠中之热，则其痢易愈。又善消毒菌，逐除恶气，一切霍乱痧证，亦为要药。为其味辛而凉，又善表疹隐，愈皮肤瘙痒，为儿科常用之品。""温病发汗用薄荷，犹伤寒发汗用麻黄也。麻黄服后出热汗，热汗能解寒，是以宜于伤寒；薄荷服后出凉汗，凉汗能清温，是以宜于温病。"

医案：刘某，年八岁。孟秋患温病，医治十余日，病益加剧。表里大热，喘息迫促，脉象洪数，重按有力，知犹可治。问其大便，两日未行，投以大剂白虎汤，重用生石膏二两半，用生山药一两以代方中粳米，且为其喘息迫促，肺中伏邪，又加薄荷叶一钱半以清之。俾煎汤两茶盅，作两次温饮下，一剂病愈强半，又服一剂全愈。(《医学衷中参西录》"石膏解"附案)

又案：李姓少年，得大头瘟症，医治旬日，病益剧。其头面连项皆肿，心中烦躁不能饮食，脉象虽有热，而重按无力，盖其旧有鸦片嗜好，下元素虚，且大便不实，不敢投以大凉之剂。为疏方：玄参一两，花粉、银花各五钱，薄荷、甘草各一钱半。煎汤一大盅，送服阿斯匹林二分，头面周身皆出汗，病遂脱然全愈。（《医学衷中参西录》"医话拾零"附案）

【参考文献】

[1] 周幼龙.大黄薄荷汤治疗急性扁桃体炎69例[J].浙江中医杂志，2002，16（8）：340.

[2] 盛芳，宋修爱，张丽香.鲜薄荷叶及芦根治疗伤风咽痛58例[J].中国民间疗法，2005，13（1）：43.

[3] 唐仁，罗群英，唐勇.四子薄荷降压汤治疗肝肾阴虚型高血压的降压疗效观察[J].四川中医，2000，18（9）：17.

（杨嫚）

四、甘寒轻润清肺泻肝之良药——桑叶

【药性功效】甘、苦，寒。归肺、肝经。疏散风热，清肺润燥，清肝明目。

【主治病证】风热感冒，肺热燥咳，头晕头痛，目赤昏花。

【热病应用】桑叶首载于《神农本草经》，言其"气味苦甘寒，有小毒，除寒热，出汗"，为散热肃肺佳品，而为外感热病所常用。《本草经解》云："桑叶气寒，禀天冬寒之水气，苦能清，甘能和，故除寒热。"临床习用"霜桑叶"，如张寿颐云："桑叶，以老而经霜者为佳，欲其气之全、力之厚也，故入药用冬桑叶，亦曰霜桑叶。"

1.温病初起，风热感冒

桑叶治外感，于《神农本草经》即言"主除寒热，出汗"，但其方剂罕见于清代以前的方书，其临床广泛使用则始于清代。《得配本草》称桑叶"清西方之燥，泻东方之实，去风热"，《药性切用》言其"入肺而清肃气化，除烦退热"。《临证指南医案》卷八方：桑叶、夏枯草、连翘、决明子、赤芍。治风温上郁，目赤，脉左弦。这是较早用桑叶治风温的方剂。《松峰说疫》卷二治瘟疫始得

一二日，头痛、壮热、脉盛，用生牛蒡根汁，空腹服讫，取炙桑叶一把，水煎服。清代温病名家吴鞠通创制桑菊饮，治疗太阴风温，从此桑叶成为治疗温病的常用药物之一，并逐渐应用于风热感冒。因本品作用缓和，所以多用于轻证。《温病条辨》卷一载桑菊饮：桑叶二钱五分，菊花一钱，杏仁、苦梗、苇根各二钱，连翘一钱五分，薄荷、甘草各八分。治太阴风温，但咳，身不甚热，微渴者。方取桑叶清透肺络之热，菊花清散上焦风热，共为君药。因为桑叶尚有生津润燥的作用，《食疗本草》谓其"止渴"，《本草从新》称其"滋燥"，故吴氏又制桑杏汤：桑叶、象贝、香豉、栀皮、梨皮各一钱，杏仁一钱五分，沙参二钱。功能清气分之燥。治秋感燥气，右脉数大，伤手太阴气分者。方以桑叶既清气分燥邪，又配梨皮、沙参生津养阴润肺燥。《医醇賸义》卷二载桑菊愈风汤：桑叶、杭菊、杏仁各三钱，蔓荆子、当归各一钱半，桔梗、枳壳各一钱，川贝二钱，川芎八分。加黑芝麻一撮，水煎服。治风邪伤脑，鼻窍不通，时流清涕。《医学摘粹》载防风解温汤：防风、桔梗、桑叶、连翘、杏仁、芍药、丹皮各三钱，甘草二钱。治温证，太阳经头项痛，腰脊强，发热作渴者。《集成良方三百种》卷中载桑菊葱豉饮：冬桑叶、菊花各三钱，淡豆豉一钱半，葱白三寸。治温证初起。《李聪甫医案》载桑麦汤：桑叶、麦冬、菊花、石斛、竹茹、枇杷叶、粳米各10g，玄参、丹参、天花粉各6g，川贝母、郁金各5g，甘草3g。养阴泄热。治温燥证，症见身热汗出，头重胸闷，耳聋目瞀，烦渴呕咳，谵语狂躁，月经停闭，舌光如镜，脉濡数者。《温病刍言》载桑柴饮：桑叶、法半夏、黄芩各10g，柴胡、薄荷各5g，忍冬藤、连翘各12g。功能辛凉解表，和解少阳，治温热之邪入于半表半里，而仍偏表，寒热往来一日数作者。《临证治验》载桑翘汤：桑叶、连翘、玄参、生地黄、麦冬、知母各10g，薄荷、黄芩、栀子各6g，生石膏、天花粉各15g，粳米、甘草各3g。宣透伏热，清气生津。治疗春温发热，症见头痛咳嗽，汗出溲黄者。《诊籍续焰》载桑菊清化汤：桑叶、防风、菊花、桔梗、前胡、牛蒡子、杏仁、川贝母各9g，金银花30g，连翘12g，橘络、薄荷各3g。辛凉解表，清肺化痰。治大叶性肺炎证属内有痰热，外有风热表证者。

2.肺热、肺燥咳嗽

桑叶治咳嗽早见于宋代方书，《本草纲目》记载其"治劳热咳嗽"。清代医家对其清肺作用有了进一步的认识，《得配本草》云桑叶："清西方之燥，泻东方之实，去风热，利关节，疏肝，止汗。"《药性切用》称本品"入肺而清肃气化"，《本草求真》言其"清肺"。

　　纵观历代各方，多以肺热肺燥咳嗽用之为多，以其苦寒清肺，甘寒润肺。《太平惠民和剂局方》卷四载款冬花散：款冬花、知母、桑叶各十两，半夏、甘草、阿胶、杏仁、贝母各二十两，麻黄四十两。每服二钱，加生姜三片，水煎服。治寒壅相交，肺气不利，咳嗽喘满，胸膈烦闷，痰实涎盛，喉中呀呷，鼻塞流涕，头昏眩冒，肢体倦疼，咽嗌肿痛。《杨氏家藏方》卷八载紫菀散：紫菀茸、二桑叶、人参、炙甘草各半两，杏仁、桔梗各一两，麻黄三分。每服五钱，水煎服。治肺感寒邪，咳嗽不止，风壅相搏，头疼声重。此方取桑叶润肺之功，配伍辛温发散之麻黄，去其性、取其用，治疗外感寒邪所致的咳嗽。《严氏济生方》卷二之团参饮子，用桑叶、人参、紫菀、阿胶、百合、细辛、款冬花、杏仁、天冬、半夏、五味子各一两，炙甘草半两。每服四钱，加生姜五片，水煎服。治抑郁忧思喜怒、饥饱失宜而致脏气不平，咳嗽脓血，渐成肺痿，憎寒壮热，羸瘦困顿，渐成劳瘵。《医门法律》卷四载清燥救肺汤：霜桑叶三钱，煅石膏二钱五分，甘草、炒胡麻仁各一钱，人参、杏仁各七分，阿胶八分，麦冬一钱二分，炙枇杷叶一片。治诸气膹郁，诸痿喘呕。霜桑叶得金气而柔润不凋，取之为君；配石膏清肃肺热，人参生胃津，养胃气，配阿胶、麦冬养阴润肺。《温病条辨》卷一桑菊饮、桑杏汤中，用桑叶不仅疏散温热邪气，亦取其清肺润肺以达止咳之效。《医方简义》卷四载理嗽汤：霜桑叶、桔梗、前胡、薄荷各一钱五分，浙贝母一钱，橘红八分，百合、炒栀子各三钱，青果一枚，竹叶二十片。治咳嗽，不拘新久虚实。《饲鹤亭集方》载宁嗽丸：桑叶、杏仁、南沙参、茯苓、川贝母、姜半夏、前胡、薄荷各二两，苏子一两五钱，橘红一两，薏苡仁三两，炙甘草五钱。为末，用石斛一两、谷芽二两煎汤泛丸，每服三四钱，淡姜汤送下。功能止咳宁嗽，清热消痰。《重订通俗伤寒论》载桑丹泻白汤：霜桑叶、川贝母、粳米各三钱，桑白皮四钱，淡竹茹二钱，炙甘草六分，炒丹皮一钱半，地骨皮五钱，金橘脯一枚，大蜜枣一枚。清肝保肺，蠲痰调中。治肝火燥肺，咳则胁痛，不能转侧，甚则吐血，或痰中夹有血丝血珠者。方以桑叶、丹皮辛凉泄肝为君；臣以桑皮、地骨皮泻肺中之伏火；竹茹、川贝涤肺中之黏痰；佐以炙草、粳米温润甘淡，缓肝急以和胃气；使以橘、枣微辛甘润，畅肺气以养肺液。此为清肝保肺、蠲痰调中之良方。《仙拈集》卷二载桑枣酒：霜桑叶、红枣各一斤，好酒五斤，煮二炷香，空心服三小钟。治虚劳痰嗽。

　　近现代，常结合西医加以利用。《医学衷中参西录·医方》载安肺宁嗽丸：嫩桑叶、儿茶、硼砂、炒苏子、甘草各一两。为细末，炼蜜为丸，每丸重三钱。

早晚各服一丸，开水送下。治肺郁痰火或阴虚肺热所致之咳嗽，兼治肺结核。《黄文东医案》载杏仁桑叶汤：桑叶、桑白皮、杏仁、前胡、百部各9g，炙紫菀、海蛤壳各15g，炙甘草、生甘草、黄芩、陈皮各4.5g。功能清肺化痰，止咳平喘。治哮喘性支气管炎，证属外有风寒外束，内有燥邪内热者。《孔伯华医集》载三叶汤：桑叶、枇杷叶、杏仁、川贝母、知母、竹茹、栀子炭各9g，苏叶6g，芦根18g，薄荷、黄芩、荷梗各3g。功能辛凉宣肺，清热化痰。治伤风咳嗽之素有痰湿而化热者。《医方临证指南》载辛凉宣肺汤：桑叶、薄荷、蝉蜕、桔梗、连翘各4.5g，杏仁、浙贝母各9g，甘草3g。功能疏风清热化痰。治风热咳嗽伴有口干或低热者。

3.肝热目疾，肝风眩晕头痛

桑叶苦寒，有清肝明目之功，对此明代及后世本草多有记载。《本草蒙筌》云："叶采经霜者煮汤，洗眼，去风泪殊胜。"《本草纲目》曰："明目。"《古今医统大全》云："浸水洗目，去风热止泪，除昏明目。"临床可用于肝热目赤肿痛或肝阴不足之眩晕头痛等。

本品治目疾，宋代已有其方，既可外洗，亦可内服。《太平圣惠方》卷三十二载大黄散：川大黄、栀子仁、井泉石、秋桑叶、甘草、决明子各三分。每服三钱，水煎服。治眼睑垂肿疼痛。《圣济总录》卷四十一载谷精散：谷精草、石决明、木贼、荆芥穗、炙甘草、羌活、旋覆花、甘菊花、枸杞子、晚桑叶各一分，蛇蜕（炒）半条，苍术一分。每服二钱匕，茶清调下，日三。治肝脏虚风上攻眼目，多泪。该书卷一八一治小儿眼胎赤痒痛方，用龙脑半钱，桑叶五两（烧作灰）。水煎桑叶灰，取汁，入龙脑搅令匀，点眼。小儿眼胎赤者，是初生洗目不净，令秽汁浸渍于中，使睑赤烂，至大不瘥，故云胎赤眼也。方取桑叶、龙脑清热解毒、明目止痒。《普济方》卷八十三载铁扇子，以十二月采桑叶煎汤洗眼，治青盲及迎风冷泪。《古今医统大全》卷六十一载桑艾煎：桑叶、艾叶各十个，黄连三钱，五倍子、朴硝各二钱。水煎去滓，加铜绿末三四分，洗眼。治一切火眼，热眼烂弦，及风眼。《濒湖集简方》以单用桑叶煎汤，或加芒硝，洗眼，治风眼下泪。《经验广集》卷三载桑乌丸：制何首乌一斤，桑叶、侧柏叶各二斤，女贞子、芝麻各半升。炼蜜为丸，如梧桐子大。每服三钱。功能降火清目，补肾健步。《临证指南医案》卷八方：冬桑叶、黄菊花各一钱，炒枸杞、小胡麻各一钱半，望月砂、制首乌、穞豆皮各三钱，石决明一具。治肝阴内虚，厥阳上越，症见脉涩细，左目痛，泪热翳膜。《仙拈集》卷二载桑叶煎，取霜桑叶煎水，洗眼。治迎风流泪，并眼目赤肿翳障、疼痛诸疾。《眼科锦囊》卷四载和血蒸剂，以桑叶、明矾、石斛、食盐、山龙胆煎水，蒸眼目，治眼胞肿痛。《验方新编》卷十七载洗眼复明神方，用桑叶一两，烧灰存性，水煎澄清，洗目，治视物不明。《慈禧光绪医方选议》载清上止痛熏目方：甘菊花、桑叶、茺蔚子、炒僵蚕各二钱，薄荷一钱，赤芍三钱。水煎熏洗。治眼病。本方具有祛风清热、养肝明目作用。方中薄荷、桑叶、菊花祛风清热，养肝明目；僵蚕祛风散结；茺蔚子凉肝明目；赤芍入肝泻肝火。共奏祛风清热、养肝明目之效。该书明目延龄丸，用霜桑叶、菊花各二钱，为末，炼蜜为丸，如绿豆大，每服二钱。清热散风，平肝明目。配白蒺藜，治风热头痛目赤；配石决明、枸杞子治肝阳上亢，两目昏花。

桑叶清肝平肝，尚可治疗风邪上攻所致的眩晕、头痛。如《绛囊撮要》卷一之治头风神方：冬桑叶一两，菊花五钱，栀子、秦艽各三钱，独活、天麻各一钱。煎汤熏洗，治头风头痛。《医醇賸义》卷四之滋生青阳汤：桑叶、薄荷、白芍各一钱，甘菊、石斛各二钱，丹皮、麦冬各一钱五分，生地四钱，磁石五钱，天麻、柴胡各八分，石决明八钱。治肝风，头目昏晕，肢节摇颤，如登云雾，如坐舟中。《程门雪医案》载泄肝汤：桑叶、白蒺藜、浙贝母各三钱，炒杭菊、炒丹皮、半夏、栀子、炒竹茹、麦冬、丝瓜络、橘红、钩藤各一钱半，枳实、荷叶各一钱。功能平肝泄气，清热化痰。治肝阳夹痰火上扰之头痛，烦躁易怒，四肢惊惕不安者。《通俗伤寒论》卷二载羚角钩藤汤：羚角片一钱半，双钩藤三钱，霜桑叶二钱，滁菊花三钱，鲜生地五钱，生白芍三钱，川贝母四钱，淡竹茹五钱，茯神木三钱，生甘草八分。是方为凉肝息风法用治肝热生风之代表，取桑叶配伍菊花辛凉疏泄、清热平肝，增强羚角钩藤凉肝息风之效。

4.血热出血，热毒痈疮

桑叶有凉血止血功效，可用于血热出血。《本草从新》记载桑叶"滋燥，凉血止血"，《百草镜》谓其"治肠风"，《本草求真》称其"清肺泻胃，凉血燥湿"，《本草求原》更言本品"止吐血、金疮出血"，《重庆堂随笔》进一步说桑叶"已肝热妄行之崩漏，胎前诸病，由于肝热者尤为要药"。《圣济总录》载其治"吐血不止，晚桑叶焙研，凉茶服三钱，只一服止，后用补肝肺药"，该书卷四十九载补肺散：黄明胶、花桑叶各二两。每服三钱匕，用生地黄汁调下。治肺痿劳伤吐血。卷六十八载独圣散：晚桑叶，微焙，为细散。每服三钱匕，茶调如膏，入麝香少许，夜卧含化咽津。治吐血。《是斋百一选方》卷十四治肠风方，取桑叶烧存性，为末，每服二钱，米饮调下。

桑叶治疮肿古已用之,《名医别录》有"叶汁解蜈蚣毒"的记载,《日华子本草》则有桑叶"蛇虫蜈蚣咬,盐接敷上"的外治方法。临床用治内痈外痈,内服外用均可,既可单用取效,亦可随证配入复方使用。晋《肘后备急方》引《经验后方》绿云散,单用桑叶好者,洗净,熟蒸一宿,晒干为末,每服二钱匕,水调服。治肺毒疮如大风疾。《太平圣惠方》卷六十四载芸薹子散:芸薹子三两,桑叶、龙葵各一两,牛李子半两。以浆水调涂肿处。治毒肿不消,时有疼痛。《三因极一病证方论》卷十五载八叶汤:桑叶、荷叶、地黄叶、皂角叶、蒴叶、苍耳叶、菖蒲叶、何首乌叶各等分。烧存性,为末,水煎,洗手、面、身体,治大风疮。该书卷十八载青枣膏,用嫩桑叶为细末,米饮调,摊纸花,贴病处,治乳硬作痛。《永类钤方》卷七载军中一捻金:桑叶、嫩苎叶各一两,金樱叶二两。捣烂敷,或阴干为末敷,治金疮出血,止血合口。《伤寒全生集》卷四载清凉救苦散:霜桑叶、芙蓉叶、白蔹、白及、大黄、黄连、黄柏、紫车前、白芷、雄黄、芒硝、赤小豆各等分。为细末,蜜水调敷。治大头伤寒(即大头瘟),三阳经受邪,并于头面耳目鼻者。《良朋汇集》卷五载生肌散,取桑叶醋煮一滚,捞起,贴疮上。生肌收口。可治久远疮口不收。《洞天奥旨》卷八载桑花饮:桑叶、当归、紫花地丁各五钱,生甘草三钱,瓜蒌、榆树皮、荆芥各二钱。服后饮酒,令微醉。治各种疔疮。《辨证录》卷十三载扶桑清肺丹:桑叶五钱,紫菀、生甘草各二钱,犀角屑五分,款冬花一钱,百合、阿胶、贝母各三钱,杏仁七粒,金银花、熟地黄各一两,人参三钱。水煎,将犀角磨末冲服。此方化毒之中益之养肺,降火之内济之补肾。治肺痈,咽干舌燥,吐痰唾血,喘急,膈痛不得安卧。

【综合评述】桑叶甘寒清润,轻清发散,《神农本草经》言其"除寒热,出汗",能疏解肺卫风热,宣散燥气,常用于风热表证或风温初起,邪在卫分之轻证,以及燥热咳嗽。现代研究证实,桑叶含有芸香苷、桑苷槲皮素三葡萄糖苷、异槲苷、胡萝卜素、维生素C、绿原酸、延胡索酸、叶酸等成分。实验表明,桑叶煎剂体外对金黄色葡萄球菌、乙型溶血性链球菌、白喉杆菌、炭疽杆菌有较强抗菌作用,对大肠杆菌、伤寒杆菌、痢疾杆菌、绿脓杆菌有一定抗菌作用;桑叶水煎剂高浓度溶液体外有抗钩端螺旋体作用。另外本品尚有抗糖尿病作用。

现有数种成药制剂为《中华人民共和国药典》收录,如桑姜感冒片,功能散风清热,宣肺止咳,用于外感风热、痰浊阻肺所致的感冒,症见发热头痛、咽喉肿痛、咳嗽痰白;桑菊感冒丸,功能疏散风热,宣肺止咳,用于风热感冒初起,头痛,咳嗽,口干,咽痛;以及桑菊感冒片、桑菊感冒合剂等,均是临床常用的风热感冒的代表中成药制剂。又载芎菊上清丸水丸、蜜丸两种成药：川芎20g，菊花240g，黄芩120g，白芷80g，栀子、炒蔓荆子、连翘、荆芥穗、桔梗、防风各30g，黄连、薄荷、羌活、藁本、甘草各20g。水泛为丸或炼蜜为丸，口服，功能清热解表、散风止痛，用于外感风邪引起的恶风身热、偏正头痛、鼻流清涕、牙疼喉痛。又芎菊上清片，其组方、功能、主治同丸。

（张艳）

五、疏风解毒之轻剂清肝平肝之妙品——菊花

【药性功效】甘、苦，微寒。归肺、肝经。疏散风热，平抑肝阳，清肝明目，清热解毒。

【主治病证】风热感冒，温病初起；肝阳上亢，头痛眩晕；目赤肿痛，眼目昏花；疮痈肿毒。

【热病应用】菊花轻清疏散，苦寒清泄，功能清肝热，解热毒，发散风热。其治肝热目疾、风热眩晕应用较早，《神农本草经》即有记载。其治外感热病虽唐宋已有其方，但并不多见。广泛使用见于清代，现已成为风热外感及温病初起的常用药物之一。

1.风热感冒，温病初起

菊花疏散风邪，用治表证之方唐宋已有。如《备急千金要方》卷八载菊花酒：菊花、杜仲各一斤，防风、附子、黄芪、干姜、桂心、当归、石斛各四两，紫石英、肉苁蓉各五两，草薢、独活、钟乳各八两，茯苓三两。浸酒服。去风冷，补不足。治男女风虚寒冷，腰背痛，食少，羸瘦无色，嘘吸少气。类似配伍尚有卷十三菊花散：菊花一两，细辛、附子、桂心、干姜、巴戟、人参、石南、天雄、茯苓、秦艽、防己各二两，防风、山茱萸、白术、薯蓣各三两，蜀椒五合。酒服方寸匕，日三次。主治头面游风。《太平圣惠方》卷十五载菊花散：甘菊花、麻黄、葛根、黄芩各一两，羚羊角屑三两，玄参、栀子仁、赤芍药、甘草各三分。每服三钱，水煎服。治时气头痛至甚，及百骨节疼痛。该书卷七十四载麦门冬散：麦门冬、甘菊花各一两，半夏三分，麻黄二两，阿胶、人参各二分，当归、甘草各半两。每服三钱，加生姜半分，水煎服。治妊娠三四月，伤寒头痛，壮热吐逆，不思食。本品质轻疏散之性明清以后则备受推崇，成为风热感冒及温病初起的常用药物。《本草汇言》称其"祛风清热"。《本草纲目拾遗》说：

"黄菊花即甘菊花，苦微甘、性平，益肺肾，去风除热。"《辨证录》卷五载扫胃汤：石膏、甘菊花各二钱，青蒿五钱，茯苓三钱，甘草、厚朴各一钱，陈皮三分，柴胡五分，槟榔八分。主治伤风发潮热，大便溏，小便利，胸膈满。此春温之热留于阳明。《不居集》下集卷二载菊花茶调散：菊花一钱，僵蚕三分。加入川芎茶调饮合服。主治风热上攻。

清代温病名家吴鞠通创制名方桑菊饮，使菊花成为治疗温病轻证的代表药物之一。《温病条辨》卷一载桑菊饮：桑叶二钱五分，菊花一钱，杏仁、桔梗、苇根各二钱，连翘一钱五分，薄荷、甘草各八分。主治太阴风温，但咳，身不甚热，微渴者。本方疏风清热、宣肺止咳，是治疗风热外感、温病初起以咳嗽、身热为主要证候者之代表方剂。现代常以本方加减治疗流行性感冒、急性扁桃体炎、急性支气管炎、流行性结膜炎等属风热证者。《温病指南》卷下载羚羊角汤：羚羊角、钩藤、菊花、桑叶各一钱五分，女贞子、鲜生地、石决明、鳖甲各三钱，生牡蛎二钱。治湿温病身热久不解，口渴舌干，忽然发痉，或手足搐搦者。此方菊花、桑叶亦为轻清解表散热之用。《集成良方三百种》卷中载桑菊葱豉饮：冬桑叶、菊花各三钱，淡豆豉一钱半，葱白三寸。治温证初起。《蒲辅周医疗经验·儿科案例》方：桑叶、菊花、杏仁、连翘、葛根各一钱，薄荷（后下）、桔梗、蝉衣、黄芩各七分，芦根三钱，甘草八分，僵蚕一钱半，葱白二寸（后下）。水煎服。功能宣肺祛风、辛凉透表。主治腺病毒肺炎，风热闭肺，高热，咳喘，皮疹，惊惕，口腔溃烂，唇干裂，腹微胀满，大便稀，脉浮数有力，舌红少津无苔。

2.风热上攻，头痛目眩

菊花升中有降，有疏风散热、清肝平肝之功，适于风热上攻或肝阳上亢之头痛眩晕病证，古今本草记载此功用最多。《神农本草经》载其"主风头眩肿痛，目欲脱，泪出"。陶弘景云白菊"主风眩"。《药性论》谓"治热头风眩倒地，脑骨疼痛，身上诸风令消散"。《日华子本草》谓其治"头痛，作枕明目"。《本草衍义》称菊花"专治头目风热"。《本草纲目》对其作用机制也有所发挥："昔人谓其能除风热，益肝补阴，盖不知其得金水之精英尤多，能益金、水二脏也。补水所以治火，益金所以平木，木平则风息，火降则热除，用治诸风头目，其旨深微。"《本草经疏》则强调："专制风木，故为去风之要药。"

《备急千金要方》卷十四引徐嗣伯方菊花酒：甘菊花，蒸米作酒服，治风眩。这是现今可见的较早的菊花治风热上攻头目昏眩之方。《外台秘要》卷三十二引

《集验方》：甘菊花、独活、茵芋、防风、细辛、蜀椒、皂荚、桂心、杜衡、莽草各等分。水煮，沐头。主治头风。宋代以后菊花在这方面的应用已很普遍。《太平圣惠方》卷二十治风头痛，每欲天阴先发者：甘菊花、川芎各一两。为散，每服二钱，温酒调下。《本草图经》载方，秋八月收菊花及苗三大斤，以生绢袋盛，贮三大斗酒中浸七日。日服三次，常令酒气相续为佳。主治久患头风眩闷，头发干落，胸中痰结，每风发即头旋眼昏暗，不觉欲倒者。《圣济总录》卷十六载菊花汤：甘菊花、细辛各半两，防风、前胡、茯神、白术、麻黄各一两，川芎、杏仁各三分。每服五钱匕，水煎去滓，加竹沥半合，更煎沸，温服。治风头眩闷，起即欲倒，头痛眼疼，视屋转动。又方芎䓖散：川芎、菊花、荆芥穗、石膏、甘草各等分。每服一钱匕，热汤调下。治头目昏眩，肢体烦倦。卷十七载甘菊散：甘菊花、旋覆花、防风、石膏各等分。每服二钱匕，腊茶调服。治头面风，头目昏眩。《黄帝素问宣明论方》卷三载新补菊叶汤：菊花、羌活、独活、旋覆花、牛蒡子、甘草各等分。每服二钱，加生姜三片，水煎服。主治一切风，头目昏眩，呕吐，面目浮肿。《朱氏集验方》卷九载清神散：菊花、白僵蚕各一两，荆芥穗、羌活、木通、川芎、防风各半两，木香二钱，甘草、石菖蒲各三钱。每服三钱，茶清调下。主治气壅于上，头目不清，耳常重听。《重订通俗伤寒论》第九章载麻菊二陈汤：天麻、广皮红一钱，滁菊花、荆芥各一钱半，钩藤钩、茯神木各四钱，川芎八分，姜半夏三钱，清炙草四分。功能祛风平晕，主治外风夹痰上扰颠顶，抬头屋转，眼常黑花，见物飞动，猝然晕倒者。

菊花气味芳香，轻清疏散，善祛风，治风热上攻之头痛常用之。《养老奉亲书》下籍菊花散：菊花、前胡、旋覆花、芍药、玄参、苦参、防风各等分。每服三钱，食后临卧用温酒或米饮调下。主治老人春时热毒，风攻颈项，头痛面肿，及风毒眼涩。《圣济总录》卷十五载菊花散：菊花、地骨皮、石膏、蒺藜子各一两，炙甘草半两。每服一钱匕，食后热汤点服。治首风头痛。又方石膏菊花散：石膏、甘菊花各一两，天南星、白僵蚕各一两半，甘草三分。每服二钱匕，食后腊茶调下。治脑风头痛难任，时瘥时发。又方茶调散：菊花、细辛、石膏、香附各等分。每服一钱匕，食后茶清调下。治首风，偏正头痛。《圣济总录》卷十六载菊花汤：菊花、石膏、炙甘草各一两，川芎半两。每服三钱匕，水煎服。治风头疼。《鸡峰普济方》卷十八载轻金散：甘菊花二分，川芎、白芷、旋覆花、川乌头、藿香、天南星（生用）各二钱。为细末。每服一字，腊茶清调下。主治太阳厥逆，偏正头痛，夹脑风。

3.肝热目疾

菊花清肝疏风,而有明目之功,在眼疾中应用广泛,历代记载繁多。《神农本草经》载菊花"主风头眩肿痛,目欲脱,泪出"。《本草衍义》云本品"专治头目风热"。《珍珠囊》言其"养目血"。《本草汇言》曰:"祛风清热,养肝明目。"《太平圣惠方》卷三十二载甘菊花散:甘菊花、升麻、细辛、大黄、黄连各一两,川芎、羚羊角屑各一两半,石膏二两,防风、甘草各三分。每服四钱,水煎服。主治诸风毒攻头目,睛中如针刺痛,及欲成障翳。《博济方》卷三载防风散:菊花、防风、甘草、威灵仙、黄连、牛蒡子各三分。每服一钱。主治风毒眼,暴赤眼。《太平惠民和剂局方》卷七载菊花散:菊花六两,白蒺藜、蝉蜕、羌活、木贼草各三两。每服二钱,茶清调下。治肝气风毒,眼目赤肿,昏暗羞明,隐涩难开,攀睛瘀肉,或痒或痛,渐生翳膜,暴赤肿痛。又方菊睛丸:甘菊花四两,枸杞子三两,肉苁蓉二两,巴戟一两。蜜丸如梧桐子大。每服三十九至五十丸,温酒或盐汤下。治肝肾不足,眼目昏暗,瞻视不明,茫茫漠漠,常见黑花,多有冷泪。《圣济总录》卷四十一载甘菊花散:甘菊花一两,白蒺藜、木贼、防风、炙甘草各半两,木香一分。每服一钱匕,沸汤点服,不拘时。治肝气壅塞,翳膜遮睛,隐涩难视。卷一〇二载菊花散:菊花、牛蒡子、甘草各半两。每服二钱匕。治肝虚,风毒气眼目昏,多泪涩痛。卷一零四载菊花散:菊花、排风子、甘草各一两。每服三钱匕。治热毒风上攻,目赤头眩,眼花面肿。卷一〇五载菊花散:菊花一两,蒺藜子、川芎、防风各半两,木香、炙甘草各一分。每服一钱匕,沸汤调下。治肝膈风壅上攻,眼目飞血赤脉。《普济方》卷四〇四载白菊花散:白菊花、绿豆皮、谷精草、夜明砂各一两。三岁一钱,加干柿一个,生粟米泔一盏,煎米泔尽,将干柿去核食之。主治小儿疮痘入眼及生翳障。又方甘菊花散,用甘菊花、谷精草、石决明各等分。每用二钱,加干柿一个,同煎,干柿细嚼服。主治小儿斑疮入眼。《医级宝鉴》载杞菊地黄丸:枸杞子、甘菊花、熟地黄、山茱萸、怀山药、白茯苓、牡丹皮、泽泻。炼蜜为丸。治肝肾不足,虚火上炎,目赤肿痛,久视昏暗,迎风流泪,怕日羞明,头晕盗汗,潮热足软。

4.痈疽疮毒

菊花清热解毒,治痈疡肿痛自古既有用之者。《神农本草经》载其主"皮肤死肌"。《日华子本草》谓其治"痈毒"。《本草经疏》称菊花"甘可解毒……生捣最疗疔疮,血线疔尤为要药"。《肘后备急方》卷五载丹参膏,治恶肉,恶核,瘰疬,风结,诸脉肿,疔肿、痈疽,方中即有菊花。《刘涓子鬼遗方》卷二载甘菊膏，功能止痛生肌，主治金疮痈疽，以菊花为君药。《辨证录》卷十三载拔疗散，以紫花地丁、甘菊花各一两，水煎服，消毒泻火，治疗疮。紫花地丁解毒泻火，以丁治疗；菊花泻火兼辛散，以消疗肿。《洞天奥旨》卷五载收肌饮：熟地黄、白术各二两，山茱萸、当归、人参各一两，生甘草、甘菊花、肉桂各三钱，天花粉二钱。治背痈溃烂，洞见肺腑，疮口不收。本方补虚祛邪并用，以菊花、天花粉解毒排脓。该书卷七载六丁饮：紫花地丁、甘菊花、牛膝各一两，天花粉三钱，生甘草五钱。治脚趾生疽。《医宗金鉴》卷七十四载消风玉容散：白菊花、白附子、白芷各一两，熬白食盐五钱，绿豆面各三两，冰片五分。为细末，每日洗面以代肥皂，治面上风癣。《仙拈集》卷二载喉蛾煎：煅石膏、菊花、杏仁各五前，麦冬一两，苦参四钱。水煎，加蜜服，治单、双蛾并喉闭。该书卷四载二妙汤：白菊花四两，甘草四钱。水煎，冲热黄酒服。治肿毒，疗疮。又方菊花酒，用白菊花连根茎叶，捣烂，加少量水绞汁，热酒温服，滓敷患处。功效止疼消肿。治疗毒恶疮，小便不利。《揣摩有得集》载甘菊汤：白菊花一两，金银花一钱半，生甘草三钱。主治一切疗毒。《医学集成》卷三载三花汤：菊花、金银花、紫花地丁。治疗疮。《外科十法》载菊花甘草汤：白菊花、甘草各四两。水煎顿服。治疗。《集成良方三百种》载当归汤：当归二两，菊花、地丁各一两。水煎服。治疗毒溃后。

【综合评述】菊花质轻疏散，善祛风，为祛风常用药。味苦微寒，功能疏散风热，用于风热感冒或温病卫分证。入肝，善清肝热，为古今临床治肝热目疾常用药，配伍滋补肝肾之品，又可用于肝肾不足之视物昏暗不明。又有清热解毒功效，可用于热毒疮痈。现代医家与薄荷合用治风热咳嗽，目赤肿痛；与川芎合用治外感风热或肝阳亢盛的头痛；与蔓荆子合用，治风热上攻之头痛、头晕、目赤肿痛诸证；与决明子合用，清肝火，散风热，益肝肾明目。药理研究表明，菊花水煎液对金黄色葡萄球菌、乙型溶血性链球菌有抑菌作用，菊花水浸液对多种致病性杆菌及皮肤真菌有一定抗菌作用，对流感病毒PR$_3$和钩端螺旋体也有抑制作用。菊花制剂有扩张冠状动脉、增加冠脉血流量、提高心肌耗氧量的作用，并具有降压、缩短凝血时间、解热、抗炎、镇静作用。

现代临床将菊花应用于高血压病、偏头痛、冠心病心绞痛、脑梗死、慢性肾衰竭、溃疡性结肠炎、慢性肝炎、高脂血症、顽固性荨麻疹、扁平疣、三叉神经痛、炎性外痔、神经官能症等。《中华人民共和国药典》收载桑姜感冒片，功能散风清热，宣肺止咳，用于外感风热、痰浊阻肺所致的感冒，症见发热头痛、咽喉肿痛、咳嗽痰白；桑菊感冒丸，功能疏散风热，宣肺止咳，用于风热感冒初起，头痛，咳嗽，口干，咽痛；以及桑菊感冒片、桑菊感冒合剂等，均是临床常用的风热感冒的代表中成药制剂。又载芎菊上清丸水丸、蜜丸两种成药：川芎20g，菊花240g，黄芩120g，白芷80g，栀子、炒蔓荆子、连翘、荆芥穗、桔梗、防风各30g，黄连、薄荷、羌活、藁本、甘草各20g。水泛为丸或炼蜜为丸，口服，功能清热解表、散风止痛，用于外感风邪引起的恶风身热、偏正头痛、鼻流清涕、牙疼喉痛。又芎菊上清片，其组方、功能、主治同丸。

【名医经验】《吴鞠通医案》卷二：李氏，七十二岁，伏暑夹痰饮，肝郁，又加中风，头痛，舌厚白苔，言謇，畏寒，脉洪数而弦。先与辛凉清上，苦桔梗、茶菊花、桑叶、银花、连翘各三钱，蒺藜二钱，甘草一钱，薄荷一钱半。四帖而头痛畏寒止，舌渐消，苔不退。兹以通宣三焦，兼开肝郁。茯苓、杏仁泥、薏苡仁各五钱，半夏四钱，白蔻仁、香附、郁金各二钱，飞滑石六钱，通草一钱。服二十余帖而大安，一切复元。

祝谌予治外感基本方：桑叶、菊花、钩藤、薄荷（后下）、桔梗、杏仁（后下）、木瓜、前胡、黄芩各10g，青黛3g（包），芦根、白茅根各30g。水煎分服，日两次。主症外感发热恶寒或微恶寒，头痛，鼻塞流涕，咽痒咽痛，咳嗽，有汗或无汗，舌苔薄白或薄黄，脉浮。

【参考文献】

［1］王发渭，于有山.高辉远漫谈菊花及其功用特点［J］.吉林中医药，1993（6）：4-5.

［2］王向军.祝谌予效方六首［J］.山东中医杂志，1987（1）：32-33.

（张艳）

六、少阳发热之主帅 天行温疾之良臣——柴胡

【药性功效】辛、苦，微寒。归肝、胆、肺经。疏散退热，疏肝解郁，升举阳气。

【主治病证】感冒发热，寒热往来；肝郁气滞，胸胁胀痛，月经不调；气虚下陷，脏器脱垂。

【**热病应用**】柴胡治热病历史悠久，《神农本草经》已有柴胡主"寒热邪气"的记载，《名医别录》明确指出柴胡"主除伤寒"，而汉代名医张仲景即善用柴胡治伤寒。《伤寒论》小柴胡汤为伤寒少阳证之主方，另有大柴胡汤、四逆散、柴胡加龙骨牡蛎汤等，其所主病证皆与少阳有关。汉代以后，柴胡解热之功得到充分利用，不仅用于伤寒少阳证，而且成为温病时疾的常用药物。《药性论》言柴胡"主时疾内外热不解，单煮服良"，《日华子本草》言其主"除烦止惊……天行温疾，热狂乏绝"，《滇南本草》强调柴胡为"伤寒发汗解表要药"。

1.伤寒少阳证

柴胡是汉代张仲景治伤寒的常用药物之一。《神农本草经》载柴胡主"寒热邪气"，《名医别录》称其"除伤寒心下烦热"。《本草图经》云："张仲景治伤寒有大、小柴胡及柴胡加龙骨、柴胡加芒硝等汤，故后人治寒热，此为最要之药。"《伤寒论》小柴胡汤专主伤寒少阳证，而大柴胡汤、四逆散、柴胡加龙骨牡蛎汤等，均主与少阳有关的病证。柴胡善解少阳之邪，后世本草多有述及。《珍珠囊》载："柴胡，苦，阴中之阳。去往来寒热，胆痹非柴胡梢子不能除……少阳、厥阴行经药也。"《名医指掌》称："柴胡味苦，泻肝治疟，寒热往来，解肌要药。"《本草易读》说："柴胡……入足少阳胆经，清胆经之火邪，退肝家之烦热……行经于表里阴阳之间，奏效于寒热往来之会。"

《伤寒论》小柴胡汤：柴胡半斤，黄芩、人参、炙甘草、生姜各三两，大枣十二枚，半夏半升。功用和解少阳，调补脾胃。主治伤寒少阳证，症见寒热往来，胸胁胀满，心烦不舒，恶心呕吐，食欲不振，口苦咽干，头晕目眩，舌苔薄白，脉弦。该方以柴胡透解少阳半表之邪，疏畅三焦，配黄芩清泄少阳半里郁热，柴芩相伍，疏解清透，调和寒热。仲景还以本方治经期外感寒热，热入血室，症见月经猝止，小腹胀满，寒热往来，夜眠不安，苔白脉弦者，亦用其和解透邪，疏畅气血。现临床多用于治邪在少阳、胆胃不和之流行性感冒、疟疾、慢性肝炎、肝硬化、急慢性胆囊炎、产褥热、急性乳腺炎、胃溃疡等病。《伤寒论》大柴胡汤：柴胡半斤，黄芩、芍药各三两，半夏半升，大黄二两，枳实四枚（炙），生姜五两，大枣十二枚。功用和解少阳，内泻热结。主治少阳阳明合病，症见寒热往来，胸胁烦闷，呕恶不止，胃脘痞硬，腹胀便秘或协热下利，舌红苔黄，脉弦数有力。本方所治属表里同病，但以少阳证为主，故治疗重在和解少阳，兼泻阳明里热。柴胡、黄芩为和解少阳之用。又柴胡桂枝汤：柴胡四两，桂枝、黄芩、人参、芍药、生姜各一两半，炙甘草一两，半夏二合半，大枣六枚。

治伤寒六七日，发热，微恶寒，支节烦疼，微呕，心下支结，外证未去者。此证表邪未罢，而邪已入少阳，故以柴胡配黄芩和解少阳，以柴胡配桂枝解热散表邪。《备急千金要方》卷九载大柴胡加萎蕤知母汤，即《伤寒论》大柴胡汤去枳实、大枣，加萎蕤、知母各二两，人参三两，甘草、大黄各一两而成，功用和解少阳，通下热结，益气养阴。治伤寒七八日不解，少阳兼阳明热结并气阴受损，症见默默心烦，腹中有干粪，谵语。《景岳全书》卷六十二载钱氏黄龙散：柴胡五钱，赤芍药三钱，黄芩（炒）、炙甘草各二钱。每服二三钱，姜、枣水煎。治小儿发热不退，或往来寒热。

2.伤寒、热病、时气发热

柴胡不仅善解少阳热邪，而且具有良好的解热退烧之功。《药性论》云柴胡"主时疾内外热不解"。《医学启源》说："柴胡……能引胃气上升，以发散表热。"《仁斋直指方》指出："柴胡泻火。"《雷公炮制药性解》云："柴胡气味升阳，能提下元清气上行，以泻三焦火。"因此柴胡不仅可治伤寒发热，而且用于热病、时疾、时气发热，疗效亦良。

《外台秘要》卷三引《救急方》柴胡汤：柴胡、黄芩各三两，麻黄、炙甘草、干葛各二两，石膏五两，葱白根一升，豉七合。治天行热气，头痛，骨肉酸疼，壮热。又引《广济方》柴胡汤：柴胡、茵陈、升麻、芍药各七分，大黄十二分，栀子四枚，芒硝四分，黄芩十二分。疗天行，恶寒壮热，头痛，大小便赤涩，不下食饮。《太平圣惠方》卷十载柴胡散：柴胡、赤芍药、知母、栀子仁各二两，川升麻、黄芩、大青、杏仁、甘草各三分，石膏四两，川大黄三分。每服四钱，加豉五十粒，水煎服。治伤寒谵语，头痛壮热，百骨节疼痛。该书卷十一柴胡散：柴胡一两，桂心、栝楼根各半两，黄芩三分，牡蛎（烧为粉）、甘草各一分。每服五钱，加生姜半分，水煎服。治伤寒经十日以上，潮热不解，日晡即发，壮热如火，胸满呕逆。《太平圣惠方》卷十五有四首柴胡散，分别治时气二日、三日、五日、八九日发热，均以柴胡为主药。如"治时气二日"之柴胡散：柴胡、麻黄各一两，葛根、桂心各三分，甘草一分。每服四钱，加豉五十粒，薄荷二七叶，水煎服。治时气二日，壮热憎寒，头痛，腰脊强重。《圣济总录》卷二十二载柴胡汤：柴胡、石膏、麻黄各一两，炙甘草各半两。每服三钱匕，入豉三十粒，葱白二寸，水煎服。治时行一日至三日，头痛壮热，心神烦闷。

《景岳全书》诸柴胡饮，均为治外感发热名方，其用柴胡随证配伍加减，用药灵活，堪称典范。一柴胡饮：柴胡二三钱，黄芩、生地、陈皮各一钱半，芍药二钱，甘草八分。此凉散之方，凡感四时不正之气，或发热，或寒热，或因劳因怒，或妇人热入血室，或产后经后因冒风寒，以致寒热如疟等证，但外有邪而内兼火者宜此。二柴胡饮：柴胡一钱半或二三钱，半夏二钱，陈皮、厚朴各一钱半，细辛一二钱，生姜三五七片，甘草八分。此温散之方，治四时外感。三柴胡饮：柴胡二三钱，芍药一钱半，炙甘草、陈皮各一钱，生姜三五片，当归二钱。凡人素禀阴分不足，或肝经血少，而偶感风寒者，或感邪不深，可兼补而散者，或病后产后感冒，有不得不从解散，而血气虚弱不能外达者，宜此主之。四柴胡饮：柴胡一二三钱，炙甘草一钱，生姜三五七片，当归二三钱，人参二三钱或五七钱。凡人元气不足，或忍饥劳倦，而外感风寒，或六脉紧数微细，正不胜邪等证，必须培助元气，兼之解散，庶可保全，宜此主之。五柴胡饮：柴胡一二三钱，当归二三钱，熟地三五钱，白术二三钱，芍药一钱半，炙甘草一钱，陈皮（酌用，或不用）。此培血气以逐寒邪之方，凡中气不足而外邪不散者用之，凡伤寒疟疾痘疮，皆所宜用。正柴胡饮：柴胡一二三钱，防风一钱，陈皮一钱半，芍药二钱，甘草一钱，生姜三五片。凡外感风寒，发热恶寒，头疼身痛，疟疾初起等证，凡血气平和宜从平散者，此方主之。

3.温病、瘟疫、疮疹

柴胡治温病的明确记载见于《日华子本草》，其曰"除……天行温疾，热狂乏绝"，但其治方唐代《备急千金要方》中已经出现，宋代以后柴胡已为温病常用药。张景岳以柴胡为主药创制的多首柴胡饮，用于治疗温疫、疟疾等。《景岳全书》卷十三提出："瘟疫初起，而头疼身痛，憎寒发热，脉紧数洪滑，而别无他证，先宜正柴胡饮……若瘟疫胸膈满闷，小柴胡加枳实、橘红。"又云："大头虾蟆瘟治法：凡病在头目，内火未盛者，先当解散，宜正柴胡饮……时毒表里俱热，头目俱肿，宜清宜散者，柴葛煎。"《温热暑疫全书》说："凡温病发，必渴而烦扰，胁满口苦，恶热而不恶寒，明系自内发出，更无表证，虽经络不同，必先少阳，以春行风木之令也……一法，三阳合病，大柴胡汤，或双解散；一法，若少阳经有客邪而发，脉弦，两额旁痛，寒热口苦，宜小柴胡去人参、姜、半，加栝蒌根，有呕者但去人参。"《广瘟疫论》治时疫头胀兼表者，用大柴胡汤，治时疫初起盗汗者，邪在半表半里，用小柴胡汤，并说："瘟疫一证，历代明哲具有成方，如仲景有……大小柴胡汤……诸条列瘟疫之见证，为汗法、下法、和法、双解法，轻重深浅，纤毫备具。特散见于诸经条中而未尝直指其名为瘟疫，非不欲明言也，其书本伤寒立论，而互为区别之书，非专论瘟疫之书。"

《备急千金要方》卷九方：柴胡五两，桂心一两，白术、芒硝、大青、栀子各三两，石膏、生姜各八两，生地黄、香豉各一升。水煎服。治肝腑脏温病阴阳毒，颈背双筋牵，先寒后热，腰强急缩，目中生花。《太平惠民和剂局方》卷二载柴胡石膏散：赤芍药、柴胡、前胡、石膏（煅）、干葛各五十两，升麻二十五两，黄芩、桑白皮、荆芥穗各三十七两。每服二钱，加生姜三片，豉十余粒，水煎服。治时行瘟疫，壮热恶风，头痛体疼，鼻塞咽干，心胸如满，寒热往来，痰实咳嗽，涕唾稠黏。《医学启源》小柴胡汤：柴胡四两，黄芩、人参、半夏、甘草各一两半。每服二钱，生姜五片，枣子一枚，水煎服。治伤寒温病，恶风，颈项强急，胸膈肋痛，呕哕烦渴，寒热往来，身面皆黄，小便不利，大便秘硬；或过经未解，潮热不除；瘥后劳复，发热头痛。《鸡峰普济方》卷五载百解散：前胡、柴胡、人参、白术、茯苓、羌活、桔梗、川芎各一两，甘草、陈皮各二分。每服二钱，加生姜三片，水煎服。治风温疫气，头昏壮热，肢节烦疼。《丹溪手镜》卷中用大柴胡汤、小柴胡汤治春温，皆用柴胡为君药。《卫生宝鉴》卷五载双和散：柴胡四两，甘草一两。每服二钱，水煎服。治邪入经络，体瘦肌热，伤寒、时疾、中暍、伏暑。《景岳全书》卷五十二载柴胡茵陈五苓散：五苓散一两，茵陈半两，车前子一钱，木通、柴胡各一钱半。分二服，灯草五十茎，水煎服。治伤寒、温湿、热病，汗下太早，湿热未除，以致遍身发黄，小便赤黑，烦渴发热。该书卷五十一载柴胡白虎煎：柴胡、黄芩、麦冬各二钱，石膏三钱，细甘草七分，竹叶二十片。治阳明温热，表邪不解。《温疫论》上卷载柴胡汤：柴胡三钱，黄芩、陈皮、甘草、生姜各一钱，大枣二枚。治温疫下后，盗汗。又托里举斑汤：白芍、当归各一钱，升麻五分，白芷、柴胡各七分，穿山甲二钱（炙黄）。水、姜煎服。治温疫下后，邪留血分，里气壅闭，伏邪不得外透而发斑。

柴胡辛凉清透，解热散邪，因此用于痘疮痒疹发热病证。《本草从新》谓柴胡主"小儿痘证，能散十二经疮疽血凝气聚"。《本草求真》载："柴胡在表可解经邪，在里可解血热……小儿痘疹，五疳羸热诸疟，并痈疽疮疡咸宜用之。"《重订瑞竹堂经验方》柴胡麦门冬散：柴胡二钱半，龙胆草一钱一字，麦门冬三钱，炙甘草、人参、黑参各一钱半。每服三钱，水煎服。治疮疹壮热，经日不除。《景岳全书》卷六十三载柴胡麦门冬散：柴胡二钱半，龙胆草一钱，麦门冬三钱，炙甘草、人参、玄参各一钱半。每服三钱，水煎服。治痘疮壮热，经日不止。又人参败毒散：人参、茯苓、枳壳、甘草、川芎、羌活、独活、前胡、柴胡、桔梗各等分，加姜三片，水煎服。治时疫斑疹。又柴葛桂枝汤，表散痘热：

柴胡、干葛、桂枝、防风、甘草、人参、白芍药，生姜三片。又柴胡散子：柴胡、防风、当归、人参、白芍药、甘草、黄芩、滑石、大黄各等分。加生姜一片，水煎服。治痘疮表里俱实者。

4.虚劳发热

柴胡治虚热首见于《金匮要略》，其四时加减柴胡饮子，用柴胡、白术、桔梗、槟榔、陈皮、生姜，并随季节加减，水煎服，治五脏虚热。后《药性论》载柴胡"治热劳骨节烦疼"，《日华子本草》称柴胡"除烦劳"，而《本草衍义》则指明了柴胡治虚劳的宜忌："柴胡……真脏虚损，复受邪热，邪因虚而致劳，故曰劳者牢也，当须斟酌用之，如《经验方》中治劳热青蒿煎丸，用柴胡正合宜耳，服之无不效，热去即须急已，若或无热，得此愈甚。"

柴胡毕竟为解热散邪之品，治虚劳发热亦取其解热之功，每须配伍补虚药，诚如《景岳全书》所说："邪实者可用，真虚者当酌其宜。"《外台秘要》卷十三引《必效方》验方：柴胡四两，茯苓、白术、枳实（炙）各三两。水煎服。疗痃癖气，壮热兼咳，久为骨蒸。《太平圣惠方》卷二十九载柴胡散：柴胡、黄芪、人参、赤茯苓、鳖甲各一两，枳壳、甘草各半两，麦门冬一两半，生地黄、地骨皮、葳蕤、赤芍各三分。每服四钱，水煎服。治虚劳烦热，四肢疼痛，不欲饮食。该书卷三十一载柴胡散：柴胡、黄芩、人参各一两，麦门冬二两，陈橘皮、甘草、赤茯苓各三分，半夏、桔梗各半两。每服三钱，加生姜半分，水煎服。治骨蒸肺痿，咳嗽唾涎，心神烦热，不欲饮食。《圣济总录》卷八十七载三安散：柴胡、秦艽各二两，甘草五钱。每服三钱匕，熟水调下。治急劳，骨节手足烦热，身体酸疼，饮食不得。《小儿卫生总微论方》卷十五载柴胡黄连膏：柴胡、胡黄连，等分，为末，炼蜜和膏为丸如鸡头子大。每取一二丸，用酒少许化开，入水五分，重汤煮二三十沸，温服。治盗汗，潮热往来。《奇效良方》卷六十四载克效汤：地骨皮一两，柴胡、防风、黄芩、炙甘草、葛根各七钱半。上锉碎，每服二钱，水煎服。主治潮热往来，久而不解，烦渴昏倦，肌瘦减食。《景岳全书》卷五十一载归柴饮：当归一两，柴胡五钱，炙甘草八分。水煎服。治营虚不能作汗，及真阴不足，外感寒邪难解者。《本草述钩元》治虚劳发热，用柴胡、人参等分，每服三钱，姜、枣同煎服。

【综合评述】柴胡自《神农本草经》主"寒热邪气"，《名医别录》"除伤寒心下烦热"以来，历代本草对其治外感热病多有论述。《药性论》亦云其"治热劳骨节烦疼，热气肩背疼痛……主时疾内外热不解"。《景岳全书》云："柴胡，味苦微辛，气平微寒。气味俱轻，升也，阳中之阴。用此者，用其凉散，平肝之热，入肝、胆、三焦、心胞四经。其性凉，故解寒热往来，肌表潮热……其性散，故主伤寒邪热未解，温疟热盛，少阳头痛，肝经郁证。"《本草正义》说："柴胡之治寒热往来，本主外感之病也，故伤寒、温热、湿温诸病，始则大寒大热，已而寒热间断，发作有时，胸胁不舒，舌苔浊腻者，斯为邪在半表半里，柴胡泄满透表，固是专司。"《吴医汇讲》认为柴胡不仅是少阳主药，亦为解表之良品："按柴胡为少阳药者，因伤寒少阳证之用柴胡汤也。夫邪入少阳，将有表邪渐解，里邪渐著之势，方以柴、芩对峙，解表清里，的为少阳和解之法，而柴胡实未印定少阳药也。不观之景岳新方中诸柴胡饮、柴芩煎、柴胡白虎煎诸方，信手拈用，头头是道，是诚知柴胡之用，而先得我心之同然矣。余于风邪初感之轻证，及邪气淹留，表热不解之久病，用之并臻神效，奈何将此有用之良品，拘泥成说而畏之。"柴胡轻扬疏散，透中有清，有良好的疏解泄热功效，故可用于一切外感表证发热，而对半表半里之邪亦有很好的透解作用。

现代研究发现，柴胡根含有柴胡皂苷、甾醇、挥发油、脂肪油和多糖，还有生物碱、黄酮类、山奈苷、葡萄糖、氨基酸等。药理研究表明，本品具有明显的解热、镇痛、抗菌、抗病毒、抗炎、降脂、促酶分泌、保肝、免疫调节、抗肿瘤等作用。柴胡对伤寒及副伤寒疫苗、大肠杆菌液、发酵牛奶、酵母等所致发热有明显解热作用，且退热平稳，无反跳现象。

现代有多种成药制剂用于治疗感冒，如《吉林省医院制剂规范》（1984年）和解散，用柴胡200g，黄芩150g，白薇100g，地骨皮50g。粉碎，过100目筛。口服，1~3岁每次1.5~2g，每日3次。功能和肺清热。用于时有发热，日晡潮热，往来发作。《安徽省药品标准》（1987年）复方柴胡注射液，用柴胡2500g，细辛250g，氯化钠8g，丙二醇30mL，注射用水适量，制成1000mL注射液。肌内注射，每次2~4mL，每日1~2次。功能清热解毒。用于感冒，流行性感冒，上呼吸道感染。《青海省药品标准》（1986年）热痛宁注射液，用柴胡100g，独活333.3g，细辛200g，苯甲醇10mL，吐温-80 10mL，注射用水适量，制成1000mL注射液。肌内注射，每次2~4mL，每日1~2次。功能解热镇痛。用于感冒，头痛、发热等。《中华人民共和国药典》小儿柴桂退热口服液、小儿柴桂退热颗粒，由柴胡、葛根、桂枝、浮萍、白芍、蝉蜕、黄芩制成。功能发汗解表、清里退热，用于小儿外感发热，症见发热、头身痛、流涕、口渴、咽红、溲黄便干。又载小儿热速清口服液、小儿热速清颗粒、小儿热速清糖浆，均以柴胡为主药，功能清热解毒、泻火利咽，用于小儿外感风热，症见高热、头痛、咽喉肿痛、鼻塞流涕、咳嗽、大便干结。小柴胡片、小柴胡胶囊，用于外感病邪犯少阳证。正柴胡饮颗粒，用于外感风寒，发热恶寒、无汗、头痛、鼻塞、喷嚏、咽痒咳嗽、四肢酸痛，及流感初起、轻度上呼吸道感染见上述证候者。《中华人民共和国药典》收载的感冒清热颗粒、感冒清热胶囊、感冒清热咀嚼片、感冒清热口服液等，均是用柴胡解热退烧的有效成药制剂。

【名医经验】《名医类案》载：江篁南治吴氏子，年三十余，病发热。医汗之，不效；又投五积散，其热益甚，兼汗多足冷。江诊其脉，六脉皆洪大搏指，气口大于人迎一倍，告曰：此内伤外感也。用参、芪、归、术以补里，防风、羌活以解表，加山楂以消导之。一服病减半。既而更医，热复作，且头疼口干、鼻衄、谵语、昏睡，两手脉皆洪盛，按之勃勃然。江曰，此汗多亡阳也。投柴胡桂枝汤和其营卫，诸证减半，唯口干不除，乃以麦冬、生地、陈皮、生甘草、茯神、人参、柴胡、白芍、干葛、五味、黄芩一服，食进，诸证皆除。

（孙敬昌）

七、疏达阳明清热生津之圣药——葛根

【药性功效】甘、辛，性凉。归脾、胃经。解肌退热，生津，透疹，升阳止泻。

【主治病证】外感发热头痛，项背强痛；热病口渴，消渴；麻疹不透；热痢，泄泻；高血压颈项强痛。

【热病应用】《神农本草经》言葛根"主消渴，身大热，呕吐，诸痹，起阴气，解诸毒"。其甘、辛，性凉，故能解肌发表而兼透热，又可生津止渴，被历代医家视为清泻阳明邪热之要药。李杲云："干葛，其气轻浮，鼓舞胃气上行，生津液，又解肌热，治脾胃虚弱泄泻圣药也。"

1.伤寒中风头痛身热证

汉代文献中早已记载了葛根在外感热病中的诸多临床应用，如《神农本草经》之"主消渴，身大热""解诸毒"，《名医别录》之"疗伤寒中风头痛，解肌发表出汗，开腠理"。早期多用于伤寒中风热病，如《伤寒论》葛根汤：葛根四两，麻黄、生姜各三两，桂枝、芍药、炙甘草各二两，大枣十二枚。主治太阳病，发热恶寒，无汗，头痛身疼，项背强几几，苔薄白，脉浮紧。方用辛凉之葛根配伍麻黄以解肌祛表，取葛根生津舒络之效合桂枝汤以发汗解肌，甘缓柔筋。

若外感伤寒伴项背紧痛，出汗怕风者，属表虚证，《伤寒论》则以桂枝加葛根汤主之：葛根四两，生姜三两，桂枝、芍药、甘草各二两，大枣十二枚。方用桂枝汤调和营卫，解肌祛风，葛根升阳发表，辛散祛风。若以恶心呕吐、腹泻为主，或伴咳嗽、咯痰、胸痛者，为太阳阳明合病，宜用葛根加半夏汤：葛根四两，麻黄三两，桂枝、芍药、甘草、生姜各二两，半夏半升，大枣十二枚。方用葛根解肌祛表，配伍半夏降逆止呕。《金匮要略》载竹叶汤：竹叶一把，葛根三两，防风、桔梗、桂枝、人参、甘草各一两，附子一枚，大枣十五枚，生姜五两。治产后中风，发热面赤，喘而头痛。方中葛根配伍桂枝、防风等疏风解表。《备急千金要方》师仲景方意，制解肌汤：葛根四两，麻黄一两，黄芩、芍药、甘草各二两，大枣十二枚。主伤寒、温病。

后世医家在《伤寒论》的基础上，对葛根治疗外感热病的应用有了新的认识。如宋《日华子本草》记载葛根"治胸膈热，心烦闷，热狂"。《药性赋》所谓葛根"疗肌解表，葛根先而柴胡次之"，《本草求真》记载葛根"开腠发汗，解肌退热"。《伤寒六书》卷三载柴葛解肌汤：柴胡、葛根、黄芩、芍药、羌活、白芷、桔梗、甘草、生姜、大枣，治身恶风寒、壮热无汗、头目胀痛、周身骨痛、鼻干、唇燥、便干、舌红苔薄黄、脉滑数等表里俱实之证。方中葛根味辛性凉，外透肌热而内清郁热。《症因脉治》卷二载干葛羌活汤：葛根、防风、羌活、白芷，治外感风寒眩晕，身热无汗，恶寒拘紧，头痛身痛，时时冒眩，右脉浮紧，属阳明寒邪者。《医学心悟》卷二载葛根汤：葛根二钱，升麻、秦艽、荆芥、赤芍各一钱，苏叶、白芷各八分，甘草五分，生姜二片。水煎服。治阳明经病，目痛鼻干，唇焦，漱水不欲咽，头痛发热，脉长等。方中葛根解阳明热邪而发表。因此，葛根不仅能治疗一般的外感发热头痛，对壮热神昏及郁火低热之证也有非常好的临床疗效。

2.热病口渴，消渴

葛根甘、辛，性凉，善于清热解肌而生津止渴，多用于热病伤津，口渴引饮之证。早在《神农本草经》中就有关于葛根"主治消渴，身大热"的记载。《名医别录》认为其"生根汁，大寒，治消渴，伤寒壮热"。《药性论》言葛根"止烦渴"，《开宝本草》谓葛根"作粉，止渴，利大、小便，解酒，去烦热"，《珍珠囊》载葛根"升阳生津，脾虚作渴者，非此不除"。《滇南本草》认为葛根"治胃虚消渴"。清代医家汪昂论葛根："风药多燥，葛根独能止渴者，以能升胃气，入肺而生津耳。"

　　纵观古今方剂，治疗温病消渴伤津常用葛根配伍组方。如《太平圣惠方》治消渴烦躁，皮肤干燥，单用葛根捣汁饮服，鼓舞胃气上行，以生津液。《圣济总录》卷九十三载葛根汤：葛根、赤茯苓、黄芪、麦冬、甘草各半两，人参三分，入芦根五枝，竹叶三叶，水温服。治骨蒸烦渴，呕不下食，四肢发热。《仁斋直指方》卷十七载天花散：天花粉、生干地黄各一两，干葛、麦冬、五味子各半两，甘草一分，主治消渴。《儒门事亲》卷十三载葛根丸：葛根、瓜蒌各三两，铅丹二两、附子一两。炼蜜丸。治消渴，消肾。《内外伤辨惑论》卷中载升阳散火汤：葛根、升麻、独活、羌活、白芍、人参各五钱，防风二钱五分，柴胡、炙甘草各三钱，生甘草二钱。水煎温服。治胃虚过食生冷，抑遏阳气，火郁脾土而致发热倦怠，或骨蒸劳热，扪之烙手者。方中葛根有退热止渴之功。《证治汇补》载麦冬饮子：人参、麦门冬、五味子、茯神、生地、干葛、炙甘草、花粉、知母各等分，竹叶十四片。水煎服。治上消属虚者。《医部全录》卷二八二引东垣方人参茯苓散：干葛、赤茯苓、黄芩、薄荷、大黄各五分，滑石、寒水石各一钱五分，人参、白术、泽泻、桔梗、栀子、天花粉、缩砂各二分，连翘三分，甘草七分。水煎服。治疗肾消，尿浊如膏。方取葛根退热生津止渴之效。

　　3.麻疹、痘疮

　　葛根解毒疗疮的作用，始载于《神农本草经》，其曰："主消渴，身大热，呕吐，诸痹，起阴气，解诸毒。"《名医别录》言葛根"疗金疮，止痛，胁风痛"。《日华子本草》谓葛根有"排脓破血"功用。《肘后备急方》载："治金疮中风，痉欲死，捣生葛根一斤，细切，以水一斗，煮取五升，去滓，取一升服；若干者，捣末，温酒调三指撮；若口噤不开，但多服竹沥，又多服生葛根自愈，食亦妙。"《本草经集注》云其"杀野葛（钩吻）、巴豆、百药毒"，其生（鲜）者捣取汁饮之，解温病发热，葛根为屑，疗金疮断血，亦疗疟及疮。《药性论》云葛根"治天行上气，呕逆，开胃下食，主解酒毒，止烦渴。熬屑治金疮，治时疾寒热"。《新修本草》言其"根末之，主狗啮，并饮其汁"。《本草拾遗》曰其"生者破血，合疮，堕胎。解酒毒，身热赤，酒黄，小便赤涩。可断谷不饥"。

　　葛根味辛，升散外达，善于升阳透疹，历代医家对葛根治疗风疹、麻疹的记载也很多。如《医学启源》云葛根"发散小儿疮疹难出"，《本草备要》谓葛根可治"痘疹、温疟"。《外台秘要》卷四引《小品方》葛根橘皮汤：葛根、橘皮、杏仁、麻黄、知母、黄芩、炙甘草各二两。水煎服。治伏气温病，身发斑疹，形如锦纹，壮热而咳，胸闷，呕吐清汁等症。《太平惠民和剂局方》卷二载升麻葛根汤：葛根十五两，升麻、芍药、炙甘草各十两。水煎服。治伤寒、中风、瘟疫，发热恶寒，头疼身痛，目痛鼻干，麻疹已发或未发等。方中葛根解肌退热透疹，合升麻清热解毒。明代《杏苑生春》载葛根牛蒡子散：葛根、管仲、甘草、豆豉、牛蒡子各五钱。研细末，用水调服。治时毒头面肿赤。《外科正宗》卷四载柴胡葛根汤：葛根、柴胡、天花粉、黄芩、桔梗、连翘、牛蒡子、石膏各一钱，升麻三分，甘草五分。水煎服。治颐毒，表邪未尽，身热不解，红肿坚硬作痛等。《小儿痘疹方论》载升均汤：葛根、芍药、紫草（或红花）、升麻、人参、白术、茯苓、甘草。每服三五钱，加生姜，水煎服。治小儿痘疮已出不匀，或有吐泻热渴等。此方为透疹凉血解毒兼以益脾之剂，用于痘疹兼有脾虚或吐泻见症者，较为适宜。

4.阳明泻痢

葛根主入阳明经，能升发脾胃清阳之气而止泻痢。如《伤寒论》葛根芩连汤：葛根半斤，黄芩、黄连各三两，甘草二两，主治阳明泻痢，太阳病误下而利不止者。本方重用葛根，既解肌散热，又升津止利。《日华子本草》言其"止血痢，通小肠"。北宋《小儿药证直诀》卷下载七味白术散：人参二钱五分，葛根、藿香叶、白术、茯苓各五钱，木香二钱，甘草一钱。水煎温服。治脾胃久虚，津虚内热，呕吐泄泻频作，肌热烦渴等；渴甚者，葛根加至一两。此方取葛根调脾止泻、退热止渴之功，正如李东垣所言："干葛，其气轻浮，鼓舞胃气上升，生津液，又解肌热，治脾胃虚弱泄泻之圣药也。"《太平惠民和剂局方》载缩脾饮：缩砂仁、乌梅肉、草果、炙甘草各四两，干葛、白扁豆各二两。解伏热，除烦渴，消暑毒，止吐利。此外，张元素在《脏腑标本寒热虚实用药式》中提出大肠虚者，以葛根等升陷固脱。明代《普济方》泄利门中用葛根的方亦不少，如干葛散：干葛、枳壳、半夏、茯苓、生干地黄、杏仁各半两，黄芩一分，甘草一分。治酒痢便血。明代《证治准绳》载葛根配伍白术、茯苓等治小儿赤白痢，又治酒痢。清代《时病论》中治风痢、冷痢、水谷痢、热痢时均加用葛根。《用药法象》谓葛根"其气轻浮，鼓舞胃气上行，生津液，又解肌热。治脾胃虚弱泄泻"。

【综合评述】葛根甘、辛，性凉，故解肌发表而兼透热，又可生津止渴，应用范围广泛。不仅用以治疗伤寒外感表证，还用以治疗项背强痛、热病口渴消渴、麻疹不透、热痢泄泻等病证属阳明邪热者。

《本经逢原》云："葛根乃阳明经之专药，治头额痛、眉棱骨痛，天行热气呕逆，发散解肌，开胃止渴，宣斑发痘。若太阳经初病，头脑痛而不渴者，邪尚未入阳明，不可便用，恐引邪内入也。"《得配本草》对葛根配伍使用的描述较多："入阳明，兼入足太阴经气分。少用，鼓胃生津止渴；多用，解肌发表退热。治阳明头痛。烦热呕逆，解酒毒，治温疟。得葱白，治阳明头痛。佐健脾药，有醒脾之功；佐粟米，治热渴虚烦。同升、柴，有散火之力。"《药盦医学丛书》言："又凡伤寒阳明症已见，太阳未罢，得葛根良。太阳已罢，纯粹阳明经症，得葛根亦良。"

现代研究表明，葛根主要含黄酮类成分，其中以大豆苷、葛根素等为主。药理研究证明，其中葛根素能增加冠状动脉、脑血流量，改善微循环，提高局部微血流量；大豆黄酮可解除肠管平滑肌痉挛，尚有雌激素样作用。葛根不仅能降血糖、降血脂、抗氧化、抗血小板凝集，还具有解热、降压、抗癌的作用，常用于高血压病引起的头项强痛、心绞痛等。

现代制剂多用葛根提取物，如葛根注射液、心血宁片、复方丹参片、愈风宁心片等。此外，临床治疗糖尿病常用药消渴丸，由黄芪、生地黄、天花粉、葛根、南五味子、山药、玉米须等组成，是在古方"玉泉散"和"消渴方"的基础上化裁，联合西药格列本脲研制而成的中成药，具有较好的降血糖的作用。现代方化瘀通脉汤：葛根、羌活、绞股蓝、当归、川芎、赤芍、龙眼肉、黄芪、地龙、天麻、蔓荆子。日2剂，水煎温服。用于缺血性脑血管疾病，疗效显著。《中华人民共和国药典》载葛根芩连片：葛根1000g，黄连、黄芩各375g，炙甘草250g。用于湿热蕴结所致的泄泻、痢疾，症见身热烦渴、下痢臭秽、腹痛不适。

【名医经验】刘渡舟医案：刘某，男，41岁。患病已3个月，项背强紧，顾盼俯仰不能自如，自汗出而恶风。大便稀溏，每日2~3次，伴有脱肛与后重等症。其脉浮，舌苔白润。辨为桂枝加葛根汤证，处方：桂枝、白芍各15g，葛根16g，生姜12g，炙甘草10g，大枣12枚。服药后，不须啜粥，连服7剂，诸症霍然。

又案：李某，男，38岁。患顽固性偏头痛两年，久治不愈。主诉：右侧头痛，常连及前额及眉棱骨。伴无汗恶寒，鼻流清涕，心烦，面赤，头目眩晕，睡眠不佳，颈项转动不利，颈项及后背经常有拘急感，头痛甚时拘紧更重，舌淡苔白，脉浮略数。辨为寒邪客于太阳经脉，经气不利之候。治当发汗祛邪，通太阳之气，为疏葛根汤：葛根18g，麻黄4g，桂枝、白芍、生姜各12g，炙甘草6g，大枣12枚。先煎麻黄、葛根，去上沫，服药后覆取微汗，避风寒。3剂药后脊背有热感，继而身有小汗出，头痛、项急随之而减。原方再服，至15剂，头痛、项急诸症皆愈。（上两案录自《刘渡舟临证验案精选》1996：140~134页）。

【参考文献】

［1］苏春晖.临证巧用葛根［J］.中医杂志，1999（3）：135.

（蔡青杰）

八、清虚善蜕之奇药疏风止痉之独圣——蝉蜕

【药性功效】甘，寒。归肺、肝经。疏散风热，利咽透疹，明目退翳，解痉。

【主治病证】风热感冒，咽痛音哑，麻疹不透，风疹瘙痒，目赤翳障，惊风抽搐，破伤风。

【热病应用】《神农本草经》即有蚱蝉入药的记载："味咸，寒。主小儿惊痫夜啼，癫病寒热。"《名医别录》始分蝉蜕："壳名枯蝉，一名伏蜟，主小儿痫，女人生子不出，灰服之，主久痢。"至唐代《药性论》云："主治小儿浑身壮热，惊痫，兼能止渴"，《本草拾遗》载蝉蜕为末冲服"主哑病"。宋代以后，蝉蜕在外感热病中有了较多应用，明代《本草纲目》指出蝉蜕治"风热"。清代本品已运用到温病领域，《广瘟疫论》云："时疫头肿，乃风热壅于上部，太阳之经脉郁滞颠顶，俗名'大头伤寒'，当视表里轻重加轻清疏风之品以散其肿，荆、防、薄荷、蝉退、川芎、蔓荆、菊花之类。"《松峰说疫》将蝉蜕列为治瘟疫药物之一。

1.外感发热，咽痛音哑

蝉蜕甘寒清热，质轻上浮，长于疏散肺经风热，并能宣肺利咽开音，故风热感冒、温病初起可以选用，尤其症见声音嘶哑或咽喉肿痛者，更为常用。考诸古代方书，蝉蜕治外感宋代已较多见，明代则用其"主疗一切风热之证"，清代在治温病方面有所应用。《圣济总录》卷二十一载前胡汤：前胡、羌活各六两，防风四两，炒桔梗三两，荸荠、人参各二两，蛇蜕皮、蝉壳各一两，陈橘皮半两，炙甘草一两半。每服三钱匕，加生姜三片、薄荷七叶，水煎服。治伤寒，头痛，恶寒发热，肢体疼倦。此方用蝉蜕祛风散表邪。该书卷一六八载连翘汤：连翘、山栀子仁、炙甘草、防风、蝉壳各等分，每服一钱匕，水煎服，治小儿潮热。此方则以蝉蜕解热。又方郁金散：郁金、龙胆、炮白附子各半两，蝉蜕四十枚，炒

大黄、炒干蝎、炙甘草各一分。为散，每服一字至半钱匕，空心薄荷汤调下。治小儿风热，胸膈烦闷，目涩多渴。此乃蝉蜕疏散风热、明目止渴之用。《幼幼新书》卷十九引《吉氏家传》蝉蜕散：炒蝉蜕三个，漏芦、羌活、天麻、防风、当归、升麻、白芷、射干、桔梗、炙甘草、川芎、地骨皮各等分。每服一钱，水煎服。主治风热面赤，浑身壮热如火。《伤暑全书》卷下载升降散：酒炒白僵蚕二钱，蝉蜕一钱，生大黄四钱，广姜黄三分。据病之轻重定量，用黄酒、蜂蜜调服。治温热、瘟疫，邪热充斥内外，阻滞气机，清阳不升，浊阴不降，致头面肿大，咽喉肿痛，胸膈满闷，呕吐腹痛，发斑出血，丹毒。《松峰说疫》卷二载金豆解毒煎：金银花三钱，绿豆皮二钱，生甘草、陈皮各一钱，蝉蜕八分。井花水煎服，功能解瘟疫毒气并清热。方中"蝉蜕取其性之善退轻浮，易透肌肤，可散风热，开肌滑窍，使毒气潜消也。此方于瘟疫九传中，皆可加减消息用之。"《寒温条辨》卷四载神解散：酒炒白僵蚕、木通、炒车前子、盐黄柏、酒黄芩、黄连、桔梗各一钱，蝉蜕五个，神曲三钱，金银花、生地各二钱。水煎去滓，加冷黄酒半小杯、蜜三匙，和匀冷服。治温病，初觉憎寒壮热、头痛身重、四肢无力、遍身酸痛、口苦咽干、胸腹满闷者。《时病论》卷一治风温初起，风热所感，冬温袭肺，咳嗽，用薄荷、前胡、牛蒡子各一钱五分，蝉蜕一钱，淡豆豉四钱，瓜蒌壳二钱，水煎服。

2.麻疹风疹，目赤翳障

蝉蜕宣散透发，其疏散风热、透疹止痒、明目退翳之功宋代以后应用普遍。《本草衍义》提出蝉蜕"治目昏翳，又水煎壳汁，治小儿出疮疹不快甚良"，《本草蒙筌》载其"去翳膜侵睛，胬肉满眦，眼科内诚奇"。

治皮肤瘙痒，常配伍祛风止痒药。《太平圣惠方》卷六十九载苍耳丸：苍耳子、苦参、白蒺藜各二两，蝉壳一两。为细末，炼蜜为丸如梧桐子大，每服以温酒下二十丸。治妇人风瘙，皮肤生瘾疹，痒痛，或有细疮。《圣济总录》卷一三六载防风丸：防风、蝉壳、猪牙皂荚（酥炙）各一两半，天麻二两。为细末，用精羊肉煮熟捣烂，以酒熬为膏，丸如绿豆大，每服三十丸，荆芥酒或茶汤送服。治一切风疮疥癣，皮肤瘙痒，搔成瘾疹。《幼幼新书》卷十八治疮疹渐作，身热似伤寒候，只耳尖脚稍冷，或腹痛者，单用蝉蜕二十一个，水煎服。《三因极一病证方论》卷十六载加味羌活饮：羌活、前胡各一两，人参、桔梗、炙甘草、枳壳、川芎、天麻、茯苓各半两，蝉蜕、薄荷各三钱。每服二大钱，加生姜三片，水煎服。主治风寒暑湿外搏肌肤，发为瘾疹，憎寒发热，遍身瘙痒，随脏气虚实，或赤或白，心迷闷乱，口苦咽干。《杨氏家藏方》卷十九载蝉蜕膏：蝉蜕、当归、防风、炙甘草、川芎、荆芥穗、升麻各等分。研为细末，炼蜜为丸，每一两作四十丸，每服一丸，煎荆芥汤化下。功能御风邪，辟恶气，透肌表，快疮疹。又方快斑散：紫草茸、蝉蜕、人参、白芍药各一两，木通、炙甘草各一分。每服二钱，水煎服。治小儿疮疱欲出，未能全快。《朱氏集验方》卷九载蝉菊散：蝉蜕、白菊花各等分。每服二钱，加蜜少许，水煎服。治斑疮入目，或病后生翳障。《世医得效方》卷十九载蝉蜕散：蝉蜕二十个，薄荷叶一两。每服二钱，酒调服。治饮酒后遍身痒如风疮，抓至出血，痒止后痛。《卫生易简方》卷一治风气客于皮肤，瘙痒不已，用露蜂房（微炙）、蝉蜕，等分为末，酒调一钱匕，日二三服。又方用薄荷、蝉蜕，等分为末，酒调一钱匕，日三服。此方用蜂房祛风解毒，蝉蜕疏风止痒，共奏祛风止痒之功。

蝉蜕性寒质轻，善于疏散肝经风热而明目退翳，常用于风热上攻所致之目赤翳障。《太平圣惠方》卷三十三载蛇蜕皮散：蛇蜕皮一条（烧灰），仙灵脾一两，蝉壳、甘草、川大黄各半两。每服三钱，水煎服。治眼卒生翳膜，侵睛不退。《博济方》卷三载蝉蜕散：蝉蜕、地骨皮、宣连、菊花、白术、苍术、牡丹皮、龙胆各一两，甜瓜子半斤。每服一钱半，瓜子、荆芥煎汤调下，食后、临卧服。治时疾上攻，眼目赤疼涩肿，兼生翳膜疮。该书卷七载蝉花无比散：蝉蜕二两，炙蛇蜕一两，羌活、当归、石决明、川芎各三两，防风、茯苓、炙甘草各四两，赤芍十三两，白蒺藜半斤，苍术十二两。为末，每次三钱，食后米泔或茶清调服。治远年近日一切风眼气眼攻注，眼目昏暗，睑生风粟，或痛或痒，渐生翳膜，侵睛遮障，视物不明，及久患偏正头风，牵搐两眼，渐渐细小，眼眶赤烂，及小儿疮疹入眼，白膜遮睛，赤涩隐痛。《小儿药证直诀》卷下载蝉蜕散：蝉蜕一两，煅猪蹄甲二两，研细，入羚羊角细末一分，拌匀。每服一字，百日以上小儿五分，三岁以上一二钱，食后温水调服，日三四次，夜一二次。治斑疮入眼。

3.急慢惊风，小儿夜啼

蝉蜕祛风止惊搐应用最早，至今亦为临床常用之品。自《名医别录》"主小儿痫"，《药性论》"主治小儿浑身壮热，惊痫"，《医学入门》"主风邪头眩，皮肤瘙痒疥癞，小儿惊痫、夜啼、癫病"，至《本草纲目》"治破伤风……大人失音，小儿噤风天吊"，《本草求真》"蝉蜕专入肝"等，均是其祛风解痉的功用记录。本品甘寒，功擅祛风，既能疏散肝经风热，又可凉肝息风止痉，药性甘缓不峻，尤其适于小儿急慢惊风。

《太平圣惠方》卷二十二载阿胶散：阿胶、当归、桂心、附子、麻黄各一两，干蝎、白僵蚕、蝉壳各半两。每以温酒调服二钱。治急风，口眼不开，筋脉拘急。该书卷八十五载天竹黄散：天竹黄、天麻、柏枝、郁金各半两，川大黄三分，蝉壳、白附子、干蝎各一分。每服一字，乳汁调下。治小儿慢惊风，体热搐搦。《幼幼新书》卷十二引张涣方蝉壳散：蝉壳、人参各半两，黄芩、茯神、升麻、牛黄各一分，天竺黄、牡蛎各一钱。每服半钱，荆芥、薄荷汤调下。治诸痫夹热。《仁斋直指方》卷三载秘传独圣散，用蝉蜕五钱，研末，酒煎服，治破伤风，角弓反张，牙关紧急。《世医得效方》卷十一载蝉蜕散：蝉退六十个，荆芥穗一两，炙甘草、大黄、黄芩各半两，蝎梢五十个。每服二钱，加白茅根煎，温服。治惊风天钓，心热夜啼，惊痫。

蝉蜕功能镇静，可治小儿夜啼。《珍珠囊补遗药性赋》云："蝉蜕消风，断小儿夜哭之鬼。"《普济本事方》卷十设龙齿散：龙齿、蝉壳、钩藤、羌活、茯苓、人参各等分。每服一大钱，水煎服。治小儿拗哭。《永类钤方》卷二十载蝉花散，用蝉壳下半截为末，每服一字，薄荷汤入酒少许调下，治小儿夜啼不止，状如鬼祟。《普济方》卷三六一载治小儿夜啼蝉朱散：蝉蜕、朱砂、白茯苓各一两，临卧用鸡冠血并蜜汤调服。

【综合评述】蝉蜕质轻走表，性凉散热，其功重在透散，清热作用缓和，因能利咽开音，明目退翳，故在外感热病见有咽痛音哑目赤者多用。其疏散又能透疹，故痘疹疮癣、皮肤瘙痒亦常用之。本品用于惊风癫痫，又有息风止痉功效，但作用缓和，小儿惊风抽搐更为多用。

现代研究表明，蝉蜕含甲壳质、蝶啶类色素、蛋白质、氨基酸、有机酸、酚类化合物等。药理研究证明，蝉蜕有解热、镇静、抗惊厥、镇痛、抗过敏作用。

本品在现代临床应用更加广泛，在温热病、皮肤病、眼疾、疮疡等疾病中均为常用。如《现代实用中药》治外感引起的急性气管炎、咳嗽失音，用蝉蜕、甘草各3g，牛蒡子10g，桔梗5g，水煎服。《史全恩家传方》五虎追风散：蝉蜕30g，天南星、天麻各6g，全蝎、僵蚕各7~9个，朱砂1.5g（黄酒另冲服）。为末，水煎服。用于破伤风牙关紧急，手足抽搐，角弓反张。《中医皮肤学简编》载麻黄蝉蜕汤：麻黄、槐花各6g，蝉蜕、浮萍各9g，黄连、甘草各3g，水煎服，治荨麻疹。又金蝉蜕衣汤：桂枝、防风、蝉蜕、猪苓各9g，苍术、薏苡仁、郁金、大枣各6g，茵陈12g，金银花、连翘各15g，水煎服，治药物性皮炎。《朱仁康临床经验集》载凉血消风散：生地黄30g，当归、荆芥、苦参、白蒺藜、知母各

9g，生石膏30g，蝉蜕、生甘草各6g，水煎服，治脂溢性皮炎、荨麻疹、玫瑰糠疹。《中华人民共和国药典》小儿七星茶颗粒：薏苡仁、稻芽、山楂、淡竹叶、钩藤、蝉蜕、甘草。功能开胃消滞、清热定惊，用于小儿积滞化热，消化不良，烦躁易惊，夜寐不安，大便不畅，小便短赤。小儿柴桂退热颗粒：柴胡、桂枝、葛根、浮萍、黄芩、白芍、蝉蜕。功能发汗解表、清里退热，用于小儿外感发热，头身痛，流涕，口渴，咽红，溲黄便干。

【名医经验】清末名医张锡纯对蝉蜕的功用认识颇有见地，《医学衷中参西录》云："蝉蜕，无气味，性微凉，能发汗，善解外感风热，为温病初得之要药。又善托疹瘾外出，有以皮达皮之力，故又为治疹瘾要药。与蛇退并用，善治周身癫癣瘙痒。""蝉于昼鸣夜静，故亦止小儿夜啼；蝉声清脆，又善医音哑。"

医案一：一人年三十许，得温证，医治不效，迁延十余日。诊之脉虽洪而有力，仍兼浮象，头疼，时欲饮凉水，但未至燥渴。知其阳明之热犹未甚实，太阳之表犹未尽罢，投以寒解汤：生石膏一两，知母八钱，连翘、蝉蜕各一钱五分。须臾汗出而愈。

医案二：一人年三十余，冬令感冒风寒，周身恶寒无汗，胸间烦躁。原是大青龙汤证，医者投以麻黄汤，服后汗无分毫，而烦躁益甚，几至疯狂。诊其脉洪滑异常，两寸皆浮，而右寸尤甚。投以寒解汤，覆杯之顷，汗出如洗而愈。审是则寒解汤不但宜于温病，伤寒现此脉者，投之亦必效也。（以上两案为《医学衷中参西录》"寒解汤"附案）

医案三：民国二十五年秋，姚鹤泉偶为外感所袭，音哑月余。拟方：净蝉蜕、桑叶、薄荷叶各二钱，滑石一两，麦冬四钱，胖大海五个，泡水代茶饮。一日音响，二日音清，三日痊愈。（《医学衷中参西录》"蝉蜕解"附案）

（杨嫚）

九、清泻阳明火热圣药——石膏

【药性功效】甘、辛，大寒。归肺、胃经。清热泻火，除烦止渴。

【主治病证】外感热病，高热烦渴；肺热喘咳；胃火亢盛，头痛牙痛等。

【热病应用】石膏甘、辛，大寒，色白入肺，善于清解气分热邪，并有良好的退热功效，自汉代张仲景用其治疗外感风寒、内有郁热证之后，历经后世医家不断发展，尤其经过明清温病学家的扩展运用，其已成为外感热病最重要的药物之一。诚如《药品化义》所说："体重性凉而主降，能清内蓄之热；味淡带辛而主散，能祛肌表之热。因内外兼施，故专入阳明经，为退热祛邪之神剂。"

1.伤寒表未解而内有郁热证

石膏主治外感热病在汉代的文献中早已有了记载，并且已经有了成熟的方剂。《神农本草经》载石膏"味辛，微寒。主中风寒热，心下逆气，惊喘，口干舌焦不能息"。因其能透散邪热，早期多用于伤寒表未解而内有郁热证。后世张锡纯称其"凉而能散，有透表解肌之力"。这在经方中已经有了充分体现。如《伤寒论》大青龙汤：麻黄六两，桂枝、炙甘草各二两，杏仁四十枚，生姜三两，大枣十枚，石膏如鸡子大。水煎服。主治太阳中风，内有郁热之证，脉浮紧，发热恶寒，身疼痛，不汗出而烦躁。若太阳表证迁延时日，因循失汗，以致邪郁不解，形成外寒内热轻证，症见发热恶寒，热多寒少，脉象微弱，《伤寒论》则以桂枝二越婢一汤主之，取桂枝、芍药、麻黄、炙甘草各十八铢，大枣四枚，生姜一两二铢，石膏二十四铢。方用桂枝汤发越表邪，以石膏配伍麻黄发越郁阳以除里热，酌减药量以应轻证之实。对外感风寒内有饮邪郁热，症见咳喘烦躁、脉浮者，《金匮要略》治以小青龙加石膏汤，用麻黄、芍药、桂枝、细辛、甘草、干姜各三两，五味子、半夏各半升，石膏二两。方以石膏清热除烦，并与麻黄配伍发越水气。

后世医家在继承张仲景用药经验基础上不断有所发展，形成了诸多外解内清、表里双解的石膏配伍应用模式。如《小品方》卷四葳蕤汤：葳蕤、石膏、白薇、麻黄、独活、杏仁、川芎、炙甘草、青木香各二两。此亦外散表寒、内清肺热之剂。治冬温及春月中风、伤寒，症见发热、头眩痛、喉咽干、舌强、胸内疼、心胸痞结、腰背强。《备急千金要方》卷二载治妊娠伤寒，头痛壮热、肢节烦疼方：石膏八两，前胡、栀子仁、知母各四两，大青、黄芩各三两，葱白一升。水煎服。此证内热炽盛，故以石膏配伍栀子仁、大青、黄芩以增强清热泻火作用。该书卷九载青散：苦参、厚朴、石膏各三十铢，大黄、细辛各二两，麻黄五两，乌头五枚。每服方寸匕，覆取汗。治春伤寒，头痛发热。此方石膏、大黄、苦参清泻里热，配以麻黄、细辛发散表寒。《外台秘要》卷二引《深师方》五味麦门冬汤：麦门冬、五味子、人参、炙甘草、石膏各一两。取三指撮，水煎服。治伤寒误下，烦热口渴。方用石膏清泻里热，人参、麦冬、五味子、炙甘草益气生津，诸药合用，热清津复而渴止。清代《医学衷中参西录》载馏水石膏饮：生石膏二两，甘草三钱，麻黄二钱。此以石膏配麻黄，治胸中先有蕴热，又受外感，胸中烦闷异常，喘息迫促，其脉浮洪有力，按之未实，舌苔白而未黄者，亦是仲景大青龙汤法。

石膏在治疗伤寒头痛方面应用也很多。纵观古今方剂，石膏所治头痛，多与邪热上攻有关。《名医别录》谓石膏"主除时气，头痛，身热"，《药性论》中石膏"治伤寒头痛如裂，壮热"的记载也说明这一点。方如《三因极一病证方论》卷十六玉屑散：石膏二钱，为细末，用葱白点茶调下，治伤寒发热，涎潮上厥，伏留阳经，头疼眩晕不可忍者。此方虽仅二味，但解表散寒、辛凉清热之义已备。《备急千金要方》卷十三治头中痛，身热，风热，用竹沥二升，升麻、生姜、杏仁各三两，柴胡、芍药各四两，石膏、生葛根各八两，水煎服。《太平圣惠方》卷十五载葛根散：石膏二两，葛根、栀子仁、柴胡、赤芍药各一两，甘草半两。每服五钱，加淡竹叶二七片，水煎服。治时气头痛壮热。《博济方》卷一载石膏汤：石膏、麻黄各一两，何首乌五钱，干葛三分。每服二钱，加生姜一片，水煎服。治伤寒头痛不可忍。《圣济总录》卷十六载石膏丸：石膏、菊花、防风、葛根各二两。为末，蜜丸如梧桐子大。每服二十丸，加至三十丸，食后、临卧服。主治风毒上攻头痛。《云岐子保命集》卷下载石膏川芎汤：石膏、川芎各一两。每服五钱，水煎服。主治伤寒热病后头痛不止。石膏大寒泄热，川芎祛风止痛，尤善治头痛，二药配伍，共奏泄热止头痛之效。《医宗金鉴》卷四十三载芎芷石膏汤，用川芎、白芷、石膏、菊花、羌活、藁本，水煎服。主治头痛眩晕，头风风盛时发，日久不愈。

2.伤寒气分实热证

石膏辛、甘，大寒，善入阳明气分而解肌泻热、除烦止渴。《名医别录》称："石膏，味甘，大寒，无毒。主除时气，头痛，身热，三焦大热，皮肤热，肠胃中膈热，解肌发汗，止消渴烦逆，腹胀，暴气喘息，咽热。"《药性论》谓石膏："治伤寒头痛如裂，壮热，皮如火燥，烦渴，解肌，出毒汗，主通胃中结，烦闷，心下急，烦躁，治唇口干焦。"《侣山堂类辩》释石膏解肌泄热之理曰："气味辛甘，而体质疏松如肌理，但其性沉重，色白若金，故直入阳明而达于外也。"

白虎汤是张仲景用石膏治疗伤寒阳明气分实热证的代表方：石膏一斤，知母六两，炙甘草二两，粳米六合。主治伤寒表里俱热，身热，汗出，不恶寒，反恶热，脉浮滑。方以石膏辛、甘，大寒，清解表里之热，知母苦寒质润，既同石膏清热泻火，又防热邪耗伤阴津。此方亦主三阳合病，阳明里热炽盛，汗出，腹满，身重，难以转侧，口不仁，面垢，谵语，遗尿。又方白虎加人参汤，即白虎汤加人参三两，主治伤寒发汗太过，致气阴两伤而热邪已盛，出现大烦渴不解，脉洪大，以石膏配伍知母清热泻火，更加人参益气生津。《小品方》卷四载麦门冬汤：石膏、寒水石、麦门冬各三两，甘草二两，桂心一两。治伤寒身热，衄血，呕逆。此方所治虽为伤寒，但以里热为主，肺、胃有热而致衄血、呕逆，故以石膏与寒水石同用，以增强清热之效，配伍麦冬，是清热兼护阴之意。

自唐以后，石膏在伤寒气分实热证方面得到了广泛应用。如《备急千金要方》卷九治伤寒头痛壮热百节疼痛方：石膏八两，柴胡、栀子仁、芍药、知母各四两，升麻、黄芩、大青、杏仁各三两，香豉一升。水煎服。若热盛加大黄四两。本方柴胡、升麻、香豉辛凉以解表，重用大寒之石膏，与黄芩、大青、栀子仁、芍药、知母等以清解里热。《外台秘要》卷一引《深师方》石膏汤：石膏、黄连、黄柏、黄芩各二两，香豉一升，栀子十枚，麻黄三两。治伤寒病已八九日，邪攻内而表未解，三焦热，其脉滑数，昏愦，身体壮热，沉重拘挛，或时呼呻。《太平圣惠方》卷九载石膏散：石膏一两，黄芩、大黄、葛根各半两，炙甘草一分，竹叶三片。水煎服。治伤寒五日，头痛，口舌干燥，烦渴欲饮水。该书卷十七载石膏散：石膏一两半，知母、人参、葳蕤各一两，甘草三分。每服五钱，加姜半分，水煎服。治热病已得汗，余热未退。此又白虎加人参汤之法。清代《医学衷中参西录》石膏粳米汤，即《伤寒论》白虎汤减去知母、甘草两味而成，是为热邪初入阳明气分，津液未有明显损伤而设，用生石膏二两，生粳米二两半，水煎至米烂熟，趁热尽量饮之，使周身皆汗出。主治温病初得，其脉浮有力，身体壮热，并治一切感冒初得，身不恶寒而心中发热者。

3.温病、温疫、时气

《素问·六元正纪大论》有关于温病"气乃大温……温病乃作，身热头痛，呕吐，肌腠疮疡"的记述，《伤寒论》也有"太阳病，发热而渴，不恶寒者为温病"的概念，但却没有明确给出温病的治疗方剂。温疫是具有强烈传染性并引起流行的一类温病，其治以祛火热为要。时气，即时行之气，又称天行。所谓时气病，是指感受非节之气而发生的流行性疾病。《诸病源候论》云："时行病者，是春时应暖而反寒，夏时应热而反冷，秋时应凉而反热，冬时应寒而反温，此非其时而有其气，是以一岁之中，病无长少，率相似者，此则时行之气也。"盖时气与温病同类。《名医别录》有石膏"主除时气……三焦大热……解肌发汗，止消渴烦逆，腹胀暴气喘息，咽热"，《药性论》有石膏"主通胃中结，烦闷，心下急，烦躁，治唇口干焦"的记载，《日华子本草》云石膏"治天行热狂……心烦躁"。因此，石膏历来为治疗时气、温病的重要药物之一。

石膏所治温病以热入气分为主，但在温病的不同阶段都有使用。如《小品方》卷四载知母解肌汤：知母、葛根、石膏各三两，麻黄、炙甘草各二两。水煎服。治温热病，头痛，骨肉烦疼，口燥心闷；或夏月天行毒，外寒内热者；或已下之，余热未尽者；或热病自得痢，有虚热烦渴者。此方所治，乃温热病表证未罢，里热已具，以石膏配麻黄、葛根解散外邪，配知母清解里热。《备急千金要方》卷九治肝腑脏温病、心腑脏温病、肺腑脏温病、肾腑脏温病诸证，均用石膏，且用量达八两之多。《温病条辨》治太阴温病，多以石膏为主组方。并将仲景白虎汤作为治疗温病的"辛凉重剂"，治太阴温病，壮热恶热，大汗，面赤，渴甚，舌黄，脉浮洪。此方达热出表。若见脉浮大而芤，汗大出，微喘，甚至鼻孔扇，为阴虚而阳不固，则以白虎汤加人参三钱（即白虎加人参汤）以救化源欲绝之势。治太阴温病，气血两燔，则以玉女煎去牛膝熟地加细生地元参方。若热毒壅盛，发斑疹，治以化斑汤：石膏一两，知母四钱，生甘草、元参各三钱，犀角二钱（水牛角代），白粳米一合。至于热陷心包，神昏谵语，甚至舌蹇肢厥者，吴鞠通则以紫雪丹治疗，方用石膏、滑石、寒水石、升麻、元参各一斤，磁石、朴硝、硝石各二斤，羚羊角、犀角（水牛角代）、木香、沉香各五两，炙甘草半斤，丁香一两，辰砂三两，麝香一两二钱。取石膏与滑石、寒水石同用以通泻内热，并与犀角、羚羊角等善清心火之品配伍。该书卷二白虎汤，治阳明温病，面目俱赤，语声重浊，呼吸俱粗，大便秘，小便涩，舌苔老黄，甚者黑有芒刺，但恶热不恶寒，日晡益甚，脉浮洪躁甚者。若喘促不宁，痰涎壅滞，则治以宣白承气汤：生石膏五钱，生大黄三钱，杏仁二钱，瓜蒌皮一钱五分。方以石膏配瓜蒌皮清肺热、化痰涎，配大黄通腑以泻热。《医学衷中参西录》载清解汤：石膏六钱，薄荷叶四钱，蝉蜕三钱，甘草一钱五分。治温病初得，头疼，周身骨节酸痛，肌肤壮热，背微恶寒，无汗，脉浮滑。此用石膏配薄荷、蝉蜕，甘寒辛凉以透泄肌表之热邪。又和解汤：生石膏六钱，生杭芍、连翘各五钱，蝉蜕二钱，甘草一钱。若脉兼有洪象者，生石膏用一两。治温病表里俱热，时有汗出，舌苔白，脉浮滑者。

治湿温温邪为主，用石膏解肌泄热。如《伤寒总病论》卷五载石膏甘草散：甘草、石膏各二两。每服方寸匕，浆水送下，日二次。治湿温多汗，妄言烦渴。《素问病机气宜保命集》卷中载苍术石膏汤：苍术半两，石膏三钱，知母一钱半，甘草一钱。治湿温，身微凉，微有自汗，四肢沉重。此湿热并重之证，故以石膏配伍苍术泄热燥湿。

暑温、暑热不仅耗津，亦易伤气，常用石膏与人参配伍以益气，并配伍养阴清热药。《辨证录》卷六载三圣汤：人参、石膏、玄参各三两。治中暑热极发狂，登高而呼，弃衣而走，见水而投。又方三清汤：玄参四两，石膏、青蒿各一两。主治同三圣汤。吴鞠通治伏暑亦常用白虎汤、白虎加人参汤。《温病条辨》卷二治暑温蔓延三焦，舌滑微黄，邪在气分者，用三石汤：生石膏五钱，滑石、寒水石、杏仁、金银花各三钱，竹茹、白通草各二钱，金汁一酒杯。

石膏大寒，用之解热退烧效佳，因此为治天行温疫所重。如《备急千金要方》卷九治时病表里大热欲死方，用石膏、寒水石、大黄、芒硝、升麻、麻黄、葛根各等分。水服方寸匕，日三。《外台秘要》卷三引《集验方》石膏蜜煎：石膏半斤，蜜一斤。水三升煎石膏取二升，纳蜜，再煎取一升，去滓，含如枣核许，尽则更含。治天行热病，口苦，喉中鸣。《太平圣惠方》卷十五治时气，其中有8首方剂用到石膏，得之时日不同、症状不同，配伍用药也有变化。如桂枝散：麻黄、桂枝、黄芩各三分，石膏一两。每服五钱，加生姜半分、枣三枚，水煎服，覆取汗。治时气一日，头痛壮热，骨节疼痛。取石膏与辛温解表之麻黄、桂枝、生姜同用。栀子散：石膏二两，栀子仁、黄芩、杏仁、葛根各一两，炙甘草半两。每服五钱，加葱白二茎、豉五十粒，水煎热服，覆取汗。治时气二日，头痛背强，身热恶寒。此方以石膏配伍栀子仁、黄芩苦寒清里热，配伍葛根、豆豉辛凉解表热。葛根散：石膏二两，葛根、麻黄各一两半，赤芍药、黄芩、桂心、甘草、杏仁各一两。每服五钱，加生姜半分、枣三枚，水煎热服，覆取汗。治时气三日，头痛壮热。此方以石膏配葛根、麻黄解散表邪，配伍赤芍以清血分之热。柴胡散：柴胡、枳壳、栀子仁、黄芩、石膏、大青、芒硝、大黄各一两，麦门冬一两半，炙甘草半两。每服五钱，水煎服。治时气五日，热毒不除，心神烦闷，大小肠秘涩，或时头痛。此方用石膏与泻热通腑之品栀子仁、黄芩、大青、芒硝、大黄配伍，以清火邪、解热毒。《圣济总录》卷二十二载石膏汤：石膏一两，葛根三分，芍药、贝母、百合、升麻各半两，栀子仁、炙甘草各一分。每服三钱匕，加豆豉五十粒，葱白三寸，水煎温服。治时行疫疠病，壮热头痛，唇干。治温疫用石膏以泻火。《温疫论》上卷载白虎汤：石膏一两，知母、甘草各五钱，炒粳米一撮。加姜煎服。治温疫，脉长而洪数，大渴，大汗，通身发热。《医学衷中参西录》载青盂汤：生石膏一两，荷叶一个，羚羊角（另煎兑服）、僵蚕、金线重楼各二钱，知母六钱，蝉蜕三钱，粉甘草一钱半。治温疫表里俱热，头面肿疼，其肿或连项及胸，亦治阳毒发斑疹。

4.肺热喘咳，胃热消渴

石膏辛寒入肺，甘寒入胃，又是清泻肺热、胃热之良药，为治肺热咳喘、胃热消渴所常用。

石膏治肺热咳喘，常与麻黄配伍。如《伤寒论》麻黄杏仁甘草石膏汤：麻黄四两，杏仁五十个，炙甘草二两，石膏半升，水煎温服，主治伤寒汗后，邪热壅肺作喘。方以石膏清泻肺热，与麻黄、杏仁配伍宣降肺气以平喘。《金匮要略》小青龙加石膏汤，主治肺胀，咳而上气，烦躁而喘，脉浮者，以石膏清泻肺热，配伍麻黄宣肺平喘，二药相制为用，为清泻肺热的常用药对。《备急千金要方》卷五载麻黄汤：麻黄、生姜、黄芩各一两，甘草、桂心、石膏、芍药各半两，杏仁十枚。治少小伤寒，发热咳嗽，头面热者。此方在《伤寒论》麻黄杏仁甘草石膏汤基础上加味而成，石膏配黄芩，不仅增强清肺热之力，而且还有退热作用。该书卷十七载竹叶汤：竹叶二升，麦门冬、小麦、生地黄各一升，石膏、生姜各六两，麻黄三两，甘草一两，大枣十枚。治气极伤热，气喘，甚则唾血，气短乏，不欲食，口燥咽干。石膏配竹叶、麦冬、生地黄，共奏泻火凉血滋阴之功。《卫生易简方》单用石膏治小儿喘嗽。《宣明论方》卷九载石膏散：石膏一两，炙甘草半两。每服三钱，新汲水或生姜汁、蜜调下。治热嗽喘甚者。

石膏甘寒入胃，又善泻胃火，张锡纯誉之为"清阳明胃腑实热之圣药"。《名医别录》早有其"止消渴"的记载。《珍珠囊》载石膏："止阳明头痛，止消渴，中暑，潮热。"《备急千金要方》卷二十一载枸杞汤：枸杞枝叶一斤，黄连、栝楼根、甘草、石膏各三两。治热中内消，饮多溲数，虚极短气。《景岳全书》卷五十一载玉女煎：石膏三五钱，熟地黄三五钱或一两，麦冬二钱，知母、牛膝各一钱半。治水亏火盛，六脉浮洪滑大，少阴不足，阳明有余，烦热干渴，头痛牙疼，失血等证。此胃阴不足，胃火上攻之证，方以石膏同知母清胃泻火，并与熟地、麦冬、牛膝配伍以滋养胃阴，引火下行。《赤水玄珠》卷三载经验石膏汤：升麻、知母各一钱，石膏一钱半，大黄（酒蒸）二钱，栀子、薄荷、茯苓、连翘各八分，朴硝六分，甘草五分。治胃有实热，牙痛，或上牙肿痛。

5.热盛动风与惊痫

石膏因善泻火退热，故亦有用于动风、惊痫者。如《备急千金要方》卷五载二物石膏汤：石膏鸡子大一块（先煎），真珠一两。主治少小中风，手足拘急。又石膏汤：石膏一合，麻黄八铢，甘草、射干、桂心、芍药、当归各四铢，细辛二铢。治小儿中风，恶痹不能语，口眼㖞戾，四肢不随。该书卷八治卒半身不遂，手足拘急，不得屈伸，或身强直不语，狂言不可名状，角弓反张，取人参、桂心、当归、独活、黄芩、干姜、甘草各十八铢，石膏一两半，杏仁四十枚。水煎服。《太平圣惠方》卷十载石膏散：石膏二两，龙齿、秦艽各一两，犀角屑、前胡各半两。每服五钱，加豉五十粒，葱白七寸，水煎去滓，加牛黄末一字，温服。治伤寒阳痓，通身热，仰目头痛。《圣济总录》卷八载人参汤：石膏二两半，麻黄一两半，人参、芍药各三分，川芎、防己、桂、防风各一两，炮附子半两，杏仁四十九枚。每服五钱匕，加生姜半分，水煎服，覆微汗。主治中风，四肢拘挛，舌强不能语，精神恍惚。《圣济总录》卷一七一载石膏崇命汤：石膏、黄芩、芍药各一分，桂、细辛、龙骨、当归、炮干姜、大黄、牡蛎、赤石脂、白石脂各三分，炙甘草一两。一二岁儿每服半钱匕，加大枣一枚，水煎服。治小儿诸痫。《医学衷中参西录》载搜风汤：防风六钱，生石膏八钱，真辽人参四钱（另炖同服），清半夏三钱，僵蚕二钱，柿霜饼五钱（冲服），麝香一分（药汁送服）。治中风，或猝然昏倒，或言语謇涩，或溲便不利，或溲便不觉，或兼肢体痿废偏枯。

6.肝热黄疸，心热不宁

《名医别录》称石膏主"三焦大热"，因此，通过配伍亦常用于肝热、心火之证。治黄疸，多与清热利湿退黄药同用。如《小品方》卷五载三物茵陈蒿汤：茵陈蒿一把，栀子二十四枚，石膏一斤。治黄疸，身目皆黄。《备急千金要方》卷十治女劳黄疸，日晡许发热恶寒，小腹急，身体黄，额黑，大便溏黑，足下热，取滑石、石膏，等分为末，大麦粥汁服方寸匕，日三。治心火，常与清心除烦安神药同用。如《备急千金要方》卷十三载石膏汤：石膏一斤，地骨皮五两，栀子仁三七枚，淡竹叶、香豉各一升，茯苓三两，小麦三升。治心热实，或欲吐，吐而不出，烦闷喘息，头痛。又方竹沥汤：淡竹沥一升，石膏八两，芍药、白术、栀子仁、人参各三两，知母、茯神、赤石脂、紫菀各二两，生地黄汁一升。治心实热，惊梦，喜笑恐畏，悸惧不安。

此外，值得注意的是，石膏尚有用于虚热之证者。《伤寒论》载竹叶石膏汤：竹叶二把，石膏一斤，半夏半升，麦门冬一升，人参、炙甘草各二两，粳米半升。主伤寒解后，余热未清，气液两伤，虚羸少气，气逆欲吐，方以竹叶、石膏清余热而除烦，配伍人参、麦冬益气生津以补正虚。《金匮要略》载竹皮大丸：生竹茹、石膏各二分，甘草七分，桂枝、白薇各一分。为末，枣肉和丸弹子大，饮服一丸，日三夜二。主治妇人产后阴血不足，虚热烦呕。方用石膏、竹茹、白薇清其虚热。《备急千金要方》卷十二载酸枣汤：酸枣仁三升，石膏四两，茯苓、知母各三两，人参、桂心、生姜各二两，甘草一两半。治虚劳烦扰，奔气在胸中，不得眠。该书卷十九治精极，五脏六腑俱损伤，虚热、遍身烦疼、骨节酸痛、烦闷方：石膏八两，生地汁二升，麦冬汁、赤蜜各一升，竹沥一合，人参、川芎、桂心、甘草、黄芩、麻黄各三两，当归四两。水煎去滓，下地黄等汁，再煎服。《外台秘要》卷十三引《崔氏方》用石膏研粉，法水和服方寸匕。治虚劳内蒸，外寒内热，骨肉自消，食饮无味。《妇人大全良方》引《名医录》案，睦州杨寺丞女有骨蒸内热之病，时发外寒，寒过内热附骨，蒸盛之时，四肢微瘦，足趺肿，单用石膏为散服之，体微凉如故。

石膏多被认为是清泻实热之品，此用治骨蒸内热，确有研究之必要。但李时珍《本草纲目》云："甄立言《古今录验方》治诸蒸病有五蒸汤，亦是白虎加人参、茯苓、地黄、葛根，因病加减。王焘《外台秘要》治骨蒸劳热久嗽，用石膏纹如束针者一斤，粉甘草一两。细研如面，日以水调三四服。言其无毒有大益，乃养命上药，不可忽其贱而疑其寒。《名医录》言睦州杨寺丞女，病骨蒸内热外寒，众医不瘥，处州吴医用此方而体遂凉。愚谓此皆少壮肺胃火盛，能食而病者言也。若衰暮及气虚、血虚、胃弱者，恐非所宜。"此论很有参考价值。

【综合评述】石膏辛甘而寒，故清热中兼以表散之功，泻热而又可除烦止渴，应用范围广泛。其不仅用以治疗气分实热证、肺热咳喘以及胃火诸证，还用以治疗黄疸、霍乱、吐血、小儿夜啼、热病口疮、痈疽、呕吐、天行热狂、瘅疟、痘疹、破伤风、消渴、暑病以及头痛等病证属实热内盛者。随着中医对西医病症病因病机的认识，石膏在现代临床及西医病症治疗中得到了广泛应用。

《医学启源》称石膏为"治足阳明经中热，发热、恶热、燥热、日晡潮热，自汗，小便浊赤，大渴引饮，身体肌肉壮热，苦头痛之药"。《景岳全书·本草正》强调："石膏，味甘辛，气大寒……用其寒散清肃，善祛肺胃三焦之火，而尤为阳明经之要药。辛能出汗解肌，最逐温暑热证而除头痛；甘能缓脾清气，极能生津止渴而却烦热。邪火盛者不食，胃火盛者多食，皆其所长。阳明实热牙疼，太阴火盛痰喘，及阳狂热结热毒，发斑发黄，火载血上，大吐大呕，大便热秘等证，皆当速用。"《本草经疏》总结道："石膏，辛能解肌，甘能缓热，大寒而兼辛甘，则能除大热。故《本经》主中风寒热，热则生风故也。邪火上冲，则心下有逆气及惊喘；阳明之邪热甚，则口干舌焦不能息；邪热结于腹中，则腹中坚痛；邪热不散，则神昏谵语。肌解热散汗出，则诸证自退矣。《名医别录》除时气头痛身热，三焦大热，皮肤热，肠胃中膈热，解肌发汗，止消渴烦逆，腹胀暴气，喘息咽热者，以诸病皆由足阳明胃经邪热炽盛所致，唯喘息咽热，略兼手太阴病，此药能散阳明之邪热，降手太阴之痰热，故悉主之也……东垣用以除胃热肺热，散阳邪，缓脾益气者，邪热去则脾得缓而元气回也；洁古又谓止阳明经头痛发热恶寒，日晡潮热……无非邪在阳明所生病也。"《中华本草》尤其重视石膏在热病方面的作用："清热泻火，除烦止渴。主治热病壮热不退，烦渴，神昏谵语，发狂，发斑，肺热喘咳，中暑，胃火头痛、牙痛、口舌生疮。"

现代研究证实，生石膏除含硫酸钙外，尚还有少量硅酸、氢氧化铝、硫化物、有机物，及微量的铁、镁等。药理研究证明，石膏可抑制发热时过度兴奋的体温调节中枢而有强而快的退热作用，同时可抑制汗腺分泌，故在退热时无出汗现象，尤其适用于高热。其所含钙离子经吸收，可使血钙浓度增加，抑制肌肉的兴奋和收缩，降低血管的通透性从而起到镇静、镇痉、消炎作用。

近现代应用石膏多用其清热泻火，除烦止渴之功，用治热证及流行性乙型脑炎、肺炎等传染病。《常见病中医临床手册》载方，用石膏、板蓝根各30g，金银花15g，连翘12g，蚤休9g，薄荷4.5g，水煎服。治乙脑初起发热，微恶风寒，有汗或无汗，头痛，嗜睡，或有烦躁，颈项稍强，神志清楚，惊搐，舌苔薄白，或淡黄者。《医方新解》载三阳清解汤，用石膏、大青叶、蒲公英各30g，金银花、连翘、葛根、柴胡各24g，黄芩12g，甘草9g，水煎服。主治流感、急性扁桃体炎、腮腺炎、猩红热以及其他感染性疾病，证属三阳热盛，见有高热持续不退，头昏胀痛，口渴心烦，咽喉疼痛，或微恶风寒，有汗或无汗，项背强痛，或两颊肿痛，舌质红，苔浅黄而燥，脉洪数有力等。现代方柴芩石膏汤，用柴胡10~15g，黄芩、杏仁、生甘草各10g，生石膏15~30g，金银花30g，连翘12g，板蓝根15~20g，玄参12g，芦根15g，白芷3~6g。每日2剂，水煎分4次温服。用于流行性出血热发热期，疗效显著。《中华人民共和国药典》载新雪颗粒：磁石、硝石、芒硝、石膏、滑石、南寒水石、栀子、竹心、广升麻、穿心莲、沉香、珍珠层粉、人工牛黄、冰片。功能清热解毒。用于外感热病、热毒壅盛证，症见高热、烦躁；扁桃体炎、上呼吸道感染、气管炎、感冒见上述证候者。

【名医经验】清代名医张锡纯善用石膏治热病，对石膏有独到见解。他在《医学衷中参西录》中说："石膏之质，中含硫氧，是以凉而能散，有透表解肌之力。外感有实热者，放胆用之，真胜金丹。""愚用生石膏以治外感实热，轻证亦必至两许，若实热炽盛，又恒重用至四五两，或七八两，或单用，或与他药同用，必煎汤三四茶杯，分四五次徐徐温饮下，热退不必尽剂。如此多煎徐服者，欲以免病家之疑惧，且欲其药力常在上焦、中焦，而寒凉不至下侵致滑泻也。""石膏质重气轻性复微寒，其重也能深入脏腑，其轻也能外达皮毛，其寒也能祛脏腑之热。""从来愚治外感痰喘，遵《伤寒论》小青龙汤加减法，去麻黄加杏仁，热者更加生石膏，莫不随手而愈。"

张锡纯自拟寒解汤：生石膏一两，知母八钱，连翘、蝉蜕各一钱五分。治周身壮热，心中热，渴，苔白欲黄，脉洪滑，或头犹觉疼，周身犹有拘束之意者。

案例：一人，年三十许，得温证，医治不效，迁延十余日，其脉虽洪而有力，仍兼浮象，头疼，时饮凉水，但未至燥渴，知其阳明之热犹未甚实，太阳之表犹未尽罢，投以寒解汤，须臾汗出而愈。

又案：一人，年三十余。于冬令感冒风寒，周身恶寒无汗，胸间烦躁。原是大青龙汤证，医者投以麻黄汤。服后汗无分毫，而烦躁益甚，几至疯狂。诊其脉，洪滑异常，两寸皆浮，而右寸尤甚。投以寒解汤，覆杯之顷，汗出如洗而愈。审是则寒解汤不但宜于温病，伤寒现此脉者，投之亦必效也。

【参考文献】

［1］曲宝慧，许淑梅，魏永利，等. 柴芩石膏汤加味治疗流行性出血热发热期越期疗效观察.山东中医杂志，1998，17（3）：108.

（孙敬昌）

十、泻阳明火热之要药，滋金水阴液之神品——知母

【药性功效】苦、甘，寒。归肺、胃、肾经。清热泻火，滋阴润燥，止渴除烦。

【主治病证】主治温热病，高热烦躁，咳嗽气喘，燥咳，便秘，骨蒸潮热，虚烦不眠，消渴等证。

【热病应用】知母首载于《神农本草经》，曰："味苦，寒。主治消渴，热中，除邪气，肢体浮肿，下水，补不足，益气。"本品苦寒质润，能上清肺胃燥热，下补肾阴亏损，于清热泻火之中寓滋阴除蒸之功，为清热养阴、除烦止渴之要药。用治外感火热之证，不论虚实皆可配伍应用。

1.气分实热证

知母清泄里热在古籍中多有记载，如《神农本草经》言其"主消渴，热中"，《药类法象》称其为"泻足阳明经火热圣药也"。《景岳全书》对知母有较详细的论述："味苦，寒，阴也。其性沉中有浮，浮则入手太阴、手少阴，沉则入足阳明、足厥阴、足少阴也。故其在上，则能清肺止渴，却头痛，润心肺，解虚烦喘嗽，吐血衄血，去喉中腥臭；在中则能退胃火，平消瘅。"《本草备要》将知母清泄里热的功效总结为："泻火补水，润燥滑肠。辛苦寒滑。上清肺金而泻火，泻胃热，膀胱邪热，肾命相火。"

《伤寒论》中有治阳明气分大热的著名方剂白虎汤：知母六两，石膏一斤，炙甘草二两，粳米六合。方中石膏辛甘大寒，善清阳明气分之热，为君药；知母苦寒质润，助石膏清肺胃热，并可滋阴润燥；佐以粳米、炙甘草益胃生津。张仲景言其适应证为"三阳合病，腹满身重，难以转侧，口不仁，面垢，谵语遗尿，发汗则谵语，下之则额上生汗，手足逆冷，自汗出者"，以及"伤寒，脉滑而厥者，里有热"。另《金匮要略》有治温疟之白虎加桂枝汤，仲景言："若但热不寒者，邪气内藏于心，外舍分肉之间。"故以白虎汤加桂枝三两，既清内藏之热，又可散外舍之邪。《备急千金要方》卷三载知母汤：知母三两，芍药二两，黄芩二两，桂心一两，甘草一两。方以知母为君，清阳明热邪以除烦；臣以芍药、黄芩助知母清热兼以养阴；反佐桂心以疏散透邪，使以甘草调和诸药。治疗产后乍寒乍热，心胸烦闷。《扁鹊心书》载有知母黄芩汤：知母二钱，黄芩二钱，甘草一钱。主治伤寒胃中有热，心觉懊恼，六脉洪数，或大便下血。方中知母直折胃中实火，黄芩泻火以除烦，甘草清热而和中。全方药仅三味，君臣有序，药简功专。《伤寒蕴要》中载治疗"伤寒邪热内盛，齿牙干燥，烦渴引饮，目昧唇焦"方：重用知母五钱为君，配伍石膏三钱，麦门冬二钱，甘草一钱，人参八钱。本方实由白虎加人参汤加麦冬而成，可收清热泻火、滋阴润燥之效。《温疫论》中名方达原饮：槟榔二钱，厚朴一钱，知母一钱，草果五分，芍药一钱，黄芩一钱，甘草五分。治疗瘟疫邪伏膜原证。其表现为："憎寒壮热，或一日三次，或一日一次，发无定时，胸闷呕恶，头痛烦躁，脉弦数，舌边深红，舌苔垢腻，或苔白厚如积粉。"方中知母清热滋阴，并可防诸辛燥药之耗散阴津，助槟榔、厚朴、草果化痰破结，逐邪外出，也为知母清热兼以补虚的实例。《延年方》载知母鳖甲汤：知母、炙鳖甲、地骨皮各三两，常山二两，竹叶一升，石膏四两。水煎服。主治温疟壮热，不能食。

2.肺热咳嗽

《日华子本草》载知母可"消痰止嗽"，《本草经疏》言其可"清热以滋金水之阴"。

历代医家常用知母清肺止嗽，并多与贝母相配伍。如《重订严氏济生方》载二母汤：知母、贝母、甜葶苈、杏仁、半夏、秦艽、橘红各一两，炙甘草半两。每服四钱，加生姜五片，水煎服。治肺劳实热，面目苦肿，咳嗽喘急，烦热颊赤，骨节多痛，乍寒乍热。方中知母、贝母清热止咳，甜葶苈、杏仁降肺以利气机，半夏、橘红燥湿化痰，秦艽除湿通经、解肢节疼痛。《症因脉治》载二母二陈汤：知母、贝母、半夏、茯苓、陈皮、甘草（原方无用量），主治外感燥痰证。发热唇焦，烦渴引饮，喘咳短息，时作时止，吐咯难出。"燥痰之治，宜清热润燥，降火化痰。"方中知母、贝母清热润肺止咳，半夏、陈皮、茯苓、甘草为二陈汤之主药，燥湿化痰之力显著，甘草调和诸药。六药相合，润肺而不助湿，化痰而不燥烈。又方石膏泻白散：石膏、知母、桑白皮、地骨皮、甘草（原方无用量），治疗肺热阴伤，燥咳无痰。方中知母助石膏清热泻火、养阴润燥，共成清热滋阴止咳之剂。《证治准绳·类方》卷二引《医学统旨》清咽宁肺汤：桔梗二钱，知母、贝母、炒栀子、黄芩、桑白皮、甘草、前胡各一钱。主治咳嗽、咽痛。方中桔梗、前胡入肺经，一升一降，以利肺气，知母、贝母滋阴清肺止咳，栀子、黄芩、桑白皮清肺热，甘草清热兼调和诸药。《古今医鉴》载二母宁嗽汤：知母、贝母各一钱半，黄芩、栀子仁各一钱二分，生石膏二钱，桑白皮、茯苓、瓜蒌仁、陈皮各一钱，枳实七分，五味子十粒，生甘草三分，生姜三片。治因伤酒食，胃火上炎，冲逼肺金，以致咳嗽吐痰，经旬不愈者。张介宾于《景岳全书》中云知母"解虚烦喘嗽"，故其创立二母散：知母、贝母各等分（原方无用量），干姜一片。水煎服，或为末，每服五分或一钱。治肺热咳嗽，及疹后咳甚者。上述众方皆以知母、贝母相配伍，实可见其清肺止咳之效。

3.阴虚内热，骨蒸潮热

《药性论》载知母主治"骨热劳往来"，《药性赋》曰："疗有汗之骨蒸，止虚劳之阳胜，滋化源之阴生。"《本经逢原》云其"润肾燥而滋阴"。

《金匮要略》中以酸枣仁汤治疗"虚劳虚烦不得眠"，取酸枣仁二升，甘草一两，知母二两，茯苓二两，川芎二两。方中知母滋阴润燥，清热除烦，助酸枣仁养血补肝，宁心安神。又如《金匮要略》中治疗百合病误汗之后，津液受损，阴虚热盛，而心烦口渴的百合知母汤：百合七枚，知母三两。方中百合养阴润肺，清心安神，知母养阴清热，除烦止渴。《圣济总录》师经方意，制知母汤：知母一两，石膏二两，黄芩、炙甘草各三两，主治伤寒狐惑，咽喉涩痛，口唇破，吐脓血。方中石膏清热泻火，知母滋阴并助石膏清热，黄芩亦为泻火之品，甘草调和诸药，并防诸药寒凉伤中。《丹溪心法》卷三载大补阴丸：知母、黄柏各四两，熟地、龟板各六两，猪脊髓蒸熟，炼蜜为丸。主治骨蒸潮热，盗汗遗精，咳嗽咯血，心烦易怒，足膝疼热或痿软等阴虚火旺之证。方中知母与黄柏相须为用，滋阴降火。又方虎潜丸：黄柏半斤，龟板四两，知母二两，熟地、陈皮、白芍各二两，锁阳一两半，虎骨一两，干姜半两。主治阴虚火旺之痿证。《卫生宝鉴》卷五载秦艽鳖甲散：柴胡、鳖甲、地骨皮各一两，秦艽、知母、当归各半两，研为粗末，每服五钱，加青蒿五叶，乌梅一个，水煎服。主治骨蒸壮热，肌肉消瘦，唇红颊赤，气粗，四肢困倦，夜有盗汗。方中鳖甲、知母、当归滋阴养血，秦艽、柴胡、地骨皮、青蒿清热除蒸，乌梅敛阴止汗。诸药合用，既能滋阴养血以治本，又能退热除蒸以治标。《医方考》卷五载知柏地黄丸：盐知母、盐黄柏各二两，熟地黄八钱，山药、山茱萸各四钱，泽泻、牡丹皮、茯苓各三钱。本方即以补肾滋阴之六味地黄丸，配以滋阴降火之知母，及清热燥湿之黄柏，治疗肝肾阴虚，虚火上炎之证。《证治准绳》载清骨散：银柴胡一钱五分，知母、胡黄连、秦艽、鳖甲、地骨皮、青蒿各一钱，甘草五分，共成清虚热、退骨蒸之名方。《温病条辨》卷三载青蒿鳖甲汤：青蒿二钱，鳖甲五钱，生地四钱，知母二钱，丹皮三钱。治疗温病后期，邪伏阴分之证。

4.内热消渴，热结癃闭

《神农本草经》中即记载知母"主治消渴，热中"，明代《景岳全书》云其"在中则能退胃火，平消瘅"，"消瘅"之病，即消渴也。《医学启源》曰："凡小便不利，知母、黄柏为君，茯苓、泽泻为使。"《本草备要》载知母"上清肺金而泻火，泻胃热，膀胱邪热，肾命相火。下润肾燥而滋阴，入二经气分。黄柏入二经血分，故二药必相须而行……东垣曰：热在上焦气分，结秘而渴，乃肺中伏热，不能生水，膀胱绝其化源，宜用渗湿之药，泻火清金，滋水之化源。热在下焦血分，便秘而不渴，乃真水不足，膀胱干涸，无阴则阳无以化。宜用黄柏、知母大苦寒之药，滋肾与膀胱之阴，而阳自化，小便自通"。叶天士于《本草经解》中亦云"肾者水脏，其性恶燥，燥则开阖不利，而水反蓄矣，知母寒滑，滑利关门而水自下也"。

《医学心悟》卷三载二冬汤：天冬二钱，麦冬三钱，天花粉、黄芩、知母、荷叶各一钱，甘草、人参各五分，治疗渴而多饮之上消。方中麦冬、天冬、天花粉养阴清肺、生津润燥，知母滋阴清热、生津止渴，黄芩、荷叶清除肺热，人参、甘草补益肺气。全方扶正祛邪并用，共奏养阴清热、生津止渴之效。《医学衷中参西录·医方》中载玉液汤专治消渴，用山药一两，生黄芪五钱，知母六钱，生鸡内金二钱，葛根一钱半，五味子三钱，天花粉三钱。方中知母用量颇大，助黄芪养阴生津止渴。方中山药、黄芪用量较重为君，可补脾固肾、益气生津；知母、天花粉滋阴清热、润燥止渴为臣药；佐以葛根助黄芪升发脾胃清阳，鸡内金"化饮食中糖质为津液"，五味子收敛阴津以缩尿。《兰室秘藏》中记载通关丸：黄柏、知母各一两，肉桂五分。为细末，熟水为丸，如梧桐子大，每服一百丸，治疗"不渴而小便闭，热在下焦血分"之证。此病因热结下焦，故用清泄下焦血热之黄柏，配以清热滋阴之知母，既助黄柏清热泻火，又防热邪伤阴，肉桂引二药入肾，"此相须之殷，亦相制之理也"。

【综合评述】知母之功能，即如李东垣所说："知母，其用有四：泻无根之肾火，疗有汗之骨蒸，止虚劳之热，滋化源之阴。仲景用此入白虎汤治不得眠者，烦躁也。烦出于肺，躁出于肾，君以石膏，佐以知母之苦寒，以清肾之源，缓以甘草、粳米，使不速下也。又凡病小便闷塞而渴者，热在上焦气分，肺中伏热，不能生水，膀胱绝其化源，宜用气薄味薄淡渗之药，以泻肺火，清肺金而滋水之化源。若热在下焦血分而不渴者，乃真水不足，膀胱干涸，乃无阴则阳无以化，法当用黄柏、知母大苦大寒之药，以补肾与膀胱，使阴气行而阳自化，小便自通。"

张锡纯对知母有独到的见解，他认为知母非大苦大寒之品，与黄芪等分相配则性平，与甘草相配则味甘多于味苦，而且他反对前人认为知母只能清热不能滋阴的说法。他在治疗脉数之实热证时，必用知母；若有患者需要以黄芪补气，又不耐黄芪温热之性时，亦会反佐以知母。其创立的诸多方剂皆是知母、黄芪配伍使用。如升陷汤，以生黄芪六钱，知母三钱，柴胡一钱五分，桔梗一钱五分，升麻一钱；主治"胸中大气下陷，气短不足以息，或努力呼吸，有似乎喘，或气息将停，危在顷刻。其兼证，或寒热往来，或咽干作渴，或满闷怔忡，或神昏健忘，其脉象沉迟微弱，关前尤甚。其剧者，或六脉不全，或叁伍不调"。方中黄芪用量最大，用以补气升阳，然黄芪用量过大又恐助火，故配以知母稍清其热，使之补而不热。

知母性苦甘寒，能清肺热、祛胃火、滋肾阴，可用治肺胃实热之咳嗽、消渴等症，亦可滋阴润燥而治骨蒸潮热等虚火内炎之证。另外，本品性寒质润，有滑肠作用，故脾虚便溏者慎用。

现代研究表明，本品含有多种知母皂苷、知母多糖，此外尚含芒果苷、异芒果苷及鞣酸等。其煎剂在体外对痢疾杆菌、伤寒杆菌、副伤寒杆菌、霍乱弧菌、大肠杆菌、变形杆菌、白喉杆菌、葡萄球菌、肺炎双球菌、溶血性链球菌、白色念珠菌等均有不同程度的抑制作用。动物实验证明，知母具有解热、抗肿瘤、抗衰老、祛痰、降血糖及利尿作用，知母果苷有明显的利胆作用和抑制血小板聚集作用。知母中的烟酸有维持皮肤与神经健康及促进消化道功能的作用。知母提取物对逆转录酶和各种脱氧核糖核酸聚合酶活性有抑制作用。

现有多种含有知母的中成药为《中华人民共和国药典》收载，广泛用于临床。如抗病毒口服液：板蓝根、石膏、芦根、地黄、郁金、知母、石菖蒲、广藿香、连翘。功能清热祛湿、凉血解毒，用于风热感冒，温病发热及上呼吸道感染，流感、腮腺炎病毒感染疾患。金莲清热颗粒：金莲花、大青叶、石膏、知母、地黄、玄参、炒苦杏仁。功能清热解毒，生津利咽，止咳祛痰。用于感冒热毒壅盛证，症见高热，口渴，咽干，咽痛，咳嗽，痰稠；流行性感冒、上呼吸道感染见上述证候者。知柏地黄丸，功能滋阴降火，用于阴虚火旺，潮热盗汗，口干咽痛，耳鸣遗精，小便短赤。

【名医经验】张锡纯验案：一人，年二十余。动则作喘，时或咳嗽，医治数年，病转增剧，皆以为劳疾不可治。其脉非微细，而指下若不觉其动。知其大气下陷，不能鼓脉外出，以成起伏之势也。投以升陷汤（生箭芪六钱，知母三钱，柴胡、桔梗各一钱五分，升麻一钱）加人参、天冬各三钱，连服数剂而愈。因其病久，俾于原方中减去升麻，为末炼蜜作丸药，徐服月余，以善其后。(《医学衷中参西录》"升陷汤"附案)

（侯敬喆）

十一、清泻肺胃生津止渴之平药——芦根

【药性功效】甘，寒。归肺、胃经。清热泻火，生津止渴，除烦止呕，利尿。

【主治病证】热病烦渴，肺热咳嗽，肺痈吐脓，胃热呕哕，热淋涩痛。

【热病应用】芦根始载于《名医别录》，曰："主消渴客热。"《药性论》云其"能解大热"，《日华子本草》明言其"治寒热时疾烦闷"。可见其治热病历史悠

久。本品以中空质轻之根茎入药，性味甘寒，善入肺而清热，入胃而生津，故常用于温热病热盛津伤烦热口渴之证。《本草述》云："芦根之味甘气寒，故益胃而解热；甘寒更能养阴，故治胃热呕哕，为圣药也。"

1.外感热病，津伤口渴

芦根治热病，主要用其清热泻火、生津止渴之功，《名医别录》曰"主消渴客热"，《药性论》曰"能解大热"，《新修本草》曰"疗呕逆、不下食，胃中热，伤寒患者弥良"，《本草述》曰"养阴"，《玉楸药解》曰"清降肺胃、消荡郁烦、生津止渴"，这些记载均能说明这一点。

芦根质轻气清，甘寒多汁，既利于透散表邪，又能生津除烦而止渴，可用治外感热病热邪伤津者。《太平圣惠方》卷十五载芦根散：芦根二两，麦门冬、黄芩、栝楼根各一两，甘草半两。每服三钱，加竹茹一分，水煎服。治时气口干。卷十八载芦根散：芦根二两，地骨皮、茅根、葛根、黄芩、川升麻各一两，甘草三分，麦门冬一两半。每服四钱，加竹茹一分，水煎服。治热病口干，烦热。《圣济总录》卷二十三载黄芩芦根汤：黄芩、芦根、人参、赤茯苓各一两，桂半两。每服五钱匕，加生姜一枣大，枣三枚，水煎服。治伤寒吐下后，内外有热，烦渴不止。又方芦根汤：芦根一两，知母、栝楼根、柴胡、黄芩、炙甘草各一两半。每服二钱匕，加生姜三片，水煎服。治阳毒伤寒五六日以上，但胸中烦热，干呕躁闷。卷二十五芦根汤：芦根二两，人参一两半，赤茯苓、淡竹茹各一两，炙甘草半两。每服五钱匕，加小麦半匙、生姜半分，水煎服。治伤寒心脾虚热，干呕烦渴，不下食。卷三十四芦根汤：芦根、石膏各一两，麦门冬、升麻、葛根各三分，山栀子半两。每服五钱匕，加竹叶十片，水煎服。治温疟，初壮热后寒战，骨节酸痛，口干烦渴。《幼幼新书》卷十引《婴孺方》芦根汤：芦根五合，知母十二分，淡竹青皮五分。治小儿伤寒壮热，呕吐。《医学入门》卷四载芦根汤：芦根二钱，麦门冬一钱半，人参、干葛、知母各一钱，竹茹一弹丸。治孕妇时病，五六日不得汗，口渴，狂言，呕逆。

芦根味甘性寒，功能清热生津、除烦止渴，常用治热病伤津，烦躁口渴以及消渴病证。《雷公炮制药性解》云："消渴之证，亦以气不化故也，今得芦根以理太阴，而津液必生矣。"《备急千金要方》卷二十一治消渴除肠胃热实方：栝楼根、生姜各五两，生麦冬汁、芦根各二升，茅根三升，水煎服。《太平圣惠方》卷八十三之芦根散：芦根、人参、黄芪、知母、麦门冬、炙甘草各半两。每服一钱，加竹叶七片，粟米一百粒，水煎服。治小儿壮热，渴不止。《养老奉亲书》

载芦根饮子，芦根一升，青粱米五合，水煎，空心食之，治老人消渴消中，饮水不足，五脏干枯。《圣济总录》卷五十八芦根汤：芦根一斤，黄芪、栝楼根、牡蛎各二两，知母三两，生麦门冬六两。每服三钱匕，水煎服。治消渴，心脾中热，烦躁不止，下焦虚冷，小便多、羸瘦。《普济方》卷三八六之黄芦散，以炒黄连、芦根水服，治小儿热渴不止。《温病条辨》卷一载五汁饮，用梨汁、荸荠汁、鲜苇根汁、麦冬汁、藕汁（或蔗浆），和匀凉服，不甚喜凉者，重汤炖温服。治太阴温病，口渴，吐白沫黏滞不快者；瘅疟，阴气先伤，阳气独发，但热不寒，或微寒多热，舌干口渴。

2.胃热呕逆

芦根主入胃经，具有清热生津、益胃降火之功，用治胃热呕哕之证，对此历代本草多有述及。《药性论》云其"能解大热，开胃，治噎哕不止"；《新修本草》言其"疗呕逆，不下食，胃中热，伤寒患者，弥良"；《日华子本草》谓其"治寒热时疾烦闷，妊孕人心热，并泻痢人渴"；《本草纲目》称芦根"甘能益胃，寒能降火"；《本草经疏》则言本品"除热安胃，亦能下气"；《本草述》称芦根"益胃而解热……更能养阴，故治胃热呕哕，为圣药也"；《本草便读》"芦根，寒能清热，甘可养阴，故胃阴不足而有火邪上逆为患者最宜"。

芦根治胃热呕逆堪称要药，轻者单用即可，如《备急千金要方》卷十六治哕逆单用芦根煮浓汁饮，重者则随证配伍使用。《备急千金要方》卷十芦根饮：生芦根、青竹茹各一升，粳米三合，生姜一两。治伤寒后呕哕反胃，及干呕不下食。卷十六治胃反食即吐出上气方：芦根、茅根各二两，水煎服。《外台秘要》卷六引《救急方》芦根汤：生芦根、生姜各一斤，橘皮五两，水煎服，治霍乱腹痛吐痢。《太平圣惠方》载芦根名方者计24首。如卷五芦根散：芦根、人参、麦门冬、茯神各一两，甘草半两，每服三钱，加生姜三片，生地黄汁半合，水煎服，治脾胃壅热，呕哕不能下食，心神烦乱；又方泄热芦根散：芦根、栝楼根、麦冬各一两，赤茯苓三分，知母、炙甘草各半两，每服三钱，加小麦五十粒，竹叶二七片，生地黄一分，生姜半分，水煎服，治胃实热，常渴引饮水。卷十一载芦根饮子：芦根、竹茹、陈橘皮各三两，每服半两，加粳米五十粒、生姜半分，水煎温服，治伤寒干呕，不下食。《圣济总录》卷二十五芦根饮：芦根、冬瓜皮各半两。治伤寒热病干呕。《济阴纲目》卷八载芦根汤：生芦根七分，橘红四分，生姜六分，槟榔二分，枇杷叶三分。治妊娠呕吐不食，兼吐痰水。《盘珠集》卷下载芦根清胃饮，用芦根、葛根、人参、麦冬、知母、竹茹、栀子、葱白，水煎服，治热病而呕，不食而烦。

芦根甘寒质轻、中空通利，故在生津止呕中又长于清热利湿，为温病之湿热为患所常用。如《霍乱论》卷下载连朴饮：制厚朴二钱，姜川连、石菖蒲、制半夏各一钱，炒香豉、焦栀各三钱，芦根二两。治湿热蕴伏而成霍乱。方中芦根重用达二两，取其味甘性寒，清热止呕除烦。《顾氏医镜》卷四加减苇茎汤：水芦根、连翘、金银花、冬瓜仁、佩兰、橘白、杏仁。治妊娠湿温之候，恶寒蕴热，头目昏重，肢节酸痛，胸膈痞闷，湿在阳明，已化热者。

3.肺热咳嗽，肺痈吐脓

各代医家常常论及芦根解热养阴、清肺降火之功，临床常用治肺热咳嗽，肺痈吐脓。《医林纂要·药性》言其"渗湿行水，疗肺痈"。《本草求真》云："芦根，治无他奇，唯清肺降火，是其所能。凡人胸中有热，则火升上呕；逆气不下，脾肺热起，则消渴便数，甚至不能少忍，故必得此苦寒以治，则诸证悉除。"《医学衷中参西录》云："其性凉能清肺热，中空能理肺气，而又味甘多液，更善滋阴养肺，则用根实胜于茎明矣。"

肺痈名方千金苇茎汤，方出《备急千金要方》卷十七：苇茎二升，薏苡仁、瓜瓣各半升，桃仁三十枚。水煎苇茎取汁代水，煎余药服。主治肺痈，咳有微热，烦满，胸心甲错。现用于肺脓疡，化脓性气管炎、肺炎等。《临证指南医案》载肺脓疡汤：苇根、冬瓜子各30g、川贝母、桔梗、化橘红、桃仁、杏仁各9g，葶苈子6g，旋覆花6g（布包），薏苡仁18g，金银花、连翘各24g，赭石12g（布包）。功用清热解毒，降气化痰，排脓。主治肺脓疡成痈期或溃脓期，咳吐腥臭脓痰或脓血，胸中烦闷而痛，脉滑数，舌苔黄腻者。

芦根性寒清热，质轻透散，可用治风热咳嗽。《温病条辨》卷一载桑菊饮：桑叶二钱五分，菊花一钱，杏仁、苇根各二钱，连翘一钱五分，薄荷八分，苦梗二钱，生甘草八分。治风温初起，表热轻证，但咳，身不甚热，口微渴，脉浮数。方中苇根清热生津止渴。该方有"辛凉轻剂"之称，为温病"辛凉三剂"之一。另方"辛凉平剂"银翘散为治温病名方，现代用治温病范畴的各种疾病，如急性支气管炎、肺炎、流感、百日咳、腮腺炎、麻疹、水痘、急性喉头炎等属外感温邪而有肺卫症者，方中亦配芦根以取清热生津、甘凉透散。《疡科心得集·补遗》载泻火救肺汤：桑白皮、杏仁、黄芩、生石膏、知母、枇杷叶、芦根各等分。治肺痈、肺痿初起，火盛咳嗽。《镐京直指医方》苇茎汤：桃仁、杏仁、广郁金各二钱，葶苈、茜草根三钱，参三七一钱，川贝一钱五分，鲜水芦根一两。

治小儿联珠咳嗽，呛则频频不息，呕吐白痰，或鼻衄痰红者。

此外，芦根的清泻肺热之功，亦可用治肺热所致的咽喉肿痛。如《卫生鸿宝》卷四载五鲜饮：鲜沙参、鲜生地、芦根、茅根、甘蔗汁。治烂喉痧，舌绛而干，脉弦数大。《医方简义》卷四载和肺饮：活水芦根、百合、生地各五钱，桔梗一钱五分，生甘草五分，青果二枚。用治因实火上刑肺金所致的失音症。《慈禧光绪医方选议》载清热代茶饮，取鲜青果二十个，鲜芦根四支，水煎代茶，功用清热利咽，用治咽喉肿痛。

4.阴虚发热

取芦根清热生津之功，临床尚用于骨蒸发热者。如《外台秘要》卷十三引苏游方芦根饮子：芦根、麦门冬、地骨皮、生姜各十两，橘皮、茯苓各五两。治骨蒸肺痿，烦躁不能食。《太平圣惠方》卷三十一芦根散：芦根、赤茯苓各二两，陈橘皮、子芩、桑白皮各三分，麦门冬、地骨皮各一两，甘草半两。每服四钱，加姜半分，水煎服。治骨蒸肺痿，手足烦热，多渴，或不能食。《伤寒总病论》卷三芦根汤：芦根半升，生姜二两，橘皮、枇杷叶各一把。治天行愈后，劳复发热，呕吐，食不下。《鸡峰普济方》卷十三芦根汤：芦根、麦门冬、赤茯苓、芍药各一两，地骨皮二两。每服五钱，水煎服。治骨蒸，邪热加阴，蓄留骨髓，阴虚水少，脂液干枯，热蒸骨软而凸，脉沉细。

【综合评述】芦根甘寒质轻，清淡平和，长于清肺胃气分之热，生津止渴，且清胃而不伤正、生津而不恋邪，故常用于温病初起或热病伤津而见有烦热口渴，以及胃热呕逆之症。因其质轻宣散能透肺经邪热，中空利尿能引肺热下行，因此既可用治肺热咳嗽，又善于治疗肺痈。本品配竹茹，善清胃止呕；配薏苡仁，长于清热消痈排脓。唯药性平和，用量宜重。《本草经疏》言"芦根，味甘寒而无毒。消渴者，中焦有热，则脾胃干燥，津液不生而然也。甘能益胃和中，寒能除热降火，热解胃和，则津液流通而渴止矣。客热者，邪热也，甘寒除邪热，则客热自解。肺为水之上源，脾气散精，上归于肺，始能通调水道，下输膀胱，肾为水脏而主二便，三家有热则小便频热，甚至不能少忍，火性急速故也，肺、肾、脾三家之热解，则小便复其常道矣。火升胃热，则反胃呕逆不下食及噎哕不止；伤寒时疾，热甚则烦闷；下多亡阴，故泻利人多渴；孕妇血不足则心热。甘寒除热安胃，亦能下气，故悉主之也。"芦根药性寒凉，故《本草经疏》云："因寒霍乱作胀，因寒呕吐，勿服。"《冯氏锦囊秘录·药性》亦曰："脾胃虚寒者禁用。"

现代研究显示，芦根所含碳水化合物中有木聚糖等多种多聚糖类化合物，并含有薏苡素、甜菜碱、多聚醇、游离脯氨基酸、天门冬酰胺及黄酮类化合物首蓿素等。另含大量的维生素B_1、维生素B_2和维生素C。药理实验表明，芦根有良好的镇痛解热作用，其镇痛作用的强度与西药氨基比林相似，还有较弱的中枢抑制作用，表现为对实验鼠均有镇静作用，并能与咖啡因相拮抗。本品还具有抗菌作用，并能镇吐，故在外感发热病的治疗上有良好效果。鲜芦根水提物对小鼠细胞免疫功能有明显促进作用。芦根多糖可改善肝纤维化模型大鼠肝功能，减轻纤维化，其机制可能与保肝降酶、抗脂质过氧化有关。其提取物灌胃，对四氯化碳肝损伤小鼠具有良好的保护作用。芦根多糖可增强四氯化碳肝损伤小鼠肝细胞抗损伤能力，降低损伤组肝脏内毒物的含量。芦根多糖具有降脂抗氧化作用，能减少脂质过氧化产物，减轻对肾脏的损伤，同时具有减轻尿蛋白排泄及减小肾小球内径的作用，对高脂造成大鼠肾损害具有一定的保护作用。

【参考文献】

[1] 张克，牛国顺，邓莉，等.鲜芦根水提物对小鼠细胞免疫功能的影响[J].中医研究，2016，29（10）：68-70.

[2] 韩光磊，李立华，高家荣，等.芦根多糖抗免疫性肝纤维化作用及机制研究[J].中国中医药信息杂志，2012，19（7）：42-43.

[3] 徐行仙.芦根多糖对高脂诱导大鼠肾损伤的保护作用[J].中国医药导报，2014，11（19）：24-27.

（李明蕾）

十二、清心胃除烦渴之轻剂——淡竹叶

【药性功效】甘、淡，寒。归心、胃、小肠经。清热泻火，除烦止渴，利尿通淋。

【主治病证】热病烦渴，小便短赤涩痛，口舌生疮。

【热病应用】淡竹叶首载于《本草纲目》，曰："去烦热，利小便，清心。"《用药指南》云："淡竹叶，专通小便。湿热郁于膀胱则小便不利，淡竹叶能下心火及利小肠之火，兼去膀胱湿热，所以治之。兼解心烦。"

1.外感热病，咳喘烦渴

淡竹叶质轻透散，清热生津，配伍防风、葛根等疏风解表药，亦可用于外感所致肺热咳喘、心烦口渴等证。《滇南本草》谓其"治肺热咳嗽，肺气上逆；治虚烦，发热不眠；退虚热，止烦热"。《药义明辨》说："淡竹叶，味甘、淡，气寒，清心肺，除烦热，凡阳中无阴而阳僭者，无分气血虚实，皆可用也。"

《金匮要略》载竹叶汤：竹叶一把，葛根三两，防风、桔梗、桂枝、人参、甘草各一两，炮附子一枚，大枣十五枚，生姜五两。主治产后中风，发热，面正赤，喘而头痛。此产后表有邪而里适虚之证，方用竹叶、葛根、桂枝、防风、桔梗解外之风热，人参、附子固里之脱，甘草、姜、枣以调阴阳之气而使其平，乃表里兼济之法。《太平圣惠方》卷十六载竹叶汤：竹叶二两，石膏一两，麦门冬、半夏、人参、生姜各半两，炙甘草、陈橘皮各一分。主治时气表里未解，烦躁不可忍者。《圣济总录》卷一六二载竹叶汤：淡竹叶半两，人参、芍药、黄芩、石膏、麦冬、炙甘草各一两。每服三钱匕，加生姜三片，大枣二枚，水煎服。治产后伤寒，烦躁迷闷，热渴头痛。《医学入门》卷四载竹叶防风汤：淡竹叶二十四片，防风、人参、桂枝、桔梗、前胡、陈皮、茯苓各一钱，生姜一片，大枣三枚，水煎服。主治产后伤风，发热头痛，面赤气喘。《本草纲目》卷二十五载竹叶酒，用淡竹叶，煎汁酿酒饮。功效清心畅意，主治诸风热病。《证治准绳·伤寒》卷五载竹叶清心汤：淡竹叶二十片，黄芩一钱，栀子一钱半，甘草、姜炒川黄连各五分，连翘一钱半，薄荷一钱，石菖蒲八分。主治伤寒火热入心，躁烦震栗。《重订通俗伤寒论》载加味竹叶汤：淡竹叶、北沙参、麦冬各三钱，炒阿胶三钱（烊化），鲜生地五钱，炙甘草五分。主治妊娠伤寒，汗下后，津液暴亡，虚烦不眠，胎孕不安，脉濡数者。又五叶茅根汤：桑叶、淡竹叶、侧柏叶各二钱，枇杷叶五钱，兰叶三钱，鲜茅根一两。主治风湿证，头痛发热，微汗恶寒，骨节烦疼，体重微肿，小便欠利，脉来浮缓，经祛风通络、利湿清热后，余热尚存者。

2.心胃热盛，烦渴尿赤

淡竹叶性寒清热，善入心、胃经，故能清心胃之热而除烦止渴，用治心火烦乱、胃热消渴等证；味甘淡而渗利，故能导热邪从小便出，用治热淋涩痛诸证。《本经逢原》云："淡竹叶，性专淡渗下降，故能去烦热，清心利小便。"《生草药性备要》言："凉心，消痰止渴，除上焦火，治白浊，退热，散痔疮毒，明眼目。"《握灵本草》称其"去胃热"。

《备急千金要方》卷三载竹叶汤：生淡竹叶、麦门冬各一升，甘草二两，生姜、茯苓各三两，大枣十四个，小麦五合。主治产后心中烦闷不解。《千金翼方》卷十八载竹叶汤：竹叶一把，粳米、麦门冬、半夏各一升，人参、当归各二两，生姜一斤。功能清热下气，主治胸中烦闷，闷乱气逆。《圣济总录》卷四十五载竹叶汤：淡竹叶一两，柴胡二两，犀角、芍药各一两半，黄芩、炒大黄各半两，栀子仁七枚。每服二钱，水煎，下朴硝一钱，温服。主治脾瘅，烦懊口甘，咽干烦渴。该书卷六十七载竹叶茯苓汤：淡竹叶一升，赤茯苓二两，生地黄一升，丹参、玄参各三两，干蓝、车前草各一升，石膏四两。每服六钱匕，加生姜五片，水煎入蜜半合，煎三沸，温服。主治阳厥气逆，胸膈烦闷，忿忿饶怒，如发狂状。《正体类要》卷下载竹叶石膏汤：淡竹叶、煅石膏、桔梗、川木通、薄荷、甘草各一钱。生姜为引，水煎服。主治胃实火盛，口渴唇干，口舌生疮，小便赤。《医学心悟》卷五载淡竹叶汤：淡竹叶七片，黄芩、知母、麦冬各一钱，茯苓二钱。主治子烦，孕妇火盛内热而烦者。《叶氏女科证治》卷二载竹叶黄芪汤：淡竹叶二钱，人参、黄芪、生地黄、当归、麦冬、白芍、甘草、煅石膏、炒黄芩各一钱。主治妊娠胃经虚热燥渴。

淡竹叶长于利尿通淋，善使下焦湿热从小便而出，既可用于心火下移小肠之小便赤涩短少，又可用于湿热蕴结膀胱之淋浊涩痛等证。《玉楸药解》曰："淡竹叶，甘寒渗利，疏通小便，清泻膀胱湿热。"《仁斋直指方》卷十六载车前子散：车前子五钱，淡竹叶、荆芥穗、赤茯苓、灯心各二钱半。分作两剂，水煎服。主治诸淋，小便痛不可忍。《世医得效方》卷八载淡竹叶汤：淡竹叶、甘草、灯心、枣子、乌豆、车前子各等分，水煎代水饮。主治诸淋。《古今医统大全》卷十六载通苓散：麦冬、淡竹叶、车前穗、灯心各等分，水煎服。治伤暑，潮热，烦渴，小便不利。《温病条辨》卷二治吸受秽湿，三焦分布，热蒸头胀、身痛呕逆、小便不通、神识昏迷、舌白、渴不多饮，先用安宫牛黄丸芳香通神利窍，续用淡渗分消浊湿茯苓皮汤：茯苓皮、生薏仁各五钱，猪苓、大腹皮、白通草各三钱，淡竹叶二钱。水八杯，煮取三杯，分三次服。

3. 火毒内盛，口疮目赤

淡竹叶有清热泻火之力，可用治心胃热盛所致口舌生疮，热毒炽盛所致疮疡诸证。《药性论》载淡竹叶"主吐血，热毒风，压丹石毒，止消渴"，《日华子本草》称其"淡竹并根……消痰，治热狂烦闷，中风失音不语，壮热头痛，头风并怀妊人头旋倒地，止惊悸，温疫迷闷，小儿惊痫天吊"，《脉药联珠·药性考》云其"散结"，《草药新纂》谓其"治热病疮疡"。

《刘涓子鬼遗方》卷三载淡竹叶汤：淡竹叶四升，瓜蒌四两，生地黄十两，通草、前胡、升麻、茯苓、黄芩、知母、炙甘草、石膏末、大黄、黄芪各二两，当归一两半，芍药、人参各一两。主治痈疽，兼结实大小便不通，寒热，大渴烦闷者。又淡竹叶汤：淡竹叶四升，麦冬、黄芪、芍药、干地黄、生姜各三两，前胡、黄芩、升麻、远志、瓜蒌各二两，当归一两，大枣十四枚。主治发背，乳痈。《千金翼方》卷二十二载竹叶汤：竹叶五升，小麦、生姜各五两，桂心一两半，大枣二十枚，芍药、干地黄各三两，茯苓、升麻、当归、炙甘草各二两。主治痈肿，发背。《外台秘要》载淡竹叶汤：淡竹叶一升，黄芩三两，茯苓、白术、炙甘草、炙枳实、栀子、人参各一两，大黄二两。主治乳石发动，热肿初起，始欲作痈者。

淡竹叶配伍补虚之人参、当归等药，亦可用治痈疽属气血不足者。如《卫生宝鉴》卷十三载竹叶黄芪汤：淡竹叶二两，生地黄八两，黄芪、麦冬、当归、川芎、人参、甘草、黄芩、芍药、石膏各三两。每服五钱，加竹叶五七片，水煎温服。主治发背，发渴，诸疮大渴。《万病回春》卷八载竹叶黄芪汤：淡竹叶一钱，芍药、麦冬、半夏、川芎、炒黄芪、人参、当归、甘草、石膏、生地黄各二钱。分二剂，水煎服。主治痈疽气血虚、胃火盛而作渴。

淡竹叶亦可用治肝火炽盛所致目赤肿痛。《太平圣惠方》卷三十二载竹叶散：淡竹叶一两，黄连一两，黄柏一两半。锉细水煎，滤汁点眼，日三四次。主治眼赤烂。《圣济总录》卷一〇二载竹叶汤：淡竹叶、犀角屑、炒川木通、黄芩各一两，玄参、黄连、车前子各一两一分，炒大黄、栀子仁各一两半，芒硝二两（冲）。每服五钱匕，水煎服。主治肝脏实热，眼赤疼痛。《普济方》卷七十三载竹叶汤：淡竹叶三握，黄连一两，青钱二七文，大枣十枚，车前子五合。水煎，先熏后洗眼，不拘次数。主治眼赤痛。《银海精微》卷下载竹叶汤：淡竹叶、黄芩、升麻、川木通、车前子、黄连、玄参、芒硝、栀子、炒大黄。水煎食后服。主治肝脏实热，眼赤肿痛。

4.小儿惊痫，疮痘

淡竹叶善入心经，临床多用治热扰心神所致惊痫烦乱之证，因其药性平和，适宜于小儿稚阴稚阳之体，故常常用治小儿外感痘疹、热盛惊痫诸证。《医林纂要·药性》言其"治小儿惊痫"，《本草再新》曰其"治小儿痘毒，外症恶毒"。

《备急千金要方》卷五载竹叶汤：竹叶五合，小麦三合，柴胡半两，黄芩一两六铢，茯苓十八铢，人参、麦门冬、甘草各半两。主治小儿夏月患腹中伏热，温壮来往，或患下痢，色或白或黄，三焦不利。《太平圣惠方》卷九十七淡竹叶粥：淡竹叶三钱，粳米一合，茵陈四钱。取淡竹叶、茵陈水煎液，作粥食之。主治小儿心脏风热，精神恍惚。《幼幼新书》卷十八引《全生指迷方》竹叶汤：石膏四两，知母二两，麦门冬、炙甘草各一两。为粗末，每服五钱，加竹叶一握，水煎服。主治小儿痘疹已出未出。《鸡峰普济方》以此方治痘疹虚热，不恶寒，但烦躁，小便赤，多渴，成赤斑点。《普济方》卷四〇六载竹叶散：青竹叶二两，灶中黄土一两。为细散，看丹发处，每用少许，以鸡子白调，涂患处。主治小儿野火丹，丹发斑如梅子，遍背腹。《幼幼新书》卷十四引张涣方清膈饮子，用香薷、淡竹叶各一两，白茯苓、人参、半夏、檀香、炙甘草各半两，粳米一合。为粗末，每服一钱，水煎温服。主治小儿伏暑呕吐。

【综合评述】淡竹叶质地轻清，上行颠顶，下通膀胱，外彻肌表，内达脏腑；性寒清热，甘淡渗利，寒而不重，利而不峻，性能和缓。具有疏风清热，利小便，除烦渴，止咳嗽，断疼痛的功效。凡风热时疫所致的心烦口渴、头痛目赤、口疮咽痛、咳嗽、尿赤涩痛以及疮疡肿痛均可治之。但因其作用平缓，即便以其命名的方剂，多为佐使，须配伍相应药物，方能强化功效，提升疗效。《现代实用中药》云淡竹叶"为清凉解热利尿药，用于热病口渴，小便涩痛，烦热不寐等症。又对于牙龈肿痛，口腔炎等有效"。《中华本草》概言其"清热，除烦，利尿。主治烦热口渴，口舌生疮，牙龈肿痛，小儿惊啼，小便赤涩，淋浊"。

现代药理研究表明，淡竹叶煎剂有利尿作用，能增加尿中氯化物的排泄。其水浸膏有解热作用。淡竹叶乙醇提取物，体外实验对金黄色葡萄球菌、溶血性链球菌、大肠杆菌等有抑制作用。淡竹叶总黄酮对拘束负荷所致小鼠急性肝损伤有一定保护作用。淡竹叶黄酮对大鼠心肌缺血/再灌注损伤有一定的保护作用，其机制可能与抗自由基、抑制炎症反应和减少细胞凋亡有关。蒋甦报道临床常见部分患儿在急性感染控制后遗留低热不退等症，实验室检查多正常或仅见淋巴细胞增多，一般抗生素治疗无效，选用竹叶石膏汤治疗小儿外感热病后低热不退43例，临床治愈率较好。胡中华等临床观察气阴两虚恶性肿瘤发热患者46例，在常规治疗基础上服用竹叶石膏汤加减者与未服者进行比较，结果显示竹叶石膏汤加减对恶性肿瘤患者气阴两虚发热等症状有改善作用。

【参考文献】

［1］林冠宇，姚楠，何蓉蓉，等.淡竹叶总黄酮对拘束负荷所致小鼠肝损伤的保护作用［J］.中国实验方剂学杂志，2010，16（7）：177-179.

［2］邵莹，吴启南，周婧，等.淡竹叶黄酮对大鼠心肌缺血/再灌注损伤的保护作用［J］.中国药理学通报，2013，29（2）：241-247.

［3］蒋甦.竹叶石膏汤加味治疗小儿外感热病后低热不退43例［J］.辽宁中医药大学学报，2008，10（2）：1.

［4］胡中华，张宁苏.竹叶石膏汤治疗气阴两虚型恶性肿瘤发热患者46例［J］.光明中医，2011，26（4）：726-727.

（李明蕾）

十三、清疏肺卫之首药解毒疗疮之正品——金银花

【药性功效】 甘，寒。归肺、心、胃经。清热解毒，疏散风热。

【主治病证】 风热感冒，温病发热，痈肿疔疮，喉痹，丹毒，热毒血痢。

【热病应用】 金银花原植物忍冬之名始载于《名医别录》，言其"主寒热身肿"，但其临床应用的资料较少。宋金元时期本药临床应用渐多，但主要用治疮痈病证。古方用忍冬常全草共用，故《本草纲目》曰："忍冬，茎叶同花，功用皆同。"明代以后，医家逐渐发现金银花花蕾的作用要远大于其茎、叶，《得配本草》记载忍冬藤花"藤、叶皆可用，花尤佳"。

1.温病初起，风热感冒

明《滇南本草》有金银花"清热"的记载，《本草纲目》言其"散热解毒"。《外科理例》清咽利膈散：金银花、防风、荆芥、薄荷、桔梗、黄芩、黄连各一钱半，山栀、连翘各一钱，玄参、熟大黄、朴硝、牛蒡子、甘草各七分，水煎服。用治风热外袭、内热上冲之咽喉不利、肿痛音哑、痰涎壅盛者。至清代金银花开始用于温病，《重庆堂随笔》指出其"清络中风火湿热，解温疫秽恶浊邪"。温病学家吴瑭治疗温病的不同阶段都用金银花，用药经验独具特色。本品味甘性寒，善清肺卫之热，且质轻气香，兼能宣散解表，故用为温病初起邪在卫分之主药，常与连翘相须为用。《温病条辨》卷一载银翘散：金银花、连翘各一两，苦桔梗、薄荷、牛蒡子各六钱，竹叶、芥穗各四钱，生甘草、淡豆豉各五钱。为

散，每服六钱，鲜苇根汤煎服。主治太阴风温、温热、温疫、冬温初起，但热不恶寒而渴者。方以金银花、连翘为主药，既有辛凉透邪清热之效，又具芳香辟秽解毒之功；配以荆芥穗、豆豉，助银、翘开皮毛而逐邪；桔梗宣肺利咽，甘草清热解毒，竹叶清上焦热，芦根清热生津。该方辛凉轻清、疏风散邪、清热解毒为主，配伍辛温的荆芥穗和豆豉，去性存用，以利疏透表邪、宣畅肺气。全方性质平和，故谓之"辛凉平剂"，但辛凉解表之力仍强，故为温病卫分证之代表方。现伤风感冒证属表热者，投之亦每收良效。吴瑭治伏暑也多以此方随证加减。《温病条辨》卷二载银翘汤：金银花五钱，连翘三钱，竹叶二钱，生甘草一钱，麦冬、细生地各四钱。主阳明温病，下后无汗脉浮者，此温病之邪，下行极而上，在表不在里，仍以金银花、连翘解毒而轻宣表气，亦辛凉合甘寒轻剂之法。

金银花性凉清热，质轻透散，又为清暑之要药。《本草汇言》称其"驱风除湿"，《医林纂要·药性》言其"清暑"，《重庆堂随笔》谓其"清络中风火湿热"。因此常用于暑湿、暑温病证。《温病条辨》卷一载新加香薷饮：香薷、连翘各二钱，金银花、鲜扁豆花各三钱，厚朴一钱。功用发散暑邪，用于暑温，发热恶寒，身重疼痛，右脉洪大，左手反小，面赤口渴，汗不出者。清络饮：鲜荷叶边、鲜银花、西瓜翠衣、丝瓜皮、鲜竹叶心各二钱，鲜扁豆花一枝。主治手太阴暑温，汗后余邪不解，暑证悉减，但头微胀，目不了了者，并暑伤肺经气分之轻证皆可用之。

其他医家也不乏善用金银花治疗温病初起、风热袭表证者。如《重订通俗伤寒论》载银翘麻黄汤：金银花一钱，连翘一钱半，麻黄三分，苏薄荷、桔梗各六分，炒牛蒡一钱，橘红八分，生甘草五分。功用疏风解热，化痰止咳，主治风热犯肺，身热咳嗽。《寒温条辨》卷四载神解散：金银花、生地各二钱，白僵蚕、木通、炒车前子、酒黄芩、黄连、黄柏、桔梗各一钱，蝉蜕五个，神曲三钱。水煎服。功用清热透邪，解毒泻火，治温病，初觉憎寒体重，壮热头痛，四肢无力，遍身酸痛，口苦咽干，胸腹满闷。《温热经解》载银花竹叶汤：金银花、豆豉、杏仁、苇根各三钱，竹叶二钱，薄荷一钱，桔梗一钱半，甘草八分。治伏气温病，身温无汗，口微渴，心不烦，舌苔薄。

2.温病热入营血，气血两燔证

金银花不仅能清卫分之热邪，而且能清气分之热，甚至温热之邪深入营分、血分者，亦为常用之药。

清代名医吴瑭不但创制名方银翘散用治温病邪在卫分，而且善用金银花治温病热入气分及营血分。《温病条辨》卷二载三石汤：滑石、寒水石、金银花、杏仁各三钱，石膏五钱，竹茹、通草各二钱，金汁一酒杯。治暑温蔓延三焦，舌滑微黄，邪在气分者。卷一清营汤：犀角、银花、元参、麦冬各三钱，生地五钱，竹叶心一钱，丹参、连翘各二钱，黄连一钱五分。治暑温，暑邪入手厥阴，夜寐不安，烦渴，时有谵语，目常开不闭或喜闭不开，舌赤脉虚者。此方去黄连，用于太阴温病，热在营中，舌绛而干，寸脉大，口不渴者。此方用金银花、连翘等药取其性凉质轻，轻清透泄，宣通气机，使营分热邪有外达之路，促其透出气分而解，即叶天士所谓"入营犹可透热转气"之意。治湿温，邪入心包，神昏肢逆，用清宫汤去莲心麦冬加银花赤小豆皮方：犀角一钱，银花、元参心、竹叶心各二钱，连翘心、赤小豆皮各三钱。治心疟，热多昏狂，谵语烦渴，舌赤中黄，脉弱而数，加减银翘散：银花八分，连翘十分，元参、麦冬、犀角各五分，竹叶三分。每服五钱，水煎，点荷叶汁二三茶匙服。清代名医叶桂亦善用金银花治瘟疫热入营分。《医效秘传》卷一载神犀丹：银花、生地各一斤，犀尖、黄芩、石菖蒲各六两，香豉八两，连翘、金汁各十两，板蓝根九两，元参七两，花粉、紫草各四两。治瘟疫，邪热入营，津涸液枯，寒从火化，壮热旬日不解，神昏谵语，斑疹，舌绛干光圆硬。

若温病邪热未从外解，而进入血分，迫血妄行而吐血或衄血者，金银花又常与凉血止血药同用，以助清透热邪，此即《温病条辨》"太阴温病，血从上溢者，犀角地黄汤合银翘散主之"之意。吴鞠通云："以银翘散败温毒，以犀角地黄汤清血分之伏热。"又治太阴温病，误汗发斑疹，用银翘散去豆豉倍元参，加生地、丹皮、大青叶，亦是热入营血之证。

3.热毒疮疡、痢疾

自古至今，金银花均为治疗疮痈之要药，《本草拾遗》载："主热毒，血痢、水痢。"《滇南本草》云："金银花，味苦，性寒。清热，解诸疮，痈疽发背，无名肿毒，丹瘤瘰疬。"《本草纲目》亦云："治一切风湿气及诸肿毒，痈疽疥癣，杨梅诸恶疮，散热解毒。"《医林纂要·药性》称之为"疮家主药"。

金银花广泛用治各种热毒疮疡，单用有效，为增强疗效，常配伍其他药物。《妇人大全良方》卷二十四载仙方活命饮：白芷、贝母、防风、赤芍药、当归尾、甘草、皂角刺、穿山甲、天花粉、乳香、没药各一钱，金银花、陈皮各三钱。酒煎服。治一切疮疡，脓已成或未成者。《卫生宝鉴》卷十三载金银花散：金银花四两，甘草一两。为粗末。每服四钱，水、酒煎服。托里、止痛、排脓，治发背，恶疮。《丹溪心法》卷五载消毒饮：皂角刺、金银花、防风、当归、大黄、甘草、瓜蒌仁各等分。水、酒各半煎服。主治便毒初起者。《辨证录》卷十三载五神汤：金银花三两，茯苓、车前子、紫花地丁各一两。治多骨痈。《医宗金鉴》卷七十二载五味消毒饮：金银花三钱，野菊花、蒲公英、紫花地丁、紫背天葵子各一钱二分。水酒煎服。主治各种疔毒，痈疮疖肿。《验方新编》卷二载四妙勇安汤：金银花、玄参各三两，当归二两，甘草一两。治疗脱疽溃烂，热毒正盛，而阴血耗伤者。金银花亦常用于治疗热毒炽盛所致内痈，如《辨证录》所载治肺痈之完肺饮、治肠痈之清肠饮及治肝痈之宣郁化毒汤中皆用本品。若气血亏虚，痈疽不能溃散者，金银花常与补气养血药物同用，如《妇人大全良方》卷二十四载托里消毒散：人参、黄芪、当归、川芎、芍药、白术、茯苓各一钱，金银花、白芷各七分，甘草五分。水煎服。治疮疽元气虚弱，或行攻伐，不能溃散者。

金银花性寒清热，善解肠热，治热毒痢疾亦为要药。《本经逢原》曰："金银花芳香而甘，入脾通肺，主下痢脓血，为内外痈肿之要药；解毒祛脓，泻中有补，痈疽溃后之圣药。今世但知其消肿之功，昧其能利风虚也。但气虚脓清，食少便泻者勿用。"如《温病条辨》卷三载断下渗湿汤：炒樗根皮一两，炒楂肉、赤苓各三钱，炒银花、炒地榆、猪苓各一钱五分，茅术、黄柏各一钱。主治久痢带瘀血，肛中气坠，腹中不痛。《医学衷中参西录·医方》载解毒生化丹：金银花一两，杭芍六钱，甘草三钱，三七粉二钱，鸦胆子仁六十粒。白砂糖水送服三七和鸦胆子，余药水煎服。主治痢久郁热生毒，肠中腐烂，时时切痛后重，所下多似烂炙，具有腐败之臭。

【综合评述】金银花味甘，性寒；归肺、心、胃经。功效疏散风热，清热解毒，主要用于风热感冒，温病发热，痈肿疔疮，喉痹，丹毒，热毒血痢。《本草正》记载金银花："其性微寒，善于化毒。故治痈疽肿毒、疮癣、杨梅、风湿诸毒，诚为要药。毒未成者能散，毒已成者能溃，但其性缓，用须加倍，或用酒煮服。"本品甘寒质轻，寒而不遏，凉不伤中，气味清香，能清透风热，辟秽解毒，透热外出，既能治风热疫毒袭表邪在卫分者，又能清里热，散火毒，以治气分热盛及营血两燔者。又因其量大力猛解毒强，凡上下内外诸多热毒疮疡痈疽疔毒等，用之辄收良效，有"疮家圣药"之称；对于热毒血痢，热淋尿浊等病证，可为有效之药。本品辛凉芳香，疏风散热，亦治中暑。清代太医院《药性通考》云："味甘寒气香，入肺散热，化毒解毒，补虚疗风，养血止渴。治痈疽疥癣，杨梅恶疮，肠澼血痢。"

药理研究证实，金银花主含绿原酸和异绿原酸及挥发油，主要有抗菌、抗炎、解热、抗内毒素作用，另能兴奋中枢及降血脂。文献报道，金银花中活性成分绿原酸对呼吸道合胞病毒和柯萨奇B组3型病毒有明显抑制作用。金银花中黄酮类成分有较强的抗呼吸道病毒作用。金银花水煎液对大肠杆菌感染模型小鼠有较好的保护作用。银翘散可改善甲1型流感病毒引起的小鼠肺炎症状，延长生命率，对甲1型流感病毒感染小鼠有死亡保护作用，对病毒性感冒显示了较好的疗效。临床研究也显示金银花在治外感热病方面具有良好效果。靳秀芳观察80例流行性感冒患者给予连花清瘟胶囊治疗，对照组给予利巴韦林胶囊治疗，结果显示连花清瘟胶囊治疗流行性感冒在改善患者感冒症状方面比抗病毒西药更具优势。周江林应用奥司他韦联合连花清瘟胶囊治疗甲型H_1N_1流感患者25例，临床效果非常显著且无不良反应，具有较高安全性。

现代临床有多种成药制剂用于外感热病，如曹春林《中药制剂汇编》（1983年）所收之银翘合剂，其方金银花、连翘各3g，淡竹叶、荆芥穗、淡豆豉、甘草各1.5g，薄荷、牛蒡子、桔梗各2g，苇根6g。功能辛凉透表、清热解表，用于温病初起，发热无汗，或有汗不畅，微恶风寒，头痛口渴，咳嗽咽痛。《湖南医院制剂规范》（1980年）及《山东省药品标准》（1986年）收载的银黄片，用金银花提取物100g，黄芩苷80g，制成1000片，口服每次4~6片，每日3~4次。功能清热解毒，用于上呼吸道感染、急性扁桃体炎、肺炎。《黑龙江药品标准》（1986年）所收之双黄连注射液，其药物组成为金银花、黄芩各250g，连翘500g，功能清热解毒、抗菌消炎，用于细菌性感染，治疗急性扁桃体炎、咽炎、小儿病毒性肺炎和泌尿道感染。《中华人民共和国药典》收录的连花清瘟胶囊，方用连翘、金银花、石膏、板蓝根、绵马贯众、鱼腥草各255g，炙麻黄、炒苦杏仁、广藿香、红景天各85g，大黄51g，薄荷脑7.5g，甘草85g。功能清瘟解毒、宣肺泄热。用于治疗流行性感冒属热毒袭肺证，症见发热，恶寒，肌肉酸痛，鼻塞流涕，咳嗽，头痛，咽干咽痛，舌偏红，苔黄或黄腻。银翘解毒丸，用金银花、连翘各200g，薄荷、牛蒡子、桔梗各120g，荆芥、淡竹叶各80g，淡豆豉、甘草各100g，制成浓缩丸。功能疏风解表、清热解毒，用于风热感冒，发热头痛，咳嗽口干，咽喉疼痛。另有银黄口服液，由金银花提取物2.4g，黄芩提取物24g制成，功能清热解毒消炎，用于上呼吸道感染、急性扁桃体炎、咽炎。抗感口服液、抗感颗粒，用金银花、赤芍、绵马贯众制成，功能清热解毒，用于外感风热引起的感冒，症见发热、头痛、鼻塞、喷嚏、咽痛、全身乏力、酸痛。

近年来，金银花在防治各种外感传染性疾病如SARS、禽流感、甲流等发挥了重要作用。2003年4月19日国家中医药管理局组织专家研究非典型性肺炎的防治方案，新增3个参考药方，明确各处方的药物组成、功能、用法用量，这3个处方中均有金银花。如处方四：芦根15g，金银花、连翘各10g，薄荷6g，生甘草5g，功能清热解表、疏风透邪。处方五：生黄芪、金银花、藿香、沙参、防风各10g，白术、苍术、贯众各6g，功能健脾益气、化湿解毒。处方六：太子参15g，金银花、连翘、大青叶、葛根、藿香、佩兰各10g，苏叶、苍术、贯众各6g，功能益气宣邪、解毒化湿。左俊玲等治疗SARS患者70例，以银翘清解基础方（金银花、连翘、玄参各15g，僵蚕、桔梗、柴胡、厚朴各10g，蝉蜕、甘草、马勃各6g，蚤休、岗梅根各20g）加减配合清开灵、鱼腥草注射液静滴及小柴胡片口服，辅以对症支持与维生素治疗，结果70例全部治愈，结论为采用清解中药为主的综合方案可明显改善症状、缩短病程与降低病死率，且安全性高。2009年甲流肆虐，北京市中医管理局向社会公布了分别针对成人、儿童、孕妇和老年人等4类不同人群的流感预防方案，其中三个处方亦均用到了金银花。如"成人漱饮方"：金银花、大青叶各6g，薄荷、生甘草各3g，适于易患咽喉肿痛或与流感病例有密切接触史的成年人。"孕妇预防方"：白术、黄芩、银花各6g，苏叶3g。"儿童预防方"：芦根10g，桑叶、豆豉、银花各5g。2013年国家中医药管理局专家在会诊H$_7$N$_9$禽流感时针对症状"发热、咳嗽、喘促"，开出参考处方"桑叶、金银花、黄芩"等药物。此外，金银花亦较多用于防治小儿手足口病。李赤坤将76例手足口病患儿随机分为对照组和治疗组各38例，对照组给予阿普洛韦治疗，治疗组采用银翘解毒汤治疗，结果表明，银翘解毒汤在治疗小儿手足口病可明显改善患儿临床症状，治疗效果显著。周琳观察133例手足口病患儿在对照组治疗基础上口服连花清瘟颗粒，结果显示，对患儿给以连花清瘟颗粒可有效缓解临床症状。陈团营等将117例小儿支原体肺炎患儿分为对照组和观察组，对照组患儿采用常规西药对症治疗，观察组患儿采用常规治疗联合连花清瘟颗粒治疗，结果显示，连花清瘟颗粒可快速缓解肺炎患儿临床症状、体征，可降低患儿血清炎症因子水平，改善患儿肺功能。

【参考文献】

［1］靳秀芳.连花清瘟胶囊治疗流行性感冒临床观察［J］.新中医，2016，45（6）：46-48.

［2］周江林.甲型H_1N_1流感应用奥司他韦联合连花清瘟胶囊治疗的临床效果分析［J］.临床医药文献杂志（电子版），2018（22）：10-11.

［3］左俊玲，朱敏，叶志中，等.清解法治疗SARS70例临床研究［J］.中国中医急症，2005，14（1）：1-3.

［4］李赤坤.银翘解毒汤治疗小儿手足口病38例临床观察［J］.湖南中医杂志，2017，33（1）：62-63.

［5］周琳.连花清瘟治疗手足口病临床观察［J］.新中医，2015，47（6）：203-204.

［6］陈团营，朱珊，边红恩，等.连花清瘟颗粒对小儿肺炎支原体肺炎肺功能指标、血清炎症因子水平影响及疗效分析［J］.中华中医药学刊,2018,36（11）：2713-2715.

（李明蕾）

十四、疏表退热佳品解毒散结圣药——连翘

【药性功效】苦，微寒。归肺、心、小肠经。清热解毒，消肿散结，疏散风热。

【主治病证】痈疽，瘰疬，乳痈，丹毒，风热感冒，温病初起，温热入营，高热烦渴，神昏发斑，热淋涩痛。

【热病应用】《神农本草经》载连翘"主寒热，鼠瘘，瘰疬，痈肿，恶疮，瘿瘤，结热，蛊毒"，较早地提出连翘具有解表退热之力，因其药性寒凉，善治风热外感诸证。汉代张仲景使用连翘透散解表，创制麻黄连轺赤小豆汤，用治外感风寒，内有郁热证。连翘善治各种热病，配伍不同药物，以收不同疗效，正如《本草汇言》所言："连翘从荆芥而治风热，从芩、连而治火热，从大黄而治燥热，从苍、柏而治湿热，从归、地而治血热，从贝、半而治痰热，从山栀而治郁热。"

1.外感温病，邪在卫分，热入营血

连翘味苦清泄，性寒清热，入心、肺二经，长于清泻心火，疏散上焦风热，

治疗风热外感或温病初起，症见头痛发热、口渴咽痛。《本草汇言》谓其为"散风清热"之药，《医学衷中参西录》曰："连翘味淡微苦，性凉，具升浮宣散之力……能透表解肌，清热逐风，又为治风热要药。"

早在汉代，张仲景就使用连翘治疗外感表证，配伍麻黄、生姜等药以解表散邪，用治湿热发黄而又兼有表证者，方即《伤寒论》麻黄连轺赤小豆汤：麻黄、连轺、生姜、甘草各二两，杏仁四十个，赤小豆一升，大枣十二枚，生梓白皮一升。功能解表散邪，清热除湿以退黄。主治瘀热在里，身热恶寒，无汗体痛，身目俱黄，肤痒，小便不利，苔薄黄腻，脉浮数。本方连翘与麻黄、赤小豆等同用，具有宣散表邪，清泄湿热之功，为表里双解之剂。《万病回春》卷七载大连翘饮：连翘、瞿麦、滑石、车前子、牛蒡子、赤芍、栀子、木通、当归、防风各四分，柴胡、黄芩、荆芥各一钱二分，蝉蜕五分，甘草一钱六分。锉末。加竹叶十个，灯心十茎，水煎服。主治小儿伤风感冒，发热痰壅，风热丹毒肿痛，颈项有核，腮赤痈疖，眼目赤肿，口舌生疮，咽喉疼痛，小便淋沥，胎毒，痘疹余毒，一切热毒。

清代，随着温病学的形成和发展，连翘更加广泛地用治外感热病。如《温病条辨》卷一载银翘散：连翘、金银花各一两，苦桔梗、薄荷、牛蒡子各六钱，竹叶、芥穗各四钱，生甘草、淡豆豉各五钱。每服六钱，鲜苇根汤煎服，香气大出，即取服，勿过煮。主治太阴风温、温热、温疫、冬温，但热不恶寒而渴者。本方现代广泛应用于急性发热性疾病的初期阶段，如急性支气管炎、肺炎、流感、百日咳、腮腺炎、麻疹、水痘、急性喉头炎等属温病初起，邪郁肺卫者。又方新加香薷饮，以香薷、厚朴、连翘各二钱，金银花、鲜扁豆花各三钱，用治暑温初起，形似伤寒，面赤口渴，汗不出者。方中将香薷饮中扁豆易为鲜扁豆花，加入金银花、连翘，辛凉解肌，导邪外出。卷二载银翘汤：金银花五钱，麦冬、细生地各四钱，连翘三钱，竹叶二钱，生甘草一钱。功能滋阴透表，用治温病下后，表证未解，渐伤营分津液，无汗脉浮者。本方仍以金银花、连翘解毒而轻宣表气，配伍竹叶清上焦之热，生甘草益气清火，增入麦冬、细生地滋阴清热，使还表之邪，得汗而解。又方连翘赤豆饮：连翘、赤豆各二钱，山栀、通草、天花粉、香豆豉各一钱。治素积劳倦，再感湿温，误用发表，身面俱黄，不饥溺赤者。

连翘不但用于外感风热表证，亦能用治温病卫气营血的不同阶段。吴鞠通根据叶桂"入营尤可透热转气"之学术思想，创制清营汤，方用水牛角、元参、麦冬、金银花各三钱，连翘、丹参各二钱，生地五钱，竹叶心一钱，黄连一钱五分，水煎服，功能清营解毒，透热养阴，主治热伤营阴，身热夜甚，烦躁不眠，时有谵语，舌绛而干，脉细数，或渴或不渴，或斑疹隐隐。本方用药性凉轻灵，使营分之邪热有外达之路，促其透出气分而解，故为"透热转气"之剂。吴鞠通亦用连翘与金银花配伍生地、丹皮等清热凉血药物，用治热入营血证，如《温病条辨》上焦篇第十一条曰："太阴温病，血从上溢者，犀角地黄汤合银翘散主之。"热入血分，迫血妄行而致上焦出血，则治以犀角地黄汤清热凉血以止血，配以银翘散清热解毒以透邪，吴鞠通阐释方义说："以银翘散败温毒，以犀角地黄汤清血分之伏热。"外感温病邪热扰动心神，患者常常出现烦躁、神昏等神志异常，吴鞠通亦灵活运用连翘配金银花治疗此类病证，如上焦篇第五十三条曰"热多昏狂，谵语烦渴，舌赤中黄，脉弱而数，名曰心疟，加减银翘散主之"。连翘、金银花均有芳香醒神之功，质轻宣散，清透心经邪热，有助于邪热退，神志清。

2.疮疡痈肿，瘰疬痰核

自古至今，连翘常用治热毒所致的各种疮疡肿毒。《神农本草经》云："连翘，味苦，平。主寒热，鼠瘘瘰疬，痈肿恶疮，瘿瘤，结热蛊毒。"《日华子本草》谓连翘"排脓，治疮疖"。张元素盛赞连翘是"疮家圣药"。李杲称其"散诸经血结气聚，消肿"，《本草纲目》曰"十二经疮药中不可无，此乃结者散之之义"。《医林纂要·药性》云其"活血止痛生肌"。《医学衷中参西录》云："连翘味淡微苦，性凉，具升浮宣散之力，流通气血，治十二经血凝气聚，为疮家要药。"

《肘后备急方》卷五载五香连翘汤：木香、沉香、鸡舌香、连翘、射干、紫葛、升麻、独活、寄生、炙甘草各二两，麝香半两，熏陆一两，大黄三两，淡竹沥三升。水煮减半，纳竹沥分三次服。主治恶肉、恶脉、恶核瘰疬，风结肿气痛。《备急千金要方》卷五载连翘丸：连翘、桑白皮、白头翁、牡丹皮、防风、黄柏、香豆豉、桂心、独活、秦艽各一两，海藻半两。为末，炼蜜为丸，小豆大，三岁小儿每服五至十丸。治小儿寒热，结核，颈项瘰疬以及心胁腹背有坚核而不痛者。《外台秘要》卷三十四引《集验方》连翘汤：连翘、升麻、防己、杏仁、射干、黄芩、大黄、柴胡、芒硝各三两，芍药、甘草各四两。治乳痈。《太平圣惠方》卷六十六载连翘散：连翘、芒硝、川大黄各一两，射干、玄参、当归各三分，赤芍药、木香、栀子仁、前胡、甘草各半两，川升麻二分。每服三钱，水煎服。主治瘰疬结肿疼痛，时发寒热。《圣济总录》收载有多首以连翘命名的方剂，治疮疡肿毒、瘰疬结核诸症，如卷一二七载连翘丸：连翘、防己、羌活、木香、栀子仁、芍药各三两，玄参五两，大黄一两。为末，炼蜜为丸，如梧桐子大，每服二十丸，食后温水送下。主治瘰疬绕项如连珠。《杨氏家藏方》卷十二载连翘散：连翘、鬼箭羽、瞿麦、炙甘草各等分。为细末，每服二钱，临卧米泔水调下。治疗瘰疬结核不消。《景岳全书》卷五十一载连翘归尾煎：连翘七八钱，归尾三钱，金银花、红藤各四五钱，甘草一钱。酒煎服。主治一切无名痈毒、丹毒、流注等。《杂病源流犀烛》卷二十七载连翘橘叶汤：连翘、橘叶、川芎、皂角刺、金银花、青皮、桃仁、甘草节各一钱。治吹乳初起，肿焮痛甚者。

3.心经热盛，目赤咽肿

连翘性寒清热，善入心经，尤宜于心火上炎诸证。《药性论》载连翘"主通利五淋，小便不通，除心家客热"。《日华子本草》称其"通小肠，排脓，治疮疖，止痛，通月经"。《医学启源》言连翘"泻心经客热，一也；去上焦诸热，二也；为疮疡须用，三也"。《本草衍义补遗》云其"泻心火，降脾肾湿热"。《圣济总录》卷三十载连翘散：连翘、丹参、山栀子仁、柴胡、恶实、炙黄柏各半两，白药子三分，炙甘草一分。每服三钱，食后蜜水调下，日二次。治疗伤寒热毒未解，咽喉壅塞，口内生疮。卷三十二载连翘汤：连翘、漏芦、黄连、升麻、麻黄、白蔹、大黄、炙甘草、朴硝各一两。每服三钱匕，加竹叶三七片，水煎服。治伤寒后毒气上攻，眼目赤痛，及生障翳。《云岐子保命集》卷下桔梗连翘汤，用桔梗、连翘、黄芩各一两，薄荷、甘草、川芎各五分，栀子一个。锉细，每服一两，水煮温服。治疗伤寒汗下后，热结胸中者。《类证活人书》卷二十载连翘饮，以连翘、防风、栀子、炙甘草各等分。为粗末，每服二钱，水煎服。治疗小儿伤寒、疮疡等一切热证。《仁斋直指小儿方》卷五载大连翘汤，用连翘、瞿麦、荆芥、木通、车前子、赤芍药、当归、防风、柴胡、滑石、蝉蜕、炒甘草各一钱，山栀仁、黄芩各半钱。每服一钱，紫草煎温服。主治疮疹壮热，小便不通。以上三方均用连翘配伍栀子，用其清泄上焦郁火，且取其通小肠，引热下行。

明代《本草纲目》言连翘"状似人心，两片合成，其中有仁甚香，乃少阴心经、厥阴包络气分主药也。诸痛痒疮，皆属心火，故为十二经疮家之圣药，而兼治手足少阳、手阳明三经气分之热也"。书中明确提出了连翘心的作用，对后世治疗温病有着重要的影响。明代应用连翘与他药配伍，用治五官科疾患已经相当普遍。《普济方》卷八十三引《卫生家宝》当归连翘汤，用当归三分，黄连、黄柏各五分，甘草三分，连翘四分。水煎热洗。主治眼白睛红，隐涩难开。《银海精微》卷下载连翘饮子，用连翘、当归、菊花、蔓荆子、甘草、柴胡、升麻、黄芩、黄芪、防风、羌活、生地黄各等分。食后服。主治目中恶翳与大眦隐涩小眦紧，久视昏花，近风有泪。上两方均以连翘疏散上焦风热，治疗风热上攻之目疾。《审视瑶函》卷三载驱风散热饮子，连翘、牛蒡子、羌活、苏薄荷、酒大黄、赤芍、防风、当归尾、甘草、山栀仁、川芎各等分。水煎食远热服。功效清热降火。主治天行赤热症，目赤痛，或怕日羞明，涕泪交流，老幼相传。散热消毒饮子，以连翘、炒牛蒡子、羌活、黄连、黄芩、薄荷、防风各一钱。为粗末，水煎服。主治目肿如杯，疼痛、泪多，羞明。《外科大成》卷三载连翘汤，用黄芩、黄连、当归、赤芍各一钱五分，连翘一钱，天花粉、玄参各七分，枳壳五分。水煎食远服。治疗一切牙痛。《外科选要·补遗方》清咽利膈汤，用连翘、黄芩、甘草、桔梗、荆芥、防风、党参各一钱，大黄、朴硝各二钱。水煎服。主治积热，咽喉肿痛，痰涎壅盛；及乳蛾，喉痹，喉痈，重舌，或胸膈不利，烦躁饮冷，大便秘结。

4.瘟毒，斑疹

连翘性寒解毒，质轻透散，亦可用治外感瘟疫，热毒发斑，疹毒热盛等证。如《痧胀玉衡》卷下载如圣散：牛蒡子、苏梗、薄荷、甘菊、金银花、川贝母、连翘、枳壳各一钱，桔梗五分，乌药四分。水煎，加童便冲服。主治痧，咽喉肿痛。《医宗金鉴·卷五十九》载凉膈消毒饮：连翘、炒牛蒡子、防风、炒荆芥穗、荷叶、薄荷、黄芩、栀子、大黄、芒硝、甘草。加灯心为引，水煎服。主治疹毒里热壅盛，或疹已发于外，上攻咽喉。《医林改错》卷下载解毒活血汤：连翘、葛根、当归、甘草各二钱，柴胡、赤芍各三钱，生地、红花各五钱，桃仁八钱（研），枳壳一钱。主治瘟毒吐泻转筋初得者。

【综合评述】连翘，轻清而浮，功能透达表里，长于清心泻火，散上焦风热。故用于外感风热，发斑发疹，或热病烦躁神昏等证。又本品泻火散结力强，善治痈疡肿毒，瘰疬结核，故为"疮家圣药"。此外，连翘上可清心凉血，可治邪热内陷心包证；下能清利膀胱，用治热结尿闭、小便淋痛等证。或眼白睛红，迎风流泪，证属风热上壅；或痈肿疮疡肿毒结核，证属热毒蕴结；投以连翘疏散风热，解毒散结，颇为相宜。《中华本草》谓连翘"清热解毒，消肿散结。主治风热感冒，温病，热淋尿闭，痈疽，肿毒，瘰疬，瘿瘤，喉痹"。《全国中草药汇编》言其"主治风热感冒，咽喉肿痛，急性肾炎，肾结核，斑疹，丹毒，痈疖肿毒"。因其药性寒凉，故脾虚便溏者慎用，如《本草经疏》云："痈疽已溃勿服，火热由于虚者勿服，脾胃薄弱易于作泄者勿服。"

现代研究证实，连翘主要含萜类、苯乙醇、苷类、木脂素类、黄酮类、天然醇类等化合物。具有广谱抗病原微生物、抗炎、解热、镇吐、利尿等作用。连翘中的咖啡酰糖苷类、苯乙醇苷类、挥发油在体外对黄色葡萄球菌有较强的抗菌活性。连翘酰苷有较强的体外抑制病毒作用，连翘溶液腹腔注射有降低炎性部位血管壁脆性、降低毛细血管的通透性、减少炎性渗出作用、促进小鼠腹腔巨噬细胞的体外吞噬和抑制一氧化氮体外的释放。这些研究与连翘"善治疮疡肿毒、为疮家圣药"的认识是一致的。实验研究表明，连翘醇提物对恶性胸腹腔积液中原代肿瘤细胞，尤其是对化疗药物耐药的原代肿瘤细胞仍有一定的抗肿瘤作用。连翘可预防流感病毒在鸡胚内增殖，改善流感病毒肺炎小鼠肺组织病变，并抑制流感病毒在小鼠组织中复制。连翘提取物对酵母和LPS致热模型有解热作用，对LPS致热模型的解热作用较酵母致热模型更显著，推测可能是通过抑制PGE_2的合成和释放来发挥解热作用。金银花清热解毒，偏于上半身之热，而连翘清热解毒，散结消肿，偏于透达全身之热。二药配伍，清热解毒力倍增，流通气血以消肿散结止痛。

现代临床之于连翘，广泛用治风热外感、疮疡肿毒等证，并有多种成药为《中华人民共和国药典》收载，如连花清瘟片、连花清瘟胶囊、连花清瘟颗粒，用连翘、金银花等13味药制成，功能清瘟解毒、宣肺泄热，用于流行性感冒属热毒袭肺证，症见发热恶寒，肌肉酸痛，鼻塞流涕，咳嗽，头痛，咽干咽痛，舌偏红，苔黄或黄腻。抗病毒口服液，方由板蓝根、石膏、连翘等中药制成，功能清热祛湿，凉血解毒，用于风热感冒。温病发热及上呼吸道感染，流感、腮腺炎病毒感染疾患。含有连翘的治外感成药还有小儿感冒口服液、小儿感冒颗粒、小儿感冒宁糖浆、小儿感冒茶、小儿豉翘清热颗粒、小儿热速清颗粒、小儿热速清糖浆、小儿热速清口服液、小儿退热颗粒、小儿退热合剂等。

【名医经验】民国时期，医家张锡纯运用连翘，颇有新意，他认为连翘"具升浮宣散之力，流通气血，治十二经血凝气聚，为疮家要药。能透表解肌，清热逐风，又为治风热要药。且性能托毒外出，又为发表疹瘾要药。为其性凉而升浮，故又善治头目之疾，凡头疼、目疼、齿疼、鼻渊或流浊涕成脑漏证，皆能主之。为其味淡能利小便，故又善治淋证，溺管生炎"。除此之外，张锡纯发前人之所未言，提出"连翘诸家皆未言其发汗，而以治外感风热，用至一两必能出汗，且其发汗之力甚柔和，又甚绵长"。并举医案佐证，拓展了连翘的临床应用。

其《医学衷中参西录·医方》犹龙汤，用连翘一两，生石膏六钱（捣细），蝉蜕、炒牛蒡子各二钱。主治胸中素蕴实热，又受外感，内热为外感所束，不能发泄而致温病。用治表寒内热证，一妇，年三十余，胸疼连胁，心中发热，服开胸、理气、清火之药不效。后愚诊视，其脉浮洪而长。知其上焦先有郁热，又为风寒所束，则风寒与郁热相搏而作疼也。治以此汤，加没药、川楝子各四钱，一剂得汗而愈。又治喘咳一叟，年过七旬。素有劳病，因冬令伤寒，劳病复发，喘而且咳，两三日间，痰涎壅盛，上焦烦热。诊其脉，洪长浮数。投以此汤，加玄参、潞参各四钱，一剂汗出而愈。又方和解汤，用连翘、生杭芍各五钱，蝉蜕二钱，生石膏六钱（捣细），甘草一钱。水煎服。主治温病表里俱热，时有汗出，舌苔白，脉浮滑者。

【参考文献】

[1] 刘广遐，王婷婷，胡文静，等.连翘醇提物对恶性胸腹水中原代肿瘤细胞的抗肿瘤作用 [J].实用老年医学，2009，23（5）：359-363.

[2] 潘婴婴，王雪峰.连翘体外、体内抗甲型流感病毒的实验研究 [J].西部中医药，2016，29（12）：5-8.

[3] 袁岸，李燕，罗林，等.连翘提取物对酵母和脂多糖所致大鼠发热模型的影响研究 [J].辽宁中医杂志，2017，44（2）：402-404.

[4] 林丽美，王智民，崔海峰，等.金银花、连翘及银翘药对水煎剂的抗炎、解热作用研究 [J].中国中药杂志，2008，33（4）：473-475.

（李明蕾）

十五、清热解毒凉血消斑要药———大青叶

【药性功效】 苦，寒。归心、胃经。清热解毒，凉血消斑。

【主治病证】 温病高热，神昏，发斑发疹，痄腮，喉痹，丹毒，痈肿。

【热病应用】 大青叶很早即用于伤寒、时气、温疫病证。《名医别录》载："大青，味苦，大寒，无毒。主治时气头痛，大热，口疮。"陶弘景赞之"除时行热毒为良"，甄权称其"治温疫寒热"。而《本草经集注》云："治伤寒方多用此。"但从历代大青叶治伤寒之方证分析，其适于伤寒邪已化热或伤寒兼有里热

之证。

1.时气，温疫，温毒斑疹

大青叶既能清热解毒，又能凉血，既入气分，又走血分，因此外感热病，邪在气分可用，热入血分亦可用。本品治时气已载于《名医别录》，《本草经集注》称其"除时行热毒为良"。《本草图经》说："大青……古方治伤寒黄汗、黄疸等，有大青汤；又治伤寒头身强，腰脊痛，葛根汤亦用大青。大抵时疾药多用之。"显示大青叶治外感热病应用普遍。《药性论》指出本品"能去大热，治温疫寒热"。《日华子本草》记载大青叶的应用更加广泛："治热毒风，心烦闷，渴疾口干，小儿身热疾，风疹，天行热疾及金石药毒，兼涂肿毒。"

大青治天行时气用得较多，单用有效，若病情复杂，则往往配伍其他药物。《肘后备急方》卷二载葛根解肌汤：葛根四两，芍药二两，麻黄、大青、甘草、黄芩、石膏、桂各一两，大枣四枚。治伤寒、时气、温病一二日者。又大青汤：大青四两，甘草、赤石脂各三两，胶二两，豉八合。治热病不解，下痢困笃欲死。《外台秘要》卷三引《深师方》酪酥煎丸：大青一两，酪酥、蜜各三合。合煎三沸，稍稍敷口，以瘥为度。治天行热盛，口中生疮。又引《删繁方》大青消毒汤：大青、干葛、栀子各四两，香豉八合，生地黄一升，芒硝三两。疗天行三日外至七日不歇，肉热，令人更相染着。此里热毒邪已炽，故配伍清热泻火、解毒凉血之品。又引《延年秘录》大青汤：大青三两，栀子二七枚，犀角屑一两，豉五合。治天行壮热头痛，遍身发疮如豌豆。本方重用大青叶，配伍栀子、犀角泻火解毒、凉血消疮。《太平圣惠方》卷十五治时气发狂：秦艽、大青、甘草各半两，为散，以生地黄汁调服二钱。又大青散：大青、秦艽、栝蒌根各一两，蓝叶、升麻、茵陈各三分，芒硝一两半，栀子仁、甘草各半两。每服二钱，水煎，入竹沥半合服。治时气六日，头痛壮热，心神烦乱，积热不散，或狂走不定。又方大青散：大青、黄芩、升麻、麦门冬、栀子仁、甘草各一两。每服四钱，入竹叶六七片，水煎服。治时气咽痛口疮，烦躁头重。该书卷十七载大青饮子：大青、生地黄各二两，石膏、芒硝各三两，香豉二合，葛根、栀子仁各一两，甘草半两。每服半两，水煎服。治热病六日不解，通身内热，毒气令人更相染着。《圣济总录》卷二十七载大青汤：大青二两，秦艽一两，犀角、栀子仁、炙甘草、黄连各半两。每服五钱匕，加豉一百粒，薤白七寸，水煎服。治阳毒伤寒，烦躁不解，或下利危困。

在治温病方面，因本品轻清透散，入血凉血解毒，则以温毒斑疹更为常用。

《景岳全书·本草正》云蓝叶"治天行瘟疫，热毒发狂，风热斑疹……凡以热兼毒者，皆宜捣汁用之"。《肘后备急方》卷二治温毒发斑方，用大青四两，甘草、阿胶各二两，豉八合，水煎服。《备急千金要方》卷九有治心腑脏温病阴阳毒、肺腑脏温病阴阳毒、肝腑脏温病阴阳毒、脾腑脏温病阴阳毒四首方剂，皆用大青。《太平圣惠方》卷十八载大青散：大青二两，阿胶半两，豉一合。水煎服。治热病热毒斑出，头面遍身。该书卷八十四载大青散：大青、玄参、升麻、栀子仁、大黄、甘草各半两。每服一钱，水煎服。治小儿热毒，发斑不止，心神烦闷。《温热暑疫全书》卷一载犀角大青汤：犀角二钱（镑），大青一钱五分，黑参、升麻、黄连、黄芩、黄柏、栀子各一钱，甘草八分。治温毒发斑。《疫疹一得》治疫证初起，斑一出，即用大青叶量加升麻四五分引毒外透。该书治疫疹，不论疫疹之形松浮，还是颜色红活、淡红、深红或是艳红，均在方中加大青叶。《温病条辨》载银翘散去豆豉加细生地、丹皮、大青叶倍元参方：连翘、金银花各一两，苦桔梗、薄荷各六钱，生地、竹叶、芥穗各四钱，大青叶、丹皮各三钱，生甘草五钱，牛蒡子六钱，元参一两。每服六钱，水煎服。治太阴温病，发汗汗不出，发疹者。《痧喉汇言》载大青汤：大青三分，知母八分，石膏四钱，生地三钱，地骨皮二钱，荆芥、元参各一钱，木通、甘草各六分。治喉痧得透，唯口渴烦躁，小便短少，热盛舌绛。

2.伤寒里热证

狭义伤寒和温病，二者均有发热症状，恽铁樵《热病学》指出：初起时前者恶寒而口不渴，后者恶热不恶寒，口渴。狭义伤寒若失治，邪气内传，亦可成为发热口渴而不恶寒的证候，其治疗用药与温病有相同或相似之处。大青叶主归心、胃，善清气分、血分火热毒邪，因此多用于伤寒邪已传里化热阶段，既能清热解毒，又能凉血消斑。《备急千金要方》卷二载治妊娠伤寒，头痛壮热，肢节烦疼方：石膏八两，前胡、知母、栀子仁各四两，大青、黄芩各三两，葱白一升（切），水煎服。该书卷九载大青汤：大青四两，甘草、阿胶各二两，豆豉一升。治伤寒热病十日以上，发汗不解及吐下后诸热不除，及下利不止，斑出。《太平圣惠方》卷九载大青散：大青、升麻、知母各三分，柴胡、石膏各一两，栀子仁一分，甘草三分。每服四钱，入生姜半分，水煎服。治伤寒六日，心躁烦闷，四肢疼痛，小腹满急。此内热已扰心神，故配伍清心除烦之品。该书卷十载大青散：大青、远志、犀角屑、人参各三分，升麻一两半，柴胡、黄芩各一两，甘草、芦根各半两。每服四钱，水煎服。治伤寒邪热在胃，谵言妄语，身体壮热。又方大青散：大青一两半，升麻、甘草各二两。每服五钱，入豉小半合，水煎服。治伤寒，身面发斑。《圣济总录》卷一一八载大青饮：大青、石膏、芍药各一两，吴蓝半两。每服三钱匕，加葱白、盐豉各少许，水煎服。治伤寒后口生疮，咽喉肿塞。《家庭治病新书》引《医通》大青汤：大青三钱，元参、山栀各二钱，黄芩一钱，黄柏一钱五分，黄连六分，甘草八分。治伤寒久热不解。

伤寒发黄、发斑、下痢者亦常用大青叶清热解毒凉血。《本草备要》云："大青，微苦咸，大寒。解心胃热毒，治伤寒，时疾热狂，阳毒发斑，黄疸热痢，丹毒喉痹。"《太平圣惠方》卷十载大青散：大青一两半，川升麻、甘草各二两。每服五钱，加豉小半合，水煎服。治伤寒，身面发斑。卷十三载大青散：大青、甘草、阿胶、赤石脂各一两，栀子仁半两。每服五钱，加豉五十粒，薤白三茎，水煎服。治伤寒烦热不解，下痢困笃。《圣济总录》卷二十七载山栀子汤：山栀子仁三分，大青、升麻各一两，阿胶半两。每服五钱匕，入豉百粒，水煎服。治伤寒发斑，心躁烦乱。

3.热毒疮肿

大青叶功善清热解毒，为治热毒壅盛所致之痈肿、丹毒、痄腮、喉痹等的重要药物。李时珍称其"治热毒痢，黄疸，喉痹、丹毒"，"大青气寒，味微苦咸，能解心胃热毒，不特治伤寒也"。《景岳全书·本草正》言其治"痈疡肿痛……杀疳蚀，金疮箭毒"。《本草正义》云："蓝草，味苦气寒，清热解毒之上品，专主温邪热病，实热蕴结，及痈疡肿毒诸证。"《本经逢原》说："大青泻肝胆之实火，正以祛心胃之邪热，所以小儿疳热、丹毒为要药。"《麻科活人全书》谓："大青，即蓝兰，入肝，性禀至阴，其味苦寒，专于清解湿热诸邪，阳毒发斑，咽痛必用之药，天行热狂，疔肿风疹并治，俱用其叶。"

《备急千金要方》卷五治小儿口疮不得吮乳，用大青十八铢，黄连十二铢，水煎服。《外台秘要》卷三引《延年秘录》大青汤：大青三两，栀子二七枚，犀角屑一两，豉五合。治天行壮热头痛，遍身发疮如豌豆。本方重用大青叶，配伍栀子、犀角泻火解毒、凉血消疮。《太平圣惠方》卷十五载大青散：大青、黄芩、升麻、麦门冬、栀子仁、甘草各一两。每服四钱，入竹叶六七片，水煎服。治时气咽痛口疮，烦躁头重。《圣济总录》卷一一七载大青丸：大青、炙甘草、枳壳、苦参各三分，黄连、生地黄、升麻各一两。炼蜜为丸如梧桐子大，每服二十丸。治心脾中热，口糜生疮，乍发乍退，久不瘥。《卫生易简方》卷六治喉闭缠喉风，用大青叶捣汁灌之。《卫生鸿宝》卷二载大青散：大青叶（烘燥，细研）。每服一钱半，好酒调下。治气血失养，风寒乘之，大人小儿肚痛败症，肚皮骤然青黑色者。

【综合评述】大青叶清热解毒凉血，质轻清透而消斑，为清热解毒要药。治外感热病、热病发斑、脏腑实火热毒以及热毒疮肿等疗效俱佳。

药理研究证实，大青叶有效成分分别具有解热、抗炎作用，能降低毛细血管通透性、增加白细胞吞噬功能；对炭疽杆菌、痢疾杆菌、金黄色葡萄球菌等均有抑制作用；所含类似靛苷样物质有抗病毒作用。路边青叶对金黄色葡萄球菌、链球菌、脑膜炎球菌、痢疾杆菌、钩端螺旋体也均有抑制作用。大青叶制剂对于流行性乙型脑炎、流行性脑脊髓膜炎、流行性感冒、咽喉炎、扁桃体炎、腮腺炎、病毒性肺炎、急性支气管炎、急性胃肠炎、急性阑尾炎、传染性肝炎、细菌性痢疾、钩端螺旋体及单核细胞增多症等多种细菌性、病毒性感染均有良效，亦可治热病发斑、丹毒、吐血衄血、疔疮脓毒、蛇咬伤诸病证。

《全国中草药汇编》预防流行性感冒方：大青叶、贯众各500g。加水5000mL，煎成2000mL。成人每次100mL，日服3~4次，小儿酌减，连服5天。《湖北中草药志》治流行性感冒方：大青叶、板蓝根各30g，薄荷6g。煎水当茶饮。卫生部《药品标准·中药成方制剂》（第十八册）载金青感冒颗粒：大青叶、金银花、薄荷各135g，鱼腥草110g，板蓝根80g，淡豆豉、淡竹叶、陈皮、甘草各70g。每次7g，开水冲服，日3次，小儿酌减。功能辛凉解表，清热解毒。用于感冒发热，头痛咳嗽，咽喉疼痛。《古今名方》引江西中医学院方流脑合剂：生石膏、鲜生地各60g，知母、连翘各15g，大青叶30g，丹皮、黄连、黄芩各12g，赤芍、淡竹叶、桔梗、甘草各9g。将石膏、大青叶煎汤代水，合水牛角汁再煎诸药；煎2次，共煎药液200~400mL，分3次服，1昼夜可连服2~4剂。功能清热解毒，凉血救阴。适于流行性脑脊髓膜炎，症见高热、头痛剧烈、呕恶肢痛、颈项强直、咽痛或红肿、皮肤出血点明显、舌绛脉数者。《中华人民共和国药典》收载多种以大青叶为主药的成药制剂，用治外感风热病证。复方大青叶合剂：大青叶、金银花、羌活、拳参、大黄。功能疏风清热，解毒消肿，凉血利胆。用于外感风热或瘟毒所致的发热头痛、咽喉红肿、耳下肿痛、胁痛黄疸；流感、腮腺炎、急性病毒性肝炎见上述证候者。口服，一次10~20mL，一日2~3次；用于急性病毒性肝炎，一次30mL，一日3次。小儿退热合剂及小儿退热颗粒，由大青叶、板蓝根、金银花、连翘等12味药制成，功能疏风解表、解毒利咽，用于小儿外感风热，症见发热恶风、头痛目赤、咽喉肿痛；上呼吸道感染见上述证候者。小儿感冒口服液：大青叶、石膏、广藿香、菊花、连翘、板蓝根、地黄、地骨皮、白薇、薄荷。功能清热解表，用于小儿外感风热，发热重、微恶风寒、头痛、有汗或少汗、咽喉肿痛、口渴、舌尖红、苔薄黄而干、脉浮数。由上方制成的小儿感冒颗粒，用于风热感冒及流感见上述证候者。小儿解感片：大青叶、柴胡、黄芩、荆芥、桔梗、甘草。功能清热解表，利咽止咳，用于感冒发烧，头痛鼻塞，咳嗽喷嚏，咽喉肿痛。感冒舒颗粒：由大青叶、连翘、荆芥、防风、薄荷、牛蒡子、桔梗、白芷、甘草制成，功能疏风清热，发表宣肺，用于风热感冒，头痛体困，发热恶寒，鼻塞流涕，咳嗽咽痛。感冒退热颗粒：大青叶、板蓝根、连翘、拳参。制粒口服，功能清热解毒、疏风解表，用于上呼吸道感染、急性扁桃体炎、咽喉炎属外感风热、热毒壅盛证，症见发热、咽喉肿痛。

现代临床报道常用大青叶治疗感染发热病证。如清热泻火汤：大青叶、金银花、连翘、蒲公英、黄芩、赤芍各10g，羚羊角1g，石膏20g，甘草5g。1岁以下婴儿剂量酌减，日1剂，水煎2次，分2次服，婴儿可分多次喂服，3天为1个疗程。治疗手足口病50例，痊愈45例，有效4例，无效1例，总有效率为98.00%。又如解毒宣肺和中汤：大青叶、鱼腥草各9~12g，黄芩6~8g，桑白皮6~10g，陈皮、浙贝母、白术、姜半夏、竹茹各6~9g。发热者加金银花9~12g，咳甚者加前胡6~8g，连翘、桔梗、枇杷叶各6~9g；痰色黄黏稠者加全瓜蒌6~9g。上药加水适量煎取汁100~150mL，日1剂，7天为1疗程，2个疗程后判定疗效。治疗小儿支原体肺炎44例，显效22例，有效18例，无效4例，总有效率为88.9%，疗效明显好于对照组。提示本方具有清热解毒、宣肺止咳、和中止吐之功，可提高患儿自身的抗病能力，减少本病再次复发。

【参考文献】

［1］黄向红，郑明. 清热泻火汤治疗手足口病50例疗效观察. 新中医，2004，36（7）：27.

［2］陈玉. 解毒宣肺和中汤治疗小儿支原体肺炎44例. 陕西中医，2005，26（5）：411.

（孙敬昌）

十六、解毒消肿凉血利咽妙药——板蓝根

【**药性功效**】苦，寒。归心、胃经。清热解毒，凉血利咽。

【**主治病证**】温毒发斑，舌绛紫暗，痄腮喉痹，烂喉丹痧，大头瘟疫，丹毒痈肿。

【**热病应用**】大青叶首载于《名医别录》，曰："味苦，大寒，无毒。主治时气头痛，大热，口疮。"《本草便读》记载板蓝根："辟瘟，解毒，能凉血，逐疫，祛邪，并杀虫，肝胃收功，苦寒降热"。其性味苦，寒，善于解毒凉血利咽，历代医家多将其视为清热解毒之妙药。近现代对板蓝根的研究尤为突出，多用于抗病毒、消炎、提高免疫等诸多方面。

1. 时行温病，发热咽痛

板蓝根主治外感热病、温疫时毒，在古代的文献中早已有了记载。《日华子本草》言其："治天行热毒。"板蓝根为苦寒之品，善于清解实热火毒，利咽散结，常用以治疗外感风热或温病初起。宋代以前，板蓝根入药的记载不多，宋代以来板蓝根广泛应用于临床。《传家秘宝》载如圣散：炒板蓝根二两，炙甘草一两，井泉石、钟乳石各一两半，丁香半两。吐泻时，粳米饮调下半钱；如惊风，钟乳石、薄荷水调下。主治小儿风热，吐泻不定。《洁古家珍》载无比散：青黛、白僵蚕、甘草、马牙硝、板蓝根、紫河车、薄荷、桔梗各等分。炼蜜为丸，梧桐子大，每服十五至三十丸。主治咽喉诸恙。《育婴秘诀》卷三载大豆卷散：黑豆芽、贯众、板蓝根、炙甘草各等分。水煎服。主治误服热药而发热者。《医效秘传》载神犀丹：犀角尖、黄芩、石菖蒲各六两，生地一斤（熬膏），金银花一斤，香豉八两（熬膏），连翘、金汁各十两，板蓝根九两，元参七两，花粉、紫草各四两，用生地、香豉、金汁捣烂，余药研末，和匀为丸，每丸重三钱。清营开窍，凉血解毒。治温热暑疫，热毒深重，耗液伤营，热入心包，神昏谵语，痘瘄发斑，舌色紫绛，口糜咽腐，目赤神烦等。方中犀角、生地清心凉血；元参、天花粉养阴生津；金银花、连翘、黄芩清热泻火；紫草、板蓝根、金汁凉血解毒，菖蒲芳香开窍，豆豉宜泄透邪。诸药合用，共奏清营开窍、凉血解毒之功。

2. 温毒斑疹，热毒疮疡

板蓝根性味苦寒，入心、胃经，常用于温毒发斑，高热头痛，大头瘟疫等疾。《阎氏小儿方论》称板蓝根"治疮疹出不快及倒靥"。《本草便读》谓其"能入肝胃血分，不过清热、解毒、辟疫、杀虫四者而已。但叶主散，根主降，此又

同中之异耳"。《分类草药性》道其"解诸毒恶疮，散毒去火，捣汁，或服，或涂"。宋代以后，板蓝根在治疗热病方面有了较多的临床应用，如北宋《圣济总录》卷一六九载败毒汤：紫草、板蓝根各半两，每服二钱匕，水煎温服。主治小儿斑疮，毒气不快。北宋《阎氏小儿方论》载蓝根散：板蓝根一两，甘草三分，每服半钱或一钱，取雄鸡冠血三两点，同温酒少许，食后，同调下。治痘疹出不快。金《东垣试效方》载普济消毒饮：酒炒黄芩、酒炒黄连各半两，人参三钱，橘红、甘草、玄参、柴胡、桔梗各二钱，连翘、鼠黏子、板蓝根、马勃各一钱，僵蚕、升麻各七分。治大头天行，初觉憎寒体重，次传头面肿盛，目不能开，上喘，咽喉不利，口渴舌燥。"用黄芩、黄连味苦寒，泻心肺间热以为君；橘红苦辛，玄参苦寒，生甘草甘寒，泻火补气以为臣；连翘、鼠黏子、薄荷叶苦辛平，板蓝根味苦寒，马勃、白僵蚕味苦平，散肿消毒定喘以为佐；新升麻、柴胡苦平，行少阳、阳明二经不得伸；桔梗辛温为舟楫，不令下行。"明代《普济方》卷二七四载圣授夺命丹：五倍子三两，山慈菇二两，川墨（烧存性）、续随子、五灵脂、板蓝根（焙）、红牙大戟各一两。公鸭血或糯米粥为丸，分作四十九丸，量虚实，或半丸，或一丸，生姜、薄荷水磨化服或外涂，温粥补之。治疗痈、中毒、瘟疫、喉风、黄肿、烫火伤、虫蛇伤等。后代多用此方治无名疔肿，时行瘟疫，山岚瘴气，缠喉风，脾病黄肿，冲冒寒暑，热毒上攻，百虫疯犬等。

【综合评述】板蓝根一直是古今常用清热解毒之要药，具有良好的排毒清热功效。其性味苦，寒；归心、胃经。主温毒发斑，高热头痛，大头瘟疫，烂喉丹痧，丹毒，疟腮，喉痹，疮肿，水痘，麻疹，肺炎，肝炎，流行性感冒等。《中华本草》载："对温毒时疫诸疾，未病可防，已病可治，单用或入复方咸宜。"从古至今，板蓝根在"瘟疫"等病毒感染性疾病的预防和治疗中发挥着重要作用。

现代研究表明，板蓝根含有吲哚类、喹唑酮类、芥子苷类、有机酸类、氨基酸类、甾醇类、喹啉类、含硫类化合物，还含有腺苷、多糖、大黄素、嗜焦素、板蓝根甲素等化学成分。具有明显的抗菌、抗病毒、抗癌作用。研究表明，蓝根水提液对多种细菌均有抑制作用，如枯草杆菌、金色葡萄糖菌、大肠杆菌、八联球菌、表皮葡萄球菌、伤寒杆菌、甲型链球菌、肺炎双球菌、脑膜炎双球菌、流感杆菌等。对断发癣菌、羊毛状小孢子菌、紫色癣菌、红色癣菌、石膏样小孢子菌、石膏样癣菌等皮肤真菌均具有较好的抑制作用，最低抑菌浓度为5mg/L。对甲型流感病毒、腮腺炎病毒、乙型脑炎病毒、流感病毒均有抑制感染及增殖的作用，对肾综合征出血热病毒具有较好的杀灭作用。另外，药物实验表明，板蓝根多糖腹腔注射后可以显著促进小鼠的免疫功能，明显增加正常小鼠的脾重量、淋巴细胞数及白细胞总数，板蓝根注射液对小鼠Friend红白血病3CL-8细胞有强大的直接杀伤作用，MTT实验结果显示，板蓝根二酮B对肝癌BEL-7402细胞和卵巢癌A2780细胞均有较强的杀伤作用。

现代临床应用中，板蓝根常用于防治流感、流行性乙型脑炎、急慢性肝炎、流行性腮腺炎、抗内毒素、免疫调节等。《中华人民共和国药典》收载有板蓝根颗粒：板蓝根1400g。功效：清热解毒，凉血利咽。用于肺热所致喉肿痛，口干舌燥，腮部肿胀；急性扁桃体炎、腮腺炎见上述证候者。板蓝大青片：板蓝根1500g，大青叶2250g。功效：清热解毒，凉血消肿。用于流行性乙型脑炎、流感、流行性腮腺炎、传染性肝炎及麻疹等病毒性疾病见热毒内盛证候者。抗病毒口服液：板蓝根、石膏、芦根、地黄、郁金、知母、石菖蒲、广藿香、连翘。功能清热祛湿，凉血解毒，用于风热感冒，温病发热及上呼吸道感染、流感、腮腺炎病毒感染疾患。

板蓝根亦常用于各种炎症的治疗，如《辽宁常用中草药手册》载蒲地蓝消炎口服液：蒲公英500g，板蓝根188g，苦地丁125g，黄芩188g。清热解毒，消肿利咽。用于疖肿、腮腺炎、咽炎、扁桃体炎。此外，板蓝根也用于现代肝病的治疗，治肝硬化：板蓝根一两，茵陈四钱，郁金二钱，薏苡仁三钱。水煎服。《常见病验方研究参考资料》载治猩红热：板蓝根9g，马勃6g，金银花9g。共为细末。1日3次，白开水送服，须连服四五日。1岁~2岁，每次0.3g至0.9g；3岁~4岁，每次0.9~1.5g；年长儿童酌加量。《中药志》言其"凉血止血。治热病发斑，吐血衄血"。

【名医经验】张锡纯在《医学衷中参西录》中对板蓝根清热解毒之效有独特的运用，如案例：天津沈姓学生，年十六岁，于仲春得温疹兼喉痧证。因在体育场中游戏，努力过度，周身出汗为风所袭，遂得斯病。证候初病时微觉恶寒头疼，翌日即表里俱壮热，咽喉闷疼。延医服药病未见轻，喉中疼闷似加剧，周身又复出疹，遂延愚为医。其肌肤甚热，出疹甚密，连无疹之处其肌肤亦红，诚西人所谓猩红热也。其心中亦自觉热甚，其喉中扁桃体处皆红肿，其左边有如榆荚一块发白。自言不唯饮食疼难下咽，即呼吸亦甚觉有碍。诊其脉左右皆洪滑有力，一分钟九十八至。愚为刺其少商出血，复为针其合谷，又为拟一清咽、表疹、泻火之方俾服之。处方：生石膏二两，玄参、天花粉各六钱，射干、牛蒡子、浙贝母、青连翘、鲜芦根、粳米各三钱，甘草一钱半，共煎汤两大盅，分两次温服下。

翌日过午复为诊视，其表里之热皆稍退，脉象之洪滑亦稍减，疹出又稍加多。从前三日未大便，至此则通下一次。再视其喉，其红肿似加增，白处稍大，病患自言此时饮水必须努力始能下咽，呼吸之滞碍似又加剧。愚曰：此为极危险之病，非刺患处出血不可。遂用圭式小刀，于喉左右红肿之处，各刺一长口放出紫血若干，遽觉呼吸顺利。拟再投以清热消肿托表疹毒之剂。处方：生石膏一两，天花粉六钱，赤芍、板蓝根、牛蒡子、生蒲黄、浙贝母、青连翘、鲜芦根各三钱，共煎一大盅半，分两次温服。方中生石膏配伍天花粉清热泻火生津；赤芍、生蒲黄清热凉血，治疗热毒深入血分；浙贝母清热散结；连翘、芦根皆为表散之佳品；牛蒡子、板蓝根于其中取其清热解毒，透疹利咽之功。

（蔡青杰）

十七、解热毒要药治疗疔痈妙品——蒲公英

【药性功效】苦、甘，寒。归肝、胃经。清热解毒，消肿散结，利湿通淋，清肝明目。

【主治病证】主治疔疮肿毒、乳痈、肺痈、肠痈、瘰疬、湿热黄疸、热淋涩痛、目赤肿痛等证。

【热病应用】蒲公英首见于《新修本草》，鲜用或生用。其苦寒中而又有甘味，消肿毒而体润多汁，故无败胃燥液之弊，即陈士铎所言"可散邪辅正耳"。《本草衍义补遗》言蒲公英"属土。开黄花似菊花，化热毒，消恶肿结核有奇功"。历代以其为治疗热毒壅滞之疮痈疔肿之上品，无论内痈、外痈均可应用。又因其茎空善通利，液白若乳汁，故古今均视为治乳痈要药。现代用治多种痈肿疮疔及外感温热邪气。

1.乳痈初起

蒲公英尤善治疗乳痈，如《唐本草》载蒲公英"主妇人乳痈肿"，《滇南本草》曰"治妇人乳结、乳痈，红肿疼痛，乳筋梗硬作肿胀，服之立效"，《本草经疏》曰"蒲公英味甘平，其性无毒，当是入肝入胃，解热凉血之要药，乳痈属肝经，妇人经行后，肝经主事，故主妇人乳痈肿乳毒，并宜生啖之良"，《本草求真》曰"蒲公英，能入阳明胃、厥阴肝，凉血解热，故乳痈、乳岩为首重焉，缘乳头属肝，乳房属胃，乳痈、乳岩，多因热盛血滞，用此直入二经，外敷散肿臻

效，内消须同夏枯、贝母、连翘、白芷等药同治"，《本草正义》曰"蒲公英，其性清凉……治乳痈乳疖，红肿坚块，尤为捷效。鲜者捣汁温服，干者煎服，一味亦可治之，而煎药方中必不可缺此"。

隋代僧医梅师以单味蒲公英治疗乳痈，《梅师集验方》曰："治产后不自乳儿，蓄积乳汁，结作痈：蒲公英捣敷肿上，日三四度易之。"又如《外科正宗》中治乳痈初起肿痛未成脓者之治乳便用方，"用蒲公英春秋间开黄花似菊，取连根蒂叶二两捣烂，用好酒半斤同煎数沸，存渣敷肿上，用酒热服，盖睡一时许，再用连须葱白汤一茶钟催之，得微汗而散。"方中蒲公英清热解毒、消肿散结，辅以白酒半斤，助其行滞通络。本方药专力宏，且取药简便，可谓治乳痈初起之基础方。《洞天奥旨》载英藤汤：蒲公英一两，忍冬藤二两，生甘草三钱。此方亦治乳痈初起，方中蒲公英尤善清热解毒以疗乳痈，忍冬藤清热通络，亦为治疗痈肿疮疡之要药，稍佐以生甘草，顾护胃气兼清热解毒。此二方均用蒲公英配以活血通络药物，组方简单且效力专一，有异曲同工之妙。

2.诸疮肿痛

蒲公英性寒，善于行散，故除乳痈外，还可治疗多种痈肿疮毒。《本草图经》载其"敷疮，又治恶刺及狐尿刺"，《本草衍义补遗》称其"化热毒，消恶肿结核"，《滇南本草》言其"敷诸疮肿毒、疥癞癣疮，利小便，祛风，消诸疮毒，散瘰疬结核"。《本草正义》云："蒲公英，其性清凉，治一切疔疮、痈疡、红肿热毒诸证，可服可敷，颇有应验。"

明代《滇南本草》中治疗瘰疬结核、痰核绕项而生之验方：蒲公英三钱，香附一钱，羊蹄根一钱五分，山慈菇一钱，大蓟独根二钱，虎掌草二钱，小一枝箭二钱，小九古牛一钱。方中蒲公英用量最大，功善清热散结，羊蹄根、山慈菇、虎掌草、一枝箭、九古牛助蒲公英清热解毒，大蓟清热凉血，消痈散瘀，香附行气活血，瘀血散而热邪去。《本草纲目》中治痈疮疔毒之验方："蒲公英捣烂覆之，别更捣汁，和酒煎服，取汗。"用单味蒲公英捣烂敷于疮面上，以清热疗疮，再以蒲公英汁加酒煎服，稍发汗以散热邪。清代王肯堂以蒲公英、苍耳草治疗手指结毒而红肿热痛之天蛇头，他在《证治准绳》中引朱丹溪言曰："蒲公英草，清明时节如荠菜状，中开一朵花，如菊花者，取，干，与苍耳草二味，等分为末，以好醋浓煎，浸洗即愈。"《万氏秘传外科心法》中载二味神仙一醉失笑散：蒲公英、忍冬藤各二钱，"以好酒煮热，尽量饮之醉，仍以生葱一根，灌蜜入内要满，以灰火煨热压酒，以被盖睡取汗，汗出而愈"，"并治上中下三背发及三手搭,并乳发,立效"。方中蒲公英、忍冬藤皆可清热解毒,消肿散结,生葱、白酒通阳祛瘀。本方与《洞天奥旨》英藤汤均为蒲公英、忍冬藤相配伍,除此二方外,还有多位医家以蒲公英、忍冬藤疗各种痈肿疮毒。另外,蒲公英配金银花也是治疗热结成痈之常用组合,如《洞天奥旨》载立消汤:蒲公英一两,金银花四两,当归二两,玄参一两,"治痈疽发背或生头项,或生手足臂腿、腰脐之间、前阴粪门之际,无论阴毒阳毒,未溃即消,已溃即敛"。方中蒲公英、金银花清热解毒,消散痈肿,配以当归、玄参,防热邪伤阴耗血,祛邪而不伤正。正如陈士铎于书中曰:"此方既善攻散诸毒,又不耗损真气。可多服久服,俱无碍也。即治肺痈、大小肠痈,无不神效。"《医宗金鉴》载五味消毒饮:金银花三钱,野菊花、蒲公英、紫花地丁、紫背天葵子各一钱二分,"治热毒蕴蒸肌肤,致生疔疮痈肿。红肿热痛,发热恶寒,舌红脉数者"。方中金银花清热解毒,消散痈肿;蒲公英、紫花地丁、野菊花、紫背天葵子清热解毒,凉血消肿散结;少加酒以通血脉,有利于痈肿疔毒之消散。诸药合用,共奏清热解毒、散结消肿之功。

3.肺胃火旺

《本草新编》记载:"蒲公英亦泻胃火之药,但其气甚平,既能泻火,又不损土,可以长服久服而无碍。凡系阳明之火起者,俱可大剂服之,火退而胃气自生。但其泻火之力甚微,必须多用,一两,少亦五六钱,始可散邪辅正耳。或问,蒲公英泻火,止泻阳明之火,不识各经之火,亦可尽消之乎?曰,火之最烈者,无过阳明之焰,阳明之火降,而各经余火无不尽消。蒲公英虽非各经之药,而各经之火,见蒲公英而尽伏,即谓蒲公英能消各经之火,亦无不可也。""或问,蒲公英与金银花,同是消痈化疡之物,二物毕竟孰胜?夫蒲公止入阳明、太阴二经,而金银花则无经不入,蒲公英不可与金银花同于功用也。然金银花得蒲公英而其功更大。"《医林纂要》曰:"蒲公英,能化热毒,解食毒,消肿核,疗疔毒乳痈,皆泻火安土之功。通乳汁,以形用也。固齿牙,去阳明热也。"《随息居饮食谱》云:"清肺,利嗽化痰,散结消痈,养阴凉血,舒筋固齿,通乳益精。"

《辨证录》载完肺饮:人参一两,玄参二两,蒲公英五钱,金银花二两,天花粉三钱,生甘草三钱,桔梗三钱,黄芩一钱,治疗"肺痈已成已破,胸膈作痛,咳嗽不止,吐痰更觉疼甚,手按痛处不可忍,咽喉之间,先闻腥臭之气,随吐脓血"。方中蒲公英、金银花善清热解毒消痈,黄芩助二药清泄肺火,火毒伤阴耗气,故以玄参、天花粉、人参滋阴增液,益气扶正,稍用桔梗载诸药入肺,生甘草清热解毒兼调和诸药。又如《洞天奥旨》之玄天散：玄参八两，天冬四两，桔梗二两，炙甘草一两，水十五碗，煎二碗，加蒲公英五钱，金银花五钱，再煎至八分，饱食后服之。主治肺经痈疡。方中玄参、天冬滋阴清热，桔梗引药上行，炙甘草调和诸药。蒲公英、金银花后入，取其轻清行散之气，以散热邪。陈士铎言："凡人生肺痈者，初起之时，咳而两胁疼痛者是。即宜速用此方，神效。"完肺饮与玄天散同治肺痈，组方相似，但完肺饮治疗"肺痈已成已破"，此热邪较盛，已腐肉为脓，故用黄芩、天花粉大清上焦热邪，以人参扶耗散之正气。而玄天散治疗肺痈初起，热势较轻，故用药量少而气清。

【综合评述】蒲公英味苦、甘而性寒，功专清热泻火，消肿散结，故可治疗各种热毒结聚之外科疮疡；因其主入肝、胃经，而乳头属肝，乳房属胃，所以蒲公英尤善疗热盛血滞之乳痈。最早在《唐本草》中便载蒲公英"主妇人乳痈肿"，《本草经疏》亦有相关记载："蒲公英味甘平，其性无毒。当是入肝入胃，解热凉血之要药。"《本草正义》对此有总结曰："蒲公英，其性清凉，治一切疔疮、痈疡、红肿热毒诸证，可服可敷，颇有应验，而治乳痈乳疖，红肿坚块，尤为捷效。"蒲公英虽治外毒力宏，但其泄胃火之力较平缓，《本草新编》曰："蒲公英亦泻胃火之药，但其气甚平，既能泻火，又不损土，可以长服久服而无碍。凡系阳明之火起者，俱可大剂服之，火退而胃气自生。"《医林纂要》认为蒲公英的诸多功效皆根于其泄胃火之力："蒲公英，能化热毒，解食毒，消肿核，疗疔毒乳痈，皆泻火安土之功。通乳汁，以形用也。固齿牙，去阳明热也。"此外，蒲公英还可稍泄肺火，如《随息居饮食谱》载蒲公英："清肺，利嗽化痰，散结消痈，养阴凉血。"

现代研究认为蒲公英化学成分较为复杂，主要有黄酮类、多糖类、酚酸类、植物甾醇类、萜类、糖蛋白、低聚糖、香豆素、氨基酸、脂肪酸、木质素、生物碱、有机酸、矿物质等。具有抗氧化、抗菌、消炎、抗肿瘤、提高机体内雌激素活性等作用。蒲公英水提物对革兰阴性菌、革兰阳性菌、螺旋体、真菌、病毒及耐药的金黄色葡萄球菌、鲍曼不动杆菌、铜绿假单胞菌和大肠杆菌等临床致病菌均具有不同程度的抑制作用。蒲公英乙酸乙酯萃取物和石油醚萃取物在体外有明显的抗甲型 H_1N_1 流感病毒的作用。蒲公英多糖能调节炎症反应，减轻氧化应激而起到保肝作用。蒲公英水提液可有效抑制脂多糖诱导的小鼠急性肺损伤炎症，可减缓肺损伤，并能改善糖尿病大鼠脂质过氧化反应和减少自由基的产生，显著降低糖尿病大鼠血清葡萄糖浓度。

现代方抗病毒汤：黄连10g，黄芩20g，菊花10g，薄荷10g，蒲公英15g，板蓝根15g，升麻15g，黄芪20g，炙甘草15g，炒酸枣仁15g，枸杞20g，五味子15g，龟板胶15g，麦冬15g，天冬15g，沙参15g。治疗病毒性心肌炎，症见发热头痛，心悸烦躁，口渴口苦，咳嗽胸闷或隐痛，神疲气短，咽部红肿，舌红，脉浮数可沉结代，而属热毒犯心，气阴两虚者。共治疗52例患者，痊愈31例占59.6%，好转19例占36.5%，无效2例占3.9%，总有效率96.1%。

《中华人民共和国药典》消炎退热颗粒：大青叶、蒲公英各400g，紫花地丁150g，甘草50g，水煎过滤浓缩，加蔗糖950g及淀粉适量制颗粒1000g，或加淀粉适量制成300g。功善清热解毒，凉血消肿，用于外感热病的热毒壅盛证，症见发热头痛、口干口渴、咽喉肿痛；上呼吸道感染见上述证候者，亦用于疮疖肿痛。蒲地蓝消炎口服液：蒲公英500g，板蓝根、黄芩各188g，苦地丁125g，煎煮过滤浓缩后，加入0.5%的甜菊糖苷，加水至1000mL。善清热解毒、消肿利咽，用于疖肿、腮腺炎、咽炎、扁桃体炎。

【名医经验】历代医家中，清代名医陈士铎对蒲公英见解最深，他于《本草新编》中说："蒲公英，至贱而有大功，惜世人不知用之。阳明之火，每至燎原，用白虎汤以泻火，未免太伤胃气。盖胃中之火盛，由于胃中土衰也，泻火而土愈衰矣。故用白虎汤以泻胃火，乃一时之权宜，而不可恃之为经久也。蒲公英亦泻胃火之药，但其气甚平，既能泻火，又不损土，可以长服久服而无碍。凡系阳明之火起者，俱可大剂服之，火退而胃气自生。但其泻火之力甚微，必须多用，一两，少亦五六钱，始可散邪辅正耳。或问，蒲公英泻火，止泻阳明之火，不识各经之火，亦可尽消之乎？曰，火之最烈者，无过阳明之焰，阳明之火降，而各经余火无不尽消。蒲公英虽非各经之药，而各经之火，见蒲公英而尽伏，即谓蒲公英能消各经之火，亦无不可也。""或问，蒲公英与金银花，同是消痈化疡之物，二物毕竟孰胜？夫蒲公英止入阳明、太阴二经，而金银花则无经不入，蒲公英不可与金银花同于功用也。然金银花得蒲公英而其功更大。"陈士铎认为蒲公英善降胃火而药性平缓，久服不败胃气。且诸经中阳明之火最旺，蒲公英能通过降胃火以降各经之火。另外，蒲公英可以助金银花通降全身之火，消散痈疡。由此，陈士铎以蒲公英、金银花为基本组成创立了多首方剂，如完肺饮、玄天散、英藤汤、立消汤等，对于治疗乳痈、肺痈等各种痈疽有极佳的疗效。

北京中医医院所编《赵炳南临床经验集》中，记载皮肤科巨擘赵炳南曾以蒲公英、金银花为主药治疗一颈部痈肿患者，诉七天前颈部生一疙瘩肿痛，诊为颈部痈，注射"青霉素"未效，肿势逐渐扩大，自溃出脓。患者自觉身热口苦，烦躁，不思饮食，小便黄赤，大便燥结。其脉洪数有力，舌质红而苔白厚。辨为毒热壅盛，气血阻隔。治以金银藤一两，蒲公英六钱，败酱草三钱，连翘四钱，地丁四钱，赤芍四钱，炒山甲三钱，炒皂刺三钱，黄芩三钱，丹皮三钱，白芷一钱，乳香二钱，没药二钱，菊花二钱，疮口处敷京红粉软膏，四周用化毒散软膏外贴。服上方三剂后，肿势蔓延，脓出不畅，剧痛，夜不得寐，心烦易怒。证属毒热炽盛，脓毒已成而不得外泄，法宜排脓托毒，继服前方加瓜蒌一两，蒲公英一两。并于局麻下在原疮口处行井式切开扩创深至2.5厘米，用红粉纱条引流，外敷化毒散软膏。手术后疼痛大减，肿热渐缩小，脓液黏稠，引流尚通畅，换药时清除脓栓及腐肉。2周后伤口愈合，自觉症状消失。

【参考文献】

［1］杞学文.自拟抗病毒汤治疗病毒性心肌炎52例疗效观察［J］.中国民族民间医药杂志，2007（1）：34-36.

（侯敬喆）

十八、清肺退热良药湿温暑温佳品——黄芩

【药性功效】苦，寒。归肺、胆、脾、大肠、小肠经。清热燥湿，泻火解毒，止血，安胎。

【主治病证】湿温、暑湿，胸闷呕恶，湿热痞满，泻痢，黄疸，肺热咳嗽，高热烦渴，血热吐衄，痈肿疮毒，胎动不安。

【热病应用】《神农本草经》首载黄芩，曰："主诸热黄疸，肠澼泄痢，逐水，下血闭，恶疮疽蚀火疡。"《伤寒论》含黄芩方16首，是为太阳伤寒邪热里传之证而设，其用黄芩随证配伍他药，成为黄芩治热病之圭臬。《本草经疏》云："黄芩，其性清肃所以除邪，味苦所以燥湿，阴寒所以胜热，故主诸热。诸热者，邪热与湿热也。"

1. 外感热病

黄芩苦寒，功善解热，为治外感热病发热之常用药物。《药性论》有其"解热渴"的记载，《日华子本草》言其"主天行热疾"，《本草正》明确指出黄芩

"退往来寒热，风热湿热，头痛，解瘟疫……尤祛肌表之热"。

《伤寒论》首开用黄芩治热病发热之先河。经方小柴胡汤：柴胡半斤，黄芩、人参、炙甘草、生姜各三两，大枣十二枚，半夏半升。治伤寒五六日，中风，往来寒热，胸胁苦满，嘿嘿不欲饮食，心烦喜呕，或胸中烦而不呕，或渴，或腹中痛，或胁下痞硬，或心下悸、小便不利，或不渴，身有微热，或咳者。此证伤寒外邪侵入少阳半表半里，致枢机不利，正邪分争，症见寒热往来，取黄芩苦寒清泻以清胸腹蕴热而除烦满，配伍柴胡辛凉轻清，以疏少阳郁滞之邪，二药同用，黄芩主诸热，柴胡主散邪，共解半表半里之邪。此为热病经典治方之一，多为后世所效法，柴、芩亦为和解少阳之经典药对。又大柴胡汤：柴胡半斤，黄芩、芍药各三两，半夏半升，生姜五两，大黄二两，炙枳实四枚，大枣十二枚。水一斗二升，煮取六升，去滓再煎，温服一升，日三服。治太阳病，过经十余日，反二三下之，呕不止，心下急，郁郁微烦者。此少阳未解，又兼阳明里实，柴、芩与大黄配伍，又为后世创立了少阳寒热兼阳明腑实证之用药规范。又柴胡桂枝汤：柴胡四两，桂枝、黄芩、人参、芍药、生姜各一两半，炙甘草一两，半夏二合半，大枣六枚。治伤寒六七日，发热微恶寒，肢节烦痛，微呕，心下支结、外证未去者。此方所治为伤寒邪入少阳而表证未罢。上二方及经方柴胡加芒硝汤、柴胡加龙骨牡蛎汤、柴胡桂枝干姜汤之用柴、芩，其义均同小柴胡汤。

唐宋金元时期，黄芩在外感热病中得到广泛应用。《备急千金要方》治伤寒温病即善用黄芩，卷二治妊娠伤寒，头痛壮热，肢节烦疼，用石膏八两，黄芩、大青各三两，前胡、知母、栀子仁各四两，葱白一升，水煎服。卷三载知母汤：知母三两，芍药、黄芩各二两，桂心、甘草各一两。治产后乍寒乍热，通身温壮，胸心烦闷。卷五载麻黄汤：麻黄、生姜、黄芩各一两，甘草、桂心、石膏、芍药各半两。治少小伤寒，发热咳嗽，头面热。卷八载仲景三黄汤：麻黄三十铢，黄芩十八铢，独活一两，黄芪、细辛各十二铢。主治中风，手足拘挛，百节疼痛，烦热心乱，恶寒，不欲饮食。卷九治肝腑脏温病阴阳毒方、心腑脏温病阴阳毒方及治伤寒身热之华佗赤散、赤散、阴旦汤中均有黄芩，又载治伤寒温病之解肌汤：葛根四两，麻黄一两，黄芩、芍药、甘草各二两，大枣十二枚。宋代方书《太平圣惠方》收载多首有黄芩的治伤寒方，随得病日数及不同临床表现配伍不同药物。如卷九载葛根汤：葛根、生姜各一两，黄芩、柴胡各半两，葱白五茎，豉一合。治伤寒一日，初觉头痛，恶寒壮热，腹内热，脉洪大。此为解表之剂，用黄芩退壮热。又麻黄汤：麻黄一两，桂心、石膏各三分，黄芩、赤芍药各半两，甘草一分，杏仁二十一枚。每服四钱，加生姜半分，水煎服。治伤寒二日，头痛发热，烦闷。此表证仍在，里已有热，方以麻黄解表，石膏配伍黄芩清热泻火、解热除烦。又方三黄散：黄芩、栀子仁各一两，大黄一两半。每服四钱，加竹叶三七片，朴硝末二钱，水煎服。治伤寒四日，三阴受病，脉浮而滑，腹满口热，舌干而渴，大便不利。此邪已在里不在表，故以黄芩配栀子、大黄清泻三阴之热邪。《素问病机气宜保命集》卷中载葛根续命汤：葛根、黄芩、桂枝各二两，麻黄、人参、芍药、防己、川芎、甘草、杏仁各一两，防风一两半，附子半两。治中风，有汗身热，不恶风。

　　明清时期，黄芩广受温病学家的青睐。如《温热暑疫全书》卷一治风温，太阳客邪，阳明脉浮滑、阴脉濡弱、发热微恶寒、咽痛口苦，用《伤寒论》黄芩汤加桂枝、石膏。《松峰说疫》卷二载浮萍黄芩汤：浮萍三钱，黄芩一钱，杏仁、炙甘草各二钱，生姜三钱，大枣二枚。治寒疫在太阳，发热恶寒，身痛腰疼，烦躁无汗而喘促，脉浮而紧。此寒束而邪不能泄，与伤寒同治，以浮萍黄芩清散经络之热。又方红雨丹：柴胡二钱，黄芩、芍药、甘草、丹皮各一钱，元参一钱半，生姜二钱。水煎服，覆衣取微汗。治瘟疫邪在少阳，胸胁疼，耳聋，口苦咽干。此三阳经络皆受其病，而未入于腑，其伤在卫气，而病在营血，营郁发热，故用丹皮、芍药，泄热而凉营，柴胡配黄芩和解少阳之热。《温病条辨》卷一治风温、温热、温疫、冬温二三日病犹在肺，热渐入里，或见小便赤者，用银翘散加生地、麦冬、知母、黄芩、栀子合化阴气，而治热淫所胜。治太阴风温，但咳、身不甚热、微渴者用桑菊饮，若肺热甚者则加黄芩以清肺热。治太阴温病，误汗，汗出过多，神昏谵语，所用安宫牛黄丸中有黄芩一两，其用黄芩义在清泻胆肺之火。治太阴伏暑，舌白口渴、有汗或大汗不止者，用银翘散去牛子、玄参、芥穗加杏仁六钱、石膏一两、黄芩五钱主之。治伏暑所致之肺疟，症见舌白渴饮，咳嗽频仍，寒从背起，用杏仁汤：杏仁、滑石、茯苓块各三钱，黄芩、连翘、桑叶各一钱五分，白蔻皮八分，梨皮二钱。《温病条辨》卷二载黄连黄芩汤：黄连、黄芩、香豆豉各二钱，郁金一钱五分。治阳明温病，干呕口苦而渴，尚未可下者。温热乃燥病，其呕由于邪热夹秽扰乱中宫而然，故以黄连、黄芩彻其热，以芳香蒸变化其浊。《医方简义》卷二载黄芩桔梗汤：黄芩、桔梗、川贝母、知母各一钱，白芍八分，薄荷五分，神曲三钱，生姜三片，竹叶二十片。治春温初起，头胀身热，恶热，微汗，舌红脉大。

　　黄芩苦寒入肺，长于清上焦湿热，并有良好的退热功效，故为湿温、暑湿病证要药。《本草纲目》谓本品"治风热、湿热头疼"。《温病条辨》卷二载半夏泻心汤去人参干姜大枣甘草加枳实杏仁方：半夏一两，黄芩、杏仁各三钱，黄连、枳实各二钱。治阳明暑温，脉滑数，不食不饥不便，浊痰凝聚，心下痞。此湿热互结阻滞中焦气分，故以黄连、黄芩开气分之热结，而祛中焦之湿热。又方杏仁滑石汤：杏仁、滑石、半夏各三钱，黄芩、郁金、厚朴各二钱，橘红一钱五分，黄连、通草各一钱。治暑温伏暑，三焦均受，舌灰白，胸痞闷，潮热呕恶，烦渴自利，汗出溺短者。此热处湿中、湿蕴生热、湿热交混之证，方以芩、连清里而止湿热之利。又黄芩滑石汤：黄芩、滑石、茯苓皮、猪苓各三钱，大腹皮二钱，白蔻仁、通草各一钱。治湿温，身痛，渴不多饮，或竟不渴，汗出热解，继而复热，脉缓，舌淡黄而滑。此内不能运水谷之湿，外复感时令之湿，故以黄芩、滑石、茯苓皮清湿中之热。《重订通俗伤寒论》蒿芩清胆汤：青蒿脑一钱半至二钱，黄芩一钱半至三钱，淡竹茹、赤茯苓各三钱，半夏、枳壳、陈皮各一钱半，碧玉散三钱。治足少阳胆与手少阳三焦湿遏热阻，三焦气机不畅，胆中相火炽，致胸闷作呕，寒热如疟。方以蒿、芩、竹茹为君以清泄胆火，配伍赤茯苓，使湿热从膀胱而去。

2.肺热咳喘

黄芩清肺热止喘咳古已用之，历代本草多有记载。《名医别录》载其"主治痰热"，《兰室秘藏·眼耳鼻门》称其"能泻上焦肺中之火"，《本草纲目》云本品治"火咳，肺痿喉腥"，《本草正》进一步指出"枯者清上焦之火，消痰利气，定喘嗽……疗肺痿肺痈"。

黄芩苦寒入肺，善清肺火，为肺热咳喘要药，单用即效，如《丹溪心法》卷二清金丸即单用黄芩一味，以"泻肺火，降膈上热痰"，临床多入复方。《外台秘要》卷九引《深师方》鸡子汤：鸡子一枚，黄芩、大黄、炙甘草各二分，甘遂一分。治咳逆唾脓血。《圣济总录》卷四十九载犀角饮：犀角、竹茹各一两，桔梗、柴胡、黄芩各一两半，朴硝、天门冬各二两。每服五钱匕，水煎，下朴硝少许温服。治肺痿咳嗽气喘，喉中有血。《兰室秘藏》卷下载黄芩利膈丸：生黄芩、炒黄芩各一两，半夏、黄连、泽泻各五钱，南星、枳壳、陈皮各三钱，白术二钱，白矾五分。蒸饼为丸如梧桐子大，每服三五十丸。功能除胸中热，利膈上痰。《普济方》卷二十七引杨子建《护命方》黄芩汤：黄芩、杏仁、麻黄、羌活、人参、升麻、桔梗各三分，黄连一钱半，蛤蚧半两。每服三钱，水煎服。治久患肺气喘急，喉中作声，上焦壅热，不能起动。《古今医鉴》卷四载清金降火汤：陈皮一钱五分，黄芩、半夏、茯苓、桔梗、枳壳、贝母、前胡、石膏、瓜蒌仁各一钱，杏仁一钱半，炙甘草三分。功能泻肺胃之火，消痰止嗽，治疗痰热咳嗽。《医方考》卷二载清气化痰丸：陈皮、杏仁、枳实、黄芩、栝蒌仁、茯苓各一两，胆南星、制半夏各一两半。姜汁为丸，治痰火咳嗽。《万病回春》卷二载黄芩汤：黄芩、山栀、桔梗、芍药、桑白皮、麦门冬、荆芥、薄荷、连翘各一钱，甘草三分。治肺火咳嗽，吐血、痰血、鼻血，咽喉肿痛、干燥生疮，或鼻孔干燥生疮，或鼻肿痛，右寸脉洪数。

3.湿热泻痢，热毒疮痈

黄芩入脾、胃、大肠经，善祛中焦之湿热，用治湿困脾胃所致痞满、泻痢等证。《神农本草经》首载黄芩主"肠澼泄痢"，汉代张仲景率先使用黄芩治湿热泄痢。《伤寒论》载黄芩汤：黄芩三两，芍药、炙甘草各二两，大枣十二枚。主治太阳与少阳合病，自下利者。此证少阳受邪为主，少阳热邪下迫，疏泄不利，故下利，临床可见肛门灼热、泻下黏秽、腹痛甚至里急后重等症，方用黄芩苦寒，清解少阳、阳明在里之热，并燥其湿。汪昂在《医方集解》赞誉此方为"万世治痢之祖方"，后世治疗痢疾名方黄芩芍药汤、芍药汤等，均从此方演化而来。《伤寒论》载葛根黄芩黄连汤：葛根半斤，黄芩、黄连各三两，炙甘草二两。主治伤寒表证误下，表证未解，邪陷阳明，里热夹表邪之下利。后世多宗仲景之法，治湿热或热毒痢疾常用黄芩。如《备急千金要方》卷十五载泻心汤：人参、甘草、黄芩、橘皮、栝楼根各一两，黄连二两，半夏三两，干姜一两半。治卒大下痢热，唇干口燥，呕逆引饮。又方黄柏汤：黄柏、黄连、黄芩、升麻、当归、白头翁、牡蛎、石榴皮、桑寄生、甘草各二分，犀角、艾叶各一分。治小儿夏月伤暴寒，寒折大热入胃，下赤白滞如鱼脑，壮热头痛，身热，手足烦；或温病热盛，复遇暴寒折之，热入腹中，下血如鱼脑者。《外台秘要》卷二十五引《许仁则方》黄芩五物散：黄芩、黄连、黄柏各五两，黄芪四两，龙骨六两。初服一方寸匕，日二服，渐加至二三匕。主治水痢，症见心腹甚痛，食无妨，但食后即痢，多食多下，少食少下者。《圣济总录》卷一七八载黄芩知母汤：黄芩、知母各一两，葳蕤三分，炙黄柏、炙甘草各半两。上五味，粗捣筛，一二岁小儿每服半钱匕，水煎服。功能清热燥湿止痢，主治小儿热痢不止。《丹溪心法》卷二载治热痢下血方：大黄、黄连、黄芩、黄柏、枳壳、当归、芍药、滑石、桃仁、甘草、白术各等分，为丸服。又防风芍药汤：防风、芍药、黄芩各二两，可散风泻热，用治风热内侵之痢疾。《普济方》卷三九七载黄芩汤：黄芩、当归各三分，艾叶半两。每服一钱，加薤白三寸，豉五十粒，水煎服。治小儿血痢不止，肌体黄瘦，腹痛，不能饮食。《温病条辨》卷二载加减芩芍汤：白芍三钱，黄芩、厚朴、广皮各二钱，黄连一钱五分，木香一钱。功能疏利肠间湿热，主治暑湿，滞下初成，腹胀痛。又方加减小柴胡汤：柴胡三钱，黄芩、炒白芍各二钱，人参、丹皮各一钱，当归、谷芽、炒山楂各一钱五分。治疟邪热气内陷变痢，久延时日，脾胃气衰，面浮腹膨，里急肛坠，中虚伏邪。方以柴胡由下而上，入深出浅，合黄芩两和阴阳之邪。又方加减黄连阿胶汤：黄连、阿胶各三钱，黄芩二钱，炒生地四钱，生白芍五钱，炙甘草一钱五分。治春温内陷下痢。又方加味白头翁汤：白头翁、黄芩各三钱，秦皮、黄连、黄柏、白芍各二钱。治内虚湿热下陷，热利下重，腹痛，脉左小右大者。

黄芩清热解毒力强，自古至今即为治疗热毒疮疡的重要药物之一。《神农本草经》即有其主"恶疮疽蚀火疡"的记载，《药性论》亦云"能治热毒"，《日华子本草》更言其主"下疔疮，排脓，治乳痈发背"。《备急千金要方》治疮痈方中黄芩应用普遍，如卷五治小儿痈疽方即有12首，卷二十二治痈疽方更是有22首之多，其他治瘰疬、痔漏、乳痈等均有用黄芩者。如卷五载漏芦汤：漏芦、连翘、白蔹、芒硝、甘草各六铢，大黄一两，升麻、枳实、麻黄、黄芩各九铢。治小儿热毒痈疽，赤白诸丹毒疮疖。又方麻黄汤：麻黄一两半，独活、黄芩、射干、甘草、桂心、青木香各一两。治小儿丹肿及风毒、风疹。卷二十二载栀子汤：栀子仁二七枚，黄芩、甘草、知母各三两，大黄四两，芒硝二两。主治表里俱热，三焦不实，身体生疮及发痈疖，大小便不利。又方治乳痈坚硬，黄芩、白蔹、芍药各等分，浆水饮服半钱匕，日三。《外台秘要》用黄芩治疮痈亦很广泛，其中卷一所引《崔氏方》黄连解毒汤，由黄连三两、黄芩、黄柏各二两、栀子十四枚组成，药仅四味，功能清泻三焦火毒，而成热毒疮疡有效良方。《魏氏家藏方》卷九载泻心汤：黄芩、黄连、人参、干姜、炙甘草各等分，生姜十片。主治积热喉痹，舌肿口疮。《东垣试效方》卷九载普济消毒饮子：黄芩、黄连各半两，人参三钱，橘红、玄参、甘草、柴胡、桔梗各二钱，连翘、鼠黏子、板蓝根、马勃各一钱，白僵蚕、升麻各七分。主治大头天行（大头瘟），初觉憎寒体重，次传头面肿盛，目不能开，上喘，咽喉不利，舌干口燥。此因邪热时毒郁于上焦聚于头面所致，方以芩、连为君，清降头面热毒。现本方常用于治疗流行性腮腺炎、颜面丹毒等。

4.血热出血

黄芩清热泻火，有凉血止血之效，《名医别录》载其治"淋露下血"，《滇南本草》言其主"上行泻肺火，下行泻膀胱火……女子暴崩"，《本草纲目》云本品治"诸失血"。《金匮要略》载泻心汤：大黄二两，黄连、黄芩各一两，治心气不定，吐血、衄血。此是黄芩治热盛出血的经典方剂。张仲景尚取黄芩配伍温中涩肠之品，用治虚寒性出血，如《金匮要略》黄土汤。《备急千金要方》卷十二载当归汤：当归、干姜、芍药、阿胶各二两，黄芩三两，主治衄血吐血。《太平圣惠方》卷三十七载黄芩散，单用黄芩一味，每服三钱，治心脏积热，吐血、衄血，或发或止。卷十八载黄芩散：黄芩、大黄、刺蓟各一两，栀子仁、蒲黄各半两。治热病，鼻衄不止。《圣济总录》卷二十七载黄芩汤：黄芩、栀子仁、炙甘草各一两，马牙消各半两。每服三钱匕，水煎服。治伤寒发斑，烦躁。卷一五三黄芩汤：黄芩、当归、柏叶、蒲黄各半两，炒艾叶一分，生地黄二两。每服三钱匕，水煎服。主治妇人经血暴下，兼带下赤白不止。《丹溪心法》卷五治妇人经水过多，用黄芩、白芍、龟板各一两，椿根白皮七钱，黄柏三钱，香附二钱半，酒糊丸梧子大，每酒下五十丸。此方《医学入门》名固经丸，后世传为滋阴清热、固经止带名方。

【综合评述】黄芩苦寒，功善解热，因此为外感热病所常用，又善清热燥湿，故为湿温、暑湿病证要药。其泻火解毒，凉血止血，亦常用于热毒疮痈、血热出血等。

现代研究已知，黄芩主要含有黄酮类化合物、黄芩素、黄芩新素、汉黄芩素和黄芩苷等。具有广谱抗菌作用，而对金黄色葡萄球菌和绿脓杆菌抑制作用最强。并有抗病毒、抗炎、抗变态反应作用，有抗血小板聚集及抗凝作用，还有降脂、保肝、抗氧化作用。黄芩提取物具有较好的抗炎活性，其作用可能是抑制脂质过氧化物的形成和影响炎症介质的释放。黄芩素在体外可以抑制金黄色葡萄球菌生物膜的形成。黄芩苷有抑制肺炎衣原体诱导的可溶性细胞黏附因子和白细胞介素-8作用，具有明显的抗炎作用。黄芩苷对体外培养的人肿瘤和接种的小鼠肿瘤具有明显抑制作用，黄芩苷对肿瘤细胞的端粒酶活性有抑制作用。临床研究，赵东凯等报道应用小柴胡汤治疗外感发热60例患者，观察小柴胡汤有较好的解表清热作用，临床疗效满意。冯尔和观察102例治疗组慢性支气管炎（痰热证）患者，给予自拟麻龙黄芩汤（炙麻黄3~10g，地龙10g，生石膏30~60g，黄芩15g），对照组107例以头孢拉定胶囊、复方甘草合剂治疗，结果显示麻龙黄芩汤治疗慢性支气管炎（痰热型）疗效较头孢拉定胶囊疗效为优。王增玲等选取2016年2月~2017年8月小儿肺炎痰热闭肺型82例，对照组采用常规西医治疗，观察组采用小柴胡汤合麻杏石甘汤治疗，结果观察组患儿治疗愈显著高于对照组，具有显著临床效果。刘学胜等观察轮状病毒腹泻患儿180例，观察组给予葛根芩连汤联合益生菌治疗，结果显示葛根芩连汤联合益生菌治疗婴幼轮状病毒腹泻，能明显改善患儿的临床症状，缩短临床治疗时间。

现有黄芩单复方制剂用于临床。《天津市中成药规范》（1978年）抗炎退热片，用黄芩、蒲公英各1000g制片，功能清热消炎，用于急性扁桃体炎、肺部感染及其他化脓性细菌引起的急性炎症。《黑龙江省药品标准》（1986年）黄芩片，单用黄芩制成，功能清热燥湿，泻火解毒，用于湿热泻痢、黄疸、肺热咳嗽、高热烦渴、痈肿疮毒。南京市卫生局《医院制剂规范》（1989年）载莲芩片，用黄芩、穿心莲各200g制片，功能清热消炎，散肿止痛，用于疮疖脓疡、皮肤化脓性感染、上呼吸道感染、肠炎、菌痢。曹春林《中药制剂汇编》载银黄片，由金银花提取物1000mg、黄芩素800mg制成10片，功能清热消炎，用于上呼吸道感染、急性扁桃体炎、急性咽喉炎。《中华人民共和国药典》载九味羌活口服液、九味羌活丸、九味羌活颗粒：羌活、防风、苍术、川芎、白芷、黄芩、甘草、地黄、细辛。功能疏风解表，散寒除湿。用于外感风寒夹湿所致的感冒，症见恶寒，发热，无汗，头重而痛，肢体酸痛。牛黄清感胶囊：黄芩、金银花各166.7g，连翘333.3g，人工牛黄50g，珍珠母166.7g。口服，功能疏风解表，清热解毒，用于外感风热，内郁化火所致的感冒发烧、咳嗽、咽痛。牛黄解毒丸、牛黄解毒片、牛黄解毒胶囊：人工牛黄5g，石膏、大黄各200g，黄芩150g，桔梗100g，雄黄、甘草各50g，冰片25g。口服，清热解毒，用于火热内盛，咽喉肿痛，牙龈肿痛，口舌生疮，目赤肿痛。

【参考文献】

［1］赵东凯，王檀.应用小柴胡汤治疗外感发热60例临床观察［J］.中国医药指南，2010，8（27）：124-125.

［2］冯尔和.麻龙黄芩汤治疗慢性支气管炎（痰热证）102例［J］.新中医，2008，40（7）：76.

［3］王增玲，吴航.小柴胡汤合麻杏石甘汤治疗小儿肺炎痰热闭肺型的临床研究［J］.中国中医药现代远程教育，2018，16（21）：109-111.

［4］刘学胜，杨会方，班丹丹，等.葛根芩连汤联合益生菌治疗婴幼儿轮状

病毒腹泻效果观察［J］.中国民康医学，2019，31（2）：106-107.

（李明蕾）

十九、泻火解毒佳品燥湿治痢名药——黄连

【药性功效】苦，寒。归心、胃、肝、大肠经。清热泻火，燥湿解毒。

【主治病证】热病邪入心经之高热、烦躁、谵妄，或热盛迫血妄行之吐血衄血；湿热痞满、泄泻、痢疾、黄疸；心火亢盛之心烦不寐、心悸不宁；胃热呕吐、消谷善饥；消渴；肝火目赤肿痛；热毒疮疡、牙龈肿痛、口舌生疮。外治湿疹、湿疮、耳道流脓。

【热病应用】黄连是治外感热病较早的药物之一，《神农本草经》即言其"主热气"，《伤寒论》用其治疗表邪入里、内热结聚等证。因本品善泻心胃之火，故多用于热病里热炽盛，高热烦躁，谵妄不安；热病口渴及消渴；热邪内入大肠之泄痢。诚如《本草汇言》所说："黄连，沉静而凉，阴寒清肃之药也。解伤寒疫热，定阳明、少阴赫曦之传邪，退心脾郁热，祛下痢赤白后重之恶疾；又如惊悸怔忡、烦乱恍惚而神志不宁，痛痒疮疡、癍毒瘄痘而邪热有余，黄连为必用也。"

1.热病火热亢盛证

黄连苦寒，可直折上炎之火，善泻火邪热毒。《神农本草经》首载其"主热气"，《药性论》又云其"去热毒"，《日华子本草》更谓其治"天行热疾"，《医学启源》引《主治秘要》称黄连"泻心热""去上焦火"。故黄连古今均为治热病高热烦躁、谵妄不安之要药。《伤寒论》含黄连方12首，其中8首为表证误治或失治致邪气入里、内热结聚而设。如大黄黄连泻心汤：大黄二两，黄连一两，以麻沸汤二升渍之，须臾绞去滓，分温再服。治太阳病，医发汗，遂发热恶寒，因复下之，心下痞，按之濡，其脉关上浮者。此证太阳表证因误下致邪陷，邪热壅聚而成痞，方以黄连清心胃之火，配伍大黄泄热和胃开结，邪去结开，痞塞自消。又方葛根黄芩黄连汤：葛根半斤，黄芩、黄连各三两，炙甘草二两。治太阳病桂枝证，医反下之，利遂不止，脉促，喘而汗出者。此证桂枝汤证误下致邪气内陷，表邪未解而里热已盛，因而利遂不止，方以黄连、黄芩清热里热、厚肠胃而治利，配伍葛根解肌表升津液，并助治利之功。又方黄连汤：黄连、炙甘草、干姜、桂枝各三两，人参二两，半夏半升，大枣十二枚。治伤寒上热下寒证，"胸中有热，胃中有邪气，腹中痛，欲呕吐者"。方以黄连清在上之热，以干姜温在

下之寒，配桂枝既散寒，又交通上下之阴阳。又方黄连阿胶汤：黄连四两，黄芩、芍药各二两，鸡子黄二枚，阿胶三两。水煎去滓，纳胶烊尽，小冷，纳鸡子黄搅匀服。治少阴病，得之二三日以上，心中烦，不得卧。此方主治为热病伤阴，肾水亏而心火亢旺之证。他如"五泻心汤"、干姜黄芩黄连人参汤等，其用黄连皆是清泻里热。

唐代不仅继承《伤寒论》用药之法将黄连用于伤寒里热证，而且还用于风热、天行等热邪亢盛之病证。《备急千金要方》卷九载治伤寒四五日，头痛壮热、四肢烦疼、不得饮食方：栀子仁、黄连、黄柏、大黄各半两，好豉一升，葱白七茎，水煎四物，后入葱白、豉，服讫温覆出汗。又方七物黄连汤：黄连、茯苓、黄芩各十八铢，芍药、葛根各一两，甘草一两六铢，小麦三合。治夏月伤寒，寒热相搏，四肢烦疼，发热喜烦，呕逆支满，剧如祸祟。《外台秘要》卷一引《深师方》石膏汤：石膏、黄连、黄柏、黄芩各二两，香豉一升，栀子十枚，麻黄三两。治伤寒病已八九日，三焦热，昏愦，身体壮热，沉重拘挛，或时呼呻，而已攻内，体犹沉重拘挛，脉滑数。此证表未解，里热已盛，故以三黄、石膏、栀子以救其内，麻黄、豆豉以解其外。又引《崔氏方》黄连解毒汤：黄连三两，黄芩、黄柏各二两，栀子十四枚。功能解热毒、除酷热，治时疾大热，苦烦闷干呕，口燥呻吟，错语不得卧。该书卷三引张文仲方大黄汤：大黄、黄连、黄柏、栀子各半两。治天行，五六日不解，头痛壮热，四肢烦疼，不得饮食。卷十五引《延年秘录》黄连丸：黄连十二分，人参、茯神各六分，葳蕤四分，豉一合，生姜三分。蜜和为丸如梧子，一服十丸，加至十五丸二十丸，日二服。主风热侵袭，头面烦闷，不能食，欠呿，眠睡不安。

宋代在治伤寒热病高热烦躁、血热出血、热毒成疮等方面，黄连应用更加普遍。《太平圣惠方》卷十黄连散：黄连、栀子仁各一两，石膏二两，犀角屑、甘草各半两。每服四钱，水煎服。治伤寒斑毒不解。又方黄连散：黄连二分，黄芩、淡竹茹各一两，栀子仁、甘草各半两，伏龙肝三分。每服五钱，加生姜半分，水煎去滓，加生地黄汁一合，乱发灰一钱，更煎服。治伤寒心肺热毒，鼻衄不止，或兼唾血。该书卷十一载龙齿丸：龙齿、人参、麦门冬各一两，茯神、黄连、黄芩各三分，远志、甘草各半两。蜜丸梧桐子大，每次三十丸，米泔水送服。治伤寒邪热在心，狂言妄语，精神错乱，志意不定。该书卷十五治时气发狂，叫呼，不识人，用黄连、秦艽、栀子仁各一两，铁粉二两，新汲水调服二钱。又方黄连散：黄连一两，川大黄、大青、川升麻、黄芩、甘草各三分。每服五钱，水煎服。治时气兼口舌生疮。又方治时气，烦热口干，黄连丸：黄连、栝蒌根、知母、赤茯苓各一两，麦门冬二两。为末，炼蜜和丸如梧桐子大，每以牛乳送服三十丸。

明清时期，黄连成为治温病的重要药物。《温热暑疫全书》即善用黄连治温病暑疫。如卷一用黄连解毒汤治温毒发斑，斑如锦纹，身热烦躁，大便燥结者；用黄连阿胶汤、黄连解毒汤或用三黄石膏汤（黄连、黄芩、黄柏各二钱，石膏五钱，麻黄一钱，栀子二十枚，香豉一合，生姜二片，葱白三茎）治温病；用黄连解毒汤加减治暑热大渴，误用辛温药致发斑谵语，喘满昏乱者。该书卷三治暑热之黄连香薷散：香薷二钱，姜厚朴一钱，酒蒸黄连五分，水煎冷服。又方治暑热之黄龙丸，醋煮黄连，为末，面糊丸桐子大，每服三十丸。该书卷四治温疫用既济解毒汤：黄芩、黄连、桔梗各一钱，甘草、柴胡各五分，升麻七分，连翘、当归、大黄各一钱，水煎服。治大头瘟，憎寒壮热，体重，头面肿甚，目不能开，上喘，咽喉不利，舌干口燥；普济消毒散：黄连、酒炒黄芩、人参、黑参、甘草、桔梗、连翘、牛蒡子、升麻、白芷、马勃各一钱，炒僵蚕七分，蓝根、柴胡各二钱。半用水煎服，半用蜜丸，嚼化就卧。《温病条辨》卷一治温病，神昏谵语者，用安宫牛黄丸，方中黄连泻心火；又治手厥阴暑温，夜寐不安，烦渴舌赤，时有谵语，目常开不闭，或喜闭不开，脉虚者之清营汤：犀角、元参、麦冬、银花各三钱，生地五钱，竹叶心一钱，丹参、连翘各二钱，黄连一钱五分，水煎服。吴鞠通又是善用经方加减治温病的典型代表。《温病条辨》卷二治温病三焦俱急，大热大渴，舌燥，脉不浮而燥甚，舌色金黄，痰涎壅甚，用承气合小陷胸汤：生大黄五钱，厚朴、黄连、枳实各二钱，半夏、栝蒌各三钱，水煎服。治阳明温病，下之不通，左尺牢坚，小便赤痛，时烦渴甚，用导赤承气汤：赤芍、生大黄各三钱，细生地五钱，黄连、黄柏各二钱，芒硝一钱，水煎服。治阳明温病，干呕口苦而渴，尚未可下者，用黄连黄芩汤：黄连、黄芩、香豆豉各二钱，郁金一钱五分，水煎服。治阳明暑温，水结在胸，脉洪滑，面赤身热，头晕，不恶寒但恶热，舌苔黄滑，渴欲凉饮，饮不解渴，得水则呕，按之胸下痛，小便短，大便闭，用小陷胸汤加枳实主之：黄连、枳实各二钱，栝蒌三钱，半夏五钱，水煎服。治湿温，湿热上焦未清，里虚内陷，神识如蒙，舌滑脉缓，以人参泻心汤加白芍主之：人参、干姜、生白芍各二钱，黄连、黄芩各一钱五分，枳实一钱，水煎服。该书卷三用黄连阿胶汤治少阴温病，真阴欲竭，壮火复炽，心烦不得卧。

2.热病烦渴，内热消渴

黄连苦寒，善清心、胃之热而泻热存阴，是治热病烦渴，内热消渴要药。《名医别录》记载黄连"止消渴"，至唐代已为治渴常药，其组方配伍规律亦为后世所沿用，即每与养阴生津药配伍，以制约其苦燥之性。《备急千金要方》卷二十一治消渴猪肚丸：猪肚一枚，黄连、粱米各五两，栝楼根、茯神各四两，知母三两，麦门冬二两，药为末，纳猪肚中蒸极烂，捣丸如梧子大，饮服二十丸，日三。又方治渴用黄连丸：黄连、生地黄各一斤，绞地黄汁渍黄连，汁尽曝干为末，蜜丸如梧子，服二十丸，日三。又引巴郡太守方三黄丸：黄芩、大黄、黄连，随四时定剂量比，蜜丸如大豆，饮服五丸至七丸，日三。治男子五劳七伤，消渴，不生肌肉。《外台》卷四引《深师方》芍药汤：芍药五分，黄连四分，黄芩、桂心各二两，炙甘草、栝楼各二分，水煎服。治温毒病及吐下后有余热，口渴。该书卷十一引《近效方》治消渴，能饮水，小便甜，如脂麸片，日夜六七十起，用冬瓜一枚，黄连十两，截瓜头去穰，入黄连末，火中煨至黄连熟，绞取汁，每服一大盏，日再服。《太平圣惠方》卷五十三黄连散：黄连二两，生地黄汁、生瓜蒌汁、牛乳各三合。黄连为末，三味汁相和，每用三合调服黄连末一钱。润肺心，治消渴。又方黄连散：黄连、葛根各二两，麦门冬、枇杷叶各一两。每服四钱，加生姜半分、淡竹叶二七片，水煎服。治消渴，口舌干燥，烦热，不能饮食。《痘科类编》卷三载黄连麦冬汤：黄连、麦冬各二两，每服一二钱或三五钱，水煎服，治烦渴火盛，饮水不止。

此外，黄连善泻胃府之火、清阳明之热，《药类法象》言黄连"泻心火，除脾胃中湿热，治烦躁恶心，郁热在中焦，兀兀欲吐。"《脾胃论》卷上载补脾胃泻阴火升阳汤：柴胡一两五钱，炙甘草、黄芪、炒苍术、羌活各一两，升麻八钱，人参、炒黄连、黄芩各五钱、石膏少许。每服三钱，水煎服。主治饮食伤胃，劳倦伤脾，火邪乘之而生大热。方中小量黄连与黄芩，以使补中有清、升中有降。另方《兰室秘藏》之清胃散：生地黄、当归身各三分，牡丹皮半钱，黄连六分（夏月倍之），升麻一钱，水煎服。功能主治清胃凉血。治胃中积热，牙痛牵引头部，满面发热，其齿喜寒恶热；或牙龈红肿，溃烂出血；或唇口腮颊肿痛，口气臭热，口舌干燥，舌红苔黄，脉滑大而数。方中黄连苦寒泻火，以清胃中积热；生地、丹皮滋阴凉血清热；当归养血和血；升麻散火解毒，兼为阳明引经之药，全方共奏清胃凉血之功。

3.湿热泻痢

黄连为清热燥湿经典药物之一，可用于多种湿热病证，如湿热痞满、泄泻痢疾、湿热黄疸、湿疹湿疮等。因其善入中焦，故尤为治湿热泻痢要药。《神农本草经》已有其治"肠澼腹痛下利"的记载，《名医别录》亦谓其"主治五脏冷热，久下泄澼、脓血"。汉代张仲景善用黄连治痢疾，尤其是用黄连治外感热病、邪热入里蕴结大肠而成的痢疾，为后世留下了宝贵经验。《伤寒论》载白头翁汤：白头翁二两，黄柏、黄连、秦皮各三两。水煎服，治热利下重。方用苦寒入血分的白头翁为君，配以黄连、黄柏与秦皮清热解毒，凉血止痢，治疗热毒陷于血分、下迫大肠而见下痢脓血、赤多白少、里急后重之证。此方是治疗热毒血痢的代表方，至今仍为临床所常用。又方葛根黄芩黄连汤也为清热止利、表里双解代表之剂。

唐代医家继承先贤张仲景的治痢经验，将黄连用为治痢常药。《备急千金要方》卷十五有多首黄连治痢方，随证配伍分别用于热利、血痢、赤白痢、冷痢及久痢。如治下痢热，用乌梅一升，黄连一斤，为末，蜜丸梧子大，服二十丸，日三夜二，此方体现了经方乌梅丸酸苦配伍的特点。又治赤白痢用黄连汤：黄连、黄柏、干姜、石榴皮、阿胶各三两，当归二两，甘草一两。《外台秘要》卷二引《范汪方》蕙草汤：蕙草、当归各二两，黄连四两。治伤寒发热下痢。又引《集验方》柏皮汤：黄柏二两，黄连四两，栀子仁十四枚，阿胶一两。治伤寒后下利脓血。引《崔氏方》黄连丸：黄连、当归各三两，干姜、赤石脂各二两。蜜和丸如梧子大，服三十丸，日三。疗伤寒热利。《外台秘要》卷三引《深师方》疗天行诸下痢，黄连汤：黄连三两，黄柏、当归各二两，蜜一合。宋代以降，黄连已经成为治痢主药。《太平圣惠方》卷十三治伤寒热毒入胃、下痢脓血方：黄连二两，黄柏、阿胶各一两，栀子仁半两。每服五钱，水煎服；又方：龙骨二两，黄连、木香各一两。每服粥饮调下二钱。该书卷十六治时气四五日大热下痢之黄连散：黄连、黄柏、艾叶、黄芩各一两，龙骨二两。每服二钱，粥饮调下。又方木香散：木香、青橘皮、地榆各半两，黄连一两，栀子仁一分。每服以粥饮调下二钱。治时气热毒，痢脓血，腹中疼痛。刘完素云："古方以黄连为治痢之最，盖治痢唯宜辛苦寒药，辛能发散，开通郁结，苦能燥湿，寒能胜热，使气宣平而已。诸苦寒药多泄，唯黄连、黄柏性冷而燥，能降火去湿，而止泄痢，故治痢以之为君。"《太平惠民和剂局方》卷六载大香连丸：黄连二十两（用茱萸十两同炒令赤，去茱萸不用），木香四两八钱八分，醋糊丸梧桐子大，每服二十丸。治肠胃虚弱，冷热不调，泄泻烦渴，米谷不化，腹胀肠鸣，胸膈痞闷，胁肋胀痛，或下痢脓血，里急后重，夜起频并，不思饮食，或小便不利，肢体怠惰，渐即瘦弱。此方药仅三味，以黄连清热解毒燥湿为主，木香理气止痛为辅，茱萸制黄连，减其苦寒之性以防伤胃，并行疏肝理气以增止痛之效，成为湿热邪毒蕴结胃肠，腹胀腹痛、泄痢后重的基础方剂。

4.热毒疮疡

黄连苦寒，长于泻火解毒，为治热毒疮疡要药。《金匮要略》即有"浸淫疮，黄连粉主之"的记载，《名医别录》载黄连"治口疮"，《日华子本草》言其治"疮疥"，《药品化义》谓黄连治诸痛疮疡"不可缺"。《备急千金要方》卷三治男女阴中疮湿痒，用黄连、栀子、甘草、黄柏各一两，蛇床子二两，为细末，粉疮上，或以猪脂和涂之，深者用绵裹纳疮中。该书卷五治小儿口疮不得吮乳，用大青十八铢，黄连十二铢，水煎服。该书卷十治热病后发豌豆疮，用黄连三两，水煎顿服。《温病条辨》卷一载三黄二香散：黄连、黄柏、生大黄各一两，乳香、没药各五钱。为极细末，初用细茶汁调敷，干则易之，继则用香油调敷。治温毒外肿，敷水仙膏后皮间有小黄疮如黍米者。方取三黄峻泻诸火，二香透络中余热而定痛。

【综合论述】黄连始载于《神农本草经》，列为上品。《神农本草经》言其"味苦，寒。主治热气，目痛，眦伤，泣出，明目，肠澼，腹痛，下痢，妇人阴中肿痛。久服令人不忘"。黄连苦寒沉降，善清心火，长于解毒，为伤寒邪热传里及温病里热炽盛要药；清胃热亦为黄连所长，故亦常用于热病烦渴、内热消渴。

现代研究发现，黄连含小檗碱、黄连碱，甲基黄连碱、掌叶防己碱、非洲防己碱等生物碱，尚含黄柏酮、黄柏内酯，其中小檗碱为主要有效成分。药理研究表明：黄连具有解热、抗菌、抗病毒、抗炎、抗溃疡、降血糖、增强免疫等作用。临床研究证实用单味黄连制剂、黄连素片治疗消化道感染，或以黄连为主的复方如香连丸、黄连丸等治疗细菌性痢疾，具有显效快、疗程短、副作用小等显著优势。黄连、黄连素及黄连制剂治疗呼吸道感染、五官科感染、皮肤科感染、妇科炎症、慢性胆囊炎、骨髓炎、湿疹、烧伤等，局部或全身用药均有一定疗效。

现代临床以黄连组方治疗诸多热病广为应用。其中，以黄连解毒汤加减化裁的中成药黄连上清丸，治疗目赤牙痛、口舌生疮、咽喉肿痛、大便干燥、小便黄赤之上焦内热；以羊肝丸为底方的中成药黄连羊肝丸，主要成分有黄连、胡黄连、黄柏、龙胆、柴胡、黄芩等，具有泻火明目功效，适用于肝火旺盛引起的目赤肿痛、视物昏暗、羞明流泪、胬肉攀睛等；以清胃散为底方的黄连清胃丸，主要成分为黄连、大黄、薄荷、栀子、连翘、甘草等，适用于胃热引起的牙齿痛、牙龈肿痛、口生舌疮等症状；以香连丸为底方的中成药香连片，有清热化湿、行气止痛功效，适用于大肠湿热引起的痢疾、腹痛、肠炎等。《中华人民共和国药典》收录的黄连上清丸、黄连上清片等，功能清风清热，泻火止痛，用于风热上攻、肺胃热盛所致的头晕目眩，暴发火眼，牙龈疼痛，口舌生疮，咽喉肿痛，耳痛耳鸣，大便秘结，小便短赤。黄连胶囊单用黄连粉碎装胶囊口服，功能清热燥湿，泻火解毒，用于湿热蕴毒所致的痢疾、黄疸，症见发热、黄疸、吐泻、纳呆、尿黄、目赤、吞酸、牙龈肿痛或大便脓血。

【名家经验】黄某，先患外感，医药杂投，后更腹痛而呕，脉象弦数，舌色红而苔黄，口苦。与黄连汤，愈。(录自《遯园医案》)

李孩，疹发未畅，下利而臭，日行二十余次，舌质绛，苔白腐，唇干目赤，寐不安，脉数。宜葛根芩连汤加味：粉葛根六钱，细川连一钱，怀山药五钱，生甘草三钱，淡黄芩二钱，天花粉六钱，升麻一钱五分。服后利渐稀，痧透，逐渐调理而安。(录自《经方实验录》)

（张萌　孙敬昌）

二十、凉血之要药养阴之上品——生地黄

【药性功效】甘、苦，寒。归心、肝、肾经。清热凉血，养阴生津。

【主治病证】热入营血，温毒发斑，吐血衄血，热病伤阴，舌绛烦渴，津伤便秘，阴虚发热，骨蒸劳热，内热消渴。

【热病应用】生地黄汉代既已用于外感热病，最早见于《伤寒论》炙甘草汤，唐代继承加以发展，至宋代已经广泛使用，迨至清代生地黄已为温热病常用之要药。

1.温热病热入营血，温毒斑疹

生地黄用于外感热病始见于汉代《伤寒论》炙甘草汤，以其治疗心虚感寒，症见心动悸、脉结代者，方中用生地黄滋养心阴。因本品味甘性寒，入营血分，既善凉血，又善滋阴。《本经逢原》云："干地黄心紫通心，中黄入脾，皮黑归

肾，味厚气薄，内专凉血滋阴，外润皮肤荣泽，病人虚而有热者宜加用之。"《药性切用》谓其"泻血中之热"。故后世在伤寒温病阴虚血热证候中应用广泛。

本品甘寒，既清热凉血，又养阴生津，外感热病阴亏津伤者用之既清热又生津，若血热出血者，又凉血并止血。唐代《备急千金要方》卷九载生地黄汤：生地黄三斤，大黄四两，芒硝二合，甘草一两，大枣二枚。治伤寒有热，虚赢少气，心下满，胃中有宿食，大便不利。此方重用生地黄，配伍大黄、芒硝以泻里热。《外台秘要》卷三引《删繁方》大青消毒汤：大青、干葛、栀子各四两，香豉八合，生干地黄一升（切），芒硝三两。治天行三日外至七日不歇，肉热，令人更相染着。又方生地黄汤：生地黄汁、生麦门冬汁、赤蜜各一升，人参、炙甘草各二两，白术、升麻各三两，桂心一两，地骨皮四两，石膏八两，莼心一升。治天行二七日外至三七日不歇，或寒或热，来去噏噏，四肢赢瘦，饮食不能，腹中虚满，热毒不安。该书卷十四引《许仁则方》干葛散：干葛、干地黄各三斤，新香豉心一升。为散。每服一方寸匕，稍稍加至三匕，日二服。功用预防热病、急黄、贼风。

宋代方书《太平圣惠方》中有多首伤寒治方，其中用生地或养阴，或凉血，或养阴生津兼凉血止血，如卷九麻黄散：麻黄、葛根、知母、栀子仁各三分，柴胡、赤芍药、生干地黄各一两，石膏一两半，陈橘皮半两。每服四钱，加生姜半分，水煎服。治伤寒四日吐后，或壮热头痛，身体酸疼，口苦心烦。此外邪未尽，里热已炽，津液已伤，故以生地黄生津护阴，并清解血分之热。该书卷十载生干地黄散：生干地黄二两，玄参一两半，赤茯苓、麦门冬、川升麻各一两，甘草半两。每服五钱，水煎服。治伤寒，心膈热毒，烦闷，谵语失度。此伤寒热已入营血，故以生地配玄参清热凉血，伍麦冬、赤茯苓清心以安神。又生干地黄散：生干地黄四两，牡丹三两，赤芍药、犀角屑、黄芩、茜根各一两。每服五钱，水煎服。治伤寒发热不快，致内有蓄热，及鼻衄血不止，内有余血者，面色黄，大便赤。此以生地配诸药清热凉血并止血。该书卷十一载生干地黄散：生干地黄、黄芩、吴蓝、伏龙肝、麦门冬各一两，黄柏、黄连各三分。每服五钱，加竹茹一分，水煎服。治伤寒心热及余毒不退，吐血一二升不止。该书卷十四载生干地黄散：生干地黄二两，地骨皮、朴硝各半两，甘草三分，伏龙肝一两。每服五钱，水煎服。治伤寒后阴阳易，壮热心燥，鼻衄不止。该书中还记载以生地治时气之方，如卷十五载生干地黄散：生干地黄、川升麻、玄参、赤芍药、紫菀、柴胡、天门冬、麦门冬各一两，贝母一两半。每服五钱，水煎，入蜜半匙服。治时气肺热，咳嗽，喉中生疮。卷八十四载生干地黄散：生干地黄、麦门冬各一两，杏仁、陈橘皮各三分，款冬花二分，甘草半两。每服一钱，加竹茹半分，水煎服。治小儿时气，壮热咳嗽，心胸胀闷，乳食不下。宋代方书《圣济总录》中亦不乏此类方剂。如卷二十三载必效散：生地黄、生地胆草、生龙胆（并研绞取汁一盏，同浸甘草末一两，候汁尽阴干），菠薐半两，龙脑一钱（研），牛黄半钱。甘草、菠薐为末，与龙脑牛黄合研。每服二钱匕，研林檎绞取汁，新汲水相和调服。治伤寒热盛，狂躁闷乱，欲发黄及发疮疹，热毒气盛，口干烦渴。

迨至清代，生地黄更为温病学家用为温病之要药。温病名家吴鞠通即善用生地治温病。如《温病条辨》卷一载玉女煎去牛膝熟地加细生地元参方：石膏一两，细生地、麦冬各六钱，元参、知母各四钱，水煎服，治太阴温病，气血两燔者。又清营汤：犀角、元参、麦冬、银花各三钱，生地五钱，竹叶心一钱，丹参、连翘各二钱，黄连一钱五分，治手厥阴暑温，脉虚，夜寐不安，烦渴舌赤，时有谵语，目常开不闭，或喜闭不开。该卷以清营汤去黄连治太阴温病，热在营中，寸脉大，舌绛而干，法当渴，反不渴者；以银翘散去豆豉加细生地、丹皮、大青药、倍元参，治太阴温病，误汗不出，发疹者；以犀角地黄汤合银翘散治太阴温病，血从上溢者；以喻氏清燥救肺汤加生地治秋燥，诸痿喘呕。该书卷二载增液汤：元参一两，麦冬、细生地各八钱。治阳明温病，无上焦证，数日不大便，其人阴素虚，当下之，但不可行承气者。又益胃汤：细生地、麦冬各五钱，沙参三钱，玉竹一钱五分，冰糖一钱。治阳明温病，下后汗出者，此用三味复其阴。又方银翘汤：金银花五钱，连翘三钱，竹叶二钱，生甘草一钱，麦冬、细生地各四钱。治阳明温病，下后无汗脉浮者。又清燥汤：麦冬、细生地各五钱，知母二钱，人中黄一钱五分，元参三钱。治阳明温病，下后无汗脉不浮而数者。又护胃承气汤：生大黄、元参、细生地、麦冬各三钱，丹皮、知母各二钱。治阳明温病，下后数日，热不退，或退不尽，口燥咽干，舌苔干黑，或金黄色，脉沉而有力者。又新加黄龙汤：细生地、元参、麦冬各五钱，生甘草二钱，人参一钱五分（另煎），当归一钱五分，生大黄三钱，芒硝一钱，海参二条，姜汁六匙。治阳明温病，下之不通，正虚不能运药者。又冬地三黄汤：麦冬八钱，元参、细生地各四钱，黄连、黄芩、黄柏各一钱，苇根汁、金银花露各半酒杯（冲），甘草三钱。治疗阳明温病，无汗，实证未剧，不可下，小便不利者。该书卷三载加减复脉汤：炙甘草、干地黄、生白芍各六钱，麦冬五钱，阿胶、麻仁各三钱。治温病热邪深入，或在少阴，或在厥阴，均宜复脉。此甘润存津法，以生地黄配伍麦冬、阿胶滋益阴津。又青蒿鳖甲汤:青蒿、知母各二钱,鳖甲五钱,细生地四钱。治少阴温病,夜热早凉,热退无汗,热自阴来者。又方大定风珠:生白芍、干地黄、麦冬各六钱,阿胶三钱,生龟板、生牡蛎、炙甘草、鳖甲各四钱,麻仁、五味子各二钱,鸡子黄二枚,水煎服。治下焦温病,热邪久羁,吸烁真阴,或因误表,或因妄攻,神倦瘛疭,脉气虚弱,舌绛苔少,时时欲脱者。此邪气已去八九,真阴仅存一二之治也。又犀角地黄汤:干地黄一两,生白芍、丹皮、犀角各三钱。治少阴温病,时欲漱口不欲咽,大便黑而易者。此热邪燥液,内有瘀血,故见口干,时欲漱口不欲咽,瘀血溢于肠间,血性柔润,故大便黑而易。方以犀角凉血,生地黄既凉血,又去积聚而补阴,配白芍散瘀血、生新血,丹皮泻血中伏火。又竹叶玉女煎:生石膏六钱,干地黄、麦冬各四钱,知母、牛膝各二钱,竹叶三钱。治妇女温病,经水适来,脉数耳聋,干呕烦渴,辛凉退热,兼清血分,甚至十数日不解,邪陷发痉者。又方护阳和阴汤:白芍五钱,炙甘草、人参、麦冬各二钱,干地黄三钱。治温病热入血室,治以两清气血,邪去其半,脉数,余邪不解者。方以生地、白芍、麦冬和阴清邪。又方三才汤:干地黄五钱,人参三钱,天冬二钱。治暑温,暑邪久热,寝不安,食不甘,神识不清,阴液元气两伤者。方以地黄、天冬补阴,人参补元气。药仅三味,共成气阴双补之剂。即使治寒湿伤阳之便血,吴鞠通亦用生地黄保阴以补丧失之血,如《温病条辨》卷三载黄土汤:灶中黄土半斤,干地黄、白术、炮附子、阿胶、黄芩、甘草各三两。治小肠寒湿,先便后血。

　　生地黄凉血止血,古今用为热病斑疹要药。《肘后备急方》卷二载黑膏:生地黄半斤,好豉一升,猪脂二斤。合煎,去滓,纳雄黄、麝香如大豆者,尽服之,治温毒发斑,大疫难救。方用生地黄清热凉血以祛热邪,辅以麝香散瘀活血,而收消斑之效。《小儿痘疹方论》载生地黄散:生地黄半两,麦冬三钱,杏仁、款冬花、陈皮各二钱,炙甘草二钱半。每服三钱,水煎服。治小儿斑疹,麻疹,身热口干,咳嗽心烦者。《治痘全书》卷十四载生地黄汤:生地一钱,麦冬、甘草各五分,杏仁、款冬花、陈皮各八分。治身热口渴,嗽甚心烦,小儿斑疹,胃经有热者。《保婴撮要》以本方治肺经热,痘疹,小便不利。《普济方》卷三六九载犀角地黄汤:犀角、牡丹皮各一两,地黄、生姜各二两,赤芍三分。治小儿伤寒及温病,疮疹出得太盛者。《辨证录》卷十载散云汤:生地、玄参各一两,葛根、贝母各三钱,青蒿、麦冬各五钱,升麻一钱。治胃火郁极,风寒外束,身不发热,胸胁之间发出红斑。《石室秘录》卷二载滂沱汤:生地、元参各九钱，升麻二钱，黄芩四钱，麦冬七钱，防风、天花粉、青黛、生甘草各三钱，桑白皮五钱，苏叶一钱。治伤寒发斑，身热，心内如火，口渴呼水，气喘舌燥，扬手出身；或中暑热之气，大渴饮水，汗如雨下，大喊狂呼，日重夜轻。《医学摘粹》载清营解毒汤：生地五钱，羚羊角、冬桑叶、丹皮、白芍、连翘、金银花、玄参、防风各三钱，薄荷、桔梗各二钱，竹叶一钱。治斑疹，或温病出疹，忽然周身涌出，红紫成片，鼻扇气促，壮热思凉，狂言乱语。

2.血热出血

生生地黄善于清血分之热而有凉血止血之功，自古即作为凉血止血药加以使用。《名医别录》称其主"胞漏下血，破恶血，溺血"，《药性论》云其"主吐血不止"，《日华子本草》亦有治"吐血，鼻衄，妇人崩中血晕"的记载。

《备急千金要方》利用生地黄治疗多种血热出血病证。如卷二治妊娠下血不止，用生地黄半斤，酒煎服；或以干地黄为末，取三指撮，酒服；或用生地黄汁一升，以清酒四合，煮三四沸，顿服；或用干地黄四两，干姜二两，为末，酒服方寸匕。又方治妊娠忽暴下血数升，胎燥不动，用榆白皮三两，当归、生姜各二两，干地黄四两，葵子一升，水煎服。又治妊娠胎堕下血不止，用地黄汁和代赭末，服方寸匕。该书卷六治鼻出血不止，用干地黄、栀子、甘草各等分，为末，酒服方寸匕。又生地黄汤：生地黄八两，黄芩一两，阿胶、甘草各二两，柏叶一把。治衄血。该书卷十二载生地黄汤：生地黄一斤，阿胶、甘草各三两，大枣五十枚。治忧恚呕血，烦满少气，胸中痛。又方犀角地黄汤：犀角一两，生地黄八两，芍药三两，牡丹皮二两。治伤寒及温病应发汗而不汗之，内蓄血者，及鼻衄、吐血不尽，内余瘀血，面黄，大便黑。方中生地黄既协助君药犀角清解血分热毒，又能养阴以防热甚伤阴；丹皮、赤芍可散瘀；全方药味虽少，但功在清热兼养阴，养血而不耗血，凉血兼散瘀，血止而不留瘀，是治热甚动血所致各种出血，及斑色紫暗的经典良方之一，为后世治血热出血及热入营血证遣药组方提供了范例。《外台秘要》卷二十五引《古今录验》方：干地黄、犀角屑、地榆各二两，为末，蜜丸如弹子大，每服一丸，水煎服，治下痢鲜血。《太平圣惠方》卷八十九载生地黄煎：生地黄半斤取汁，小蓟半斤取汁，杏仁末一两，阿胶半两，蜜一合，慢火熬膏。每服一钱，新汲水调下，治小儿鼻衄不止。《鸡峰普济方》卷二十一载生地黄散：生地黄、麦冬各一两半，鸡苏苗、赤茯苓、玄参各一两，甘草半两。每服三钱，加竹茹一分，水煎，温呷。治咽喉内生疮，唾血不止。《素问病机气宜保命集》卷下载生地黄散：生地黄、熟地黄、枸杞子、地骨皮、天门冬、黄芪、芍药、甘草、黄芩各等分。每服一两，水煎服。治衄血、下血、吐血、溺血等属热者。《普济方》卷三一八载生地黄汤：生地黄、续断、白术各一两，甘草、紫菊叶各半两。治妇人热入血室，出血不止者。《古今医统大全》卷四十二载生地黄膏：生地黄汁、小蓟汁、砂糖熬膏约一大碗，加阿胶一两熬成膏，加侧柏叶末、地榆末各一两，和匀。每服三匙许，空腹米饮调下。治结阴便血。《赤水玄珠》卷二十一载生地黄散：生地二钱，炒黄芩五钱，炒阿胶、炒侧柏叶各一钱。水煎，食前服。治血热尿血。《医宗金鉴》卷六十五载生地麦冬饮：生地黄、麦冬各五钱。治胃热耳衄。

3. 阴虚劳热，热病消渴

生地黄养阴生津功著，为治阴虚津亏、劳热消渴之要药。《神农本草经》云："干地黄，味甘，寒。主……伤中，逐血痹，填骨髓，长肌肉……久服轻身不老。"《名医别录》称本品："主治男子五劳七伤，女子伤中……补五脏内伤不足，通血脉，益气力，利耳目。"《本草经疏》誉其"乃补肾家之要药，益阴血之上品"。《本经逢原》言其"内专凉血滋阴，外润皮肤荣泽"。

汉代张仲景是较早使用生地黄养阴清热者，《伤寒论》载炙甘草汤，治心虚感寒，症见心动悸、脉结代者，方中生地黄即为滋养心阴而设。《金匮要略》载百合地黄汤，取百合七枚，生地黄汁一升，用泉水二升，煎取一升，纳生地黄汁，煎取一升五合，分温再服。功能养阴清热，补益心肺，主治百合病。方以百合润养心肺，益气安神；生地黄益心营，清血热。又方肾气丸：干地黄八两，山药、山茱萸各四两，泽泻、牡丹皮、茯苓各三两，桂枝、炮附子各一两。为末，炼蜜丸如梧子大。酒下十五丸，加至二十五丸，日再服。治肾虚腰痛，少腹拘急，小便不利。此为肾阳不足之虚劳证治，方以桂枝、附子温补肾阳，干地黄滋补肾阴，阴中以求阳。从此以后，生地黄成为治阴虚劳热不可或缺之品。《备急千金要方》卷三载干地黄汤：干地黄三两，川芎、桂心、黄芪、当归各二两，人参、防风、茯苓、细辛、芍药、甘草各一两。治产后恶露不尽，除诸疾，补不足。方中地黄、当归、芍药补阴血，配伍人参、黄芪、甘草、桂心共成气血阴阳并补之剂。卷十二载地黄小煎：干地黄末、猪脂各一升，蜜二升，胡麻油半升，煎令可丸如梧子大。饮服三丸，日三，稍加至十丸。治五劳七伤，羸瘦干削。卷十九载杜仲丸：杜仲二两，石斛二分，干地黄、干姜各三分，为末，蜜丸如梧子大。酒服二十丸，日再。治肾虚腰痛。又方生地黄汤：生地黄汁二升，麦门冬汁、赤蜜各一升，竹沥一合，石膏八两，人参、川芎、桂心、甘草、黄芩、麻黄各三两，当归四两。治精极，五脏六腑俱损伤，虚热，遍身烦痛，骨中酸痛，烦闷。《太平圣惠方》卷二十七载生干地黄散：生干地黄、柴胡、知母、赤芍药、人参各一两，枳壳、甘草各三分，麦门冬二两。每服四钱，水煎服。治虚劳，四肢烦疼，口舌干燥，面色萎黄，食物无味。卷三十一载生干地黄散：干地黄、桑白皮、诃黎勒、柴胡、大麻仁各一两，麦门冬一两半，人参、甘草各半两。每服四钱，加生姜半分，水煎服。治骨蒸寒热，肺痿喘促。为求缓补虚羸劳热，生地尚可入食疗方。如《饮膳正要》卷二载生地黄粥，用生地黄汁一合，酸枣仁二两（水绞取汁）。同熬数沸，下米三合煮粥，空腹食之。治虚弱骨蒸，四肢无力，渐渐羸瘦，心烦不得睡卧。《药粥疗法》引《二如亭群芳谱》生地黄粥，用生地黄汁约50mL（或干地黄60g），粳米60g，生姜2片。煮粥食。功能清热生津，凉血止血。治热病后期，阴液耗伤，低热不退，劳热骨蒸，或高热心烦，口干作渴，口鼻出血。

生地黄为养阴生津要药，是治消渴常用药物之一。《备急千金要方》卷二十一治消渴，用干地黄五两，黄芪、茯神、栝楼根、甘草、麦冬各三两，水煎服；茯神汤：茯神二两，生地黄六两，栝楼根、麦门冬各五两，葳蕤、知母各四两，小麦二升，淡竹叶三升（切），大枣二十枚，水煎服，功能泻热止渴，治胃腑实热，引饮常渴；黄连丸：黄连、生地黄各一斤，绞地黄取汁，浸黄连，晒，反复浸晒，令汁尽干，为末，蜜丸梧子大，服二十丸，日三，治渴；增损肾沥汤：羊肾一具，远志、人参、泽泻、干地黄、桂心、当归、茯苓、龙骨、黄芩、甘草、川芎各二两，生姜六两，麦门冬一升，五味子五合，大枣二十枚，治肾气不足，消渴，小便多，腰痛。《太平圣惠方》卷五十三载黄芪散：黄芪、茯神、地骨皮、栝楼根、麦门冬、黄芩、生干地黄各一两，甘草半两，每服四钱，加生姜半分，淡竹叶二七片，水煎服，治脾胃中热，烦渴不止；治消肾，下元虚损，发渴不止方，牛膝一斤，生地黄汁五升，用地黄汁浸牛膝，夜浸昼曝，汁尽为度，为末，炼蜜丸如梧桐子大，每日空心以粥饮下三十丸。《圣济总录》卷四十五载赤芍药汤：赤芍药、生干地黄各一两，大黄、炙甘草各半两。为粗末，每服二钱匕，水煎服。治脾瘅脏热，唇焦口气，引饮不止。《卫生易简方》卷五治消渴，取黄连、栝蒌根等分为末，生地黄汁丸如桐子大，每服五七丸，食后牛乳送下。又方治心热或酒多消渴，用朱砂一两，黄连三两，生地黄二两，为末，炼蜜丸桐子大，每服五六十丸，灯心、枣子煎汤送下。

【综合评述】生地黄清热凉血，养阴生津。是古今临床治疗血热出血、温毒发斑，以及阴虚内热，口渴、消渴等病证的要药。现代药理研究，地黄具有良好的保护肝脏与降低血糖效应，其水提液具有止血、降压、抗炎、抗过敏并有一定镇静作用；本品煎剂对动物实验性中毒性肝炎有保护肝脏，能防止肝糖原减少、增强免疫、促进机体淋巴母细胞的转化、增加T淋巴细胞数量、增强网状内皮细胞的吞噬功能；流浸膏有强心、利尿作用。另外，地黄有抑制皮肤真菌，抗肿瘤，促进大鼠肝、肾组织蛋白合成的作用以及抗渗出等作用。

临床研究，沈氏生地芩连土茯苓汤联合沙利度胺治疗白塞病，沈氏生地芩连土茯苓汤由生地黄30g，黄芩30g，黄连6g，土茯苓30g，金雀根30g，莪术30g，赤芍15g，牡丹皮15g组成，生地黄为该方君药，味甘苦、性寒，可养阴生津，凉血活血。中药每日1剂，水煎，早晚分服，连续服用2个月。结果沈氏生地芩连土茯苓汤治疗白塞病，可在减少沙利度胺用量与用药时间的基础上，明显改善患者的临床症状，减少复发率及用药不良反应。孙氏加味生地六味汤，由山药、太子参、丹参、金樱子各15~20g，丹皮、茯苓、泽泻各10g，山茱萸15~30g，生黄芪20~30g，生地30~90g，菟丝子10~15g组成，其中生地用量较大，在早期糖尿病肾病的常规治疗中给予本方效果显著，可改善患者血糖等指标。姜氏生地乌梅汤，由生地60g，玄参18g，乌梅、地骨皮各15g，茯苓20g，白茅根24g，竹叶6g，生甘草3g组成，治疗风热夹湿型荨麻疹50例，总有效率为94%。董燕平教授运用凉血消斑法治疗系统性红斑狼疮时常常将生地黄与紫草，并指出本对药常于冬季使用，因紫草有帮助吸收紫外线的作用，二者相须为用，清、滋、活、透，相辅相成，共奏凉血消斑之效。《辽宁省医院制剂规范》所载降糖散，由地黄1kg，天花粉、枸杞子、麦冬、黄芪、黄连、红参各500g，五味子、牡丹皮各150g，茯苓170g组成。功能养阴，益气，止渴，降血糖，用于消渴症（糖尿病）的治疗。

此外，临床还用本品治疗便秘、心肌炎后室性心律失常，高血压性心脏病等疾病。以地黄为主的某些古方应用范围也逐步扩大。如肾气丸加减治疗肾病综合征、尿毒症、尿崩症、糖尿病、哮喘、肺气肿、神经衰弱、高血压、更年期综合征；一贯煎加减治疗慢性肝炎、慢性萎缩性胃炎、带状疱疹等。养阴清肺汤不仅治疗白喉，也常用于急、慢性扁桃体炎及咽炎等喉科疾患。

用生地黄凉血止血、养阴生津的成药制剂已为《中华人民共和国药典》所收录，如五黄养阴颗粒：黄连277g，红芪、地黄、姜黄各833g，黄芩555g，制粒口服，功能燥湿化痰，益气养阴，用于消渴病属痰湿内滞、气阴两虚证，症见口渴喜饮，多食善饥，尿频尿多，头身困重，呕恶痰涎，倦怠乏力，气短懒言，自汗盗汗，心悸失眠，形体肥胖，咽燥口干，心烦畏热，溲赤便秘。五福化毒丸：水牛角浓缩粉20g，连翘、玄参、甘草各60g，地黄、炒牛蒡子、赤芍、桔梗各50g，青黛20g，黄连、芒硝各5g，制蜜丸口服，功能清热解毒，凉血消肿，用于血热毒盛，小儿疮疖、痱毒、咽喉肿痛、口舌生疮、牙龈出血、痄腮。

【名医经验】吴鞠通医案：甘某，二十四岁，暑温邪传心包，谵语神昏，右脉洪大数实而模糊，势甚危险。细生地、元参、连翘、麦冬各六钱，知母五钱，银花八钱，甘草、竹叶各三钱，石膏一两。水煎，分三次服，并服牛黄丸二丸、紫雪丹三钱。温邪入包络，神昏痉厥，极重之证，连翘、银花、丹皮、知母各三钱，细生地五钱，生石膏六钱，竹叶二钱，麦冬五钱，甘草一钱半。今晚一帖，明早一帖，再服紫雪丹四钱。

王某，二十三岁，温毒发斑，右脉洪大扎甚，渴甚，汗太甚，急急重用化斑汤：生石膏四两，细生地、粳米、炙甘草各一两，知母二两，犀角五钱。水八碗煮三碗，分三次服，渣再以水五碗煮两碗，夜间明早服，至巳前完。（以上两案录自《吴鞠通先生医案》）

【参考文献】

[1] 陈薇薇，苏晓，沈丕安.沈氏生地芩连土茯苓汤联合沙利度胺治疗白塞病的临床观察[J].上海中医药杂志，2018，52（3）：51-54.

[2] 孙红，王鲁冰，蒋美惠.加味生地六味汤治疗早期糖尿病肾病的效果评价[J].糖尿病新世界，2017，20（24）：155-156.

[3] 姜建国.自拟生地乌梅汤治疗风热挟湿型荨麻疹50例临床观察.中外医疗，2008（26）：79-80.

[4] 张振伟，张雪娟，董燕平.董燕平教授治疗系统性红斑狼疮使用对药经验[J].新中医，2015，47（7）：6-7.

（张艳）

二十一、凉血解毒良药滋阴降火佳品——玄参

【药性功效】甘、苦、咸，微寒。归肺、胃、肾经。清热凉血，滋阴降火，

解毒散结。

【主治病证】热入营血，温毒发斑；热病伤阴，舌绛烦渴，津伤便秘，骨蒸劳嗽；目赤肿痛，咽喉肿痛，白喉，瘰疬，痈肿疮毒。

【热病应用】玄参甘寒养阴，苦寒凉血，既能清热凉血解毒，又能壮肾水以降虚火。适于温热病热入营血、阴虚燥咳、虚火上炎、痰火郁结等证，不论实热、虚热、实火、虚火皆可应用。

1.伤寒邪热内盛证

玄参治伤寒发热始载于《名医别录》，曰："玄参，味咸，无毒。主治暴中风、伤寒，身热支满。"《药性论》亦有记载："玄参，能治暴结热，主热风头痛，伤寒劳复。"但玄参非治表之品，功善清肺金利咽喉、解热毒散肿结，其用治伤寒病证主要适于邪已入里化热之证。《神农本草经》指出玄参"主腹中寒热积聚"。《太平圣惠方》卷十载人参散：人参、犀角屑、麦门冬、柴胡、黄芩、升麻、玄参、赤茯苓、地骨皮、葛根、栀子仁、甘草各一两。每服四钱，水煎服。治伤寒汗后热不除，进退发歇，身体温，心神烦闷，口干舌涩，不思饮食。以方测证，此方所治伤寒，邪已在表里之间，其用玄参清热养阴，生津润燥。又方生干地黄散：生地黄二两，玄参一两半，赤茯苓、麦门冬、升麻各一两，甘草半两。每服五钱，水煎服。治伤寒，心膈热毒，烦闷，谵语失度。此治伤寒，邪热入里，内扰心神，方以玄参清心凉血解毒。该书卷十一载玄参散：玄参、射干、黄药各一两。每服五钱，水煎服。治伤寒，上焦虚，毒气热壅塞，咽喉连舌肿痛。《圣济总录》卷三十载玄参汤：玄参一两，羚羊角、升麻、射干各三分，芍药、木通各半两。每服五钱匕，加生姜半分，水煎服。治伤寒咽喉痛，壅塞不通，口苦。上述两方用玄参清热解毒，散结消肿。

治伤寒热毒壅盛，发为痈疮者，亦常用玄参，如《圣济总录》卷二十八载参麻汤：玄参、干蓝叶各一两，犀角半两，升麻、甘草各三分。每服五钱匕，加葱白三寸，豉一百粒，水煎服。治伤寒热病生豌豆疮并疱疮，烦闷昏迷。《普济方》卷一四零引《博济方》玄参散：大黄、玄参、朴硝、白药子各半两，甘草二分。每服一钱，水煎服。治伤寒汗后，余热未解。

2.温病，瘟疫，时气

玄参是治疗温病的传统良药。《药性论》载其"能治暴结热，主热风头痛，伤寒劳复"，《日华子本草》谓其治"热毒游风"，《医学启源》云："玄参，气寒味苦，治心中懊恢，烦而不能眠，心神颠倒欲绝，血滞，小便不利。"《本草蒙筌》亦云："治伤寒身热支满，忽忽不知人；疗温疟寒热往来，洒洒时常发颤，除女人产乳余疾，驱男子骨蒸传尸……散无根浮游之火，唯此为最也。"宋代《太平圣惠方》卷十七、卷十八专收热病治方，其中含玄参者达14首之多。所谓热病，《松峰说疫》云："就瘟病之发于夏者而言耳。"《太平圣惠方》卷十七载茯神散：茯神、黄芩各三分，犀角屑、玄参、升麻各半两，龙齿、麦门冬、甜甘根、黄连各一两。每服三钱，水煎，下朴硝一钱，地黄汁一合，温服。治热病发狂，心热烦闷，多惊，不得卧睡。该书卷十八载玄参散：玄参、甘菊花、地骨皮、升麻、黄连、栀子仁、柴胡、甘草各半两，麦门冬一两。每服三钱，水煎服。治热病，热毒攻睛，额角偏痛，两眼涩痛，心神烦闷。

《名医别录》指出玄参主治"狂邪忽忽不知人，温疟洒洒"，后世承袭并扩大玄参在治温热病证的应用范围。随着对温病病因病机认识的深入和治疗经验的成熟，玄参在治温病方面得到了广泛应用。《本草正义》云其"能制君相浮溢之火，疗风热之咽痛"。《辨证录》卷五载玄黄解热散：玄参一两，半夏、花粉各二钱，甘草、人参各一钱，生地、茯苓各五钱，枳壳五分。水煎服。主春月伤风，谵语潮热，脉滑。《陕西中药志》说玄参："滋阴降火，清热凉血，生津液，利咽喉，醒头目，润大肠。适用于热性病后余热未清，热病初起发热，牙床肿痛、喉痛、目痛、烦渴、便秘等症；亦可用于丹毒、瘰疬、痈肿。"

玄参咸寒入血分，故治温病常用于血分热盛或气血两燔之证。如《温病条辨》卷一治太阴温病，气血两燔，以玉女煎去牛膝加元参主之：生石膏一两，知母、元参各四钱，生地、麦冬各六钱。水煎服。吴鞠通认为气血两燔不可专治一边，故选用张景岳气血两治之玉女煎，去牛膝以避其趋下之性不合太阴证之用；改熟地为生地，取其轻而不重，凉而不温之义，且能发血中之表；加元参取其壮水制火，预防咽痛失血等证。又方化斑汤，治太阴温病，发汗而汗不出发斑疹者：石膏一两，知母四钱，生甘草、元参各三钱，犀角二钱，白粳米一合。水煎服。

玄参又为清热凉血、养阴润燥之佳品，亦适于治疗温病伤阴、液耗津亏之证。《温病条辨》治阳明温病上焦结热，小便不利，或阴亏液涸，大便不通，皆用玄参入方，以其养阴润燥。该书卷二载冬地三黄汤：麦冬八钱，元参、细生地各四钱，黄连、黄柏、黄芩各一钱，生甘草三钱，苇根汁半酒杯（冲）、银花露半酒杯（冲）。水煎服。此甘苦合化阴气法，治阳明温病，实证未剧，小便不利者。其病机在于小肠热结，肺气不化，故以三黄苦药通小肠火腑；热结则液干，故以甘寒润之；金受火刑，化气维艰，故倍用麦、地以化之。又增液汤：元参一两，麦冬、细生地各八钱。治阳明温病，其人阴素虚，无上焦证，数日不大便者。书中云："温病之不大便，不出热结液干二者之外。其偏于阳邪炽甚，热结之实证，则从承气法矣；其偏于阴亏液涸之半虚半实证，则不可混施承气，故以此法代之。独取元参为君者，元参味苦咸微寒，壮水制火，通二便，启肾水上潮于天，其能治液干，固不待言，本经称其主治腹中寒热积聚，其并能解热结可知；麦冬主治心腹结气，伤中伤饱，胃络脉绝，羸瘦短气，亦系能补能润能通之品，故以为之佐；生地亦主寒热积聚，逐血痹，用细者，取其补而不腻，兼能走络也。三者合用，作增水行舟之计，故汤名增液，但非重用不为功。"

温病热入营血、内扰胸膈，发斑发疹、烦热神昏，用玄参可解血分之解毒，除上焦之烦热。《温病条辨》卷一治太阴温病，误汗发斑疹，汗出过多，神昏谵语，用清宫汤：元参心三钱，莲子心五分，竹叶卷心、连翘心各二钱，犀角尖二钱（磨冲），连心麦冬三钱。吴氏云："此咸寒甘苦法，清膻中之方也。"认为"火能令人昏，水能令人清，神昏谵语，水不足而火有余，又有秽浊也。"以元参补不足之水，犀角解有余之火。若治湿温误汗致湿温之邪陷入心包，湿热相搏循经入络，而出现神昏肢逆，则以清宫汤去莲心麦冬加银花赤小豆皮方：犀角一钱，连翘心三钱，元参心、竹叶心、银花各二钱，赤小豆皮三钱。煎送至宝丹或紫雪丹。又清营汤：犀角、元参、麦冬、银花各三钱，生地五钱，竹叶心一钱，丹参、连翘各二钱，黄连一钱五分。治手厥阴暑温，暑入手厥阴，脉虚夜寐不安，烦渴舌赤，时有谵语，目常开不闭，或喜闭不开。此为心火盛而肾水亏，阳不下交于阴之证，故治以咸寒苦甘之法，滋阴泻火之味。

若温毒留结致疮肿热痛，常取玄参凉血解毒，散结消肿。《名医别录》载玄参"味咸……散颈下核，痈肿"，《药性论》称玄参"散瘤瘿瘰疬"，《日华子本草》谓玄参"消肿毒"。《温病条辨》卷一载普济消毒饮去升麻柴胡黄芩黄连方：连翘、元参、银花、苦梗各一两，薄荷、芥穗各三钱，马勃四钱，牛蒡子六钱，僵蚕、板蓝根、甘草各五钱。每服六钱，重者八钱，鲜苇根汤煎服。治温毒咽痛喉肿，耳前耳后肿，颊肿，面正赤，或喉不痛，但外肿，甚则耳聋，俗名大头温、虾蟆温者。方中元参配牛蒡、板蓝根，败毒而利肺气，补肾水以上济邪火。而温毒劫阴伤液，则可以玄参滋阴并解毒。《时病论》卷一载清热解毒法：西洋参、大麦冬、细生地各三钱，元参一钱五分，金银花、连翘各二钱，绿豆三钱。煎服。治温毒深入阳明，劫伤津液，舌绛齿燥。方以银、翘、绿豆清其火而解其毒，洋参、麦冬保其津，元参、细地保其液。

　　瘟疫是具有强烈传染性并能引起流行的一类温病。早在宋代就有用玄参治瘟疫的记载。《圣济总录》卷三十三载辟瘟丸：炒玄参五两，炒苍术三两，炒川芎、炒白芷、羌活、炙甘草、炮乌头各一两，安息香一分，龙脑、麝香各半钱。粟米粥为丸如弹子大。每服一丸，时疾，生姜蜜水磨下；阴毒面青，熟水磨下。治伤寒疫疠传染，及头目昏重，项膂拘急，胸膈不通。《松峰说疫》认为瘟疫表里分传，在表则现三阳经证，入里则现三阴经证，入腑则有应下之证，其用玄参多以治三阳经证为主，因少阴为君火主令，故亦用玄参。该书卷二载元霜丹：浮萍三钱，麦冬、元参、丹皮各二钱，芍药、甘草各一钱，生姜三钱，大枣二枚。水煎服。治瘟疫太阳头项痛，腰脊强，发热作渴。又方白虎加元麦汤：石膏、麦冬各三钱，元参二钱，知母、甘草各一钱，粳米一撮。治瘟疫太阳经罢，烦热燥渴。又方红雨丹：柴胡、生姜各二钱，元参一钱半，黄芩、芍药、甘草、丹皮各一钱。水煎服。治瘟疫少阳胸胁疼，耳聋，口苦咽干。又方大柴胡加元参地黄汤：柴胡三钱，黄芩一钱，半夏、芍药、大黄、生姜、生地各二钱，枳实、元参各一钱，大枣二枚。治瘟疫少阳经传阳明胃腑，呕吐泄利。又方浮萍葛根汤：浮萍、生姜各三钱，葛根、石膏、元参各二钱，甘草一钱。治瘟疫阳明经证，目痛鼻干，烦渴不卧。又方白英丹：大黄、生地各三钱，元参、丹皮、芍药各二钱，厚朴一钱半，芒硝、炙甘草、枳实各一钱，麦冬四钱。水煎服。治瘟疫阳明腑病，谵语腹满，潮热作渴。又方紫玉丹：浮萍、元参、生姜各三钱，生地四钱，知母、天冬各二钱，炙甘草一钱。水煎服。治瘟疫少阴口燥舌干，发热作渴。《疫疹一得》拟清瘟败毒饮，作为疫证始终之基本方，方用玄参配连翘解散浮游之火。《慈航集》卷下载玄参解毒饮：玄参一两，麦冬八钱，天冬五钱，花粉、冬瓜子各三钱，甘草二钱。竹叶一百片、灯心一钱为引。治瘟疫专表失里，邪毒入心，内毒化火，舌如镜面，光赤无苔，脉坚，人事昏沉，面赤。

　　时气，即时行之气，又称天行。时气病是指感受非节之气而发生的流行性疾病。《本草便读》称元参"退时气之温邪"。览历代医方，玄参治时气，常用于时气脏腑壅热证。《外台秘要》卷三引《广济方》地黄汤：生地黄、竹叶各一升，升麻、玄参、芍药、柴胡、麦门冬各八分，贝母六分，白蜜一合。水煎，纳蜜，含咽其汁。治天行肺热咳嗽，喉有疮。《太平圣惠方》卷十五载生地黄饮子：生地黄三两，玄参、赤茯苓、麦门冬、犀角屑各一两，甘草半两。每服半两，水煎服。治时气心膈大热，烦闷，言语失度。又方玄参散：玄参、射干、升麻、百合、前胡、白蒺藜、犀角屑、枳壳、甘草、杏仁、桔梗、木通、麦门冬各三分。每服五钱，水煎服。治时气热毒上攻咽喉，噎塞肿痛。

3.痘疮，斑疹

玄参咸寒凉血，苦寒清热解毒。《冯氏锦囊秘录》云玄参治痘疹"初起热毒盛者，用以清利咽喉……及痘后余毒并宜"。《本草备要》说："元参，苦、咸，微寒，色黑入肾。能壮水以制火，散无根浮游之火……治骨蒸传尸，伤寒阳毒发斑。"《太平圣惠方》卷十八载茵陈散：茵陈二两，大黄、玄参各一两，栀子仁一分，甘草半两。每服四钱，水煎服。治热病发斑。《类证活人书》卷十八载玄参升麻汤：玄参、升麻、炙甘草各半两。每服五钱匕，水煎服。治伤寒发汗吐下后毒气不散，表虚里实，热发于外，故身斑如锦纹，甚则烦躁谵语，兼治喉闭肿痛。《普济方》卷四零三载玄参升麻汤：玄参、升麻、葛根、芍药、炙甘草各等分。每服五钱，水煎服。小儿触冒，必传疮疹，未发之前预服之。《痘疹心法》卷二十二载玄参地黄汤：玄参、生地黄、牡丹皮、栀子仁、甘草、升麻各一钱半，白芍药一钱，炒蒲黄半钱。治痘疹衄。《痘疹传心录》卷十九载玄参升麻汤：玄参一钱，升麻五分，防风、荆芥、牛蒡子各七分，甘草三分。治痘夹斑、夹丹。《丹台玉案》卷三载玄参升麻汤：玄参、升麻、甘草各二钱，石膏、知母各二钱五分。治热毒发斑，咽痛，烦躁谵语者。《慈航集》卷下载玄参化毒饮：玄参八钱，麦冬五钱，桔梗、白僵蚕各三钱，甘草、连翘、升麻、荆芥穗各一钱五分。功能解斑疹毒热。主治瘟疫斑疹之毒俱已发透。

4.阴虚劳热

玄参甘寒滋阴，苦寒降火，为热病伤阴、虚热骨蒸常用药。《神农本草经》首先记载其"补肾气，令人目明"。《名医别录》亦云："久服补虚明目，强阴益精。"《日华子本草》称本品"补虚劳损，心惊烦躁劣乏，骨蒸传尸邪气，止健忘"。《本草蒙筌》言其"强阴益精，补肾明目"。《本草崇原》云："玄参，滋肾脏之精，助中焦之汁。"《冯氏锦囊秘录》指出："玄参，治骨蒸，散浮游之火，滋阴补肾，清利咽喉，消痰住嗽，兼能明目。"并赞其治男子骨蒸传尸，散肾经无根之火，唯此为最。该书按云："玄参色黑味咸，故走肾经，故人多用以治上焦火证者，正谓水不胜火，亢而僭上，壮水之主以制阳光。"《陕西中药志》载玄参"滋阴降火，清热凉血，生津液，利咽喉，醒头目，润大肠。适用于热性病后余热未清，热病初起发热"。

《外台秘要》卷十六引《删繁方》生地黄煎：生地黄汁三升，赤蜜、石膏各一升，升麻、射干、子芩各三两，生玄参八两，栀子仁、葳蕤各四两，炙甘草二两。水煎去滓，下生地黄汁，更煎服。治脾劳热，身体眼目口唇悉痿黄，舌木强直，不能得咽唾。《颅囟经》卷下载柴胡饮子：柴胡、知母、鳖甲、桔梗、枳壳、玄参、升麻各等分。三岁以下取药半两，水煎，分两服。治小儿行迟，小儿自小伤饱，脚胫纤细无力，行止不得，或骨热疳劳，肌肉消瘦。《圣济总录》卷八十七载柴胡饮：柴胡二两，桑根白皮、防风、芍药、玄参、黄芩、炙甘草各一两。每用半两，加生姜半分，水煎服。治热劳，身体壮热，咳嗽痰喘，面赤头痛，肢节酸疼，烦躁口干，盗汗瘦弱。该书卷八十八载当归丸：当归半两，炮干姜、桂、玄参、芍药、蜀椒、杏仁各半两，大黄、细辛、人参、白茯苓、黄芩各一分。为末，炼蜜丸如梧桐子大。每服十五丸，温酒下，日三服。治虚劳，脾胃不调，寒热羸瘦，饮食不消，不长肌肉。又方麦煎汤：玄参三两，鳖甲、秦艽、柴胡各二两，干漆、人参、茯苓、葛根、乌头各一两。每服二钱匕，加小麦五十粒，水煎服。治虚劳潮热，营卫不调，夜多盗汗，四肢烦疼，饮食减少，肌瘦面黄。又方秦艽人参汤：秦艽、人参、柴胡、鳖甲、玄参、葛根、附子、干漆、白茯苓、炙甘草各半两，炮干姜一分。每服三钱匕，加生姜三片，水煎服。治虚劳发热，三焦不顺，饮食减少，肢节疼痛。《景岳全书》卷五十一载二阴煎：生地、麦冬各二三钱，枣仁二钱，甘草一钱，玄参、茯苓、木通各一钱半，黄连一二钱，灯草二十根。治心经有热，水不制火，惊狂失志，多言多笑，或痒疹烦热失血等证。该书卷五十二载天王补心丹：生地黄四两，人参、玄参、丹参、远志、桔梗、白茯苓各五钱，五味子、当归、麦冬、天冬、柏子仁、酸枣仁各一两。为细末，炼蜜为丸，每两分作十丸，金箔为衣。每服一丸，灯心枣汤化下，食远临卧服。功能宁心保神，固精益血，壮力强志，令人不忘，去烦热，除惊悸，清三焦，解干渴，育养心气。《辨证录》卷四载玄冬汤：玄参、麦冬各二两。治阴阳偏胜，火有余而水不足，遇事或多言而烦心生，常若胸中扰攘纷纭而嘈杂。

5.热毒疮痈

玄参治疮痈，取其清热凉血、解毒散结之功。《名医别录》《日华子本草》早有玄参散痈肿、消肿毒的记载，《珍珠囊补遗药性赋》说："玄参治热结毒痈"。《外台秘要》卷二十三引《延年秘录》玄参汤：玄参、升麻、独活、连翘各二两，木防己、菊花各一两。治恶核瘰疬风结。《太平圣惠方》卷三十五载玄参散：玄参一两，升麻、射干各半两，大黄半两（微炒），甘草一分。每服三钱，水煎含咽。治悬壅肿痛，不下饮食。该书卷三十六载玄参散：玄参、川升麻、独活、麦门冬、黄芩、黄柏、大黄、栀子仁、犀角屑、甘草各三分。每服五钱，水煎服。治口舌生疮，连齿断烂痛。《圣济总录》卷一一七载玄参丸：玄参、天门冬、麦门冬各一两。为末，蜜丸入弹子大。每服一丸，含水咽津。治口疮。此口疮因虚火上炎所致，故以玄参配二冬滋阴降虚火。该书卷一二六载玄参酒：玄参三斤，磁石三斤（火煅醋淬）。浸酒服，治瘰疬寒热，先从颈腋诸处起者。《袖珍小儿》卷七载玄参剂：生地黄、玄参各一两，大黄五钱（煨）。为末，蜜丸，灯心、淡竹叶汤送下。功能解诸热，消疮毒。治小儿痈毒肿疖。《保命歌括》卷六载玄参寒水石汤：玄参二两，寒水石一两二钱半，羚羊角、大青各五钱，升麻、射干、芒硝各七分半。水煎，时时呷之。治大头瘟病不退。《重楼玉钥》卷上载养阴清肺汤：大生地二钱，麦冬一钱二分，玄参一钱半，贝母、丹皮、炒白芍各八分，薄荷、生甘草各五分。功能养阴清肺，兼辛凉而散。治喉间起白如腐，即所谓白缠喉也，初起发热，或不发热，鼻干唇燥，或咳或不咳，鼻通或鼻塞。《验方新编》卷二治脱骨疽，金银花、元参各三钱，当归二两，甘草一两，水煎服。此方即今四妙勇安汤，临床用于血栓闭塞性脉管炎、静脉炎、下肢溃疡、红斑性肢痛症等，效果俱佳。

【综合评述】玄参，苦寒能泄热，甘寒能养阴，味咸入血，凉血解毒。外感热病用之，不仅能够清解实热火毒，而且能够养阴保津，尤其适于血分热盛，火毒蕴结病证。确如《景岳全书》所说："玄参，能解血中之热，清游火，滋肝肺，除痘疹之热毒。""玄参，味苦甘微咸，气寒。此物味苦而甘，苦能清火，甘能滋阴。以其味甘，故降性亦缓。本草言其唯入肾经，而不知其尤走肺脏。故能退无根浮游之火，散周身痰结热痈，逐颈项咽喉痹毒、瘰疬结核，驱男女传尸，烦躁骨蒸，解温疟寒热往来，治伤寒热斑支满，亦疗女人产乳余疾，或肠中血瘕热癥，并疗劳伤痰嗽热烦，补肾滋阴，明目解渴。"

药理研究表明，玄参具有解热作用，对金黄色葡萄球菌、白喉杆菌、伤寒杆菌、绿脓杆菌、乙型链球菌等有显著抗菌作用。在其凉血解毒、利咽消肿方面，有复方制剂用于临床。如万县地区卫生局《医院制剂手册》（1983年）载复方玄参合剂，用玄参300g，黄芩、连翘各200g，射干100g，水煎浓缩至800mL。口服，每次20mL。每日4次。功能清热解毒，消肿利咽。用于急性扁桃体炎。《中华人民共和国药典》载清喉咽合剂：玄参260g，连翘、黄芩各315g，地黄180g，麦冬160g。用57%乙醇渗漉，制成1000mL。口服，首次20mL，后每次10~15mL，一日4次，小儿酌减。功能养阴、清咽、解毒，用于局限性咽白喉，轻度中毒型白喉，急性扁桃体炎，咽峡炎。玄麦甘桔胶囊：玄参、麦冬、甘草、桔梗各400g。制成1000粒胶囊，口服，一次3~4粒，一日3次。功能清热滋阴，祛痰利咽，用于阴虚火旺，虚火上浮，口鼻干燥，咽喉肿痛。

（孙敬昌）

二十二、凉营血泻肝火之良药——赤芍

【药性功效】苦，微寒。归肝、脾经。清热凉血，活血祛瘀。

【主治病证】温毒发斑；吐血衄血，肠风下血；目赤肿痛，痈肿疮疡；闭经，痛经，崩带淋浊；瘀滞胁痛，癥瘕积聚，跌仆损伤。

【热病应用】《神农本草经》统言芍药"主邪气腹痛，除血痹，破坚积，寒热疝瘕，止痛，利小便，益气"。至宋代始有赤、白之分。赤芍善入肝经血分而凉血祛瘀，故被历代医家视为热病深入血分之要药，正如李东垣《用药法象》所言："赤芍药破瘀血而疗腹痛，烦热亦解。仲景方中多用之者，以其能定寒热，利小便也。"

1.外感热病，热入营血，温毒发斑

赤芍苦寒，入肝经血分，善泄血分郁热。《名医别录》载其主"时行寒热"，《药性论》谓其"主时疾骨热"，《日华子本草》称本品"退热除烦，益气，天行热疾，瘟瘴惊狂"。纵观古今方剂，治疗外感热病，热入营血分之证多用之。张仲景在《伤寒论》中芍药应用很多，如桂枝汤：桂枝三两，芍药三两，甘草二两（炙），生姜三两，大枣十二枚。主治"太阳中风，阳浮而阴弱，阳浮者，热自发；阴弱者，汗自出。啬啬恶寒，淅淅恶风，翕翕发热，鼻鸣干呕者"，《伤寒论》第十三条曰"太阳病，头痛、发热、汗出、恶风，桂枝汤主之"。方中芍药和营泄热，缓急止痛，开创了用治外感热病之先河。又如葛根汤：葛根四两，麻黄、生姜各三两，桂枝、芍药、炙甘草各二两，大枣十二枚。主治太阳病，发热恶寒，无汗，头痛身疼，项背强几几，苔薄白，脉浮紧。方中芍药配伍桂枝、葛根等解肌退热、缓急止痛。黄芩汤：黄芩三两，芍药二两，甘草三两，大枣十二枚。主治太阳与少阳合病，自下利者。方中芍药配伍黄芩清热止利、调血敛阴。此外，《备急千金要方》卷十二载犀角地黄汤：犀角一两，生地黄八两，芍药三两，牡丹皮二两。水煎服。治伤寒及温病应发汗而不汗之内蓄血者，及鼻衄吐血不尽，内余瘀血，面黄，大便黑。此乃凉血散瘀兼止血之经典方剂，方中芍药自

以赤芍为宜。又治五脏热结吐血衄血方，用伏龙肝鸡子大一枚，生竹茹一升，芍药、当归、黄芩、川芎、甘草各二两，生地黄一斤，水煎服。《太平圣惠方》治伤寒三阴三阳诸方多用赤芍泻热，如卷八、卷九麻黄散：麻黄、葛根、栀子仁、知母各三分，柴胡、赤芍药、生干地黄各一两，石膏一两半，陈橘皮半两。每服四钱，加生姜半分，水煎服。治伤寒四日吐后，壮热头痛，身体酸疼，口苦心烦。柴胡汤：柴胡、犀角屑、川大黄、黄芩各一两，赤芍药三分，栀子仁十四枚，川朴硝一两半。每服四钱，加竹叶二七片，水煎服。治伤寒五日，舌干而渴，烦热不解，大小肠皆涩。柴胡桂枝汤：柴胡、川芎各二两，桂枝、人参、黄芩、赤芍药、枳壳、半夏各一两，甘草半两。每服五钱，加生姜半分、枣三枚，水煎服。治伤寒六日，发热恶寒，肢节疼痛，微呕，心下痞结，外证未去者。柴胡散：柴胡、人参、川大黄各一两，赤芍药、知母、甘草、半夏、葳蕤、黄芩各半两。每服五钱，加生姜半分，水煎服。治伤寒八日不解，默默烦闷，腹中干燥，大肠结涩，狂言。

温病学派尤善用赤芍药解毒凉血。《疫疹一得》载清瘟败毒饮，用生石膏大剂六两至八两，中剂二两至四两，小剂八钱至一两二钱；小生地大剂六钱至一两，中剂三钱至五钱，小剂二钱至四钱；乌犀角大剂六钱至八钱，中剂三钱至四钱，小剂二钱至四钱；真川连大剂六钱至四钱，中剂二钱至四钱，小剂一钱至钱半；生栀子、桔梗、黄芩、知母、赤芍、玄参、连翘、竹叶、甘草、丹皮、黄连，主治温疫热毒，气血两燔证。《温病条辨》卷三载桃仁承气汤：大黄五钱，芒硝二钱，桃仁、当归、芍药、丹皮各三钱。治温病，少腹坚满，小便自利，夜热昼凉，大便闭，脉沉实。此热瘀互结于下焦之证，方中桃仁、丹皮、芍药清热凉血消瘀，大黄、芒硝泄热软坚，当归和血养血。《医醇賸义》卷一载赤芍连翘散：赤芍一钱五分，天花粉、豆豉各三钱，连翘、葛根各二钱，薄荷、独活、防风各一钱，甘草四分，经霜桑叶二十张。水煎服。治刚痉，风热盛，热伤营血，筋脉暴缩，风入经络，肢节拘挛，头痛项强，手足搐搦，甚则角弓反张，发热无汗。治温毒发斑，血热毒盛，斑疹紫黑者，赤芍与紫草、蝉蜕、甘草等药配伍，如《张氏医通》卷十五载紫草快斑汤，用紫草、赤芍、炙甘草、木通、蝉蜕各等分，每服三钱，水煎服。以凉血透斑。治痘色不红活，不能起发者。

2.目赤肿痛，痈肿疮疡

赤芍苦寒，入肝经而泻肝火，入血分凉血散瘀而消肿。《本草要略》言赤芍"泻肝家火"，《本草汇言》言其"泻肝火，消积血，散疮疡。治目痛赤肿，血脉缠睛，痈疡肿溃，疮疹痛痒，或妇人癥瘕腹痛，月经阻滞，或痢疾瘀积，红紫不清"，《药性考》称"泻火，散血通便，肠风经阻，痈肿目赤，利水燥土，能行血滞"。明清以来，诸多医家对赤芍凉血止血、泻火消肿之效有了新的应用，如《古今医鉴》洞然汤，用归尾、川芎、赤芍、黄连、黄芩、黄柏、栀子、连翘、薄荷、防风、荆芥、独活、前胡、菊花、木通、车前子、甘草、灯草七根水煎，食后服。治一切眼病。《普济方》卷八十引《太平圣惠方》之凉肝散，用大黄、赤芍各一两，蝉蜕、当归、黄连各半两，甘草半钱。为末，每服2~3钱，食后以米泔水调服。治初发眼疼，才生翳膜，脏腑实者。《审视瑶函》载柴胡散，用柴胡、防风、赤芍药、荆芥、羌活、桔梗、生地黄、甘草各等分，为细末，每服三钱，白水煎，温服。用以治疗眼弦迎风赤烂。《校注妇人良方》载仙方活命饮，用皂角刺、贝母（去心）、天花粉、当归尾、乳香、没药、甘草、穿山甲、赤芍、防风、白芷各一钱，金银花、橘皮各三钱。治疮疡肿毒初起，赤肿焮痛，或身热微恶寒，舌苔薄白或微黄，脉数有力，属于阳证者。《卫生简易方》用赤芍、当归、甘草各等分。为末，每服6g，温酒调下。治一切痈疽发背，疔毒恶疮。《医宗金鉴》卷四十三载菊花通圣散，用防风、川芎、当归、赤芍药、大黄、芒硝、连翘、薄荷、石膏、桔梗、黄芩各一两，麻黄半两，白术、栀子、荆芥穗各二钱半，滑石三两，甘草二两，菊花（用量原缺）。主治暴发火眼，外障。《医醇賸义》黄金化毒汤，用黄连五分，连翘一钱五分，金银花、丹皮、大贝、花粉、菊花各两钱，薄荷、赤芍、甘草各一钱，淡竹叶二十片。水煎服，日两次。治痈疡初起，肿痛大热，烦渴引饮。《活法机要》赤芍药散，用金银花、赤芍各半两，大黄七钱半，瓜蒌大者一枚，当归、枳实、甘草各三钱，为粗末，水、酒各半煎服。治一切疔疮痈疽，初觉憎寒疼痛。《医略六书》卷三十载防风赤芍汤，用汉防己二两，木防己三两，秦艽肉二两，宣木瓜、酒炒川续断、酒炒牛膝各三两，赤芍一两半，薏苡仁五两。为散，每服三钱，水煎温服。治产后瘀血内滞，湿热不化，下注而致脚气，足胫红肿疼痛不止，脉数涩大者。

3. 邪气腹痛，血瘀经闭

《神农本草经》记载赤芍"主邪气腹痛，除血痹，破坚积，寒热疝瘕，止痛，利小便，益气"。《名医别录》曰其"通顺血脉，缓中，散恶血，逐贼血，去水气，利膀胱大小便，消痈肿，时行寒热，中恶腹痛，腰痛"。早期多用于邪气腹痛，瘀血内滞，如《伤寒论》载芍药甘草汤，组成：芍药四两、甘草四两（炙）。主治津液受损，阴血不足，筋脉失濡，脘腹疼痛等。方中芍药酸寒，养血敛阴，柔肝止痛。《金匮要略》载桂枝茯苓丸，组成：桂枝、茯苓、牡丹（去心）、桃仁（去皮尖，熬）、芍药各等分。主治妇人宿有癥病，经断未及三月，而得漏下不止，胎动在脐上者，为癥痼害；妊娠六月动者，前三月经水利时，胎也。下血者，后断三月，衃也。所以血不止者，其癥不去故也，当下其癥，桂枝茯苓丸主之。方中芍药活血消癥，缓急止痛，与丹皮、桂枝等配伍又可凉血祛瘀。北宋《太平圣惠方》卷十二载赤芍药散，用赤芍、诃黎勒、当归、肉豆蔻、人参、郁李仁、桂心各三分，陈橘皮二两，槟榔一两。为散，每服三钱，加生姜半分，大枣三个，水煎温服。治伤寒脾胃气滞，心腹胀满，痛不欲饮食。方中赤芍为君，散瘀止痛，配伍健脾调气之药，以除胀满止腹痛。卷十七载赤芍药散，用赤芍、柴胡、桔梗、赤茯苓、炙鳖甲、郁李仁各半两，木通三分。为散，每服四钱，水煎温服。治热病，心腹胀满，或时疼痛。《圣济总录》卷一四四载虎杖散，方用虎杖三两，赤芍二两，治损伤后，瘀血腹中不行，折伤，血瘀不散。方中虎杖配伍赤芍共奏活血散瘀止痛、疗跌打损伤之效。《医学入门》载加味益母丸，方用益母草半斤，当归二两，赤芍二两，木香二两，主妇人月水不调，不孕，胎前、难产、产后诸疾。方中益母草活血调经，与当归、赤芍相配养血清热，木香行气止痛。《医林改错》载少腹逐瘀汤，方用小茴香七粒（炒），干姜二分（炒），延胡索一钱，没药二钱（研），当归三钱，川芎二钱，官桂一钱，赤芍二钱，蒲黄三钱，五灵脂二钱（炒）。此方赤芍与当归、川芎、延胡索等同用，治疗血滞经闭痛经，癥瘕腹痛。《嵩崖尊生全书》卷七之蠲痹汤，用当归、赤芍、黄芪、姜黄、羌活各一钱五分，甘草、薄荷、桂枝各五分。治手气，手肿痛，或指掌连臂膊痛。《镐京直指医方》载当归赤芍汤，用全当归六钱，延胡索、桃仁泥、炙枳壳、炒地榆、炒银花、山楂肉各三钱，红木香一钱五分，赤芍五钱，炒红花两钱，藕节三个。水煎服，日2次。治赤痢腹痛，里急后重，乃湿热伤于小肠血分。方中赤芍入血分，与当归、地榆、枳壳等同用兼能清利下焦血分湿热之邪，恰如《本草纲目》言其"止下痢腹痛后重"之性。《医学心悟》载泽兰汤，方用泽兰、丹皮、牛膝、桃仁、红花、当归尾、三七、赤芍药，治闪挫跌仆，瘀血内蓄，转侧疼痛若刀锥刺者。

【综合评述】赤芍味苦，微寒。归肝、脾经，入血分。味苦能泻，带酸入肝，专泻肝火，广泛应用于温毒发斑，吐血衄血，目赤肿痛，痈肿疮疡，痛经经闭，风湿痹痛等病证。

芍药在《神农本草经》中未分赤、白，统言之，"主邪气腹痛，除血痹，破坚积，寒热疝瘕，止痛，利小便，益气"。至《本草经集注》始有"赤者小利"的认识。宋代《本草图经》记载："芍药二种，一者金芍药，二者木芍药，救病用金芍药，色白多脂肉，木芍药色紫瘦多脉。"从此赤芍、白芍区别使用。李东垣言"赤芍药破瘀血而疗腹痛，烦热亦解。仲景方中多用之者，以其能定寒热，利小便也"。明《药品化义》对赤芍药之性能功效进行了进一步描述："色赤气和，味苦带酸，性寒能降，力泻肝火。""盖肝藏血，用此清热凉血……以其能主降，善行血滞，调女人之经，消瘀通乳；以其性禀寒，能解热邪，祛内停之湿，利水通便，较白芍味苦重，但能泻而无补。"此外，《本草求真》对赤白芍进行了鉴别，"赤芍与白芍主治略同，但白则有敛阴益营之力，赤则止有散邪行血之意；白则能于土中泻木，赤则能于血中活滞。故凡腹痛坚积，血瘕疝痹，经闭目赤，因于积热而成者，用此则能凉血逐瘀，与白芍主补无泻，大相远耳"。

赤芍主要含芍药苷、羟基芍药苷、苯甲酰芍药苷、苯甲酰羟基芍药苷等单萜苷类及没食子酸葡萄糖、丹皮酚等多元酚类化合物。药理研究表明，赤芍能抑制血小板聚集，抗血栓形成，抗心肌缺血，改善红细胞的通透性，增加红细胞对低渗张力的抗性，有一定稳定红细胞膜结构的作用。另外，赤芍具有保肝护肝、抗胃溃疡、调节免疫、抗氧化、抗肿瘤、抗抑郁、抗变态反应等作用。

赤芍的现代临床应用诸多，现代制剂如芩连片，组成：黄芩213g，黄连85g，黄柏34g，赤芍213g，甘草85g。功效：清热解毒，消肿止痛。用于脏腑蕴热，头痛目赤，口鼻生疮，热痢腹痛，湿热带下，疮疡肿痛。现代成药抗感颗粒，组成：金银花700g，赤芍700g，绵马贯众233g。清热解毒。用于外感风热引起的发热头痛，鼻塞，喷嚏，咽痛，全身乏力，酸痛。又如刘宇采用中药复方重用赤芍治疗重度黄疸型肝炎43例获良效。顾国柱重用赤芍治疗淤胆型肝炎，临床效果显著。

【参考文献】

［1］刘宇.重用赤芍治疗重度黄疸肝炎86例［J］.新中医，2000，32（12）：40.

［2］潘小琴，顾国柱.重用赤芍治疗淤胆型肝炎经验介绍［J］.新中医，2018，10（50）：265.

（蔡青杰）

二十三、凉营散瘀清透伏热之良药——牡丹皮

【药性功效】苦、辛，微寒。归心、肝、肾经。清热凉血，活血化瘀。

【主治病证】热入营血，温毒发斑，血热吐衄；温邪伤阴，阴虚发热，夜热早凉，无汗骨蒸；血滞经闭痛经，跌打伤痛，痈肿疮毒。

【热病应用】牡丹皮首载于《神农本草经》，言其"主寒热"，《名医别录》谓其"主除时气头痛，客热"，《小品方》已有牡丹皮治伤寒温病的方剂。由此可知牡丹皮早已用于治外感热病。唐宋时期已经广泛用于时气温病，尤其明清时期，随着温病学派的日益成熟，牡丹皮在温病领域的使用更加普遍。

1.热病热入营阴证

《本草纲目》载牡丹皮："和血生血凉血，治血中伏火，除烦热。"李时珍说："牡丹皮治手、足少阴、厥阴四经血分伏火。盖伏火即阴火也，阴火即相火也。古方唯以此治相火，故仲景肾气丸用之。"本品苦寒辛散，入血分而透伏热，多用于伤寒邪热已入营阴分之时，亦常用于其他热病热入营血证。《金匮要略》载大黄牡丹汤：大黄四两，牡丹一两，桃仁五十个，瓜子半升，芒硝三合。治肠痈，少腹肿痞，按之痛如淋，小便自调，时时发热，自汗出，复恶寒，脉洪数。《小品方》卷四载芍药地黄汤：芍药三两，生地黄半斤，丹皮二两，犀角屑一两。治伤寒及温病，应发汗而不发之，内瘀有蓄血者，及鼻衄，吐血不尽，内余瘀血，面黄，大便黑者。《备急千金要方》卷十二载犀角地黄汤：犀角一两，生地黄八两，芍药三两，牡丹皮二两。治伤寒及温病应发汗而不汗之内蓄血者，及鼻衄、吐血不尽，内余瘀血，面黄，大便黑。该方既消瘀血，又凉血止血。《圣济总录》卷二十八载牡丹汤：牡丹皮、栀子仁、黄芩、大黄（炒）、木香、麻黄各等分。每服三钱匕，水煎服。治伤寒热毒，发疮如豌豆。该书卷三十载大黄芍药汤：炒大黄半两，芍药、牡丹皮、犀角屑各一两，生地黄一两半。每服五钱匕，水煎服。治伤寒太阳病随经入里，瘀热内积，蓄血喜妄如狂。《素问病机气宜保命集》载牛黄膏：牛黄二钱半，朱砂、郁金、牡丹皮各三钱，脑子、甘草各一钱。为细末，炼蜜为丸如皂子大，新水化下。治热入血，发狂不认人。

2.温病，时气，温毒斑疹

牡丹皮治温病已见于《小品方》芍药地黄汤，其治时气亦见载于《名医别录》。《外台秘要》卷三引《删繁方》鳖甲汤：炙鳖甲、牛膝根、常山各三两，大青二两，石膏八两，牡丹皮、乌梅肉、甘草各一两，竹叶一升（切），香豉

一升。治天行三七日至四七日，劳痛未歇，热毒不止，乍寒乍热，发动如疟。宋代以后牡丹皮治时气温病的方剂更是多见，迨至清代本品已成为治疗温病的经典药物之一。

《肘后备急方》卷二载赤散：牡丹、炙皂荚各五分，细辛、干姜、附子各三分，肉桂二分，珍珠、踯躅各四分。初觉头强邑邑，便以少许纳鼻中，吸之取嚏；每服方寸匕，温酒下，复眠得汗。治瘴气、疫疠、温毒。《传信适用方》卷一载羌活散：羌活一两，防风、牡丹皮、川芎、当归、甘草各半两。每服二钱，加姜三片，水煎服。治伤寒疫气。《普济方》卷一五二引《万金护命方》麻黄散：麻黄三分，牡丹皮、桔梗、羌活、独活、细辛、荆芥穗各一两。每服五钱，加椒五十粒、茶末半钱，水煎取浓汁，调服药末，厚盖衣被发大汗。治疫毒在表，热病疫毒病一日两日，头痛壮热，浑身发热如火，眼目昏眩，项背强急，脉浮数。《温疫论》上卷治时疫，邪热久羁，血为热搏，留于经络，而成蓄血证，大便色黑易下，或见喜妄如狂者，用桃仁承气汤：大黄、芒硝、桃仁、当归、芍药、丹皮，水煎服。服汤后余热常存，而亡血过多者，用犀角地黄汤：地黄一两，白芍三钱，丹皮、犀角各二钱，水煎服。又治温疫邪热注于下焦，与血相搏而成蓄血，用桃仁汤加大黄三钱：桃仁、大黄各三钱，丹皮、当归、赤芍各一钱，阿胶、滑石各二钱，水煎服。《温热论》也主张温病热入血分，恐耗血动血，直须凉血散血，用生地、丹皮、阿胶、赤芍等物。《松峰说疫》治瘟疫尤善用丹皮，该书卷二治瘟疫分六经辨治，治邪在太阳、阳明、少阳、太阴、少阴、厥阴六经以及阳明腑病均用丹皮。其方元霜丹：浮萍三钱，麦冬、元参、丹皮各二钱，芍药、甘草各一钱，生姜三钱，大枣二枚。水煎服，覆衣取少汗。治瘟疫邪在太阳，头项痛，腰脊强，发热作渴。又方素雪丹：浮萍、石膏各三钱，麦冬、元参、葛根、丹皮各二钱，白芍、甘草各一钱，生姜三钱，粳米一撮。水煎服，覆衣取少汗。治瘟疫邪在阳明，身热目痛，鼻干不卧，胸烦口渴。又方红雨丹：柴胡二钱，黄芩、芍药、甘草、丹皮各一钱，元参一钱半，生姜二钱。水煎服，覆衣取微汗。治瘟疫邪在少阳，胸胁疼，耳聋，口苦咽干。又方黄酥丹：浮萍三钱，生地四钱，丹皮、芍药各二钱，生姜三钱，炙草一钱。水煎热服。治瘟疫邪在太阴，腹满嗌干，发热作渴。又方浮萍天冬汤，即紫玉丹（浮萍、元参、生姜各三钱，生地四钱，知母、天冬各二钱，炙草一钱）去知母、甘草，加丹皮、花粉，水煎热服。治瘟疫邪在少阴，口燥舌干，发热作渴。又方苍霖丹：浮萍、丹皮、芍药、当归、生姜各二钱，生地四钱，甘草钱五。水煎热服，覆衣取汗。治瘟疫邪在厥阴，烦满囊缩，发热作渴。又方白英丹：大黄、生地各三钱，芒硝、炙草、枳实各一钱，厚朴一钱半，元参、丹皮、芍药各二钱，麦冬四钱。水煎热服。治瘟疫阳明腑病，谵语腹满，潮热作渴。该书预防瘟疫传染亦用丹皮入方，如卷五载观音救苦散：川芎、藿香、藜芦各三钱，丹皮、延胡索、朱砂各二钱，雄黄、白芷、牙皂各四钱。七味草药共为细末，朱、雄另研，调入收贮。用时先噙水在口内，次以药吸入两鼻孔，吐水取嚏。专治伤风伤寒并疫气所侵，稍觉头昏脑闷，项背拘急，吹鼻取嚏，毒气随散，永不染着，未病者吹之不染。《温病条辨》卷一治太阴风温，邪在血分者，以桑菊饮去薄荷、苇根，加麦冬、细生地、玉竹、丹皮各二钱服。又治太阴温病发斑疹者，用银翘散去豆豉，加细生地四钱，丹皮三钱，大青叶三钱，元参一两，为散，每服六钱，鲜苇根汤煎，香气大出，即取服。又治太阴伏暑，舌赤口渴，无汗者，为邪在血分而表实之证，用银翘散加生地六钱，丹皮四钱，赤芍四钱，麦冬六钱；汗多者，为邪在血分而表虚之证，加减生脉散：沙参、细生地各三钱，麦冬、丹皮各二钱，五味子一钱，水煎服。该书卷二又治温病，时欲漱口不欲咽，大便黑而易者，有瘀血也，犀角地黄汤主之：干地黄一两，白芍、丹皮、犀角各三钱，水煎服。方以丹皮泻血中伏火。

3.虚劳骨蒸

《名医别录》记载牡丹皮主"五劳，劳气"，《珍珠囊》称其治"无汗骨蒸"，《汤液本草》进一步指出牡丹皮"凉骨蒸……能泻阴中之火"。可见本品治骨蒸，是取其泻阴中之火功效。李时珍对牡丹皮泻伏火尤为肯定："古方唯以此治相火，故仲景肾气丸用之，后人乃专以黄柏治相火，不知牡丹之功更胜也。"《本草备要》云其"泻血中伏火……和血凉血"，《得配本草》言其"除血中内热"，已明确认识到牡丹皮具有清热凉血、清透阴分伏热之功，而历代用其治虚劳，正是取其凉血清透作用。《金匮要略》载八味肾气丸：干地黄八两，山药、山茱萸各四两，泽泻、牡丹皮、茯苓各三两，桂枝、附子各一两。为末，蜜丸梧子大。酒下十五丸，加至二十五丸，日再服。治虚劳腰痛，少腹拘急，小便不利。方以清泻肝中之火。与补药配伍，补中寓泻，补而不腻。《备急千金要方》卷十九载肾气丸：桂心四两，干地黄一斤，泽泻、薯蓣、茯苓各八两，牡丹皮六两，半夏二两。为末，蜜丸如梧子大。酒服十丸，日三服。治肾气不足，羸瘦日剧，吸吸少气，体重，耳聋眼阍百病。《太平圣惠方》卷七十载鳖甲丸：鳖甲（酥炙）、土瓜根、桂心、京三棱、牡丹、牛膝、大黄、诃黎勒皮、琥珀、桃仁各一两。为末，炼蜜为丸如梧桐子大。每服以桃仁汤下三十丸。治妇人骨蒸劳，月水不通，胁下痃癖，继之腹痛。《内科摘要》载加味逍遥散：当归、芍药、茯苓、炒白术、柴胡各一钱，牡丹皮、炒山栀、炙甘草各五分。水煎服。治肝脾血虚发热，或潮热晡热，或自汗盗汗，或头目昏涩，或怔忡不宁，或颊赤口干；或月经不通，肚腹作痛；或小腹重坠，水道涩痛；或肿痛出脓，内热作渴等症。《医门八法》卷四载丹地乌梅四物汤：丹皮、地骨皮、生地各三钱，白芍、熟地各二钱，当归五钱，乌梅五个。水煎服。治血虚经乱，先后不定，或血枯经闭，喘嗽骨蒸。《温病条辨》卷二载青蒿鳖甲汤：青蒿二钱，鳖甲五钱，细生地四钱，知母二钱，丹皮三钱，水煎服。主治温病邪入阴分，耗伤阴液，夜热早凉，热退无汗，热自阴来者。

4.脏腑实热，疮痈肿痛证

丹皮尚有清泻脏腑热邪之功，张洁古称丹皮"能泻阴胞中之火"（引自《纲目》），李东垣亦云："心虚、肠胃积热、心火炽盛、心气不足者，以牡丹皮为君。"（引自《本草经疏》）方如《外台秘要》卷二十三引《古今录验》升麻汤：炙甘草、升麻、石膏、牡丹皮各一两。水煎服。治咽喉生疮。方以丹皮配升麻、石膏清泻肺胃之热。该书卷三十五引《广济方》龙角丸：龙角、黄芩、大黄各二分，牡丹皮一分，炙蚱蝉一枚，牛黄小豆大五枚。为末，蜜和丸如麻子，少小以意增减服之。治小儿五惊夜啼。此以丹皮清心火。《兰室秘藏》卷中载清胃散：当归身、黄连、生地黄各三分，牡丹皮五分，升麻一钱。水煎服。治因服补胃热药，致阳明经中热盛，上下牙痛不可忍，牵引头脑，满面发热，大痛。《医醇賸义》载加味丹栀汤：丹皮二钱，山栀、夏枯草、当归各一钱五分，生地四钱，赤芍、龙胆草一钱、柴胡、木通各一钱，车前二钱，灯心三尺。水煎服。治肝胆火盛，胁痛耳聋，口苦筋痿，阴痛，或淋浊、溺血。

牡丹皮具有凉血散瘀消肿止痛之功，常用于热毒疮痈。此功自《神农本草经》记载"疗痈疮"以后，历代本草多有载述。《药性论》称其"散诸痛"，《日华子本草》指出丹皮"通关腠血脉，排脓"，《珍珠囊补遗药性赋》亦云："牡丹味辛苦寒，无毒，止痛除邪气，疗惊痫中风，续筋骨，破痈脓。"《本草蒙筌》说："疗痈肿，排脓住痛。"代表方如《金匮要略》大黄牡丹汤（见前）。《太平圣惠方》卷六十一载牡丹散：牡丹二分，大黄二两，木香、桃仁、赤芍药、败酱、甜瓜子各三分，川消一两。每服四钱，水煎服。治肠痈未成脓，腹中痛不可忍。此为《金匮要略》大黄牡丹汤之加味方。该书卷六十六载斑蝥散：斑蝥十枚，牡丹三分，海藻一两。每服半钱，空心及夜卧时以葱白汤调下。治鼠瘘着颈生，小者如杏，大者如杯。《仁斋直指方》卷二十三载牡丹散：人参、牡丹皮、白茯苓、天麻、黄芪、木香、当归、川芎、辣桂各三分，白芷、薏苡仁、炙甘草各二分，桃仁三分。每服三钱，水煎服。治肠痈冷证，腹濡而痛，时时利脓。《普济方》卷二八六载牡丹散：牡丹皮、川升麻、苦梗、薏苡仁、地榆、黄芩、赤芍药、北甘草各等分。水煎服。治肺痈，胸乳间皆痛，口吐脓血，气作腥臭。《本草汇言》载将军散：牡丹皮、大黄、贝母、白芷、甘草、当归各五钱。空心酒调服二钱。治悬痈生于谷道之前、小便之后，初发甚痒，状如松子，一月赤肿如桃，迟治则破，而大小便皆从此出。又方治便毒生于两腿合缝之间，用牡丹皮、归尾、金银花、天花粉、白芷、赤芍药各一钱，僵蚕、芒硝各二钱，穿山甲三大片（烧），大黄三钱，木鳖子五个。酒煎，空心服，渣再煎服，盖被出汗。

【综合评述】牡丹皮既能清血热，又能散瘀血，清芳透达。功善清热凉血，化瘀止痛。凡血热血瘀所致之出血、热病斑疹、痛经、经闭、癥瘕积块，以及无汗骨蒸、肠痈腹痛等证，皆为常用之品。《中华本草》载牡丹皮"清热凉血，活血散瘀。主治温热病热入血分，发斑，吐衄，热病后期热伏阴分发热，阴虚骨蒸潮热，血滞经闭痛经，癥瘕，痈肿疮毒，跌仆伤痛，风湿热痹"。

现代研究证实，牡丹皮含牡丹酚、牡丹酚苷、牡丹酚原苷、牡丹酚新苷，并含芍药苷、氧化芍药苷、苯甲酰芍药苷、没食子酸、挥发油、植物甾醇、苯甲酸、蔗糖、葡萄糖等。药理研究证明，牡丹酚有镇静、降温、解热、镇痛、解痉等作用；牡丹皮水煎剂能抑制痢疾杆菌、伤寒杆菌、皮肤真菌等。现有丹皮复方成药制剂用于临床，或中西医辨证辨病相结合加以运用，《中华人民共和国药典》载七味都气丸：熟地黄400g，醋五味子、茯苓、牡丹皮、泽泻各150g，制山茱萸、山药各200g。功能补肾纳气、涩精止遗，用于肾不纳气所致的喘促、胸闷、久咳、气短、咽干、遗精、盗汗、小便频数。《中西医结合治疗急腹症》载阑尾清化汤：丹皮、大黄、桃仁各15g，赤芍12g，金银花、蒲公英各30g，川楝子、生甘草各9g。水煎服。治疗急性阑尾炎蕴热期症见发热、午后热甚、口干渴、便秘、右少腹拘急疼痛，舌红苔黄，脉滑数者。

（孙敬昌）

二十四、阴虚发热良药截疟解暑佳品——青蒿

【药性功效】苦、辛，微寒。归肝、胆经。清虚热，除骨蒸，解暑热，截疟，退黄。

【主治病证】温邪伤阴，夜热早凉；阴虚发热，劳热骨蒸；外感暑热，发热口渴；疟疾寒热。

【热病应用】青蒿在秦汉时期即有应用，《五十二病方》中有以青蒿入方水煎或熏洗治疗痔疮的记载。其除热退蒸见载于《神农本草经》。早先多单用本品治疗骨蒸劳热，自宋以后普遍用于复方之中。青蒿截疟之用首载于《肘后备急方》，其截疟之功甚著，故自古用为治疟良药。本品解暑祛湿，用于暑热、湿温等则多见于宋代及后世方书，尤其清代至今，已成为外感热病常用之药。

1.暑热，温病

青蒿苦凉味辛，气芳香，清泄兼有透散之力，故可用治暑热、温病、时气等外感热病。《本草纲目》云："黄花蒿，治小儿风寒惊热。"《本草新编》称青蒿："尤能泄暑热之火。"本品又有除湿解热之功，因此亦为湿温、暑湿所常用。《滇南本草》云："去湿热"。《重庆堂随笔》则谓青蒿："专解湿热而气芳香，故为湿温疫疠妙药。"

宋代以前青蒿多用于疟疾、骨蒸劳热，宋代始用于外感热病，如《太平圣惠方》卷十载升麻散：升麻、鸡苏茎叶、麦门冬、朴硝各一两，青蒿、犀角屑各半两。为散。每服四钱，水煎，加地黄汁一合服。治伤寒鼻衄不止，头痛壮热。《圣济总录》卷二十三载秦艽柴胡汤：秦艽、柴胡、知母、青蒿各一两，大黄、鳖甲、鬼臼、常山各半两。为粗末。每服三钱匕，水煎服。治伤寒余毒，潮热不解。至清代青蒿治热病用得更为普遍。

因为青蒿善于清解暑热，所以在暑病方面用得较多，单用即可取效，如《本草汇言》治中暑，单用青蒿嫩叶捣烂，手捻成丸，黄豆大，新汲水吞服数丸。临床多随证配伍。《丹台玉案》卷二载祛暑神秘丹：青蒿一斤，白梅、乌梅、生姜各四两，生姜皮一两，砂糖十两。共捣为丸，如龙眼大。每服1丸。治夏月中暑，卒倒不省人事。清代名医陈士铎善用青蒿治暑热，认为青蒿为"祛暑热之圣物"，其在《石室秘录》《辨证录》中有多首以青蒿为主药的治暑热方剂。如《石室秘录》卷三载青香散：青蒿一两，香薷、茯苓各三钱，白术五钱，陈皮、甘草各一钱，水煎服，治初病伤暑，头晕口渴恶热，身热痰多气喘。又方消暑神丹：

人参一两，青蒿二两，香薷三钱，白术五钱。水煎服。治中暑，发渴引饮。方用人参固元气，青蒿散其邪。该书卷六载散暑救心汤：青蒿一两，黄连、人参、白术各三钱，茯神、藿香各五钱，半夏、香薷各一钱。水煎服。治中暑猝倒，心痛欲死。此邪犯膻中，故猝然心痛，以青蒿直入膻中，逐暑于无形。又方解热消暑散：青蒿、茯苓各一两，葛根、香薷、陈皮各一钱，白术三钱，白扁豆二钱。治感犯暑邪，上吐下泻。方以青蒿、茯苓为君，青蒿最能解暑而去热，一物两用，配伍茯苓引其暑热尽从膀胱而出；葛根、香薷等佐青蒿以去暑，用白术以健脾胃之气，俾暑热退而胃气不伤。《辨证录》卷五载丹蒿汤：丹皮三两，青蒿二两，荆芥三钱。水煎服。治中暑热，吐血倾盆，血色紫黑，气喘作胀，不能卧倒，口渴饮水者。该书卷六载人参青蒿汤：人参二两，生地、麦冬各一两，青蒿五钱，北五味子一钱。水煎服。治中暑热证，大汗亡阴者。又方三清汤：玄参四两，石膏、青蒿各一两。水煎服。主治中暑热极发狂，登高而呼，弃衣而走，见水而投。陈氏以后也不乏善用青蒿治暑病者。如《医学集成》卷二载加味玉泉散：石膏一两，青蒿五钱，香薷、侧柏叶各四钱，扁豆三钱，甘草、荷叶各一钱。水煎服。治伤暑吐血。《时病论》卷三载清凉涤暑法：滑石、连翘、茯苓各三钱，甘草八分，青蒿一钱五分，白扁豆、通草各一钱。加西瓜翠衣一片，水煎服。治暑温、暑热、暑泻、秋暑。《医方简义》卷二载青蒿芩芍汤：青蒿、知母、贝母各一钱，白芍、黄芩各一钱半，生地、杏仁各三钱，稽豆皮一钱五分，神曲二钱，竹叶二十片。水煎服。治伏暑。《温热经解》载青蒿滑石汤：青蒿、滑石各三钱，川朴、甘草一钱，建曲、知母、杏泥各二钱，扁豆衣一钱半，银花露五钱（冲），酒芩、通草各八分，荷叶边一圈。主治暑湿化疟，但热不寒者。《中药成方配本》载青蒿露：青蒿一斤。用蒸汽蒸馏法，每斤吊成露六斤。每用四两，隔水炖温服。清热解暑。治内外蒸热。

青蒿苦寒清热，辛香透散，不仅用于暑热病证，亦常用于其他温热病证。《普济方》卷一五一引《鲍氏方》青蒿散：青蒿、石膏各等分。为细末。饭前服。治时气疫疠。《辨证录》卷五载宁火丹：玄参一两，甘草一钱，生地三钱，青蒿五钱。水煎服。治春月伤风脉浮，发热口渴，鼻燥衄血。又方消痰平胃汤：玄参、青蒿各一两，半夏、茯神、麦冬、车前子各三钱。水煎服。治春月伤风，谵语潮热，脉滑。此方取青蒿散阴热，尤能解胃中之火；得玄参、麦冬更能清上焦之炎，火热去而痰无党援；又得半夏、茯苓、车前以利其水，则湿去而痰涎消，痰消而火热减。《重订通俗伤寒论》卷九载柴蒿鳖甲汤：柴胡、黄芩、麦冬、栀子各二钱，青蒿一钱半，生鳖甲、白芍、丹皮各三钱，鲜生地四钱，生甘草一钱。水煎服。主治妇人病温，经水适来或适断，热入血室，耳聋口苦，夜热昼凉者。

青蒿既能解暑，又有祛湿辟秽之效。《滇南本草》称其"去湿热""利小便"。《本草从新》谓青蒿"清暑辟秽"。因此亦为湿温所常用。《重订通俗伤寒论》载蒿芩清胆汤：青蒿脑一钱半至二钱，淡竹茹、赤茯苓、碧玉散各三钱，半夏、枳壳、陈皮各一钱半，黄芩一钱半至三钱。水煎服。治少阳三焦湿遏热郁，气机不畅，胸痞作呕，寒热如疟。《古今名方》李聪甫方宣湿化热汤：青蒿、黄芩、佩兰梗、炒山栀各6g，南杏仁、栝楼仁各9g，大豆卷、赤茯苓、鲜竹茹、炒神曲、鲜芦根各10g，广郁金5g，益元散12g。功效宣湿化热，清胃降浊。主治湿温病，湿遏热郁，邪在肺胃，症见胸膈痞闷，咳嗽胸痛，痰黏气促，口苦泛恶，身热不退，小溲短涩，舌苔灰白而腻，脉象弦滑。

2.疟疾发热

青蒿截疟之功甚著，自古用为治疟良药。《本草纲目》载其"治疟疾寒热"。可单用，亦常配入复方。《肘后备急方》卷三治疟疾寒热，用青蒿一握，水渍绞取汁，服。《圣济总录》卷三十六载青蒿汤：青蒿、附子、桂、厚朴、炙甘草、陈皮、半夏、麻黄、草豆蔻、白术各半两，藿香叶一两。锉如麻豆大。每服三钱匕，加生姜三片，枣一枚，水煎服。治脾疟寒热，善呕多汗。该书卷三十七载保安汤：常山、桃仁各半两，青蒿、知母各一两。为粗末。每服二钱匕，加生姜半分，水煎服。治山岚瘴疟，寒热久不瘥。《是斋百一选方》卷十一载大效人参散：人参、常山、青蒿各等分。为细末。每次二钱半，酒调服。治山岚瘴疟，或寒或热，或寒热相兼，或连日，或间日，或三四日一发者。《古今医统大全》引《经验秘方》治疟疾，用青蒿、薄桂各为末，三七分用，寒多则多桂少蒿，热多则多蒿少桂，用老生姜二两捣汁，和热酒调服，衣被盖卧。《松峰说疫》卷二载丹蒿散：黄丹五钱（炒），青蒿二两（童便浸，晒干）。为末。每剂服二钱，寒多酒服，热多茶服。治瘟疟不止。《回生集》卷上引杨庚起方：青蒿八两，川贝母一两五钱，青皮、槟榔、厚朴、神曲、半夏各二两，甘草五钱。为末，姜汁为丸如绿豆大，朱砂为衣。每服三钱，于未发前三个时辰以姜汤送下。治疟疾。《温病条辨》卷二载青蒿鳖甲汤：青蒿三钱，知母、桑叶、丹皮、花粉各二钱，鳖甲五钱。水煎服。治少阳疟偏于热重，脉左弦，暮热早凉，汗解渴饮。方以青蒿领邪，芳香逐秽，以鳖甲护阴，知母、天花粉以清热邪而止渴，丹皮清少阳血分，桑叶清少阳络中气分。

　　3.阴虚发热证

　　对于青蒿清虚热、除骨蒸早在汉代人们既有所认识，《神农本草经》谓其主"留热在骨节间"。而后世本草多明确记载其除骨蒸治劳热的功效和应用。《食疗本草》载青蒿："治骨蒸，以小便渍一两宿，干，末为丸，甚去热劳。"《日华子本草》云："青蒿，补中益气，轻身补劳，驻颜色，长毛发，发黑不老。"《珍珠囊补遗药性赋》谓青蒿"灭骨蒸劳热"。《滇南本草》称青蒿"退五种劳热"。《景岳全书·本草正》曰："青蒿，味苦微辛，性寒，阴中有阳，降中有散。主肝肾三焦血分之病，疗阴火伏留骨节，故善治骨蒸劳热，尸疰鬼气，降火滋阴，润颜色，长毛发。"《本草新编》进一步说："青蒿之退阴火，退骨中之火也，然不独退骨中之火，即肌肤之火，未尝不共泻之也，故阴虚而又感邪者，最宜用耳。"

　　宋代以前单用本品者多，《本草图经》说："青蒿，治骨蒸热劳为最，古方多单用者。"而宋代已广泛运用于复方之中。《太平圣惠方》卷二十七载青蒿饮子：青蒿一握，猪胆一枚，杏仁二七粒。以童便煎服。治急劳，骨蒸烦热。该书卷三十一载青蒿丸：青蒿、桃仁各一斤，甘草半两。以童便制丸，如梧桐子大。每服三十丸，空心温童便下。治骨蒸劳体瘦，发渴寒热。该书卷七十载青蒿散：青蒿、鳖甲各二两，龙胆三分半，栀子仁、知母各三分，黄连、黄芪、桑白皮、白术各一两，地骨皮、炙甘草各半两，柴胡一两半。为末。每次四钱，加生姜半分，水煎服。治妇人骨蒸劳热，四肢烦疼，日渐羸瘦。此方青蒿、鳖甲共为君药，除蒸补阴，标本兼治，是为清虚热、退骨蒸的经典配伍药对。《圣济总录》卷八十七载青蒿饮：青蒿三两，地骨皮一两，嫩柳枝一两半，嫩桃枝二两，炙甘草半两。锉如麻豆大。每服三钱匕，加乌梅一枚，水煎服。治急劳，烦躁壮热，四肢无力，酸痛。该书卷九十三载鳖甲猪肚丸：鳖甲、柴胡、木香、青蒿、生地黄各一两，黄连二两，青橘皮半两。为末，纳猪肚内，蒸令烂熟，捣为丸，如绿豆大。每服十五丸。治骨蒸唇红颊赤，气粗口干，遍身壮热，或多虚汗，大肠秘涩，小便赤黄，饮食全少。《全生指迷方》卷四载青蒿煎：青蒿汁一升，人参、麦冬各一两。为末，用青蒿汁同熬成膏，丸如梧桐子大。每服二十丸。治肾咳，见颧骨赤大如钱，日晡发热，潮热有时，五心烦热，脉促涩。《鸡峰普济方》卷九载青蒿煎：青蒿一升（细锉，嫩者）。以水、童便同煎成膏，丸如梧桐子大。每服十丸，温酒下。治一切劳瘦。《妇人大全良方》卷五引《灵苑方》青蒿散：青蒿（童便浸三日）。为末。每服二钱，加乌梅一个，水煎服。治虚劳寒热，肢体倦怠。《袖珍小儿方》卷四载青蒿散：青蒿三钱，甘草一钱，乌梅一个，小麦五十粒。水煎服。治小儿肌瘦潮热。《证治准绳·类方》载清骨散：银柴胡一钱五分，胡黄连、秦艽、鳖甲、地骨皮、青蒿、知母各一钱，甘草五分。水煎服。退骨蒸劳热。《温病条辨》卷三载青蒿鳖甲汤：青蒿、知母各二钱，鳖甲五钱，细生地四钱，丹皮三钱。水煎服。治温病后期，热未清尽，邪伏阴分，症见夜热早凉，热退无汗，热自阴来者。方以鳖甲养阴，并入络搜邪；以青蒿芳香透络，从少阳领邪外出。

【综合评述】青蒿清虚热、退骨蒸的应用最早，《神农本草经》谓青蒿"主留热在骨节间"，此为青蒿除骨蒸的最初表述。《食疗本草》明确青蒿"治骨蒸"。宋以前的医著中多单用本品疗骨蒸，《本草图经》说："青蒿，治骨蒸热劳为最，古方多单用之。"《日华子本草》云"心痛热黄，生捣汁服并敷之"。组方应用则常与柴胡、鳖甲等配伍，现代临床将其用于长期低热、癌性发热、定时发热、慢性发热等。

现代研究，采用蒸馏法制备的青蒿注射液，对百日咳、白喉、破伤风三联疫苗致热家兔有明显解热作用，同法制备的青银注射液（青蒿与银花），对伤寒、副伤寒甲乙三联菌苗致热家兔有更为显著的退热效果，其降温迅速而持久。

青蒿自古又是截疟要药，单味应用即有效，至今亦为临床治疟首选之品。现代研究表明，青蒿抗疟有效成分青蒿素抗疟效率高、速度快、毒性低，与大部分其他类别的抗疟药无交叉抗性等优点，而在抗疟治疗过程中起着重要作用，以青蒿素为基础的联合用药被认为是治疗疟疾的一线药物。临床已有青蒿制剂用于治疗疟疾。如《中药制剂汇编》青蒿浸膏溶液：青蒿1000g，切碎，水蒸气蒸馏法收集馏液，静置分离挥发油与芳香水；残渣水提醇沉，过滤，回收乙醇；取芳香水约1000mL，挥发油0.5mL，抽出物100mg，0.25%苯甲酸，共制成1000mL，滤过。口服，每次2~8mL，每日2次。功能清热凉血，解暑。用于疟疾发热，恶性疟疾，以及骨蒸劳热、产褥热、虚热、黄疸发热及暑热等症。

青蒿用于暑热、湿温等外感热病较晚，其方多见于宋代及后世方书。现代临床与鳖甲配伍用治小儿夏季热，与三仁（薏苡仁、杏仁、豆蔻）相配治疗小儿湿温及伤寒；重用青蒿治老年湿温黄疸。现代研究表明，青蒿主要含青蒿素、青蒿酸、青蒿酸甲酯、青蒿醇和挥发油。挥发油和水煎液有抗菌、抗病毒作用；青蒿素及其衍生物有良好的抗寄生虫作用，可提高淋巴细胞的转化率，促进机体细胞免疫和促进红细胞、白细胞、血红蛋白的增高；还有解热及抗肿瘤作用。

【名医经验】吴鞠通医案：李某，十八岁，伏暑如疟状，脉弦数，寒热往来，热多于寒，解后有汗，与青蒿鳖甲汤，五帖而愈。（《吴鞠通医案》）

泉城儿科名医刘谟梧经验方蒿芩银翘散，由青蒿、黄芩、金银花、连翘、秦艽、薄荷、淡豆豉组成。功效：疏风解表清热。主治：内热外感所致发热、感冒之症。刘氏强调清透为温病治法第一要义，适用于卫、气、营、血各个阶段，其关键是给邪气以出路。蒿芩银翘散治疗小儿温热病邪在卫表之证，黄芩清肺热，青蒿透散风热，用青蒿、黄芩治疗风热痰盛是其独到之处。刘氏认为，青蒿既可清热又可化湿，在表可疏散，在里能透发，在经能理气，在络能理血，入脾胃芳香化湿，入肝胆凉血疗疟，入心肾理劳退蒸，无论外感时病，内伤饮食，只要有热象或有湿热者均可使用。{张慧敏，贾清.泉城儿科名医——刘谟梧［J］.山东中医杂志，2005（6）：379}

【参考文献】

［1］朱玲，罗华玉.青蒿鳖甲汤治疗长期发热100例［J］.四川中医，2004（11）：33.

［2］曹爱琴.癌性发热的中医研究新进展［J］.河北医学，2000（12）：1150-1152.

［3］郑奇瑞，岳仁宋.定时发热治验［J］.黑龙江中医药，2015，44（03）：28-29.

［4］金伟孝.慢性发热验案三则［J］.实用中医药杂志，2017，33（03）：305.

（张艳）

二十五、荡涤积垢之猛将泻火解毒之善品———大黄

【药性功效】苦，寒。归脾、胃、大肠、肝、心包经。泻下攻积，清热泻火，凉血解毒，止血，逐瘀通经，利湿退黄。

【主治病证】实热积滞便秘，血热吐衄，目赤咽肿，牙龈肿痛，痈肿疔疮，肠痈腹痛，瘀血经闭，产后瘀阻，跌打损伤，湿热痢疾，黄疸尿赤，淋证水肿，烧烫伤。

【热病应用】《神农本草经》首载大黄主寒热、荡涤肠胃,《名医别录》称其除肠间结热。《伤寒论》有十三首方剂内有大黄,其中大承气汤、小承气汤、调胃承气汤是为伤寒阳明腑实证而设,此三首方剂不仅成为治疗伤寒阳明腑实证的经典良方,而且其通腑泻热之法也成为后世治疗温热病里实热证的重要组方依据。

1.伤寒阳明腑实证,阳明气分实热证

大黄既为攻积泻热之要药,又是清热泻火之佳品。《神农本草经》载:"大黄,味苦,寒。主……寒热,破癥瘕积聚,留饮宿食,荡涤肠胃,推陈致新,通利水谷。"《名医别录》称大黄"除……肠间结热"。《药性论》亦谓:"蜀大黄,去寒热……能破实痰冷热积聚、宿食,利大小肠,贴热毒肿,主小儿寒热时疾,烦热。"《医学启源》引《主治秘要》云:"其用有四:去实热一也;除下焦湿二也;推陈致新三也;消宿食四也。"《本草图经》说:"大黄……张仲景治伤寒用处尤多。"《本草纲目》言大黄主治"实热燥结,潮热谵语"。

《伤寒论》善用大黄攻积泻热以治伤寒阳明腑实证,根据积滞轻重选择配伍药物。其大承气汤:大黄四两(酒洗),厚朴半斤,枳实五枚,芒硝三合。水煎服。治伤寒外邪入里化热,与肠胃糟粕相结,症见大便秘结,腹部胀满,硬痛拒按,甚则潮热谵语,或目睛不合,视物不清,微喘直视,或下利清水秽臭,脐腹疼痛,按之坚硬有块,口干舌燥,或热厥、痉病,或发狂,舌苔老黄干燥或焦黑起芒刺,脉沉实有力或滑数。该方主以大黄苦寒泻下热结,荡涤肠胃;配伍芒硝润燥软坚,助泻热攻下;以枳实、厚朴行气消积除满。又小承气汤:大黄四两(酒洗),厚朴二两(炙去皮),枳实三枚大者(炙)。水煎服。此方为大承气汤去芒硝减厚朴、枳实用量而成,治伤寒外邪入里化热,实热积滞之轻证,以痞满为主者。又调胃承气汤:大黄四两(酒洗),炙甘草二两,芒硝半斤。水煎服。此方为大承气汤去厚朴、枳实加甘草并加大芒硝用量而成,适于伤寒外邪入里化热,以燥实为主者。仲景之经验广为后世医家所效法。《太平圣惠方》卷十三载大黄丸:大黄三两,枳壳、陈皮、麻仁、槟榔、木通各二两。蜜丸如梧桐子大,每服三十丸。治伤寒大便秘结,内有积热,其脉两手寸口悉洪大而数。《洁古家珍》载牛黄散:大黄一两,白牵牛五钱。每服三钱,有厥冷者酒调服,无厥冷而手足烦者蜜汤调服。治上焦热,藏府秘结。

大黄亦为清热泻火良药，张山雷言其"迅速善走，直达下焦，深入血分，无坚不破，荡涤积垢，有犁庭扫穴，攘除奸凶之功"。用治邪热炽盛、火毒蕴结等诸多热证，有釜底抽薪之峻功。如《金匮要略》载泻心汤：大黄二两，黄连、黄芩各一两。水煎服。治心气不定，吐血、衄血。此血热吐衄之治方，取大黄配黄连、黄芩苦寒清泄，直折其热，使火降则血自止。即朱震亨所言："大黄苦寒善泄，仲景用之泻心汤者……用大黄泻去亢甚之火。"经方厚朴七物汤：厚朴半斤，大黄、甘草各三两，大枣十枚，枳实五枚，桂枝二两，生姜五两。治发热，腹满，脉浮而数，饮食如故。此方主证为内有气滞热壅兼有表证，以大黄泻热，厚朴、枳实理气除胀，以桂枝、生姜解表。后世医家多宗仲景辨证立方之旨，用大黄治伤寒邪热传里之证。《备急千金要方》卷九载雪煎方：麻黄十斤，大黄一斤十三两，杏仁一斗四升。雪水制丸服，治伤寒。又方青散：苦参、厚朴、石膏各三十铢，大黄、细辛各二两，麻黄五两，乌头五枚。白汤服方寸匕。治春伤寒，头痛发热。《圣济总录》卷二十三载大黄汤：大黄（炒）、黄连、炙甘草各半两，麦门冬、柴胡各一两。每服三钱匕，加竹叶十片，生姜三片，水煎服。治伤寒，毒气伏留于胸膈，心神烦躁，壮热狂言。

伤寒邪在少阳兼里热实证，常以大黄清泻里热，配伍柴胡、黄芩等和解少阳。《伤寒论》载大柴胡汤：柴胡半斤，黄芩、芍药各三两，半夏半升（洗），生姜五两，枳实四枚（炙），大枣十二枚，大黄二两。水煎服。治少阳病病邪兼入阳明，化燥成实，呕不止，心下急，郁郁微烦，或伤寒发热，汗出不解，心下痞硬，呕吐下利。又柴胡加龙骨牡蛎汤：柴胡四两，大黄二两，龙骨、黄芩、生姜、人参、桂枝、茯苓、牡蛎、铅丹各一两半，半夏二合半，大枣六枚。水煎服。治伤寒八九日，下之，胸满烦惊，小便不利，谵语，一身尽重，不可转侧。

2.伤寒痰瘀结聚病证

结胸是邪气内结胸腹，胀满疼痛的病证，多因太阳、少阳病误下，表邪内陷或实邪传里，与胸中水饮互结而成。治宜散结蠲饮，宽胸理气。《神农本草经》早已记载大黄有"下留饮宿食，荡涤肠胃，推陈致新，通利水谷"的功效，《名医别录》亦明确大黄能"平胃下气，除痰实，肠间结热，心腹胀满"。因此张仲景创立大陷胸汤、大陷胸丸等治疗结胸病，方中均以大黄为君药。李时珍说："病发于阳而反下之，则成结胸，乃热邪陷入血分……仲景大陷胸汤、丸皆用大黄，亦泻脾胃血分之邪，而降其浊气也。"《伤寒论》载大陷胸丸：大黄半斤，葶苈子、芒硝、杏仁各半升。捣大黄、葶苈子，纳杏仁、芒硝合研如脂，取如弹丸一枚，加甘遂末一钱匕，白蜜二合，水煎服。治伤寒误下邪热内陷，与痰水结于胸膈形成结胸病，头项强，如柔痉状者。方用大黄、芒硝泻热破结荡涤实邪，甘遂逐饮，葶苈、杏仁泻肺除在上之水结。又大陷胸汤：大黄六两，芒硝一升，甘遂一钱匕。水煎大黄，纳芒硝、甘遂末服。治伤寒误治失治，化热入里，水热互结，症见膈内拒痛，短气躁烦，心中懊恼，从心下至少腹硬满而痛，拒按，脉沉而紧者。后世治结胸，多不出仲景立法组方之宗旨，如《太平圣惠方》卷十三大黄散：川大黄（微炒）、柴胡、朴硝、赤芍药、黄芩各一两，枳实、虎掌各三分。每服四钱，入生姜半分，水煎服。治伤寒十余日，热气结于胸中，往来寒热，头痛。

伤寒太阳病若邪不能及时外解，可化热内传由气入血，热与血结形成蓄血证，瘀热上干神明，可出现神志错乱的症状，即《素问·调经论》所谓"血并于阴，气并于阳，故为惊狂"。《神农本草经》云大黄"主下瘀血、血闭，寒热，破癥瘕积聚"。《名医别录》谓其"除……诸老血留结"。李时珍说："大黄乃足太阴、手足阳明、手足厥阴五经血分之药。凡病在五经血分者，宜用之。"《神农本草经百种录》载大黄"除……血中积滞之寒热"。大黄既入气又入血，既清热又逐瘀，因此治疗伤寒蓄血证诚为要药。

张仲景善用大黄逐瘀破结，以治伤寒邪气化热内传，与血相结之蓄血证。《伤寒论》桃核承气汤：桃仁五十个，大黄四两，桂枝、炙甘草、芒硝各二两。治太阳病热结膀胱，其人如狂。此蓄血轻证，方以大黄苦寒入血，荡除实热，配芒硝咸寒入血，软坚破血结。又抵当汤：水蛭、虻虫各三十个，桃仁二十个，大黄三两（酒洗）。水煎服。治太阳病六七日，表证仍在，瘀热在下焦，脉微而沉，其人发狂，少腹硬满，小便自利者。此证蓄血重于桃核承气汤证，故以大黄荡除实热，配伍水蛭、虻虫、桃仁峻逐瘀血。若病势不急，《伤寒论》将抵当汤减轻水蛭、虻虫用量，并改汤为丸，即抵当丸，以求缓图。

3.伤寒发黄，黄疸

大黄苦寒沉降，能祛湿泄热，入肝胆而有利湿退黄之功。《药性论》谓其"利水肿"，《日华子本草》称其"泄壅滞水气"，《医学启源》载大黄"除下焦湿热也"。《太平圣惠方》将大黄列为黄疸通用药之一。汉代张仲景运用大黄治疗黄疸的经验流传至今，仍不失其重要价值。茵陈蒿汤是《伤寒论》最具代表性的黄疸治方，用茵陈蒿六两，栀子十四枚，大黄二两。治阳明病瘀热在里，但头汗出，身无汗，齐颈而还，小便不利，渴引水浆，身发黄。此证湿热熏蒸所致，方中茵陈、栀子、大黄皆苦寒之品，寒能清热，苦能燥湿，其中茵陈疏利肝胆，大黄除瘀热，推陈致新，配合栀子清泄三焦通调水道，使湿热之邪自二便而出。后世医家治黄疸多以大黄为主组方。如《备急千金要方》卷十伤寒方下载大黄丸：大黄、葶苈子各二两。蜜丸如梧子，每服三丸，日三。治黄疸。又茵陈汤：茵陈、黄连各三两，黄芩二两，大黄、甘草、人参各一两，栀子二七枚。治黄疸，身体面目尽黄。又方三黄散，主治同茵陈汤：大黄、黄连、黄芩各四两，为散，先食服方寸匕，日三。《外台秘要》卷四引《必效方》大黄汤：大黄三两，水渍一宿，取汁，纳芒硝二两搅服，治急黄疸。《圣济总录》卷六十载大黄丸：大黄一斤，川芎半斤。蜜丸梧桐子大，每服三十丸。治黄疸，面黄肌瘦。

4.温病，温疫，天行

温病是由温邪引起的一类急性外感热病，以发热为主症。因为温病由外感温邪引起，且有极易传里的特点，所以历代治温病之方，初起者多以解表为主，一旦热邪传里，则需配伍清解里热之品。大黄苦寒泻下，荡涤肠胃，泻火解毒除湿，凉血逐瘀，气分有热可清，血分有热可解，瘀热互结可散，湿热郁蒸可除。所以为治温病所常用。《日华子本草》谓大黄"通宣一切气……温瘴热疾"。《外台秘要》卷四引《古今录验》大黄丸：大黄一两（蒸），巴豆五十枚（去心皮，熬），消石三分（熬），桂心、炮姜各二分。炼蜜为丸如梧桐子大，每服一丸。治温病不得大便。《太平圣惠方》卷十一载大黄散：大黄一两半（微炒），桂心三分，芒硝二两，木通、大腹皮、甘草各一两，桃仁二十枚。每服四钱，水煎服。治阳毒伤寒未解，热在内，恍惚如狂者。《圣济总录》卷三十四载大黄丸：大黄（炒）、炙甘草、黄连、恶实（微炒）、荆芥穗各等分。蜜丸梧桐子大，每服二十丸。治暑毒及心经积热。《温热暑疫全书》卷一有大承气汤、小承气汤、调胃承气汤、双解散、凉膈散等治温病的方剂，方中均用大黄。《温病条辨》卷二亦用大承气汤、小承气汤、调胃承气汤治阳明温病。而治温病三焦俱急，大热大渴，舌燥，脉不浮而燥甚，舌色金黄，痰涎壅甚，不可单行承气者，则以承气合小陷胸汤主之：生大黄五钱，厚朴、枳实、黄连各二钱，半夏、栝蒌各三钱。治阳明温病，无汗，或但头汗出，身无汗，渴欲饮水，腹满舌燥黄，小便不利，发黄者，用茵陈蒿汤治之：茵陈蒿六钱，栀子、生大黄各三钱，水煎服。

温疫是指温病中具有强烈传染性和能引起流行的一类疾病。大黄治温疫，重在取其攻下泻火，清热解毒。《景岳全书·本草正》称大黄"疗瘟疫阳狂"。《本草备要》谓大黄："治伤寒时疾，发热谵语，温热瘴疟……一切实热，血中伏火。"《松峰说疫》说："大黄虽大寒有毒，然能推陈致新，走而不守，瘟疫阳狂、斑黄、谵语、燥结、血郁，非此不除。""大黄虽寒，其性走而不守，当瘟疫胶固之时，得此一番推荡，邪便解散，较纯用寒凉者固胜一筹。"《温疫论》上卷治温疫，但见舌心黄、腹痞满，便于达原饮加大黄下之。并以仲景大承气汤、小承气汤、调胃承气汤治温疫热邪传里者：但上焦痞满者，用小承气汤；中有坚结者，用大承气汤；设无痞满，唯存宿结者，用调胃承气汤。又方三消饮：槟榔、草果、厚朴、白芍、甘草、知母、黄芩、大黄、葛根、羌活、柴胡。姜枣煎服。治温疫，邪渐入胃，舌根渐黄至中央者。又小儿太极丸：天竺黄、胆星各五钱，大黄、僵蚕各三钱，麝香、冰片各三分。糯米饭丸如芡实大，朱砂为衣，姜汤化服一丸。治小儿时疫。《串雅内编》卷一载普济丹：制大黄、生大黄各一两五钱，僵蚕三两。生姜汁捣和为丸，重九分、七分、五分三等，视病人老幼强弱选用。治一切瘟疫时气，恶寒发热，昏迷头痛等。

大黄还可用于瘟疫预防。《肘后备急方》卷二辟瘟疫有赵泉黄膏：大黄、附子、细辛、干姜、椒桂各一两，巴豆八十枚（去心皮，捣细，苦酒渍之），猪膏二斤。煎三上三下，绞去滓，初觉勃色便热，服梧子大一丸。《小品方》卷六载屠苏酒：赤木桂心七钱五分，防风一两，菝葜五钱，蜀椒、桔梗、大黄各五钱七分，乌头二钱五分，赤小豆十四枚。酒煎饮，辟疫疠一切不正之气。

天行，又称时气，是指感受非节之气而发生的流行性疾病，亦属外感热病范畴。大黄治天行自古既有使用者。《肘后备急方》卷二治天行四五日，大便坚闭，用大黄四两，厚朴二两，枳实四枚，水煎服。《备急千金要方》卷九载水解散：桂心、甘草、大黄各二两，麻黄四两。为散。每暖水送服方寸匕。治时行，头痛壮热一二日者。又方治时病表里大热欲死：大黄、寒水石、芒硝、石膏、升麻、麻黄、葛根各等分。为散。水服方寸匕。以上二方所治时行表邪仍在，邪已入里，故选药解表清里同用。《外台秘要》卷三张文仲引许推然大黄汤：大黄、黄连、黄柏、栀子各半两，豆豉一升，葱白七茎。治天行，五六日不解，头痛壮热，四肢烦疼，不得饮食者。此方重在治里，佐以豆豉、葱白发越邪气。《太平圣惠方》载有系列时气治方，大黄的使用频度较高，根据发病日数不同而配伍不同药物。如卷十五载大黄散：川大黄（微炒）、秦艽、桂心、柴胡各一两，石膏二两，甘草半两。每服四钱，入生姜半分，水煎服。治时气三日，头痛烦热。此气分有火，故以大黄配石膏，清热泻火以除烦。大黄饮子：川大黄（微炒）、川朴硝各一两半，栀子仁三分，黄芩一两，枳壳、甘草各半两。每服半两，水煎服。治时气五日，大热，三部脉悉洪数。此火热充斥三焦，故以大黄配芒硝泻下以除热，配栀子通泻三焦之火，配黄芩以退壮热。又大黄丸：大黄二两，黄芩、栀子仁各一两半，大青、朴硝各二两，龙胆、苦参各一两。入朴硝研匀，蜜丸梧桐子大，每服三十丸，以麦门冬汤送下。治时气已得汗，热毒不解，心烦躁闷，言语不定，小便赤涩，大便不通，狂乱欲走。

治外感风热或表里俱热证见有大便不利者，大黄亦为常用之品。《备急千金要方》卷二十二载栀子汤：栀子仁二七枚，芒硝二两，黄芩、甘草、知母各三两，大黄四两。治表里俱热，三焦不实，身体生疮及发痈疖，大小便不利。《圣济总录》卷一三九载大黄丸：大黄（微炒）、黄芩各一两。蜜丸梧桐子大，每服十五丸，加至二十丸。治外感风热及金疮所致大便不利。该书卷一六五载大黄丸：大黄（炒）、大麻仁、当归各三两，生地黄四两。蜜丸梧桐子大，每服二十丸，米饮送下。治产后风热，大便秘涩。《小儿药证直诀·附方》载大黄丸：大黄（酒洗，蒸熟）、川芎各一两，炙甘草一分，黑牵牛半两（半生熟炒）。治风热里实，口重气热，大小便闭赤，饮水不止，有下证者。

【综合评述】大黄性味苦寒，质重沉降，力猛善走，攻积导滞，既善通腑泻热，又善凉血解毒，是热结便秘、阳明腑实证的必用之品，壮热神昏、谵语发狂的常用药物，故为外感热病内有实热火毒及热结积滞所常用。《景岳全书》云："大黄，味苦，气大寒。气味俱厚，阴中之阴，降也。有毒。其性推陈致新，直走不守。夺土郁壅滞，破积聚坚癥，疗瘟疫阳狂，除斑黄谵语，涤实痰，导瘀血，通水道，退湿热，开燥结，消痈肿。因有峻烈威风，积垢荡之顷刻。欲速者生用，汤泡便吞；欲缓者熟用，和药煎服。"张锡纯认为：大黄"能入血分，破一切瘀血，为其气香，故兼入气分"，"其力沉而不浮，以攻决为用，下一切癥瘕积聚，能开心下热痰以愈疯狂，降肠胃热实以通燥结"，"性虽趋下而又善清在上之热"。

现代研究，大黄主要含有蒽醌衍生物，又含鞣质类物质、有机酸和雌激素样物质等。其药理作用广泛，所含蒽醌衍生物有较强的抗菌作用，抑菌有效成分主要是大黄酸、大黄素和芦荟大黄素。而最敏感的细菌为葡萄球菌、淋病双球菌和溶血性链球菌，其次为白喉杆菌、肺炎双球菌、伤寒杆菌、痢疾杆菌、绿脓杆菌、大肠杆菌等，对流感病毒有较强的抑制作用。大黄有解热和镇痛作用。大黄泻下作用是通过刺激大肠局部，增加大肠张力而促进运动，其有效成分为蒽醌衍生物，其中大黄酸二蒽酮苷可能是泻下最强的有效成分。

现制成多种成药制剂供临床使用。如《中药制剂汇编》大黄浸膏片：大黄1000g。粗粉，筛取120号细粉20%，其余粗粉800g以醇为溶媒渗漉，至渗漉液达生药4倍量时停止，过滤，浓缩成稠膏，测定含量，与细粉混合，制片，每片含蒽醌4.7mg。口服，每次1~3片，日2次。功能泻热通肠，凉血解毒，行瘀破积。用于大便秘结，积食不下，发热，神昏谵语，腹痛痞满，口疮，牙痛，目赤，鼻疮，湿热眩晕，吐血，衄血等。《湖北省药品标准》（1980年）载百顺丸：大黄800g，猪牙皂80g。粉碎成细末。每100g粉末加蜂蜜40~50g与水适量泛丸，干燥。每10粒重1g。口服，每次3~6g，日2次。功能通滞攻积，清热解毒。用于实热内阻，大便秘结。又三黄片：大黄、黄芩各300g，盐酸黄连素5g。制成1000片，包糖衣。口服，每次4片，日3次。功能泻火解毒、燥湿清热。用于火毒内盛，血热妄行，吐血、衄血、尿血，痔疮，便秘，黄疸，胸中烦热，目赤肿痛，口舌生疮，外科疮疡。《全国中药成药处方集》载导赤丹：大黄300g，栀子240g，生地160g，木通、茯苓、滑石各80g。为细末，蜜丸重3g。每服1丸。功能泻内热，清肠胃，利大小便。用于肠胃积热，口舌生疮，咽喉肿痛，牙根出血，腮颊肿痛，暴发火眼，大便不通，小便赤黄。《中华人民共和国药典》收载《金匮要略》大黄䗪虫丸，并确定其现代制剂标准，功能活血破瘀，通经消痞。用于瘀血内停，腹部肿块，肌肤甲错，目眶暗黑，潮热羸瘦，经闭不行。又载十滴水：樟脑、干姜各25g，大黄20g，小茴香、肉桂各10g，辣椒5g，桉油12.5mL，渗漉制成1000mL。口服，一次2~5mL，小儿酌减。功能健胃、祛暑，用于因中暑引起的头晕、恶心、腹痛、胃肠不适。该方亦制成十滴水软胶囊用于临床。

【名家经验】王孟英治关寅伯赞府家某厨，患春温，脉弦软而寸数，舌绛苔黑，神昏，谵渴溺红，胸腹拒按。诊为双传证。顺传宜通其胃，逆传宜清其营，予凉膈散（连翘四两，大黄、芒硝、甘草各二两，黄芩、薄荷、栀子各一两）加犀角、菖蒲、玄参，下之果愈。

（孙敬昌）

二十六、甘寒清热滑利通淋之要药——滑石

【药性功效】甘、淡，寒。归膀胱、肺、胃经。利尿通淋，清热解暑。

【主治病证】膀胱湿热，小便不利，尿淋涩痛，水肿；暑热烦渴，泄泻。

【热病应用】滑石性寒滑利，寒能清热，滑能利窍，功能利水渗湿，清热解暑。临床取其利毛窍以助散邪，利水湿以泄湿热，常用于外感热病兼有湿热蕴结、小便不利者。

1.伤寒水热互结证

《神农本草经》载："滑石，味甘，寒。主身热，泄澼，女子乳难，癃闭，利小便，荡胃中积聚寒热，益精气。"《名医别录》言滑石"通九窍、六府、津液，去留结，止渴，令人利中"。治伤寒用滑石，主要取其甘寒滑利相兼之性。《伤寒论》载猪苓汤，以猪苓、茯苓、泽泻、阿胶、滑石各一两，治伤寒邪传阳明之水热互结，症见脉浮、发热、渴欲饮水、小便不利者，即是取滑石清解邪热、通利湿热之效。《伤寒论》还用该方治疗伤寒邪传少阴，阴虚有热、水气不利者，亦取滑石清热利湿之功。此外，张仲景还以滑石"主身热"之功，屡用于"除热"诸方，如用治外感风邪"大人风引，少小惊痫瘛疭"的风引汤，以及"变发热者"的百合滑石散等。

唐宋时期，滑石在伤寒方中的配伍已较普遍。《外台秘要》卷二引《崔氏方》滑石汤：滑石二两，葶苈子一合。治伤寒热盛，小便不利，兼疗天行。《太平圣惠方》卷十三载滑石散：滑石一（二）两，甜葶苈一两。每服二钱，温水调下。治伤寒小便不通。《圣济总录》卷二十六载滑石汤：滑石二两，葶苈子一两（微炒），防己一两，木香半两。每服三钱匕，水煎服。治伤寒时行，少腹胀满，小便不通。《幼幼新书》卷十四引《刘氏家传》麦汤散：麻黄（姜汁浸一宿）、知母、煅石膏、葶苈（隔纸炒）、地骨皮、杏仁、滑石各等分。为末，每服半钱，煎小麦汤调下。治小儿伤风伤寒，壮热，咳嗽痰盛。此方滑石配麻黄以除表热，配石膏、知母、地骨皮、葶苈子内泻肺火。又麦汤散：麻黄、滑石、甘草、杏仁、大黄、北葶苈、地骨皮各等分。每服一钱，减至一字，小麦、薄荷汤下。治小儿变蒸伏热，伤寒咳嗽喷嚏，体热面赤。

2.风热表证

滑石甘寒清热中兼能透散表邪。《本草纲目》称："滑石利窍，不独小便也。上能利毛腠之窍，下能利精溺之窍。""滑石上能发表，下利水道。"故滑石又可

用于风热表证。为增强发散表热的作用，常配伍祛风散邪之品。《圣济总录》卷九十六载滑石散：滑石二两，栀子仁（微炒）、木通、豉（微炒）各一两。每服二钱匕，煎葱白汤调下。治风热，小便赤涩。《景岳全书》卷五十七引刘河间六神通解散：麻黄、甘草各一钱，黄芩、苍术各二钱，石膏、滑石各钱半，豆豉十粒。加葱、姜，水煎服。治发热头痛，脉洪身热无汗。

因滑石性寒滑利，善于利水泄热，所以尤宜于外感风热、热邪内盛之表里俱热证。《宣明论方》卷三载防风通圣散，主治风热壅盛，表里三焦俱实之证，症见身热烦躁，头痛昏眩，口苦而渴，谵妄惊狂，手足瘛疭，大便秘结，小便短赤。此方疏风退热，泻火通便，其中重用滑石三两为全方之最，配伍防风、川芎、薄荷叶、连翘、麻黄、荆芥，重在解散表热之邪；用石膏、黄芩清上焦之热，大黄、芒硝泻中焦之火，滑石兼以利尿而泻下焦之热。《御药院方》卷一载通关散：滑石二两，羌活、独活、防风、天麻、大黄、山栀子、甘草各一两。每服三钱，加生姜五片，水煎服。治风热上攻头目，筋脉拘急，痰涎壅滞，肢节烦疼。《圣济总录》卷二十三载不灰木散：不灰木二两，滑石、煅凝水石、板蓝根、甘草各一两，每服三钱匕，用生米泔化乳糖一枣大调下。治伤寒大热，烦躁闷乱。方用滑石不仅可甘寒清热，而且能清热利尿，配伍不灰木使热邪自小便而去。

3.暑湿，温病，温疫

滑石是治疗暑湿、暑热的常用药物。因其"主身热……利小便，荡胃中积聚寒热"，并能清热而"止渴"，《本草经疏》称其为"祛暑散热……之要药"，《药品化义》也说滑石"主治暑气烦渴"，可见本品不仅能清解暑热，而且能利水除湿，具有《本草再新》所谓之"利湿消暑"之功，所以至宋代已经广泛用于暑湿、暑热病证。《宣明论方》卷十益元散是治暑湿证的代表方剂，该方用滑石六钱，甘草一钱，为末服。可治感受暑湿，身热烦渴，小便不利，或呕吐泄泻。方仅两味，君以滑石甘淡渗利，使三焦湿热从小便而出，暑湿之邪可除，辅以甘草清热和中，并与滑石甘寒生津，俾小便利而津不伤。又方鸡苏散，即益元散加薄荷叶一分，为末服。治中暑伤寒疫疠等病证。又方碧玉散，以益元散加青黛适量组成，治夏伤暑热，身热吐泻，下痢赤白，癃闭淋痛，或兼见目赤咽痛，口舌生疮。此证既有暑热，又有肝火，故加青黛解毒清肝。《小儿卫生总微论方》卷十载白术膏：白术半两，茯苓、人参、滑石各一分，泽泻半两。为末，炼蜜和膏，每服一皂子大，米饮化下。治小儿暑月中热，或伤暑伏热，头目昏痛，霍乱吐泻，腹满气痞，烦躁作渴，小便不利。治暑热兼有心火者，则以滑石配伍清心安神药。如《奇效良方》卷五载辰砂益原散：辰砂三钱，滑石六两，甘草一两。为细末，每服三钱，白汤送下。治伏暑烦渴引饮，小便不利，心神恍惚。若治暑热偏重，津伤口渴者，常以滑石配伍清热泻火、生津养阴之品。如《儒门事亲》卷十二载玉露散：滑石、寒水石、石膏、瓜蒌根各四两，甘草二两。为细末，每服五钱，新水调下。治暑病，饥困伤暑，食饮不进，时时呕吐，口中常流痰水，腹胁作痛。若治暑热盛气津两伤者，则用滑石配伍人参、麦冬等益气养阴之品。如《时病论》卷四载却暑调元法：石膏四钱，滑石、茯苓各三钱，制半夏一钱，人参、麦冬各二钱，甘草六分，加粳米一撮为引。治暑热盛极，元气受伤。方中石膏、滑石却暑泻火为君；茯苓、半夏消暑调中为臣；暑热邢金，故以人参、麦冬保肺为佐；暑热伤气，故以甘草、粳米调元为使。《医学衷中参西录》载加味天水散：生山药一两，滑石六钱，粉甘草三钱。作汤服，治暑日泄泻不止，肌肤烧热，心中燥渴，小便不利，或兼喘促。此久下亡阴，又兼暑热之证。方用天水散清溽暑之热，甘草至浓之味与滑石至淡之味相济，又能清阴虚之热。

由于温病起因外感温热之邪，并有极易内传的特点，滑石不仅能解在表之热，又可清泻在里之邪，故为温病所常用，尤其用于湿温病证，不仅祛外之热，且可渗利而除湿热之邪。《景岳全书·本草正》载："滑石，味微甘，气寒，性沉滑，降中有升……能清三焦表里之火，利六腑之涩结，分水道，逐凝血，通九窍，行津液，止烦渴。"《圣济总录》卷二十二载温风丸：白附子、阳起石、滑石各一两，寒水石四两（烧）。为末，用糯米粥饮和丸如梧桐子大。每服二十丸，用荆芥木香汤下。治湿温伤寒，身凉脉短，日渐有汗，下虚上攻，头目昏痛。以方测证，此当为阳虚兼感温邪之证，以附子、阳起石温暖肾阳，而以滑石、寒水石清泻在上之温邪。此为滑石用治湿温的较早记载。至清代随着温病学的发展成熟，其使用更加广泛。如《温病条辨》卷一载三仁汤：滑石、生薏仁各六钱，杏仁、半夏各五钱，白通草、白蔻仁、竹叶、厚朴各二钱。治湿温，头痛恶寒，身重疼痛，舌白不渴，脉弦细而濡，面色淡黄，胸闷不饥，午后身热。该书卷二载三石汤：滑石、寒水石、杏仁、金银花各三钱，生石膏五钱，竹茹、白通草各二钱，金汁一酒杯（冲）。治暑温蔓延三焦，舌滑微黄，邪在气分者。此微苦辛寒兼芳香之法，辛凉所以清热，芳香所以败毒而化浊。方以三石清热退暑利窍，兼走肺胃，配伍杏仁、通草宣通气分，同金汁、金银花败暑中之热毒。又方杏仁滑石汤：滑石、杏仁各三钱，黄芩、厚朴、郁金各二钱，橘红一钱五分，黄连、通草各一钱，半夏三钱。治暑温伏暑，三焦受邪，舌灰白，胸痞闷，潮热呕恶，烦渴自利，汗出溺短。此因热处湿中，湿蕴生热，湿热交混所致。方以杏仁、滑石、通草宣肺气，由肺而达膀胱以利湿，滑石配芩、连清里而止湿热之利。《时病论》卷三载清凉涤暑法：滑石、连翘、白茯苓各三钱，甘草八分，青蒿一钱五分，白扁豆、通草各一钱。加西瓜翠衣一片入煎。治暑温暑热，暑泻秋暑。滑石、甘草即刘河间之天水散，以涤暑热，恐其力不及，故加蒿、扁、瓜衣以清暑热。

瘟疫是温病中具有强烈传染性和引起流行的一类疾病。《温疫论》说："夫温疫之为病，非风非寒，非暑非湿，乃天地间别有一种异气所感。""疫气流行……或至阖门传染。"《石室秘录》云："瘟疫之人，大多火热之气蕴蓄于房户，则一家俱病；蕴蓄于村落，则一乡俱病；蕴蓄于市廛，则一城俱病；蕴蓄于道路，则千里俱病。故症虽多，但去其火热之气，而少加祛邪逐秽之品，未有不可奏功而共效者也。"该书卷五载治瘟疫方，用大黄、白芍、滑石、天花粉、麦冬各三钱，元参五钱，柴胡一钱，石膏二钱，荆芥一钱，水煎服。《简明医彀》卷二六载神通解散：苍术二钱，麻黄（夏用紫苏）、黄芩、石膏、滑石各一钱，甘草五分。加豆豉二十粒，生姜七片，葱头二个，水煎服，盖被出汗。通治瘟疫。《松峰说疫》卷三治杨梅瘟，其症遍身紫块，忽发出霉疮。用清热解毒汤下人中黄丸，并刺块出血。人中黄丸：大黄三两，苍术、桔梗、滑石、人中黄各二两，人参、川连（酒洗）、防风各五钱，香附（姜汁浸）一两半。神曲糊为丸服。

4.脏腑湿热病证

滑石寒能清热，淡渗利湿，所以又为脏腑湿热病证所常用。以其用治湿热下注所致的小便不利、水肿由来已久。《神农本草经》曰："滑石，味甘，寒，主身热……癃闭，利小便。"《本草衍义补遗》："燥湿，分水道……降妄火之要药"。《医学衷中参西录·滑石解》说："因热小便不利者，滑石最为要药。"汉代张仲景善用滑石泄热利水，如《金匮要略》猪苓汤：猪苓、茯苓、阿胶、滑石、泽泻各一两。水煎四味，纳胶烊化服。主治水热互结，郁热伤阴，小便不利。其经验为后世医家所继承和发扬。《备急千金要方》卷二十载滑石汤：滑石八两，子芩三两，榆白皮四两，车前子、冬葵子各一升。治膀胱急热，小便黄赤。方中重用滑石为君，以其甘寒淡渗，清利下焦湿热。

滑石入膀胱而利尿窍，泻湿热而利小便，因而善治湿热淋证。从《名医别录》言其"通九窍"，到《药性论》谓之"能疗五淋"，滑石一直为"利下窍之要药"(《本草经疏》)。《金匮要略》滑石白鱼散：滑石、乱发（烧存性）、白鱼各二分。共为细末，饮服方寸匕，日三服。主治血淋，瘀血内结，小便涩痛，尿中带血，小腹窘急疼痛。方以滑石清热利尿通淋，血余炭消瘀止血，白鱼消瘀行血，三药共奏清热利尿、化瘀止血通淋之功。《备急千金要方》卷三载滑石散：滑石五两，通草、车前子、葵子各四两。每服方寸匕，稍加至三匕，醋浆水下。治产后淋。《外台秘要》卷二十七引《古今录验》滑石散：滑石二十分，石韦、当归、通草、地胆、钟乳、瞿麦、蛇床子各二分，车前子三分，细辛、蜂房（炙）各一分。以葵汁麦粥服方寸匕，日三。疗石淋，茎中疼痛沥沥，昼夜百余行，内出石及血。《太平圣惠方》卷五十八载滑石散：滑石、葵子、陈皮、芒硝各一两，瞿麦、石韦、蒲黄、紫芩、赤茯苓、赤芍药各半两。每服二钱，食前以粥饮调下。治气淋，腹胁胀满，脐下气结，小肠疼痛。《圣济总录》卷九十八载滑石汤：滑石四两，冬葵子二两。为粗末。每服五钱匕，水煎服。治热淋，小便涩痛。又滑石汤：滑石、白茯苓、白术、木通、赤芍药、熟地黄（焙）、五味子各一两。每服三钱匕，水煎服。治膏淋，小便肥浊。

滑石甘淡渗利，可使湿热自小便泻除，又常用治黄疸。《本草纲目》明确其"疗黄疸"。《备急千金要方》卷十治湿疸，始得之一身尽疼，发热，面色黑黄，七八日后壮热，小腹满，小便不利，用矾石、滑石各五两，为散，食前以大麦粥汁服方寸匕，日三。《医学衷中参西录·药物》治黄疸，取鲜麦苗一握，滑石五钱，水煎服。此方以滑石清热利湿，配伍麦苗疏利肝胆湿热，消胆管之炎，导胆汁归小肠。二药共奏清热利湿退黄之功。

滑石清热利湿，又用于湿热泻痢。如《时病论》卷三载通利州都法：白茯苓、滑石各三钱，泽泻一钱五分，苍术八分，车前子二钱，通草、苦桔梗各一钱。水煎服。治火泻、湿泻，湿热痢疾。《医学衷中参西录·医方》载天水涤肠汤：生山药、滑石各一两，生杭芍六钱，潞党参、白头翁各三钱，粉甘草二钱。治久痢不愈，肠中浸至腐烂，时时切疼，身体因病久羸弱者。

5. 热毒痈肿，湿疮

从古代本草记载看，滑石具有清热逐瘀、消肿疗疮之功。《日华子本草》载其"主乳痈"，《本草衍义补遗》称之"行积滞，逐瘀血"，《本草纲目》言其"疗……诸疮肿毒"，《本草再新》亦称滑石"消……火毒"。历代不乏滑石外用治疮肿方，不仅清热消肿，而且收湿敛疮。如《备急千金要方》卷二十二载疗瘰疬著手足肩背，累累如米起色白，刮之汁出，差后复发方：滑石、青木香、龙骨各三两，胡粉一两，米粉一升。为末，稍以粉病上，日三。《圣济总录》卷一二八载黄连散：黄连、滑石各一两。先浓煎甘草汤温洗疮了，拭干，烂嚼胡麻子敷之，后干贴此散子，日三度。治一切痈疽久不瘥。《婴童百问》卷十载白玉散：滑石、寒水石各一两。米醋调敷患处。治赤游丹毒。《景岳全书》卷五十一载收疮散：滑石一两，赤石脂五钱，粉甘草三钱。干掺或用麻油调敷。治湿烂诸疮，肉平不敛，及诸疮毒内肉既平而口不收者。本方滑石不仅清热消肿，亦有祛湿敛疮之效。该书卷六十四滑石散：好滑石、黄柏。共为末，敷之。治小儿天泡疮。

【综合评述】滑石甘寒淡渗，性滑利窍，既能解热祛暑，又能清泄里热、渗泻湿邪。不仅用于热病发热、暑热、暑湿、湿温、瘟疫，又为湿热水肿、小便不利及湿热黄疸、泻痢之要药。随证配伍，应用广泛。其性寒通利，又能解热消肿，外用收湿敛疮，又多用于热毒疮痈、斑疹、痘疮等。《景岳全书》总结道："滑石，甘凉下降，利水道，清解六阳之烦热。""滑石，味微甘，气寒，性沉滑，降中有升……能清三焦表里之火，利六腑之涩结，分水道，逐凝血，通九窍，行津液，止烦渴，除积滞，实大肠，治泻痢淋秘白浊，疗黄疸水肿脚气，吐血衄血，金疮出血，诸湿烂疮肿痛。通乳亦佳，堕胎亦捷。"《冯氏锦囊秘录》云："滑石……以滑为性，故利诸窍、通壅滞、下垢腻，甘以和胃气，寒以散积热。甘寒滑利，以合其用，是为祛暑散热、利水除湿、消积滞、利下窍之要药也……利六腑之积滞，宣九窍之秘结，解烦渴，分水道，降火清肺，和胃消暑，散结通乳……治痘热甚，惊狂谵语，利小便，通九窍，逐六腑滞结，退诸积热，解心火之毒热。"《得配本草》称滑石："治……诸疮肿毒。"

现代药理研究证实，滑石内服具有抗菌作用，并可保护肠管，有消炎止泻之效，另能阻止毒物在胃肠中的吸收。外用撒布于创面，能形成被膜，起保护皮肤和黏膜的作用。现代临床应用也较为广泛，如《中国现代名医验方荟海》减味三石汤：滑石、寒水石、生石膏各30g。水煎服。功能清热利湿解毒。用治迁延性肝炎、慢性肝炎合并黄疸，小便赤黄，苔黄腻，转氨酶持续不降，中医辨证为湿热盛者。《中华人民共和国药典》载甘露消毒丸：滑石、茵陈、黄芩、石菖蒲、豆蔻、藿香、薄荷、射干、川贝母、木通、连翘。口服。1次6~9g，1日2次。功能芳香化湿，清热解毒。用治湿温初起，邪在气分，湿热并重，症见身热肢酸，胸闷腹胀，咽痛，尿赤或身目发黄，舌苔黄腻或厚腻。又肝炎康复丸：茵陈、金钱草、滑石、菊花、板蓝根、拳参、郁金、丹参、当归。每丸重9g，口服，1次

1丸，1日3次。功能清热解毒，利湿化郁。用于肝胆湿热所致的黄疸，症见目黄身黄、胁痛乏力、尿黄口苦；急、慢性肝炎见上述证候者。

【名医经验】《医学衷中参西录》说："滑石，色白味淡，质滑而软，性凉而散。《神农本草经》谓其主身热者，以其微有解肌之力也；谓其主癃闭者，以其饶有淡渗之力也；且滑者善通窍络，故又主女子乳难；滑而能散，故又主胃中积聚；因热小便不利者，滑石最为要药。若寒温外感诸证，上焦燥热下焦滑泻无度，最为危险之候，可用滑石与生山药各两许，煎汤服之，则上能清热，下能止泻，莫不随手奏效。又外感大热已退而阴亏脉数不能自复者，可于大滋真阴药中（若熟地黄、生山药、枸杞之类）少加滑石，则外感余热不至为滋补之药逗留，仍可从小便泻出，则其病必易愈。若与甘草为末（滑石六钱，甘草一钱，名六一散，亦名天水散）服之，善治受暑及热痢；若与赭石为末服之，善治因热吐血、衄血；若其人蕴有湿热、周身漫肿、心腹膨胀、小便不利者，可用滑石与土狗研为散服之，小便通利肿胀自消。至内伤阴虚作热，宜用六味地黄汤以滋阴者，亦可少加滑石以代苓、泽，则退热较速。盖滑石虽为石类，而其质甚软，无论汤剂丸散，皆与脾胃相宜，故可加于六味汤中以代苓、泽。其渗湿之力，原可如苓、泽行熟地之滞泥，而其性凉于苓、泽，故又善佐滋阴之品以退热也。""天水散，为河间治暑之圣药，最宜于南方暑证。因南方暑多挟湿，滑石能清热兼能利湿，又少加甘草以和中补气，是以用之最宜。若北方暑证，不必兼湿，甚或有兼燥，再当变通其方，滑石、生石膏各半，与甘草配制，方为适宜。"

张锡纯氏治一西医得温病，头疼壮热，心中烦躁，自服西药退热之品，服后热见退，旋又反复。其脉似有力，唯在浮分、中分，用鲜茅根四两，滑石一两，煎服之，周身得微汗，一剂而诸病皆愈。（白茅根解附案）

（孙敬昌）

二十七、理霍乱正脾胃妙品——广藿香

【药性功效】辛，微温；归脾、胃、肺经。芳香化浊，和中止呕，发表解暑。

【主治病证】用于湿浊中阻，脘痞呕吐，暑湿表证，湿温初起，发热倦怠，胸闷不舒，寒湿闭暑，腹痛吐泻，鼻渊头痛。

【热病应用】《名医别录》言藿香："辛，微温。疗风水肿毒，去恶气，疗霍乱心痛。"其专入中上二焦，禀清芬辛温之性，故可祛恶气、散表邪、化湿浊，

被历代医家视为暑湿时令及霍乱吐泻要药。正如张山雷所言："藿香，清芬微温，善理中州湿浊痰涎，为醒脾开胃、振动清阳妙品……能祛除阴霾湿邪，而助脾胃正气，为湿困脾阳，倦怠无力，饮食不甘，舌苔浊腻者最捷之药。亦辟秽恶，解时行疫气。"

1. 霍乱吐泻

藿香用治外感邪气所致霍乱吐泻者，始于《名医别录》之"疗霍乱心痛"。《本草经疏》曰："风水毒肿，病在于脾，恶气内侵，亦由脾虚邪入，霍乱心腹痛皆中焦不治之证。脾主中焦，香气先入脾，理脾开胃，正气通畅，则前证自除矣。"《本草求真》言其"馨香气正能助脾醒胃以辟诸恶。故凡外来恶气内侵，而见霍乱呕吐不止者，须用此投服"。唐代《备急千金要方》即载治小儿毒气吐下，腹胀，逆害乳哺之藿香汤：藿香一两，生姜三两，青竹茹、甘草各半两，水煎服。方中藿香散邪毒以正胃气，生姜辛散温中降逆，竹茹清胃止呕，甘草补土缓中，方小力专，共奏止呕逆、定霍乱之功。宋代《太平圣惠方》卷十一设藿香散：藿香、桑木耳各一分，麦门冬、葛根各一两，炙枇杷叶、人参各半两。每服三钱，加生姜半分，水煎服，治伤寒，干呕烦乱，不下饮食。如此以藿香为主用治霍乱吐泻者，在宋代方书中比比皆是。《太平圣惠方》仅以藿香为方名，主治霍乱吐泻、妊娠呕吐、伤寒中风等证者即不下十余首，其中卷四十七载同名藿香散两首，一方：藿香、当归、人参、桂心、川芎各半两，木瓜、白术各一两，炮附子三分，每服三钱，加生姜半分，大枣三个，水煎服，主治霍乱吐泻多、脾胃虚乏、心腹胀满、不思饮食；另方：藿香、白术各一两，当归一两半，木瓜三两，人参、赤茯苓、五味子、黄芪各一两，每服四钱，水煎服，主治霍乱吐利不止、闷绝不住、腹痛转筋。该书卷七十八载藿香散：藿香、香薷、白术、麦门冬、葛根、厚朴、人参各三分，桂心半两，芦根一两，白豆蔻半两，炙甘草一分，每服三钱，入生姜半分、竹叶三七片、大枣三个，水煎服，主治产后霍乱吐利，烦渴不止。卷八十四载藿香散：藿香、木香、丁香各一分，葛根一两，人参、炙甘草各半两，水煎频服，主治小儿伤寒，吐逆不定。该卷另有治小儿霍乱不止之肉豆蔻方：肉豆蔻一分，藿香半两，每煎服一钱。药仅两味，重用藿香配肉蔻，可收温中散邪止呕之效。同时代的另一代表方书《圣济总录》以藿香为方名者也有22首（不含异名同方），广泛应用于感邪所致霍乱呕泻等证。如卷二十五载藿香汤：藿香叶一两，丁香、白豆蔻各一分，高良姜、陈橘皮各半两。每煎三钱匕，食前热服，主治伤寒、呕哕不定、饮食不下；卷二十六载藿香汤：

藿香叶、当归、炮附子、人参、桂、木瓜各一两，锉如麻豆大，每服三钱匕，加生姜三片，水煎温服，主治伤寒、霍乱转筋、呕吐不止、闷绝等。明代《普济方》卷三九五载霜叶散：干桑叶、藿香各半两，为末，每服半钱，粥饮调下，主治小儿霍乱吐利，堪称轻灵小方。《万病回春》卷三载理中汤：藿香、苍术、厚朴、砂仁、香附、木香、枳壳、陈皮各一钱，炙甘草、干姜、官桂各五分，加生姜三片，水煎，磨木香调服，主治干霍乱、心腹饱胀、绞痛、不吐不泻、脉沉欲绝。清代王士雄《霍乱论》载藿香左金丸：藿香五钱，吴茱萸四钱，川连三钱，郁金、枳壳、厚朴、制半夏、砂仁、茯苓、猪苓、车前子各二钱，六一散三钱，为细末，香薷、生姜、木通各一两煎汤滴丸，每服一二钱，主治猝然痞痛，霍乱吐泻转筋。

藿香辛温芳香、善于透达，故可宣散寒湿、解表疏邪，即《名医别录》"疗风水肿毒，去恶气"之意。《药鉴》称藿香"乃伤寒方之要领，为正气散之圣药也"。《本经疏证》言："霍乱本系寒病，若兼心痛，则当知为恶气。恶气与毒，无风寒之引，原不能深入……即藿香之用，亦缘此可明。"宋代《太平圣惠方》卷十载藿香散，以藿香一两为君，配伍零陵香、甘松香各一两，炮白附子、炮川乌头、制半夏各半两，牛黄、麝香各一钱，每服二钱，热葱酒调下，主治伤寒中风、头昏、皮肤疼痛；类似方证还有"治妇人中风诸方"篇之藿香散等。《太平惠民和剂局方》中不换金正气散为"辟岚气，调和脾胃"代表方，药用：厚朴、藿香、甘草、半夏、苍术、陈皮，各等分为散，每服三钱，加生姜三片，枣子二枚，水煎服，主治四时伤寒、瘴疫时气、头疼壮热、寒热往来，或霍乱吐泻等。明代《普济方》引《卫生家宝》加减正气散：藿香叶、姜半夏、厚朴、陈皮、炙甘草、白茯苓、草果子仁各等分，每服二大钱，加生姜三片、大枣一枚，水煎食前热服，主治伤寒伤风，不论表里。《医方类聚》载理中散：人参、藿香各半两，白术、陈橘皮各三分，炙甘草、炮干姜、白茯苓各一分，每服二钱，加生姜半分，水煎服，主治四时伤寒并时气吐后。纵观历代应用，藿香用治外感病证不论寒热均有应用，唯多以兼见脾胃症状者为长。并可专用于调理内科脾胃病证，即李延罡所云："其气芳香，善行胃气，以此调中……若脾胃不和，用之助胃而进饮食，有醒脾开胃之功。"如《脾胃论》藿香安胃散：藿香、丁香、人参各二钱五分，橘红五钱，治脾胃虚弱，不欲食，食即吐。方中藿香醒脾和胃化湿浊，丁香温中降逆止呕吐，重用橘红佐人参以健脾胃助运化。本方用法也堪称精细：小制其剂，药研细末，每服二钱，为助吸收、护脾胃之法；加生姜共煎，食前冷服，亦即《内经》"热因寒用"之法。

2.暑湿、湿温证

藿香辛香行散，既可化湿和中、又能祛暑解表，用治暑月外感风寒、内伤湿冷之寒热头痛、脘闷吐泻等暑湿感冒及湿温初起病证。其轻者可配伍佩兰，或鲜藿香与薄荷泡茶饮，以化湿解暑；其重者常配紫苏、陈皮、厚朴等，以解表化湿、行气和中。代表名方为《局方》藿香正气散：藿香三两，大腹皮、白芷、紫苏各一两，半夏曲、白术、陈皮、厚朴、桔梗各二两，炙甘草二两半，每服二钱，加生姜三片，大枣一个，水煎服，主治外感风寒、内伤食滞，或内伤寒湿、夏伤暑湿、山岚瘴疟诸证。《证治准绳》言其"除山岚瘴气"，《医方新解》称之"解表和中，理气化湿"。方中重用藿香为君药，可辛温发散风寒，芳香化湿和中；臣以苓、术、甘草健脾培中，又以苏、芷、桔梗疏表散寒利膈，朴、腹、二陈下气消满除痰等，共成解表化湿、理气和中之剂，为治暑湿、阴暑之祖方。后世宗此或汤或丸，加减出入者众。如《重订通俗伤寒论》之同名方藿香正气汤：杜藿梗三钱，新会皮、白芷各二钱，薄川朴、嫩苏梗各一钱半，姜半夏三钱，浙苓皮四钱，春砂仁八分，用治湿滞夹秽证。近代《温热经解》之同名方，以《局方》藿香正气汤去白芷、桔梗，加薄荷八分、豆豉、建曲各一钱半组方，用治夏令外感风寒，身温无汗，吐泻交作者。另如明代《医学入门》薷藿汤，以香薷散与藿香正气散合方，主治夏月感冒暑邪。《证治准绳》载藿薷汤，即用藿香正气散合三味香薷饮而成，主治伤寒头疼，憎寒壮热，或感湿气霍乱吐泻；常服除山岚瘴气，伏暑吐泻，脚转筋。清代《嵩崖尊生》藿香散也以藿香正气散合三味香薷饮，主治暑湿症之霍乱、身热、体重骨疼。以藿香为主药用治暑病者，如《普济方》载藿香半夏丸：藿香一钱，半夏二钱，红豆一钱，干生姜半钱，诃子皮二钱，乌梅肉二钱，干姜一钱，为细末，丸如梧桐子大，每服三五十丸，主治长夏湿热胃困等证。《症因脉治》载清暑益元散、藿香参橘煎两首解暑利湿小方，是以六一散分别调服香薷、鲜藿香或人参、橘红、藿香，主治"时值湿热，心腹绞痛，上吐下泄，烦闷扰乱"和"中暑泻之症，脉虚细"者，堪称清理暑湿、分利阴阳妙剂。《银海指南》载清暑汤：藿香、青蒿、滑石，水煎服，主治夏月贪凉饮冷，遏抑阳气，以致头痛恶寒，相火上炎，两目红肿，眵泪如脓，甚者色带黄滞，睛珠翳障，及深秋伏暑内发，赤涩羞明。方虽三味而法当药专。

明清温病学家善用藿香，如吴有性《温疫论》半夏藿香汤：半夏一钱五分，藿香、炒干姜、白茯苓、广陈皮、炒白术各一钱，甘草五分，水煎服，用治疫邪留于心胸、胃热反呕者。清代叶天士《医效秘传》载甘露消毒丹：飞滑石十五两，淡芩十两，茵陈十一两，藿香、连翘、白蔻、薄荷各四两，木通、川贝母各五两，石菖蒲六两，射干四两，神曲糊为丸。全方具利湿化浊、清热解毒之功，主治时毒疠气，病从湿化，发热目黄，胸满，丹疹，泄泻，其舌或淡白，或舌心干焦，湿邪犹在气分者。若湿温初起、邪在气分、湿重于热者，多以《湿温时疫治疗法》引《医原》藿朴夏苓汤：藿香一钱半至二钱，厚朴八分至一钱，姜半夏、杏仁各二钱至三钱，白蔻仁八分，生苡仁四钱至六钱，茯苓三钱至四钱，猪苓一钱半至二钱，泽泻一钱半至二钱，水煎服，全方配伍可"启上闸，开支河，导湿下行"，主治湿气内蕴、面色混浊、舌苔白腻等。温病名家吴鞠通将《局方》藿香正气散灵活应用于湿温病，《温病条辨》卷二列有五个加减正气散，用治湿温之邪，蕴结中焦，脾胃气机升降失常，五方均以藿香正气散中藿香、厚朴、陈皮、茯苓为基础，并根据湿温病的湿重、热重、寒化、热化的不同病机，随证加减。一加减方证为"三焦湿郁，升降失司，脘连腹胀，大便不爽"，故用藿朴陈苓及大腹皮，加杏仁、神曲、麦芽、绵茵陈等，变苦辛温而为苦辛微寒法，以化湿理气和中。二加减为湿阻经络"身痛、便溏、脘闷、苔白、脉象模糊"而设，故加木防己、大豆黄卷、川通草、薏苡仁，以淡渗利湿除痹。三加减用治"秽湿着里，舌黄脘闷，气机不宣，久则酿热"，故用藿香连梗叶，并加杏仁、滑石，共收畅中渗下、分解湿热之功。四、五加减两方，均为湿热从阴化寒而设，前者用草果、炒山楂、神曲，以健脾燥湿、消食化痰；后者用大腹皮、谷芽、苍术，主治"秽湿着里，脘闷便泄"等症。《慈航集》卷下载清胃化滞汤：广藿香三钱，炒枳壳二钱，当归五钱，赤芍二钱，青蒿三钱，花粉二钱，赤苓二钱，草蔻仁二钱，用治瘟疫发热、自汗口渴"滞积尽在阳明"者，则是温邪内传、两调气血之方。

藿香也常配伍于治疟方中，如宋代《鸡峰普济方》卷十四载两首治疟藿香散，方一用高良姜、藿香各半两，水煎温服；方二用厚朴、藿香叶、生姜、陈橘皮、半夏、甘草各一两，每服三钱，加生姜三片、大枣一个共煎服，治疟疾吐下之后。《小儿卫生总微论方》卷十六载藿香汤，用藿香、煨肉豆蔻、甘草各一分，为细末，每服半钱，治小儿发疟不止。清代《慈航集》卷下载清暑破疟饮：广藿香、制半夏、淡豆豉各三钱，紫苏、青皮、槟榔、枳壳各一钱五分，生甘草八分，煨老姜二钱为引，水煎服，主治疟疾。《医略十三篇》载黄土汤：黄土二两，广藿香、宣木瓜各二钱，陈橘皮一钱，生木香、紫厚朴各八分，白扁豆三钱，活水芦根二两，长流水煎服。方中重用黄土为君温中止泻，臣以藿香、木香之芳香以解秽浊，木瓜和胃舒筋，陈皮调畅气机，厚朴、扁豆消暑去湿，芦根和胃生津，主治霍乱吐泻及转筋霍乱。

3.湿疮肿毒

古方也常用藿香治外科肿毒诸症。《外台秘要》卷三十引《崔氏方》犀角汤：熏陆香、青木香、鸡舌香、藿香、犀角屑、沉香各二分，升麻七分，水煎服，主治恶肿。宋代《仁斋直指方》卷二十二载温解散：藿香叶、厚朴、半夏曲、橘皮、炒苍术、细辛、川芎、白芷各一分，辣桂、川白姜、炙甘草各半分，姜、枣煎服，主治漏疮。元代《活幼心书》卷下载藿香托里散：藿香、连翘、山栀仁、酒当归、木通、芍药、僵蚕、甘草各二钱半，大黄、茵陈、生黄芪、贝母各五钱，解毒理虚、消肿排脓，主诸肿毒痈疽已溃或未溃及疔疮流注。明代《痈疽验方》载集香散：白芷、藿香、茅香、香附、防风各二钱，木香、甘草各一钱，水淋洗患处，主治痈疽溃烂；《袖珍方》卷三载藿叶散：人参、黄芪、甘草、藿香、粟壳、芍药、当归、没药、乳香、陈皮、川芎、麻黄各等分，加生姜三片，大枣一枚，水煎服，主治痈疽疮疖。清代《痧胀玉衡》卷下载藿香汤：藿香、香附各四分，薄荷七分，枳壳、山楂、连翘各一钱，水煎冷服，主治痧因于秽气者。

藿香也是外用熏洗方的常用主药。《备急千金要方》治疗体臭之湿香方：沉香二斤十一两九铢，甘松、檀香、藿香、甲香、丁香、零陵香、鸡骨煎香各三两九铢，麝香二两九铢，熏陆香三两六铢，为末蜜和涂；另方五香丸：豆蔻、丁香、藿香、零陵香、青木香、白芷、桂心各一两，香附二两，甘松香、当归各五钱，槟榔二枚，为细末，和蜜丸如大豆，含咽，有香口辟秽之效。《御药院方》卷八之澡洗药：干荷叶三十二两，藿香叶、威灵仙、藁本、零陵、茅香各十六两，甘松、香白芷各八两，上为粗末，每用二两，生绢袋盛，水煎三沸，放稍热，于无风处淋渫，可光腻皮肤，并治一切诸风、遍身瘙痒。《古今医统大全》卷八十三载椿根皮汤：臭椿皮、藿香、荆芥穗各等分，煎汤熏洗，主治妇人阴痒突出。古方以藿香熏衣或燃烟还可辟疫毒，如《外台秘要》卷三十二载裹衣香：藿香、零陵香、甘松香各一两，丁香二两，细锉如米粒大，绢裹熏衣；《温疫论》卷下载辟秽散：川芎、藿香、藜芦各三钱，牡丹皮、玄胡各二钱，朱砂一钱，雄黄、白芷、牙皂各四钱，为极细末，嚏服或吸鼻取嚏，可预防人畜瘟疫。《瘟疫条辨摘要》载辟瘟丹：檀香二两，藿香四两，降香、乳香、防风、砂仁壳各一两，黄柏、连翘、薄荷叶、速香各二两，生大黄四两，苍术一两五钱，浓茶和丸，置屋内烧烟，可辟瘟疫。

　　【综合评述】藿香的现药用品种与名称《中华人民共和国药典》确定为"广藿香"。据《中华本草》考证，藿香始见于汉代杨孚《异物志》，而本草著作最早载藿香于《名医别录》。研究认为：明代以前所用藿香，即为现今之广藿香。藿香入药取其地上部分，饮片多为叶梗合用，但也有藿香叶与藿香梗分用。其中，藿香叶辛香轻散，重在解表散邪；藿香梗疏达理气，重在和中止呕。如《温病条辨》五个加减正气散中，唯三加减正气散用藿香"连梗叶"，取其宣上畅中之功；余方皆用藿香梗，取其入里行滞，以疏达利气，和胃除满。

　　藿香性温辛香，可发表而除寒湿，化浊而辟秽恶，理气而宣内外，和中而止呕泄，是化湿除浊、发表解暑要药。《本草求真》言其"馨香气正能助脾醒胃以辟诸恶，故凡外来恶气内侵，而见霍乱呕吐不止者，须用此投服"。《本草述》称藿香可"散寒湿、暑湿、郁热、湿热。治外感寒邪，内伤饮食，或饮食伤冷湿滞，山岚瘴气，不伏水土，寒热作疟等症。"宋代《太平圣惠方》《圣济总录》和《太平惠民和剂局方》等代表方书，大量收载了以藿香为主治疗霍乱、呕逆、伤寒、疟病等方剂，藿香正气散、不换金正气散等诸多古方均成为传世名方。至明清时期，以藿香芳香化浊、辟秽除瘴之功用治温热病者日渐成熟。特别是吴鞠通《温病条辨》的五个加减正气散，形成了治疗湿温病的藿香系列方。《时病论》中雷氏芳香化浊法也以藿香叶为君，配伍佩兰叶、厚朴、大腹皮、陈皮、半夏、鲜荷叶，用治湿阻中焦、身热不扬、脘痞呕恶、便溏尿浊等证，使藿香在温病中的配伍应用确定为"芳香化浊"之法。

　　现代研究表明，藿香的主要有效成分为含广藿香醇、广藿香酮等的挥发油，以及藿香黄酮醇等。藿香煎剂和乙醇浸液，对真菌、细菌、病毒等多种病原微生物均有抑制作用；藿香挥发油能促进胃液分泌，增强消化力，有解除胃肠痉挛、止呕止泻的作用；藿香提取物能扩张微血管，有一定的发汗作用。对于藿香抗病毒研究，在20世纪80年代即有日本学者报道：藿香中提取了用于抗鼻病毒等呼吸道病原体的成分。有实验研究认为：广藿香醇有明显的抗柯萨奇病毒、腺病毒和甲型流感病毒等药理作用，为抗病毒性感冒新药的研发提供了依据。

　　现代临床以藿香组方治疗诸多外感热病仍广为应用。如近代《温氏经验良方》载救济丹：栀子、藿香、川连、薄荷各三钱，木瓜二钱，朱砂四钱，加薄荷、冰片各四钱共研细末，鼻闻或内服，可消暑逐秽、避四时不正之气；《中华人民共和国药典》载抗病毒口服液：广藿香、板蓝根、石膏、芦根、地黄、郁金、知母、石菖蒲、连翘，具有清热祛湿、凉血解毒功效，用治风热感冒、温病发热及上呼吸道感染、流感、腮腺炎病毒感染疾患；暑湿感冒颗粒：广藿香、紫苏叶、防风、佩兰、白芷、杏仁、大腹皮、香薷、陈皮、生半夏、茯苓，功用清暑祛湿，芳香化浊。在近十余年几次较大范围的病毒性热病流行中，藿香作为常用主药之一发挥了独特的治疗作用。如全国名中医姜良铎等拟定的抗SARS处方，以藿香、苍术、双花、贯众、沙参配伍玉屏风散，并已制成抗病毒中药颗粒；北京中医医院的防感合剂：藿香、桑叶、桔梗、射干各10g，板蓝根50g，金银花30g，贯众12g，连翘25g，生甘草6g，水煎服，用于流感的治疗与预防；根据国家中医药管理局预防甲型H_1N_1流感儿童汤制成的滴鼻剂，也是以藿香为君，配伍苏叶、金银花、生山楂组方。藿香芳香辛散之性，又可化浊通窍。今人根据《医宗金鉴》奇授藿香丸改制的藿胆丸，即是用治鼻渊、浊涕淋漓的传统名方；《中华人民共和国药典》载鼻炎康片：广藿香、苍耳子、鹅不食草、麻黄、野菊花、当归、黄芩、猪胆粉、薄荷油等，可清热解毒，宣肺通窍，消肿止痛，用治风邪蕴肺之急、慢性鼻炎与过敏性鼻炎。

【参考文献】

［1］魏晓露，彭成，万峰.广藿香醇体外抗呼吸道病毒作用研究［J］.中药药理与临床，2013，29（1）：26-29.

［2］张三堂.中医药防治SARS的认识［J］.现代中西医结合杂志，2003，12（16）：1805.

［3］薛爱华.抗病毒中药颗粒制备工艺及主药鉴别［J］.天津药学，2005，17（4）：36-37.

［4］北京中医医院.防感合剂［J］.中国中医急症，1999，8（1）：3.

［5］余琴，李楚婷，王黎云，等.预防流感滴鼻剂的制备［J］.中国医药指南，2011，9（8）：228-229.

（彭欣）

二十八、退热解毒凉肝止痉灵药——羚羊角

【药性功效】 咸，寒。归肝、心经。平肝息风，清肝明目，清热解毒。

【主治病证】肝风内动，惊痫抽搐，妊娠子痫，高热痉厥，癫痫发狂；肝阳上亢，头痛眩晕；肝火上炎，目赤翳障；温热病壮热神昏，温毒发斑；痈肿疮毒。

【热病应用】羚羊角首载于《神农本草经》："主明目，益气起阴，去恶血注下，辟蛊毒恶鬼不祥，安心气，常不魇寐。"《名医别录》明确指出其"主治伤寒，时气寒热，热在肌肤，温风注毒伏在骨间，除郁，惊梦，狂越，僻谬"。可知其早已用于外感热病。本品清心凉肝，解毒泻火，于外感热病，不仅善于清解温热毒邪，而且具有良好的退壮热作用；对于温热病热盛动风，又善息风止痉，潜阳镇肝，因此是治外感热病的重要药物。

1.感邪入里，火热内盛

羚羊角性寒，为解热良药。其"主治伤寒，时气寒热，热在肌肤"等，早在《名医别录》即有明示。《药性论》称其"能治一切热毒风攻注，中恶毒风卒死昏乱不识人"。观其临床治外感之方，以表邪入里，内外相感，热邪入于肺胃心肝之证为多，这也说明羚羊角是善于清透里热，而非长于开腠解表之品。《备急千金要方》卷十治伤寒热病喉中痛闭塞不通方：升麻、芍药、羚羊角各三两，通草四两，射干二两，生芦根一升（切），水煎服。《外台秘要》卷六引《延年秘录》麦门冬饮：麦门冬二两，人参、橘皮、羚羊角屑各一两，生姜三两。主风邪热气冲心，心闷短气，吐不下食。该书卷十五引《延年秘录》葳蕤饮：葳蕤三两，羚羊角屑、人参各二两，葱白（切）、豉各一升。主风热，项强急痛，四肢骨肉烦热。《太平圣惠方》卷十载羚羊角散：羚羊角屑、木通、射干、升麻、地骨皮各一两，芦根三两。每服五钱，水煎服。治伤寒咽喉疼痛，心神烦闷。该书卷八十三载羚羊角散：羚羊角屑、麦门冬、甘草各三分，茯神、白鲜皮、升麻、人参、黄芪各半两。每服一钱，水煎去滓，加竹沥半合服。治小儿风热，心膈烦闷，身体壮热，嗜睡多渴。《圣济总录》卷十三载羚羊角汤：羚羊角、茺蔚、独活、防风、柴胡、川芎、枳壳、人参、炙甘草、白术各一两。每服二钱匕，加薄荷五叶，水煎服。治中风寒热，头痛昏倦。该书卷三十载羊角汤：羚羊角、升麻、木通、射干、炙甘草各一两，芍药半两，芦根三两。每服五钱匕，水煎服。治伤寒，咽喉痛塞不通，小便赤涩。《方脉正宗》治伤寒时气，寒热伏热，汗吐下后余热不退，或心惊狂动，烦乱不宁，或谵语无伦，人情颠倒，脉仍数急，迁延不愈，用羚羊角磨汁半盏，以甘草、灯心各一钱，煎汤和服。《重订通俗伤寒论》第九章羚角清营汤：羚角片一钱，鲜生地六钱，焦山栀、银花、青连翘、血见愁各三钱，生蒲黄钱半，童便一杯（冲）。清营分之邪热。主治春夏秋感温热暑邪，邪热扰营迫血致失血，兼身热心烦不卧，病轻者。

2.天行，温病，瘟疫

羚羊角用治外感温病疫邪的药性特点，在《神农本草经》既有类似记载，言其能"辟蛊毒"。《名医别录》则进一步阐释为治"伤寒时气寒热，热在肌肤，温风注毒伏在骨间"。后世《药性论》称其"能治一切热毒风攻注"，《食疗本草》曰"伤寒热毒下血，末服之即瘥"，《青藏高原药物图鉴》曰"治癫痫，脑炎，脑膜炎，痢疾，头痛，头晕，眼炎症"等。由此可见，羚羊角解毒清热，可除温热时疫邪毒，《温热经纬》有温热病邪气"入营犹可透热转气，如犀角、元参、羚羊角等物"，"初病暑风湿热疟……头痛宜辛凉轻剂：连翘、薄荷、赤芍、羚羊角、蔓荆子、滑石"的经验总结。

羚羊角治天行温病之方已见于唐代方书。《备急千金要方》卷九治脾腑脏温病阴阳毒，头重颈直，皮肉痹，结核隐起方：大青、羚羊角、升麻、射干、芒硝各三两，栀子四两，寒水石五两，玄参八两，水煎服。《外台秘要》卷十三引《延年秘录》五香丸：青木香、犀角屑、升麻、羚羊角屑、黄芩、栀子仁各六分，沉香、丁香、熏陆香各四分，麝香、鬼臼各二分，大黄、芒硝各八分。蜜和丸如梧子，每服三至七丸。主天行瘟疫，恶气热毒，心肋气满胀急，及疰鬼气。《太平圣惠方》卷十五载羚羊角丸：羚羊角屑、黄芩、栀子仁、黄连、川升麻、枳壳各一两。为末，炼蜜和丸如梧桐子大，每服三十丸，以竹叶汤下。治时气七日，心神烦热，胸膈不利，目赤，不得睡卧。又方羚羊角散：羚羊角屑、栀子仁、麦门冬、川升麻、川大黄（微炒）、玄参、黄芪、甘草、赤芍药各一两。每服五钱，水煎服。治时气壅毒不退，发斑遍身，烦热，大小便不利。《方脉正宗》治伤寒时气，寒热伏热，汗、吐、下后余热不退，或心惊狂动，烦乱不宁，或谵语无伦，人情颠倒，脉仍数急，迁延不愈，用羚羊角磨汁半盏，以甘草、灯心各一钱，煎汤和服。

本品治湿热证，多用于壮热痉厥者。《湿热论》说："湿热症，壮热口渴，舌黄或焦红，发痉，神昏谵语或笑，邪灼心包，营血已耗，宜连翘、犀羚角、生地、元参、银花露、钩藤、鲜菖蒲、至宝丹等味。""湿热症，壮热烦渴，舌焦红或缩，斑疹，胸痞，自利，神昏，厥，痉，热邪充斥表里三焦，宜大剂犀羚角、生地、元参、银花露、紫草、方诸水、金汁、鲜菖蒲等味。""湿热症，数日后汗出热不除，或痉，忽头痛不止者，营液大耗，厥阴风火上升，宜羚羊、蔓荆、钩藤、元参、生地、女贞等味。"《温热经纬》用羚羊角治风温热盛："风温证，身灼热，口大渴，咳嗽烦闷，谵语如梦语，脉弦数，干呕者，此热灼肺胃，风火内旋，当用羚羊角、川贝、连翘、麦冬、石斛、青蒿、知母、花粉之属，以泄热和阴。"《时病论》卷一载却热息风法：大麦冬、钩藤钩各五钱，细生地四钱，甘菊花一钱，羚羊角二钱，水煎服。治温热不解，劫液动风，手足瘈疭。清·娄杰《温病指南》载羚羊角汤：羚羊角、钩藤、菊花、桑叶各一钱五分，女贞子、鲜生地、石决明、鳖甲（醋炒）各三钱，生牡蛎二钱。治湿温病津枯邪滞，厥阴风火上升，身热久不解，口渴舌干，忽然发痉，或手足搐搦者。《广瘟疫论》治时疫邪入心包，烦躁渐近昏沉者，用犀角地黄汤加羚羊角、黄连解毒汤等。

　　羚羊角亦为治瘟疫斑疹要药。《本经逢原》说："若痘疮之毒，并在气分，而正面稠密，不能起发者，又须羚羊角以分解其势，使恶血流于他处。"《原机启微》卷下载羚羊角散：羚羊角、黄芩、黄芪、草决明、车前子、升麻、防风、大黄、芒硝各等分。水煎服。治小儿斑疹后余毒不解，上攻眼目，生翳羞明，眵泪俱多，红赤肿闭。《外科正宗》卷四载羚羊角散：羚羊角、防风、麦冬、玄参、知母、黄芩、牛子各八分，甘草二分，淡竹叶十片。水煎服。清热凉血。治小儿葡萄疫初起，感受四时不正之气，郁于皮肤不散，结成大小青紫斑点，色若葡萄，发在遍体头面。《张氏医通》卷十五载羚羊解毒汤：羚羊角尖（镑细）、紫草、黑参、山楂各一钱，柴胡、连翘各八分，木通七分，荆芥六分，蝉蜕四分，川芎五分，红花三分。治小儿痘初起，根窠不分，颧颊一片如涂朱。《医学衷中参西录》载青盂汤：荷叶一个，石膏一两，羚羊角（另煎兑服）、僵蚕、金线重楼各二钱，知母六钱，蝉蜕三钱，粉甘草一钱半。治瘟疫表里俱热，头面肿疼，其肿或连项及胸，亦治阳毒发斑疹。又护心至宝丹：石膏一两，人参、犀角、羚羊角各二钱，朱砂三分，牛黄一分。水煎四味，送服朱砂、牛黄末。治瘟疫自肺传心，其人无故自笑，精神恍惚，言语错乱。又清疹汤：石膏一两，知母六钱，羚羊角、薄荷叶、青连翘、僵蚕各二钱，金线重楼、蝉蜕各一钱半。治小儿出疹，表里俱热。或烦躁引饮，或喉疼声哑，或喘逆咳嗽。

　　3.肝风内动，惊痫抽搐

　　羚羊角性寒质重入肝，善清肝平肝而息风止痉，此功历代本草多有论述。如《药性论》曰"主小儿惊痫"，《食疗本草》曰"主中风筋挛"，《珍珠囊补遗药性赋》曰"可保惊狂心错乱"，《本草蒙筌》曰"退小儿卒热发搐惊痫"，《本草纲目》曰"平肝舒筋，定风安魂……治子痫痉疾"，《药性切用》曰"为惊狂抽搐专药"，《医学衷中参西录》曰"善解热毒，又为平肝之妙药"，"治脑膜炎证羚羊角最佳,而以治筋惕不安亦羚羊角最效,以其上可清头脑下可息肝风之萌动也"。

《太平圣惠方》卷三治肝中风,筋脉拘急,舌强语涩:羚羊角屑、独活、炮附子各一两。每服三钱,加生姜半分,水煎去滓,入竹沥一合,更煎服。该书卷十九载羚羊角散:羚羊角屑半两,麻黄、独活、天麻各一两半,炮附子、当归、桂心、防风、阿胶各一两。每服四钱,水酒各半煎服。治风痉,口噤,身体强直,不知人事。《圣济总录》卷二十八载羚羊角汤:羚羊角、百合、川芎、木通、葛根、升麻、黄芩各半两,石膏一两,龙齿、防风各三分。每服五钱匕,水煎服。治伤寒刚痉,浑身壮热,头疼口噤,筋脉拘急,心神躁闷。《幼幼新书》卷八引《石壁经》羚羊角汤:子芩、羚羊角屑各等分。每服二钱,水煎服。治小儿惊风,渐热有积。《济生方》卷九载羚羊角散:羚羊角、川独活、酸枣仁、五加皮各半钱,薏苡仁、防风、当归、川芎、茯神、杏仁各四分,木香、炙甘草各二分半。每服四钱,加生姜五片,水煎服。治妊娠中风,头项强直,筋脉挛急,言语謇涩,痰涎不消,或子痫,发搐不省人事。《卫生易简方》卷十二治小儿惊痫寒热,用羚羊角烧灰为末,乳汁服。《医学衷中参西录》载镇风汤:钩藤钩三钱,羚羊角一钱(另炖兑服),龙胆草、青黛、清半夏、生赭石、茯神、僵蚕各二钱,薄荷叶一钱,朱砂二分(研细送服)。磨浓生铁锈水煎药。治小儿急惊风,其风猝然而得,四肢搐溺,身挺颈痉,神昏面热,或目睛上窜,或痰涎上壅,或牙关紧闭,或热汗淋漓。《重订通俗伤寒论》载羚角钩藤汤:羚角片一钱半(先煎),霜桑叶二钱,京川贝四钱,鲜生地五钱,钩藤(后入)、滁菊花、茯神木、白芍各三钱,甘草八分,淡竹茹五钱(与羚羊角先煎代水)。凉肝息风。治肝风上翔,头晕胀痛,耳鸣心悸,手足躁扰,甚则瘛疭,狂乱痉厥,及孕妇子痫,产后惊风。《温病刍言》载羚羊镇痉汤:羚羊角粉1g(冲),石决明、石膏各30g,龙胆草、僵蚕各10g,全蝎3g,钩藤12g。治高热不退,热极风动,颈项强直,四肢痉挛抽搐。

此外,本品又能清肝平肝而治风热上攻或肝阳上亢之眩晕头痛。如《圣济总录》卷十七载羚犀汤:羚羊角、石膏、炙甘草、旋覆花、紫菀各一两,前胡三分,细辛半两,犀角一分。每服三钱匕,加生姜一枣大,水煎服。治暗风,头旋眼黑,昏眩倦怠,痰涎壅盛,骨节疼痛。《金匮翼》卷五载羚羊角汤:羚羊角二两,菊花三两,防风、藁本、元参、黄芩、杏仁、石菖蒲、炙甘草各一两。每服五钱,水煎,食后温服。治热毒风上冲,头目眩晕,耳内虚鸣。《医醇賸义》卷四载羚羊角汤:羚羊角、菊花各二钱,龟板、生石决明各八钱,生地六钱,白芍、柴胡、薄荷、蝉蜕各一钱，夏枯草、丹皮各一钱五分，红枣十枚。功能壮水柔肝，息风火。治因于火，肝阳上升，头痛如劈，筋脉掣起，痛连目珠。《张皆春眼科证治》载羚羊角汤：羚羊角0.6g，防风6g，知母、茯苓、酒黄芩、车前子、夏枯草各9g，五味子3g。功能清肝祛风，除湿降浊。治绿风内障，肝经风热夹湿邪上攻，头痛目痛剧烈，白睛混赤，瞳神散大色绿，按之石硬，视力锐减，或兼恶心呕吐。

4. 脏腑实热，热毒疮肿

羚羊角咸寒质重，善泻心肝之火，并能清热解毒，心肝火盛及热毒疮肿均可选用。《神农本草经》云："羚羊角，味咸，寒。主明目……安心气，常不魇寐。"《食疗本草》称本品："生摩和水涂肿上及恶疮，良。"《绍兴本草》言其："明目，破毒，利经络。"《备急千金要方》卷二载羚羊角散：羚羊角一枚。烧作灰，水服方寸匕。治产后心闷，血气上冲心。该书卷六治喉肿痛，风毒冲心胸：羚羊角一两半，犀角、射干、杏仁、甘草各二两，芍药三两，栀子七枚，升麻四两，豉一升半，水煎服。该书卷八治热风心烦闷及脾胃间热不下食：羚羊角五两，黄芩、干蓝、芍药、鼠尾草各三两，栀子仁、生葛各六两，豉一升。水煎服。该书卷十七治肺热喘息，鼻衄血：羚羊角、玄参、射干、鸡苏、芍药、升麻、柏皮各三两，淡竹茹一枚（鸡子大），生地黄一升（切），栀子仁四两，水煎服。又方治肺热，言音喘息短气，好唾脓血：羚羊角、升麻、芒硝各三两，生地黄二升（切），石膏八两，麻黄五两，杏仁四两，淡竹茹一枚（鸡子大），赤蜜一升，水煎服。《太平圣惠方》卷三载羚羊角散：羚羊角屑、柴胡、赤芍药、车前子、川大黄、黄芩、甘草各一两，石膏二两。每服三钱，水煎服。治肝脏壅热，头目不利，胸膈烦躁，体痛。该书卷三十二治眼赤肿痛，并白翳：羚羊角屑、葳蕤、甘菊花、泽泻、大黄（微炒）、木通各一两。每服三钱至四钱，水煎服。功能去肝肺热毒。该书卷九十二载羚羊角散：羚羊角屑、黄芪、升麻、黄芩、地榆、甘草各一分，生地黄半两。每服一钱，加苦竹茹半分，水煎服。治小儿大便出血，体热黄瘦，不欲饮食。《太平惠民和剂局方》卷七载羚羊角散：羚羊角、黄芩、升麻、炙甘草、车前子各十两，栀子仁、草龙胆各五两，决明子二十两。每服一钱，温水调下。治大人、小儿一切风热毒上攻眼目，暴发赤肿，或生疮疼痛，隐涩羞明。《圣济总录》卷十三载羚羊角煎：羚羊角、菊花各半两，玄参、牛膝、防风、紫参各一分。以栝楼汁一升，酒半升，并前六味，煎成稀煎，每服一匙头，酒调下。治热毒风攻头面，唇口肿痛，咽喉肿塞，或目涩痛。该书卷一三八载羚羊角散：羚羊角三两（烧灰）。鸡子白调涂患处。治赤黑丹毒。《杨氏家藏方》卷三载羚犀汤：羚羊角屑、犀角屑、生干地黄、白术、防风、人参、炙甘草、山栀子仁、荆芥穗、升麻各等分。每服三钱，加生姜、竹叶各五片，水煎服。治风热上攻，目赤头疼，口舌生疮，小便赤涩。《朱氏集验方》卷十二载羚羊角散：羚羊角、黄芪、生熟地黄、川芎、当归、芍药各等分。每服三钱，水煎服。治一切脓泡、热疮及发背。《外科正宗》卷四载紫雪散：犀角、羚羊角、升麻、石膏、寒水石各一两，元参二两，沉香、木香各五钱，甘草各八钱，朱砂、冰片各二钱，金箔一百张。朱砂、冰片、金箔为末，水煎他药滤清，加朴硝三两六钱，慢煎至欲凝结时，下朱砂、冰片、金箔。冷凝成雪。大人每用一钱，小儿二分，十岁者五分，徐徐咽之。治小儿赤游丹毒，甚者肚腹膨胀，气急不乳，伤寒热躁发狂，及外科一切蓄毒在内，烦躁口干，恍惚不宁。《医宗金鉴》用此方治重腭、舌疔。

【综合评述】羚羊角功擅息风止痉，清热解毒，为热病高热，痉挛抽搐，惊狂昏厥之要药。兼能平肝潜阳，清肝明目，凡肝阳上亢所致气逆多怒，眩晕耳鸣，或肝火上炎，目赤肿痛、头痛羞明等亦为常用药物。本品清血热，解血毒，通体光润如玉，并有"通天眼"贯穿上下，而有清灵通透之性，故能祛瘀滞，化斑疹，又常用于温病发斑以及热毒疮痈等病证。《医学衷中参西录》羚羊角辨云："羚羊角，性近于平不过微凉，而最能清大热，兼能解热中之大毒；且既善清里，又善透表，能引脏腑间之热毒达于肌肤而外出。"该书羚羊角解又云："羚羊角天生木胎，具发表之力，其性又凉而解毒，为托表麻疹之妙药。疹之未出，或已出而速回者，皆可以此表之，即表之不出而毒气内陷者，服之亦可内消。为其性原属木，故又善入肝经以治肝火炽盛，至生眼疾及患吐衄者之妙药。所最异者，性善退热却不甚凉，虽过用之不致令人寒胃作泄泻，与他凉药不同。"

现代研究已知，羚羊角含角质蛋白、胆固醇、磷脂类和多种不溶性无机盐。药理研究表明，本品有明显镇静、催眠及抗惊厥作用；静脉注射羚羊角注射液、醇提取液、水解液都有不同程度的解热效应。临床上无论单用或入复方使用，羚羊角均有良好解热作用，因而常用于热病。《辽宁省药品标准》（1984年版）载小儿羚羊散：羚羊角、水牛角浓缩粉、人工牛黄、黄连、金银花、连翘、西河柳、葛根、牛蒡子、浮萍、紫草、赤芍、天竺黄、川贝、朱砂、冰片、甘草。为散。周岁每次0.3g，2岁0.35g，3岁0.5g，1日3次。可用于小儿麻疹、感冒高烧、肺炎等，具有清热透疹之功。《北京市中药成方选集》载羚翘解毒丸：金银花、连翘各十二两，牛蒡子（炒）、薄荷、桔梗各八两，荆芥穗、竹叶各六两，甘草、淡豆豉各五两，羚羊粉二钱五分。为细末，炼蜜为丸，每丸重三钱。每服一至二丸。清热散风解表。主治热盛感冒初起，憎寒壮热，四肢酸懒，头眩咳嗽，咽喉疼痛。《全国中药成药处方集》（沈阳方）载羚翘解毒丸：薄荷、连翘、芥穗、银花、豆豉、苦梗各一两二钱，牛蒡子八钱，生甘草、竹叶各四钱，血羚羊八分，暹罗角八分。为极细面，炼蜜为丸，每丸重二钱。每服一丸，白开水送下。功效清瘟解毒退热，清透疹毒，镇惊解热。主治咽喉肿痛、四时感冒、麻疹。《全国中成药产品集》载贝羚胶囊，由川贝母、羚羊角、麝香、沉香、硼砂、青礞石、人工天竺黄组成。功能清气化痰，止咳平喘。主治小儿肺炎、哮喘、痰壅气急及成人慢性支气管炎引起的痰壅气急。《诊籍续焰》载杨建民治验方：羚羊粉3g（冲），钩藤、石决明、玄参、生地、麦冬各15g，僵蚕12g，生龙骨、生牡蛎各30g，甘草5g。水煎顿服。用于散发性脑炎后期，低烧伴四肢频繁抽搐；症见手足拘紧蠕动，舌红少津，脉弦细者。《中华人民共和国药典》载羚羊感冒片：羚羊角、金银花、连翘、牛蒡子、淡豆豉、荆芥、淡竹叶、桔梗、薄荷素油、甘草，制片口服，功能清热解表，用于流行性感冒，症见发热恶风，头痛头晕，咳嗽，胸闷，咽喉肿痛。羚羊清肺颗粒、羚羊清肺丸，由羚羊角粉等24味中药制成，功能清肺利咽，清瘟止嗽，用于肺胃热盛，感受时邪，身热头晕，四肢酸懒，咳嗽痰盛，咽喉肿痛，鼻衄咳血，口干舌燥。牛黄降压丸、牛黄降压片：羚羊角、珍珠、水牛角浓缩粉、人工牛黄、冰片、白芍、党参、黄芪、决明子、川芎、黄芩提取物、甘松、薄荷、郁金。功能清心化痰、平肝安神，用于心肝火旺、痰热壅盛所致的头晕目眩、头痛失眠、烦躁不安；高血压病见上述证候者。

【名医经验】张锡纯善用羚羊角治温疫斑疹。《医学衷中参西录》载其"曾治一六岁孺子，出疹三四日间，风火内迫，喘促异常，单投以羚羊角三钱，须臾喘止，其疹自此亦愈。夫疹之毒热，最宜表散清解，乃至用他药表散清解无功，势已垂危，而单投以一味羚羊角，即能挽回，其最能清解而兼能表散可知也。且其能避蛊毒，《神农本草经》原有明文。疫病发斑，皆挟有毒疠之气也。"《医学衷中参西录》羚羊角辨后记录数则治疹案例，多单用羚羊角取效。

张锡纯治温病亦善用羚羊角。曾治沧州赵春山幼子，年五岁，因感受温病发痉，昏昏似睡，呼之不应，举家惧甚，恐不能救。诊其脉甚有力，肌肤发热。证因温病之气循督脉上行，伤其脑部，是以发痉，昏昏若睡，即西人所谓脑脊髓炎也。遂单用羚羊角二钱，煎汤一盏，连次灌下，发痉遂愈，而精神亦明了。继用生石膏、玄参各一两，薄荷叶、连翘各一钱，煎汤一大盏，分数次温饮下，一剂而脉静身凉。张氏认为痉之发由于督脉，因督脉上统脑髓神经，督脉实为脑髓神经之根本。羚羊之角乃其督脉所生，是以善清督脉与神经之热。(《医学衷中参西》羚羊角辨附方)

（孙敬昌）

二十九、息风定惊清热平肝要药——钩藤

【药性功效】味甘，性凉。归肝、心包经。息风定惊，清热平肝。

【主治病证】用于肝风内动，惊痫抽搐，高热惊厥，感冒夹惊，小儿惊啼，妊娠子痫，头痛眩晕。

【热病应用】钩藤始载于《名医别录》，宋代及以前主要用于小儿寒热惊痫，以其清热息风。宋代突出了钩藤在治疗伤寒、风热及时气等外感发热病证的应用，明清时期清肝平肝之功得到广泛使用。张山雷《本草正义》曰："钩藤自《名医别录》即以为专治小儿寒热，弘景且谓疗小儿，不入余方。盖气本轻清而性甘寒，最合于幼儿稚阴未充、稚阳未旺之体质。能治惊痫者，痫病皆肝动生风、气火上燔之病，此物轻清而凉，能泄火而能定风。甄权谓主小儿惊啼、瘈疭热壅、客忤胎风；濒湖谓治大人头旋目眩，平肝风、除心热。皆一以贯之。"现代临床已作为热盛动风、高热惊厥、肝阳眩晕头痛及外感发热夹惊之常用药物。

1.热盛动风，惊痫抽搐

钩藤味甘性凉，功善清肝泻热，息风定惊。《名医别录》载其"主治小儿寒热，十二惊痫。"《药性论》亦云："主小儿惊啼，瘈疭热壅。"《本草纲目》补充说："治大人头旋目眩，平肝风。"书中李时珍阐释本品泻热定惊机制云："钩藤，手、足厥阴药也。足厥阴主风，手厥阴主火。惊痫眩运，皆肝风相火之病。钩藤通心包于肝木，风静火息，则诸证自除。"古今历代，钩藤均作为热病热盛动风、惊痫抽搐之要药。

唐宋之方多以治小儿为主。如《备急千金要方》卷五载龙胆汤：龙胆、钩藤皮、柴胡、黄芩、桔梗、芍药、茯苓、甘草各六铢，蜣螂二枚，大黄一两。治婴儿出腹，血脉盛实，寒热温壮，四肢惊掣，发热大吐𪘲者，若已能进哺，中食实不消，壮热及变蒸不解，中客人鬼气，并诸惊痫，方悉主之。《外台秘要》卷三十五引《备急千金要方》蛇蜕皮汤：炙蛇蜕皮三寸，细辛、炙甘草、钩藤、黄芪各二分，大黄四分，炙蚱蝉四枚，牛黄五大豆许。治少小百二十种痫病。引

《广济方》五痫煎：钩藤二分，知母、子芩各四分，炙甘草、升麻、沙参各三分，寒水石六分，蚱蝉一枚，炙蛸蝣三枚。为末，以好蜜和薄泔，置铜钵内于沸汤上调之，搅不停手，如饴糖煎成。每取适量视儿大小与服之。疗小儿惊痫，体羸不堪。又方钩藤汤：钩藤一分，蚱蝉一枚，柴胡、升麻、黄芩各二分，蛇蜕皮二寸（炙），炙甘草、大黄各二分，竹沥三合，石膏三分。治未满月及出月儿壮热发痫。《太平圣惠方》卷七十六载钩藤饮子：钩藤半两，蚱蝉一枚，人参、子芩、川大黄各一分。牛黄一小豆大（研入）。每服一钱，水煎，加竹沥半合，更煎微沸，下牛黄温服。治小儿发热，时时戴目，口中吐沫。该书卷八十二载钩藤散：钩藤、川升麻、黄芩各半两，蛸蝣二枚。为细末。每服一钱，加芦根一分，水煎服。治小儿新生，发噤撮口。卷八十五载钩藤丸：钩藤、胡黄连各半两，天竺黄、牛黄、天麻、白附子、干蝎、朱砂、米粉各一分，麝香半分。为末，槐胶为丸绿豆大。囟门上津调摩一丸，荆芥汤送下一丸。治小儿天钓，身体壮热，筋脉拘急，时时抽掣。又方钩藤散：钩藤、大黄各半两，龙齿一两，石膏、麦门冬各三分，栀子仁一分，子芩半分。每服一钱，水煎服。治小儿惊痫，仰目嚼舌，精神昏闷。该书卷八十五载延龄散：钩藤一两，硝石半两，甘草一分。每服半钱，温水调下，日三四服。治小儿惊热。《小儿卫生总微论方》卷五治小儿卒得急痫，用钩藤、炙甘草各半两，水煎服。

宋代以后钩藤治肝风惊痫已不局限于小儿。《灵验良方汇编》卷三载钩藤饮子：钩藤钩、防风、独活、天麻、天竺黄、羌活、川芎各一钱，升麻、炙甘草、龙胆草、麻黄各五分，蝉蜕五个。加生姜二片、大枣一枚，水煎服。治一切惊风潮搐，目视昏迷。《通俗伤寒论》载羚角钩藤汤：羚角片钱半（先煎），霜桑叶二钱，京川贝四钱，鲜生地五钱，双钩藤（后入）、滁菊花、茯神木、生白芍各三钱，生甘草八分，淡竹茹五钱（鲜刮，与羚角先煎代水）。功能凉肝息风，增液舒筋。治肝风上翔，头晕胀痛，耳鸣心悸，手足躁扰，甚则瘛疭，狂乱痉厥；孕妇子痫，产后惊风。方以羚、藤、桑、菊息风定痉为君。《温热经纬》卷四治湿热证，壮热口渴，舌黄或焦红，发痉神昏，谵语或笑，邪灼心包，营血已耗，用钩藤、犀角、羚羊角、连翘、生地、元参、银花露、鲜菖蒲、至宝丹等药。《时病论》卷一载却热息风法：钩藤钩、大麦冬各五钱，细生地四钱，甘菊花一钱，羚羊角二钱（先煎）。水煎服。治温热不解，劫液动风，手足瘛疭。方以麦冬、生地清其热以滋津液，钩藤、羚角、菊花定其风而宁抽搐。《温热逢源》卷下治伏温化热内陷手足厥阴，痉掣搐搦，肝风升扰者，加用羚羊角、钩藤、石决明等。

2.外感发热

钩藤性凉，古代本草多载其清心、肝之火，如《本草纲目》谓其"除心热"，《本草正》言其"清手厥阴之火，足厥阴、足少阳之热"。但本品治外感发热《名医别录》即有记载："主治小儿寒热。"唐代已有其方。如《备急千金要方》卷五载升麻汤：升麻、白薇、麻黄、葳蕤、柴胡、甘草各半两，黄芩一两，朴硝、大黄、钩藤各六铢。治小儿伤寒，变热毒病，身热面赤，口燥，心腹坚急，大小便不利，或口疮者，或因壮热，便四肢挛掣惊，乃成痫疾，时发时醒，醒后身热如火者，悉主之。《外台秘要》卷三十五引《必效方》钩藤汤：钩藤、人参、蚱蝉（炙）、子芩各一分，蛇蜕皮三寸（炙），龙齿四分，防风、泽泻各二分，石膏一两，竹沥三合。治小儿壮热，时气惊悸，并热疮出。

宋代《太平圣惠方》载钩藤方数首，多用治小儿热病高热证候。如卷七十六载钩藤饮子：钩藤半两，蚱蝉一枚，人参、子芩、川大黄各一分，牛黄一小豆大。每服一钱，水煎，加竹沥半合，煎微沸，加牛黄服。治小儿发热，时时戴目，口中吐沫。该书卷八十二载犀角散：犀角屑、钩藤、黄芩、栀子仁、川大黄各半两，甘草一分。每服一钱，水煎服。治小儿身体温壮，心神不安。又方钩藤散：钩藤、天竹黄、地骨皮各一分，犀角屑、赤茯苓、龙胆、芒硝、甘草各半两，川大黄二分。每服一钱，水煎。治小儿壮热惊悸，大小便赤涩。又钩藤散：钩藤、龙胆、犀角屑、茯神、黄芩、甘草各一分。每服一钱，水煎服。治小儿惊啼壮热，心烦不得稳睡。又方人参散：人参、钩藤、赤茯苓、川升麻各半两，犀角屑、山栀子、甘草各一分。每服一钱，水煎服。治小儿壮热，心神不安。该书卷八十三载真珠丸：真珠末、羌活、防风、钩藤、龙胆、天竹黄、川升麻、牛黄各一分，茯神、人参、羚羊角屑、犀角屑各半两，铅霜、龙脑、麝香各一钱。为末，炼蜜和丸如绿豆大。每服五丸，荆芥、薄荷汤研下，日三四服。治小儿风热，心神惊悸，卧不安眠。该书卷八十五载钩藤散：钩藤一分，蚱蝉二枚，川升麻、子芩、麦门冬、大黄、甘草各半两去，蛇蜕皮五寸（烧灰），石膏二两。每服一钱，水煎去滓，加竹沥半合服之。治小儿风壅气盛，心胸痰滞，壮热发痫。《圣济总录》卷一六八载钩藤饮：钩藤、升麻、炙甘草、人参各半两。每服一钱匕，水煎服。治小儿壮热不安。又方钩藤汤：钩藤、使君子、炒干蝎、人参、子芩、大黄、犀角屑各一分，蚱蝉三枚，甘草、升麻、石膏各半两。每服一钱匕，水煎去滓，加竹沥半合，牛黄末一字，服之。治小儿风热，惊痫潮热。

该书卷一六九载钩藤饮：钩藤、石膏各三分，蚱蝉二枚（炙），犀角屑、麦门冬、升麻、柴胡各半两，甘草一分。每服二钱匕，水煎去滓，下竹沥半合，煎三五沸，温服。治小儿惊热，眠睡不稳。该书卷一七二载钩藤饮：钩藤、炙甘草、人参、栝蒌根各一分。每用一钱匕，水煎服。治小儿惊疳，腹大项细。

钩藤治成人外感热病发热之方亦见于宋代方书。如《太平圣惠方》卷十六载知母散：知母、地骨皮、赤茯苓、麦门冬各三分，川升麻二分，钩藤、石膏各一两，甘草一分。每服五钱，加竹叶三七片，水煎服。治时气三五日，余热不解，心躁烦渴。《圣济总录》卷十二载羌活汤：羌活、人参、连翘、防风、钩藤各一两，炙甘草三分。粗捣筛。每服三钱匕。治风热，心胸壅滞烦躁。卷二十九载钩藤汤：钩藤、桑白皮、马牙硝各一两，栀子仁、炙甘草各三分，大黄（炒）、黄芩各一两半。每服三钱匕，加竹叶三七片，水煎去滓，下生地黄汁一合，食后温服。治伤寒头痛壮热，鼻衄不止。明清以后钩藤已成为大人小儿外感发热常用药，尤其感冒夹惊者更是不可或缺之品。《普济方》卷三六六载钩藤散：钩藤、玄参、升麻、黄芩、赤茯苓、桔梗、甘草、山栀子各等分。为末，炼蜜为丸如皂角子大。每用灯心、淡竹叶、薄荷煎汤化服。治风热喉痹。《伤寒广要》卷十二载钩藤大黄汤：钩藤皮、当归、炙甘草、芍药各半两，大黄三分。每服三钱，水煎服。治小儿伤寒，里不解，发惊妄语，狂躁潮热。《医级》卷七载钩藤饮：钩藤、天麻、柴胡、当归、茯神、甘草、桑寄生。治时感风寒、风温等证。《松峰说疫》卷二载萍犀散：紫背浮萍一钱，犀角屑五分，钩藤钩三七个。每服钱半，蜜水调下，连进三服，出汗为度。治瘟症夹惊。《不知医必要》卷三载钩藤饮：钩藤一钱五分，党参、防风各一钱，蝉蜕四只，荆芥六分，竹叶十片，陈皮四分，甘草二分。治感冒，兼肝风内动者。《产孕集》卷上载钩藤生地竹沥饮：钩藤（后入）、生地（酒炙）、炒当归各三钱，炒白芍、桔梗各二钱，天麻、川贝母、苏梗各一钱，川芎、制半夏各一钱五分，陈皮八分，川朴七分。水煎，加竹沥三茶匙，冲服。治妊娠七八月，因冬月外感风寒，壅于肺络，内风扇炽，痰气升逆，昏迷不醒，手足筋脉拘挛，右手脉闭，左手脉数而涩，症属于痫。

3. 肝阳上亢，眩晕头痛

钩藤清肝平肝之功见载于明代本草，《本草纲目》载其"治大人头旋目眩，平肝风"，《本草正》称其"清手厥阴之火，足厥阴、足少阳之热"。其治肝阳上亢、肝火上炎之眩晕头痛则多见于清代以后。《嵩崖尊生》卷六载钩藤饮：钩藤、陈皮、半夏、麦冬、茯苓、石膏各一钱，人参、菊花、防风各一钱，甘草五分。治头目不清。《湿热病篇》治湿热证数日后，汗出热不除，营液大亏，厥阳风火上升，或痉，忽头痛不止者，用钩藤、羚羊角、蔓荆子、元参、生地、女贞子等味。《四川中药志》（1979年）载方治风热目赤头痛，用钩藤12g，赤芍、桑叶、菊花各10g，水煎服。现代临床常用于高血压病肝阳上亢证或肝火上炎证，如广州部队《常用中草药手册》治高血压，头晕目眩，神经性头痛，用钩藤6~15g，水煎服。《中华人民共和国药典》1977年版载钩藤片，用钩藤总碱100g，辅料适量，制成20000片（每片5mg）或10000片（每片10mg），包糖衣。口服每次10~20mg，每日30~60mg。功能降血压。用于各期高血压病。

【综合评述】钩藤甘凉，功能清热平肝，息风定惊。《全国中草药汇编》有其较全面的功用概述："清热平肝，息风止痉。主治小儿高热，惊厥，抽搐，小儿夜啼，风热头痛，头晕目眩，高血压病，神经性头痛。"《中华本草》言其"又兼疏风透热作用。"因其清热作用平和，而无苦寒伤阳之弊，故为临床外感热病良药，尤为稚嫩小儿热病之要药。其清肝平肝之功亦佳，为临床治疗肝阳上亢证及肝火上炎证常用药物。现代研究证实，钩藤含有生物碱、黄酮和萜类等有效成分。药理研究表明，钩藤生物碱能明显降低高血压动物的平均血压和心肌收缩率，其中以异钩藤碱的降压作用为最强，其次是钩藤碱，钩藤总碱最弱。钩藤生物碱既能通过扩张血管，降低心输出量和组织外源钙离子内流来起到直接降压的作用，又能通过阻断神经传导，降低神经递质分泌来起到间接降压作用。另有研究发现，钩藤生物碱能够通过阻滞钙离子，抑制多离子通道，抑制心率、房室和希氏束向蒲氏纤维传导来达到抗心律失常的目的。钩藤还有镇静、抗惊厥、抗癫痫作用。临床研究，单用钩藤水煎服，即有较明显的降压作用，而对肝火亢盛型疗效最好。

现临床有多种成药制剂。《中华人民共和国药典》小儿百寿丸，由钩藤等18味中药制成，功能清热散风，消食化滞，用于小儿风热感冒、积滞，症见发热头痛，脘腹胀痛，停食停乳，不思饮食，呕吐酸腐，咳嗽痰多，惊风抽搐。小儿至宝丸，由钩藤等25味中药制成，功能疏风镇惊，化痰导滞，用于小儿风寒感冒，停食停乳，发热鼻塞，咳嗽痰多，呕吐泄泻。天麻钩藤颗粒，由天麻、钩藤等11味药制成，功能平肝息风，清热安神，用于肝阳上亢所致的头痛眩晕，耳鸣眼花，震颤，失眠，及高血压见上述证候者。正天丸、正天胶囊，由钩藤、白芍、川芎等15味中药制成，功能疏风活血，养血平肝，通络止痛，用于外感风邪、瘀血阻络、血虚失养、肝阳上亢引起的偏头痛、紧张性头痛、神经性头痛、颈椎病型头痛、经前头痛。

【名医经验】明代名医薛己验案：一妇人日晡身痒，月余口干，又月余成疮，服祛风之剂，脓水淋漓，午前畏寒，午后发热，殊类风症。薛氏谓此肝经郁火，外邪所搏，用补中益气加山栀、钩藤，又以逍遥散加川芎、贝母而愈。(《女科撮要》卷上血风疮项下验案)

《医学衷中参西录·蜈蚣解》条下载验案：奉天陈秀山之幼子，年五岁，周身壮热，四肢拘挛，有抽掣之状，渴嗜饮水，大便干燥，知系外感之热，引动其肝经风火上冲脑部，致脑气筋妄行，失其主宰之常也。投以白虎汤，方中生石膏用一两，又加薄荷叶一钱，钩藤钩二钱，全蜈蚣二条，煎汤一盅，分两次温饮下，一剂而抽掣止、拘挛舒，遂去蜈蚣，又服一剂热亦退净。

【参考文献】

[1] 宋雪云.钩藤方提取物对自发性高血压大鼠降压作用的研究[J].中国实验方剂学杂志，2012，18（11）：216.

[2] ChapleauMW, HajduczokG, SharmaRV, etal.Mechanismsofbaroreceptoractivation[J].ClinExpHypertens，1995，17（1/2）：1.

（刘巍　孙敬昌）

三十、清肺胃润土金之妙品——沙参

【药性功效】南沙参甘、微寒，归肺、胃经。养阴清肺，益胃生津，化痰，益气。北沙参甘、微苦，微寒。归肺、胃经。养阴清肺，益胃生津。

【主治病证】南沙参用于肺热咳嗽，阴虚劳嗽，干咳痰黏，胃阴不足，食少呕吐，气阴不足，烦热口干。北沙参用于肺热燥咳，劳嗽痰血，胃阴不足，热病津伤，咽干口渴。

【热病应用】沙参在古代本草中多为"南沙参"，自明末以后始"有南北二种"。二者药材基原分别为桔梗科与伞形科植物，但其药性与功用相似，均长于补肺胃之阴、清肺胃之热。唯北沙参清养肺胃作用稍强，肺胃阴虚有热者较为多用；南沙参兼有益气与祛痰作用，较宜于气阴两伤及燥痰咳嗽病证。在热病治疗中，作为清热除烦、养阴生津之品，有"肺金之津液药""肺热者用之，以代人参"等美誉。

1.热病伤阴证

《神农本草经》首载沙参，言其："味苦，微寒。主治血积，惊气，除寒热，补中，益肺气。"《名医别录》云其："疗胃痹，心腹痛，结热，邪气，头痛，皮间邪热，安五脏，补中。"此时，作为对沙参功效的早期认识，其功效与主治病证均已体现出除寒热、逐邪气、补肺胃等特点。在外感热病中也屡有应用，特别是对于外感寒热兼有里虚证或伤津燥液病证。如《备急千金要方》卷九载赤散：干姜、防风、沙参、细辛、白术、人参、蜀椒、茯苓、麻黄、黄芩、代赭、桔梗、吴茱萸各一两，附子二两，每服一钱匕，主治伤寒头痛，项强身热，往来有时。《千金翼方》卷十二载五参丸：人参、沙参各一两，苦参一两半，玄参半两、丹参三分，主治心虚热，不能饮食，食即呕逆，不欲闻人语。该方五参并用，益气生津，清热补虚，后世多有效仿。

自宋代以来，沙参广泛应用于诸多温热病方中。如《太平圣惠方》卷十七载人参散：人参三分，犀角屑、炙甘草、黄芩、远志、秦艽、地骨皮、沙参各半两。每用五钱水煎服，主治热病发狂，心忪惊悸。卷十八载大青散：大青、沙参、川升麻、川大黄各一两，黄芩、炒枳壳各半两，生干地黄三两，川朴硝三分，每服四钱，主治热病心脏壅热，口内生疮；卷二十一载防风散：防风三分，沙参半两，犀角屑、川升麻、木通、羌活各一两，秦艽一两半，枳壳三分，炙甘草、茯神、龙齿、前胡各一两，每服三钱，主治热毒风，痰壅头目晕闷，心神不宁；卷三十二载沙参散：沙参、防风、甘菊花、赤芍、地骨皮、枳壳各一两，黄芪一两半，炙甘草半两，每服四钱，主治风气攻睑眦，致眼痒急。沙参又是《太平圣惠方》用治时邪发热之要品，如卷十五载犀角散：犀角屑、龙齿、子芩、沙参、葳蕤、麦门冬、川升麻、赤茯苓、赤芍药、杏仁各一两，枳壳、大青、炙甘草三分，每服五钱，主治时气热毒攻心，言语不定，心狂烦乱；卷十六载獭肝丸：獭肝二两，人参、沙参各一两，鬼臼、苦参各半两，炙甘草三两，蜜丸如梧桐子大，每服二十丸，主治时气瘴疫，骨热烦闷；卷三十一同名方獭肝丸，仍以獭肝、人参、沙参、鬼臼、苦参为主药，加麝香、丹参等，用治传尸鬼气，骨蒸，日渐瘦弱。《圣济总录》也收载了众多以沙参为主药的热病方，如卷十三载麦门冬丸：麦门冬、沙参、人参、地骨皮、山芋、山茱萸、蔓荆实、防风、芍药、枳壳、升麻、赤茯苓、甘菊花、玄参、羌活各三两，龙胆半两，主治热毒风发、心神烦闷；卷一一六载五参散：人参、沙参、丹参、玄参、苦参、山芋、茯神各一两半，独活、细辛、麻黄、木通、羚羊角、防风、白鲜皮各一两一分，山茱萸、甘菊花、川芎各一两，每服三钱匕，主治风热壅塞之鼻干痛、脑闷头重、不知香臭。南宋《幼幼新书》卷三十九引《婴孺方》之五参丸，也以五参各二分，柴胡、茯苓各四分，巴豆、䗪虫各十枚，黄芩三分，葶苈、杏仁各半合，主治小儿百病热毒。

　　明清时期，沙参在温热疫病治疗中也成为退热养阴之佳品。《外科正宗》卷四载胃脾汤：白术、茯神、沙参、麦冬、陈皮、远志各六分，五味子、甘草各五分，煎六分，主治小儿感受四时不正之气，郁结肌肤而成青紫斑点之葡萄疫。《辨证录》载灭火汤：玄参三两，沙参二两，白芥子三钱，茯苓、熟地各一两，山茱萸、麦冬各五钱，北五味一钱，水煎服，主治中火之头面肿痛、口渴心烦，甚则猝中抽搐等。《重订通俗伤寒论》引叶氏方加减复脉汤：北沙参、龙牙燕、陈阿胶、吉林参、麦冬、大生地、生白芍、清炙草、白毛石斛、鲜茅根，主治伏暑伤寒、余热未清者。《温病条辨》也有类似主病方，如卷一之加减生脉散：沙参、麦冬、细生地各三钱，五味子一钱，丹皮二钱，水煎服，主治太阴伏暑、舌赤口渴汗多，方中重用沙参代人参，取其清暑祛热、补益气阴之功。《羊毛瘟证论》载回生汤：南沙参二两，生地黄五钱，钗石斛四钱，麦冬、滑石各三钱，云茯苓、犀角尖、黄芩、丹皮、知母、白僵蚕、玄明粉各二钱，当归、黄连、山栀子各一钱，甘草八分，蝉蜕壳十枚，黄蜜三钱，水煎服，主治羊毛温邪之表里大热、神昏不语。《证因方论集要》卷三引叶天士方痧后清热汤：玉竹、白沙参、地骨皮、川斛、麦冬、生甘草，水煎服，主治痧后伏火未清、内热身痛。另外，沙参养阴除热的功效特点，使之也常用于热病后期低热持续不退或体虚低热者。如《红炉点雪》载朱雀丹：沙参、栀子仁、知母、天门冬、黄柏、何首乌各一钱，甘草三分，生姜一片，水煎服，主治男妇腰背痛，午后发热，自汗，脉洪浮。《景岳全书》载四阴煎：生地二三钱，麦冬、沙参、白芍药、百合各二钱，生甘草一钱，茯苓一钱半，水煎服，主治阴虚劳损、相火炽盛之烦热咳衄等症。

　　2.肺热燥咳

　　沙参长于养肺阴、补肺气，用治外邪伤肺，燥热咳嗽。《神农本草经》既言其"补中，益肺气"。宋元以降，沙参更多地体现在清降肺气、润燥止咳方剂之中。如《圣济总录》卷一一六载人参丸：人参、沙参、防风、细辛、黄芪、木通、甘菊花各半两，主治肺风上攻、鼻塞不通。卷一二二载二砂丸：沙参、丹砂、硇砂、人参、玄参、丹参等分，主治喉痹、咽塞热痛。《镐京直指》载滋肺生津汤：北沙参、生玉竹、野百合各四钱，燕根、驴胶珠、叭杏仁、白茯神、炙紫菀各三钱，炙桑皮、炙杷叶各二钱，川贝一钱五分，功用养肺化痰，主治久嗽肺虚、痰白而多者。故此，《本草纲目》强调沙参"清肺火，治久咳肺痿"功效；《本草经疏》也言其"疗诸因热所生病"。后世《医醇賸义》润燥泻肺汤堪称清气润肺止燥咳良方：玉竹、沙参、薏苡仁各四钱，蒌皮、桑皮、杏仁各三钱，黄芩一钱，麦冬、贝母各二钱，梨汁半杯冲服，主治肺火自本经而发，肺气焦满，微喘而咳，烦渴欲饮，鼻端微红，肌肤作痒。

明清以来，沙参始有南北之分。《本草分经》言："北沙参，甘苦微寒，专补肺阴清肺火，金受火刑者宜之。南沙参功同，而力稍逊。"而且，随着温病学派的兴起，沙参在用治温燥伤肺病证中体现出独到的优势。如《卫生易简方》治肺热咳嗽，即单用沙参半两煎服。《温病条辨》卷一桑杏汤是治温燥伤肺的代表方，用沙参二钱配伍杏仁一钱五分，桑叶、象贝、香豉、栀皮、梨皮各一钱，共成辛凉轻润之剂，主治"秋感燥气，右脉数大，伤手太阴气分者"；另方沙参麦冬汤：沙参、麦冬各三钱，玉竹二钱，生甘草一钱，冬桑叶、生扁豆、花粉各一钱五分，用治燥伤肺胃阴分，或热或咳者。《医醇賸义》载数首治燥热犯肺药方，如卷二载润肺降气汤：沙参、蒌仁各四钱，杏仁三钱，桑皮、苏子、郁金、合欢花各二钱，旋覆花、橘红各一钱，鲜姜皮五分，主治肺受燥凉，咳喘气郁；清金保肺汤：南北沙参、杏仁、蛤粉、蒌皮、玉竹各一钱，石斛、贝母、茜根、茯苓各二钱，天麦冬各一钱五分，梨三片，藕五片，主治肺受燥热，发热咳嗽或咳血；甚至重用沙参治疗肺痈，如卷三石花汤：煅白石英、杏仁各三钱，鲜百部、沙参、薏苡仁各四钱，合欢花、贝母、茯苓、桑皮各二钱，麦冬、苏子各一钱五分，淡竹叶十张，金丝荷叶二张，主治肺气壅塞致成肺痈。

沙参又为治肺燥阴伤久咳之良药，《得配本草》称其"清金以滋水，治久咳肺痿"。如《宣明论方》卷九载仙人肢丸：人参、沙参、玄参、紫团参、丹参、白术、牡蛎、知母、甘草各二钱，蛤蚧一对，加麻黄十五斤、枸杞子三斤，熬膏为丸，生姜汁化下，主治远年劳嗽、不问寒热、痰涎喘满。《医学心悟》载月华丸：天麦冬、生熟地、山药、百部、沙参、川贝、真阿胶各一两，茯苓、獭肝、广三七各五钱，加白菊花、桑叶各二两熬膏，为蜜丸，功效滋阴降火，消痰祛瘀，止咳定喘，保肺平肝，主治阴虚咳嗽。《罗氏会约医镜》载益阴去邪汤：当归、沙参、女贞子、半夏各二钱，熟地三钱，陈皮、茯苓、山药、生姜一钱半，甘草一钱，主治阴虚脉弱、外感咳嗽，或肾气不足、水泛为痰。《医学衷中参西录》载清金益气汤：生黄芪、知母、沙参、玄参、牛蒡子、粉甘草各三钱，生地黄五钱，川贝母二钱，主治尪羸少气之劳热咳嗽、肺痿失音等一切肺金虚损之病。《重订通俗伤寒论》载参燕麦冬汤：北沙参、麦冬各三钱，光燕条一钱，奎冰糖四钱，功用清补肺脏，可用作肺燥干咳失血之善后调养，也是一个很好的食疗方。

3.胃热消渴证

沙参性味甘寒，质地滋润，长于益胃生津。《神农本草经》与《名医别录》均称其可"补中""安五脏""疗胃痹"。沙参用治热病伤津，以及杂病胃阴亏耗之口干咽燥、舌红少苔，甚则便秘消渴等，常与生地、玉竹、石斛等甘寒养阴生津之品同用，甚或配伍玄参、天花粉等苦寒清热养阴等药。宋代《魏氏家藏方》载清膈散：麦门冬、沙参、人参、金钗石斛各一两，草龙胆、柴胡、陈皮、黄连、木通各半两，每二钱煎服，主治脾家疸热，令人口甘。明代《本草汇言》引林仲先医案，以真北沙参五钱，水煎服，治一切阴虚火炎之似虚似实，逆气不降，烦渴咳嗽，胀满不食。《医学心悟》卷三载启膈散：沙参、丹参各三钱，茯苓一钱，川贝母一钱五分，郁金五分，砂仁壳四分，荷叶蒂二个，杵头糠五分，用治噎膈、气结津枯。另如《医学集成》主治胃火郁积口臭竹叶石膏汤，即是以沙参代人参合经方竹叶石膏汤而成。

温病学家十分重视保护阴液的重要作用，强调阴液的盈亏与疾病的变化预后息息相关。吴鞠通将朱丹溪"存得一分阴液，便有一分生机"理论用于温病治疗，提出："伤之未尽则生，伤之已尽则气绝而死矣！"并在《温病条辨》诸方中体现了这一用药特点。如卷二之益胃汤：沙参三钱，麦冬、细生地各五钱，冰糖一钱，玉竹一钱五分，主治阳明温病，下后汗出，胃阴受伤；又方玉竹麦门冬汤：玉竹、麦冬各三钱，沙参二钱，生甘草一钱，主治燥伤胃阴。《霍乱论》载致和汤：北沙参、生扁豆、石斛、陈苍米各四钱，枇杷叶、鲜竹叶、麦冬各三钱，陈木瓜六分，生甘草一钱，主治霍乱后津液不复、喉干舌燥、溺短便溏。另外，在胃火炽热、伤津耗液之诸多杂病中，沙参也是一味甘寒清热、益胃生津佳品，即《本草新编》所言"沙参益阴，为补阴圣药"。如《辨证录》载清胃生髓丹：玄参一两，熟地二两，沙参、麦冬、甘菊花各五钱，北五味二钱，主治胃火上冲于心、烦闷怔忡、久则成痿。《医醇滕义》载逢原饮：南沙参四钱，北沙参三钱，天冬、麦冬、半夏各一钱五分，胡黄连五分，石斛、玉竹、茯苓各三钱，蛤粉四钱，贝母二钱，广皮一钱，主治上消证。《医学集成》卷二载推荡饮：沙参、当归、知母、槟榔、莱菔、大黄、厚朴，主治因阳明积热而噎膈者。

4.热病疮疹疫喉证

古方常用沙参治疗疮疹痘疹等外科、皮肤科病证。《名医别录》既言沙参主治"皮间邪热"，《药性论》称其"去皮肌浮风"。宋代以来对沙参上述功效的认识进一步丰富，并在诸多制方中主用沙参。如《日华子本草》言沙参"益心肺，并一切恶疮疥疽及身痒，排脓，消肿毒"，《药鉴》称其"排脓消肿，其功甚捷"。《本草蒙筌》进一步阐释曰："治诸毒排脓消肿，安五脏益肺补肝。止疝气绞疼，散浮风瘙痒，除邪热。"宋代《太平圣惠方》和《圣济总录》有多首五参散，用治肺卫受邪、热毒郁滞之皮肤病证，虽处方各异，但均以沙参、玄参、丹参等为主加减而成。如《太平圣惠方》卷六载五参丸：人参半两，丹参、玄参、沙参、苦参各一两，茯神、防风各二分，秦艽、白附子、枳壳、羌活、细辛、白鲜皮各三分，川大黄、乌蛇各二两，主治肺脏风毒、皮肤赤痒、生疮肿疼。《圣济总录》卷一一七载五参丸：玄参、沙参、丹参、苦参、人参、秦艽、酸枣仁各一两，炮干姜半两，主治口干、舌上生疮；另如卷十八之五参散主治"恶风"，卷一三六、一三七、一八二之五参汤，分别主治"诸疥风虚恶疮""疥癣""小儿肺风，瘙痒瘾疹，疥癣"等。《增补内经拾遗方》卷三之一带五参散，用白花蛇配伍人参、沙参等五参，方中"蛇有三分，五参只用三分之二"，主治大风不仁、皮肤顽麻、绕腰遍身、似蛇皮黑瘾、通身瘴痹。《普济方》卷二十八载白鲜皮汤：白鲜皮、防风、人参、沙参、知母各一两，黄芩三分，每服二钱，主治肺脏风热所致皮肤瘙痒、胸膈不利、时发烦躁。

在温病斑疹、痘疹以及风毒蕴喉等病证中，沙参也为常用之佳品。如《石室秘录》用治斑疹的消斑神效汤：玄参、麦冬各一两，沙参、升麻、白芥子各三钱，丹皮五钱，白芷一钱，主治满体生斑如疹者。清人托名滑寿《麻疹全书》之参贝散：沙参、贝母、桔梗各一钱，西河柳二钱，甘草五分，主治痘后出麻疹。《杂证要法》载养阴复液汤：北沙参、黑玄参、麦冬各三钱，大生地、生鳖甲、生龟板各五钱，杭白芍二钱，生甘草一钱，主治斑疹、大伤真阴者。中医"疫喉"是时行疫疠之邪蕴结咽喉所引起的急性传染病，主要包括白喉和疫喉痧两证。其病情较重、变化迅速，对健康威胁极大。对此，明清代医家多有专论专方。如《痘疹活幼至宝》载天真膏：生地、麦冬、沙参、元参、知母、生黄芪、桑皮、生薏苡仁、炒白术各四两，白茯苓、炒枣仁、茯神、当归、丹皮、紫菀、橘红各二两，白蜜收膏调服，主治小儿瘵疹后咳嗽、内热不清、心神慌乱等。《疫瘵草》载育阴煎：鲜沙参、玄参、麦冬、原地、丹皮、土贝、元武板、犀角、鳖甲、知母、花粉、金汁，主治瘵透肌燥、舌绛液干、喉烂便闭。《卫生鸿宝》五鲜饮：鲜沙参、鲜生地、芦根、茅根、甘蔗汁，主治烂喉瘵，舌绛而干，脉弦数大。《疫喉浅论》载清咽奠阴承气汤：元参、麦冬、北沙参、大生地、生甘草、知母、马勃、大黄、犀角、风化消，主治疫喉，咽喉腐烂，灼热瘵赤，谵语神烦，舌干绛或干黑，脉数，便闭，瘛疭抽搐。

【综合评述】沙参首见于《神农本草经》，曰："主血积惊气，除寒热，补中，益肺气。久服利人。一名知母。生川谷。"其品种即为后世之南沙参。据《中华本草》考证：沙参古无南北之分，明代以前所用"沙参"均为桔梗科沙参属植物的根。因此，古代方药文献所载"沙参"，大多是"南沙参"。至明代《卫生易简方》始有"真北沙参"之名，《本经逢原》直言沙参"有南北二种"。当代《中华本草》"沙参"条即专指"桔梗科"南沙参；而伞形科的沙参则以"北沙参"专列条目。现代《中华人民共和国药典》将南北沙参分列，并确定：南沙参为"桔梗科植物轮叶沙参或沙参的干燥根"；北沙参为"伞形科植物珊瑚菜的干燥根"。二药药性与功用相似，均长于补肺胃之阴、清肺胃之热。正如张山雷《本草正义》所言："沙参古无南北之别，石顽《逢原》始言沙参有南北二种，北者质坚性寒，南者质松力微……北沙参坚实而瘦，南沙参空松而肥，皆微甘微苦，气味轻清，而富脂液，故专主上焦，清肺胃之热，养肺胃之阴，性情功用，无甚区别。"

在热病治疗中，沙参作为清热除烦、养阴生津之品，有"肺金之津液药""肺热者用之，以代人参"等美誉。《神农本草经》言其"补中，益肺气"，又能"除寒热"。是以本品清肺润燥而不腻滞，又可宣散肺经及卫表邪气。特别是桔梗科的南沙参，其体质轻清，气味俱薄，善入上焦而养肺阴，清肺热，润肺燥，且具化痰之功，故治疗阴虚夹痰的咳嗽尤为常用。明末清初随着北沙参品种与应用的确立，特别是清代温病学家用以清补肺胃等用法对近代的影响，一般认为近现代处方所称沙参者多指北沙参。也有学者从"药缘学"角度分析，认为北沙参为伞形科植物珊瑚菜的干燥根，与同科植物防风具有亲缘关系；其主要化学成分香豆素类也是该科植物羌活、独活、白芷、防风等药所共有。因此，沙参也具有辛散祛邪作用，用以治疗分泌性中耳炎、儿童慢性咳嗽等均获良好疗效，并可广泛应用于上呼吸道咳嗽综合征、鼻炎、腺样体肿大等肺系疾病，以及心脑血管疾病，可收辛味发散、辛润通络之效。

现代药理学研究认为：南沙参具有免疫调节作用，可提高机体细胞免疫和非特异性免疫，抑制体液免疫；并具有祛痰、抗真菌和强心等功效；北沙参具有免疫抑制和解热镇痛作用等。现代制剂如《药品标准·中药成方制剂》参麦止咳糖浆：北沙参90g，麦冬180g，买麻藤230g，枇杷叶270g，鱼腥草150g，功能清热化痰，润肺止咳，用治肺燥咳嗽，急、慢性支气管炎等；《中华人民共和国药典》载益肺清化膏：黄芪250g，党参125g，北沙参100g，麦冬75g，仙鹤草125g，拳参100g，败酱草83g，白花蛇舌草167g，川贝母75g，紫菀75g，桔梗75g，苦杏仁100g，甘草50g，功能益气养阴，清热解毒，化痰止咳，用于气阴两虚之气短乏力，咳嗽咯血，胸痛，以及晚期肺癌见上述证候者。有报道称，按照中医辨证分型就用温病名方沙参麦冬汤加味治疗感染后咳嗽，疗效明显优于单纯用西药对照组。

【参考文献】

［1］国家中医药管理局《中华本草》编委会，《中华本草》［M］，上海科学技术出版社，上海：1999.

［2］李成森，寿亚荷，贾冬.常用中药的临床鉴别——南沙参与北沙参［J］.实用中医内科杂志，1988，2（1）：48.

［3］唐仕欢，杨洪军.北沙参当具辛味论［J］.中医杂志，2010，51（3）：284-285.

［4］李国荣，章美琴，张亚凤.北沙参临床功效拓展［J］.中医杂志，2011，52（2）：174-175.

［5］武素，姚红艳.加味沙参麦冬汤治疗感染后咳嗽肺阴亏虚证32例临床观察［J］.湖南中医杂志，2019，35（1）：48-50.

（彭欣）

三十一、养阴生津清心除烦良药——麦冬

【药性功效】甘、微苦，微寒。归心、肺、胃经。养阴润肺，益胃生津，清心除烦。

【主治病证】肺燥干咳，阴虚劳嗽，喉痹咽痛；胃阴不足，津伤口渴，内热消渴，肠燥便秘；心阴虚及温病热扰心营，心烦失眠。

【热病应用】汉代麦冬已为临床常用药。《神农本草经》载："麦门冬，味甘，平。主心腹结气，伤中伤饱，胃络脉绝，羸瘦短气。"张仲景用其治疗伤寒和杂病，如炙甘草汤、竹叶石膏汤、麦门冬汤等均为传世名方。因麦冬功在养阴清热，故此后在外感热病领域得到了广泛应用。

1.伤寒阴伤烦热证

麦冬功专养阴清热，主归心肺胃经。张仲景治伤寒表邪未解而阴有所伤，或表邪已解而阴伤内热，多用麦冬养阴清热，或以为君，或以为臣，随证配伍。《伤寒论》炙甘草汤：炙甘草四两，桂枝、生姜各三两，人参、阿胶各二两，生地黄一斤，麦门冬、麻仁各半升，大枣三十枚。以清酒七升水八升，先煮八味取三升，去滓，内胶烊消尽，温服一升，日三服。治伤寒脉结代、心动悸。又竹叶石膏汤：竹叶二把，石膏、麦门冬各一升，人参、炙甘草各二两，半夏、粳米各半升。以水一斗，煮取六升，去滓，内粳米，煮米熟，汤成去米，温服一升，日三服。治伤寒解后，虚羸少气，气逆欲吐之气阴两虚证，麦冬、人参配伍，补气养阴。此方实开热病气阴两亏治法之先河，成为后世治疗温热、暑病之经典良方。

仲景以降，麦冬成为治伤寒阴伤内热之经典良药。《外台秘要》卷二引《深师方》五味麦门冬汤：麦门冬、五味子、人参、炙甘草、石膏各一两。取三指撮，水煎服。疗伤寒下后，烦热口渴。《太平圣惠方》卷十载麦门冬散：麦门冬、人参、生地黄、赤茯苓各半两，麻黄一两，栀子仁三分，甘草、木香、黄芩各一分。每服四钱，加生姜半分，水煎服。治伤寒热盛，口干烦躁，不得汗。又麦门冬散：麦门冬、五味子、人参、葛根、甘草、石膏、川芎、桑根白皮各一两。每服五钱，水煎服。治伤寒下后，上气，烦渴不止。该书卷十二载麦门冬散：麦门冬、黄芩各三分，茯神、熟地黄、人参、黄芪各一两，甘草半两。每服五钱，加生姜半分，大枣三枚，粳米五十粒，水煎服。治伤寒后体虚烦热，不得睡卧，少思饮食。该书卷十四载麦门冬散：麦门冬一两，桔梗、紫菀、五味子、麻黄、续断、贝母、桑白皮各三分，甘草半两。每服四钱，加生地黄一分，竹茹一鸡子大，水煎服。治伤寒后肺萎劳嗽，气喘唾血。《圣济总录》卷三十一载麦门冬饮：麦门冬、柴胡、防风、半夏、赤茯苓、犀角各半两。每服五钱匕，加生姜五片，水煎服。治伤寒汗后虚烦，心神不宁。又方麦门冬汤：麦门冬、茯神、菊花、人参各一两，炙甘草半两。每服三钱匕，水煎服。治伤寒后心虚忪悸。
《幼幼新书》卷十五引《医方妙选》麦门冬汤：麦门冬、款冬花、紫菀各一两，
桂心半两，炙甘草一分，杏仁二十粒。每服一钱，加生姜三片，水煎服。治伤
寒未除，咳嗽喘急。

2.温病热盛津伤证

麦冬为心肺胃经药，具有养阴清热功效，在温热病治疗中广泛使用。治温
热病热入心营，心烦不寐，能清心养阴、除烦安神；肺热阴伤，干咳劳嗽，能
养肺阴、润肺燥、清肺热；胃热津伤，口渴消渴者，又能养胃阴、清胃热、生津
止渴。《名医别录》云："麦门冬，微寒，无毒。主治……虚劳客热，口干，烦
渴……强阴，益精。"《本草拾遗》谓麦冬"去心热，止烦热"。《日华子本草》称
麦冬"止渴……时疾热狂"。《珍珠囊补遗药性赋》亦云："麦门冬清心，解烦渴
而除肺热。"

麦冬用治温热病宋代已较普遍。《太平圣惠方》即有多首治热病方用麦冬，
如卷十七载麦门冬散：麦门冬一两半，甘草、地骨皮、知母、土瓜根各一两，豉
一合。每服五钱，加葱白二茎，生姜半分，水煎服。治热病，烦渴不止。又方麦
门冬散：麦门冬、芦根各一两半，柴胡、葛根各一两，人参三分。每服四钱，加
竹茹一分，水煎，入生地黄汁少半分，更煎一沸，温服。治热病，烦热呕哕，不
欲饮食。金元以后麦冬常用于暑热伤津者。《医学启源》卷下载生脉散：人参、
麦冬、五味子。功能益气养阴，敛汗生脉。主治气阴两虚证。该方《丹溪心法》
卷一名生脉汤，治注夏阴虚，元气不足，夏初春末，头痛脚软，食少体热。清代
《温热暑疫全书》载枇杷叶散：炙枇杷叶二两，香薷七钱五分、白茅根、麦门
冬、炙甘草、木瓜各一两，丁香、陈皮、姜厚朴各五钱。每服二钱，加生姜三
片，水煎服。治暑病。《温热经纬》认为："暑月热伤元气，气短倦怠，口渴多
汗，肺虚而咳者，宜人参、麦冬、五味子等味。"该书卷一引陈远公挽脱汤：人
参、麦冬、白芍各一两，石膏五钱，竹茹三钱。治伏气温病，喘满，直视，"欲
脱未脱时亟服之，以挽危殆。"该书卷二引缪仲淳治伏气温病，三阳合病，症见
脉浮大上关上、但欲眠睡、目合则汗方：百合一两，麦冬五钱，知母、瓜蒌根、
白芍各二钱，鳖甲三钱，炙甘草一钱，竹叶五十片。西洋参、石斛、麦冬、黄
连、竹叶、荷秆、知母、甘草、粳米、西瓜翠衣，以清暑热而益元气。

清代温病名家吴鞠通治温病善用麦冬生津保液。如《温病条辨》卷一治太
阴温病口渴甚之五汁饮：梨汁、荸荠汁、鲜苇根汁、麦冬汁、藕汁，临时斟酌

多少，和匀凉服。治疗太阴风温、温热、温疫、冬温，二三日病犹在肺，热渐入里，以辛凉平剂银翘散加生地、麦冬保津液。治太阴风温，邪在血分者，以桑菊饮去薄荷、苇根，加麦冬、细生地、玉竹、丹皮各二钱。治太阴温病，气血两燔者，以玉女煎去牛膝熟地加细生地元参方主之。治手太阴暑温之生脉散：人参三钱，麦冬二钱，五味子一钱。水煎服。治太阴伏暑，邪在血分而表实无汗，舌赤口渴，用银翘散加生地六钱，丹皮四钱，赤芍四钱，麦冬六钱主之。治燥伤肺胃阴分，或热或咳之沙参麦冬汤：沙参、麦冬各三钱，玉竹二钱，冬桑叶、生扁豆、花粉各一钱五分，生甘草一钱。该书卷二治阳明温病，无上焦证，当下之，其人阴素虚，用增液汤：元参一两，麦冬、生地各八钱，水煎服。治阳明温病，下后汗出，当复其阴，益胃汤：沙参三钱，麦冬、生地各五钱，玉竹一钱五分，冰糖一钱。治阳明温病，下后无汗，脉不浮而数者，清燥汤主之：麦冬、细生地各五钱，知母二钱，人中黄一钱五分，元参三钱。温病后期，阴亏风动之名方大定风珠，重用麦冬，配伍生白芍、干地黄各六钱，阿胶三钱，生龟板、生鳖甲、生牡蛎、炙甘草各四钱，麻仁、五味子各二钱，鸡子黄二枚。水八杯，煮取三杯，去滓，入鸡子黄，搅令相得，分三次服。此邪气已去八九，真阴仅存一二之治。吴氏又善配伍麦冬清心经邪热，如清营汤：犀角三钱，生地五钱，元参、麦冬、银花各三钱，竹叶心一钱，丹参、连翘各二钱，黄连一钱五分。治暑温，邪入手厥阴，脉虚，夜寐不安，烦渴舌赤，时有谵语，目常开不闭，或喜闭不开，及阳明温病，邪在血分，舌黄燥，肉色绛，不渴者。如是应用还有清宫汤：元参心、连心麦冬各三钱，莲子心五分，竹叶卷心、连翘心、犀角尖（磨冲）各二钱。治太阴温病，神昏谵语。

麦冬治瘟疫、时病亦不少用。《广瘟疫论》以炙甘草汤治瘟疫屡经汗下，脉或虚微、濡弱、结代，心或悸动，神或痿倦，形或羸弱过甚者，用人参、炙甘草、桂枝、阿胶（蛤粉炒）、麦冬、生地、大麻仁，加生姜、大枣，水酒各半煎服。《时病论》收载诸多治时病之法，其方常有用麦冬者，如清热解毒法：西洋参、大麦冬、细生地各三钱，元参一钱五分，金银花、连翘各二钱，绿豆三钱，水煎服。治温毒深入阳明，劫伤津液，舌绛齿燥。又却热息风法：大麦冬、钩藤钩各五钱，细生地四钱，甘菊花一钱，羚羊角二钱，先煎羚羊角，再入诸药煎服。治温热不解，劫液动风，手足瘛疭。又清热保津法：连翘、鲜石斛各三钱，天花粉二钱，鲜生地、麦冬各四钱，参叶八分，水煎服。治温热有汗，风热化火，热病伤津，温疟舌苔变黑。此治温热有汗之主方，以麦冬退热除烦。又润下救津法：熟大黄、麦冬各四钱，元明粉二钱，粉甘草八分，元参三钱，细生地五钱，水煎服。治热在胃腑，脉沉实有力，壮热口渴，舌苔黄燥。又金水相生法：东洋参、麦冬各三钱，五味子三分，知母、元参各一钱五分，炙甘草五分，水煎服。治痘夏眩晕神倦，呵欠烦汗，及久咳肺肾并亏。

治天行时气，用麦冬可养阴清心，安神除烦；养阴清肺，润燥止嗽；益胃生津，清热止呕。《外台秘要》卷三引《广济方》前胡汤：前胡、橘皮、炙甘草各一两，麦门冬三两，竹茹、生姜各二两，生地黄四两。疗天行恶寒壮热，食则呕逆。《太平圣惠方》卷十五载麦门冬散：麦门冬、柴胡各一两，石膏二两，川升麻、赤芍药、苦竹叶、甘草各三分，豉二合。每服五钱，加葱白二茎，水煎服。治时气热盛，昏如醉，及肠胁痛，百节酸疼，舌裂生疮。该书卷十六载麦门冬散：麦门冬、五味子、人参、甘草各一两，石膏二两。每服三钱，水煎服。治时气壮热烦渴。又方麦门冬散：麦门冬一两半，栀子仁、枳壳、黄芩各三分，川芒硝一两，甘草半两。每服五钱，入竹叶七片，水煎服。治时气余热不解，心膈壅闷，四肢烦热。

3. 消渴，热病口渴

麦冬止渴《名医别录》早有记载，养阴生津自汉代即有所用，但至唐代用其治消渴、热病口渴才逐渐多了起来。《备急千金要方》卷二十一载茯神汤：茯神二两，栝楼根、麦门冬各五两，生地黄六两，葳蕤四两，知母四两，小麦二升，淡竹叶三升，大枣二十枚。先煮小麦、竹叶，取汁，下余药煎服。治胃腑实热，引饮常渴。又方：黄芪、茯神、栝楼根、甘草、麦门冬各三两，干地黄五两。水煎服。治消渴。《外台秘要》卷十一引《崔氏方》：黄连一升，麦门冬五两。为末，以生地黄汁、栝蒌根汁、牛乳各三合和，为丸如梧子大，饮下二十五丸，日再服，渐渐加至三十丸，疗患热消渴。《太平圣惠方》卷五十三载麦门冬散：麦门冬、茅根、栝楼根、石膏各二两，芦根、甘草各一两。每服四钱，加小麦一百粒，水煎服。治消渴，体热烦闷，头痛，不能食。又麦门冬散：麦门冬、栝蒌根、知母、黄芪各一两，甘草半两，牡蛎一两半（烧为粉）。每服四钱，加生姜半分，水煎服。治消渴，日夜饮水，过多不足，口干燥，小便数。又方治消渴烦躁，不得眠卧：麦门冬、黄芩各半两，土瓜根一两，小麦一合。每服半两，加竹叶二七片，生姜半分，水煎服。又方治心脾壅热，烦渴口干：黄连半两，麦门冬一两。每服半两，水煎服。《圣济总录》卷五十八载麦门冬汤：麦门冬、乌梅（去核取肉，炒）各二两。为粗末。每服三钱匕，水煎服。治消渴，喉干不可忍，饮水不止，腹满急胀。该书卷五十九载麦门冬汤：麦门冬、黄连、冬瓜（干者）各二两。每服三钱匕，水煎服。治消渴，日夜饮水不止。《温病条辨》卷二载玉竹麦门冬汤：玉竹、麦冬各三钱，沙参二钱，生甘草一钱。治燥伤胃阴。

4.阴虚劳热

麦冬补而不腻，寒不伤正，为治虚劳发热常用药。《神农本草经》言麦冬"味甘，平。主……胃络脉绝，羸瘦短气"，《名医别录》称其"微寒，无毒"，主治"虚劳客热，口干，烦渴，止呕吐，愈痿蹶，强阴，益精……保神，定肺气，安五脏"，《药性论》言麦冬"治热毒，止烦渴……治肺痿吐脓，主泄精"，《日华子本草》载麦冬"治五劳七伤"，《珍珠囊补遗药性赋》综述"其用有四：退肺中隐伏之火；生肺中不足之金；止烦躁，阴得其养；补虚劳，热不能侵"。

汉代张仲景首用麦冬治虚劳，如前文之竹叶石膏汤即是用治余热未清、气阴两伤证；《金匮要略·血痹虚劳病脉证并治》薯蓣丸也用麦冬配伍诸药，为治虚劳诸不足、风气百疾之大方。后世麦冬更多用于阴虚血亏、烦热津伤诸证。《肘后备急方》卷四治虚损羸瘦不堪劳动方：麦冬、白术各四两，阿胶三两，牡蛎二两，甘草一两，大枣二十枚，水煎服。《备急千金要方》卷六治虚劳口干方：麦门冬末二两，大枣肉三十枚。以蜜一升和令熟，五升米下蒸之，任性服。药仅两味，主以麦冬生津润燥，辅以大枣益气养血。该书卷十载麦门冬汤：麦门冬一两，京枣二十枚，竹叶一升，甘草二两。水煮粳米令熟，去米纳药，煎服。治劳复，气欲绝。《千金方衍义》曰："劳复气欲绝，胃虚火乘肺也，方用麦冬滋肺，竹叶清心，甘草和中，京枣培脾气之耗也。"该书卷十二载麦门冬汤：麦门冬、白术各四两，甘草一两，牡蛎、芍药、阿胶各三两，大枣二十枚。治下血虚极。《外台秘要》卷十三引《崔氏方》：麦门冬一升，小麦二升，枸杞根三升（切）。水煎至小麦熟，温服。疗骨蒸。《太平圣惠方》卷二十九载麦门冬散：麦门冬、白茯苓各一两，人参、白术、陈橘皮、诃黎勒各三分，黄芪一两，甘草半两。每服四钱，水煎服。治虚劳烦热，体瘦无力，不思饮食。《圣济总录》卷九十治麦门冬汤：麦门冬、前胡、人参、黄芪各半两。每服五钱匕，加生姜半分、小麦半合，水煎服。治虚劳烦躁，夜不得眠，少气，翕翕微热，口干减食。又麦门冬汤：麦门冬、桂、炮干姜各半两，炙甘草、阿胶、人参各三分，生地黄一两。每服五钱匕，水煎服。治虚劳不足，内伤呕血吐血。该书卷九十三载麦门冬汤：麦门冬二两，黄芩、柴胡、升麻、芍药、炙甘草各一两。每服五钱匕，加苦竹叶三片，水煎服。治骨蒸疼烦，翕翕发热，骨节酸痛，口干烦渴。《校注妇人良方》

卷六载天王补心丹：生地黄四两，麦门冬、天门冬、当归、五味、柏子仁、酸枣仁各一两，人参、茯苓、玄参、丹参、桔梗、远志各五钱。为末，炼蜜为丸如梧桐子大，朱砂为衣。每服二三十丸，临卧竹叶煎汤送下。治妇人热劳，心经血虚，心神烦躁，颊赤头痛，眼涩唇干，口舌生疮，神思昏倦，四肢壮热，食饮无味，肢体酸痛，心怔盗汗，肌肤日瘦，或寒热往来。《普济方》卷六十二载麦门冬丸：麦门冬一两，黄连半两。为末，炼蜜为丸如梧桐子大。每服三十丸，食前门冬汤送下。治虚热上攻，脾肺有热，咽喉生疮。《体仁汇编》载柏子养心丸：柏子仁四两，枸杞子三两，麦门冬、当归、石菖蒲、茯神各一两，熟地、元参各二两，甘草五钱。为末，蜜丸梧桐子大。每服四五十丸。功能补血宁神，滋阴壮水。临床用治营血不足、心肾失调所致的精神恍惚、怔忡惊悸、夜寐多梦、健忘盗汗。《医学心悟》卷三载月华丸：麦冬、天冬、生地、熟地、山药、百部、沙参、川贝、阿胶各一两，茯苓、獭肝、三七各五钱。为末，用白菊花、桑叶各二两熬膏，将阿胶化入膏内和药，炼蜜为丸。每服一丸，嚼化，日三次。功能滋阴降火，消痰祛瘀，止咳定喘，保肺平肝。治阴虚咳嗽。

【综合评述】麦冬甘寒，功能生津养阴清热。较其他补阴药，本品滋而不腻，寒不伤气，故常用治肺燥阴伤、胃热津亏及心阴不足所致诸多病证。《珍珠囊补遗药性赋》总结其用途有四：退肺中隐伏之火；生肺中不足之金；止烦躁，阴得其养；补虚劳，热不能侵。因其甘寒质润，兼能润肠，故可用治肠燥便秘。此外，麦冬配伍利尿通淋之品，亦可用治热淋。自汉代张仲景将麦冬用于伤寒阴伤证以后，麦冬在外感热病领域得到广泛应用。

现代药理研究发现，麦冬对白色葡萄球菌、枯草杆菌、大肠杆菌及伤寒杆菌有抑制作用。麦冬注射液静注有改善心脏血流动力学效应，并有抗心律失常、提高动物耐缺氧能力的作用。麦冬水提取物有降血糖作用。现有数种成药为《中华人民共和国药典》收载，如《中华人民共和国药典》载十味消渴胶囊，用天花粉、乌梅肉、枇杷叶、麦冬、五味子、瓜蒌、人参、黄芪、粉葛、檀香制得。口服，功能益气养阴、生津止渴，用于消渴病气阴两虚证，症见口渴喜饮、自汗盗汗、倦怠乏力、五心烦热，及2型糖尿病见上述证候者。二母安嗽丸：知母、玄参、麦冬、紫菀、苦杏仁、百合各108g，罂粟壳216g，浙贝母54g，制蜜丸口服，功能清肺化痰，止嗽定喘，用于虚劳久嗽，咳嗽痰喘，骨蒸潮热，喑哑声重，口燥舌干，痰涎壅盛。小儿肺热咳喘口服液：麻黄50g，苦杏仁100g，石膏400g，金银花、连翘、黄芩、板蓝根、知母、麦冬、鱼腥草各167g，甘草50g，制成口服液，功能清热解毒、宣肺化痰，用于热邪犯于肺卫所致发热、汗出、微恶风寒、咳嗽、痰黄，或兼喘息、口干而渴。小儿咽扁颗粒：金银花109.4g，射干62.5g，金果榄、桔梗、玄参、麦冬各78.1g，人工牛黄0.31g，冰片0.16g，制粒口服，功能解表清热，止咳化痰，用于小儿风热外感，症见发热，流涕，咳嗽，脉浮。

【名医经验】《时病论》治胃虚温病案：海昌张某，于暮春之初突然壮热而渴，曾延医治，胥未中机。邀丰诊之，脉驶而躁，舌黑而焦，述服柴葛解肌及银翘散，毫无应验。推其脉证，温病显然，刻今热势炎炎，津液被劫，神识模糊，似有逆传之局，急用石膏、知母以祛其热；麦冬、鲜斛以保其津；连翘、竹叶以清其心；甘草、粳米以调其中。服之虽有微汗，然其体热未衰，神识略清，舌苔稍润，无如又加呃逆，脉转来盛去衰，斯温邪未清，胃气又虚竭矣。照前方增入东洋参、刀豆壳，服下似不龃龉，遍体微微有汗，热势渐轻，呃逆亦疏，脉形稍缓。继以原法服一煎，诸恙遂退，后用《金匮》麦门冬汤为主，调理匝月而安。

（孙敬昌）